ATLAS ILUSTRADO DE
ANATOMÍA

ATLAS ILUSTRADO DE
ANATOMÍA

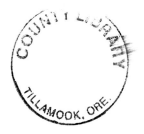
COUNTY LIBRARY
TILLAMOOK, ORE.

susaeta

Título original
Atlante di anatomia

Textos
Adriana Rigutti

Dirección editorial
Isabel Ortiz

Coordinación
Myriam Sayalero

Traducción
Magdalena Olmeda La Torre

Consultor científico
Antonio Gerardo Andriulli,
Médico especialista en cirugía del aparato digestivo

Tablas anatómicas
A.A. Ghermana
O.A. Cetverikova

Proyecto gráfico
Enrico Albisetti

Tablas y diseño
Bernardo Mannucci

Maquetación
Adosaguas

Imposición electrónica
Miguel A. San Andrés

Agradecimientos
Agradecemos su inestimable colaboración a las siguientes personas:
Giovanni Iazzetti, médico del Departamento de Genética, Biología General y Molecular de la
Universidad Federico II de Nápoles
Enrico Rigutti, médico especialista en ortopedia y traumatología
Lluís Bielsa, óptico optometrista

Créditos de las Imágenes
pág. 23 arriba a la derecha: 2. NIBSC/S.P.L./Grazia Neri, y 3. University of Medicine & Dentistry of New Jersey/S.P.L./Grazia Neri; pág. 127: SIE/The Stock Marker/©M.M. Lawrence.
Donde no está indicado expresamente, las imágenes pertenecen a Archivo iconográfico Giunti.

© Giunti Gruppo Editoriale, Firenze
© SUSAETA EDICIONES, S.A.
Campezo, 13 - 28022 Madrid
Tel.: 91 3009100 - Fax: 91 3009118
D.L.: M-35137-2002

SP 611 RIGUTT $45.00
Rigutti, Adriana.
Atlas ilustrado de
anatomía /
240 p. :

SUMARIO

EL DESCUBRIMIENTO DEL CUERPO HUMANO ... 9
Los orígenes 9
Roma 10
El Renacimiento 12
La revolución de Andrés Vesalio 13
Hacia la anatomía moderna 14
La especialización 15
IGUALES Y DISTINTOS 19
Niño y niña 19
Chico y chica 20
Hombre y mujer 21

LAS BASES CELULARES DE LA ANATOMÍA . 22
Los instrumentos de observación 22
Preparar y observar los tejidos 25
▓ Tejido epitelial 26
▓ Tejido muscular 28
▓ La contracción muscular 28
▓ Tejido nervioso 30
▓ La transmisión de impulsos nerviosos ... 30
▓ Tejido conjuntivo 32
▓ El vocabulario de la anatomía 33

ESQUELETO Y MÚSCULOS 35

EL ESQUELETO O SISTEMA ESQUELÉTICO ... 36
División del esqueleto 36
Los huesos 38
Las articulaciones 40
▓ El cráneo 42
▓ La columna vertebral 44
▓ La caja torácica 46
▓ Cintura escapular y extremidades superiores 48
▓ Pelvis y extremidades inferiores ... 50

LOS MÚSCULOS O EL SISTEMA MUSCULAR . 54
Los músculos esqueléticos 54
Los músculos involuntarios 57
▓ Músculos de la cabeza y del cuello .. 58
▓ Músculos dorsales 60
▓ Músculos del tronco 62
▓ Cintura escapular y extremidades superiores 64
▓ Pelvis y extremidades inferiores ... 66
▓ Un órgano típicamente humano: la mano 68
▓ La postura erguida: cadera, rodilla y pie 70

NERVIOS Y GLÁNDULAS ENDOCRINAS 75

EL SISTEMA NERVIOSO 76
La estructura del sistema nervioso 76
Nervios 78
Circuitos nerviosos 78
EL SISTEMA NERVIOSO CENTRAL Y LOS ÓRGANOS DE LOS SENTIDOS 80
Los órganos de los sentidos 81
▓ El cerebro 82
▓ El cerebelo 88
▓ El tronco encefálico 90
▓ El sistema límbico 92
▓ El hipotálamo 94
▓ El ojo y la vista 96
▓ El oído: audición y equilibrio 98
▓ Nariz y boca: olfato y gusto 102
▓ Las sensaciones de la piel 104
▓ Médula espinal y nervios 106

EL SISTEMA NERVIOSO PERIFÉRICO 110
  El sistema parasimpático 110
  El sistema simpático 111
    Nervios craneales 112
    Nervios torácico-abdominales 116
    Nervios de las extremidades superiores 120
    Nervios de las extremidades inferiores 122

EL SISTEMA ENDOCRINO 126
  Un sistema que involucra a todo el cuerpo 127
    La actividad endocrina del encéfalo:
    hipotálamo, hipófisis y epífisis 130
    Tiroides y paratiroides 134
    El páncreas 136
    Las cápsulas suprarrenales 138
    Las gónadas 140

DIGESTIÓN Y RESPIRACIÓN 143

EL APARATO DIGESTIVO 144
    La boca 146
    El esófago 148
    El estómago 149
    El hígado 152
    El páncreas 154
    El intestino 156

EL APARATO RESPIRATORIO 160
  Las estructuras del aparato respiratorio 160
  La inspiración 162
  La espiración 162
  La respiración 163
    Boca y nariz 164
    Faringe y laringe 165
    Tráquea y bronquios 168
    Los pulmones 169

CIRCULACIÓN SANGUÍNEA
Y LINFÁTICA 175

EL APARATO CIRCULATORIO
Y EL SISTEMA LINFÁTICO 176
    La sangre y la linfa 178
    Arterias, venas y vasos linfáticos 182
    El corazón 185
    La circulación en la cabeza 188
    La circulación en tórax y abdomen 190
    La circulación en las extremidades superiores ... 193
    La circulación en las extremidades inferiores ... 195
    La circulación fetal 197
    La red linfática 198
    El bazo y el timo 202

PIEL Y RIÑONES 205

EL APARATO EXCRETOR 206
  La piel 206
  Riñones y vías urinarias 207
    La piel y el sudor 208
    Riñones y vías urinarias 210

REPRODUCCIÓN 215

HOMBRE Y MUJER 216
    El aparato reproductor masculino 218
    El aparato reproductor femenino 220
    Caracteres sexuales secundarios 222
    Espermatozoides, óvulos y ciclo ovárico 224
    Fecundación, gestación y lactancia 226

GLOSARIO 229

ÍNDICE ANALÍTICO 232

RECUADROS

- ☐ Los árabes, la Iglesia y los estudios medievales de anatomía . 10
- ☐ Tablas anatómicas 14
- ☐ Tecnologías modernas en el estudio anatómico 16
- ☐ La vejez 21
- ☐ Los microscopios 24
- ☐ El crecimiento de los huesos
  y el equilibrio salino del cuerpo 38
- ☐ El cráneo del recién nacido 43
- ☐ Problemas de crecimiento 45
- ☐ Hombres y mujeres 51
- ☐ Metabolismo del movimiento muscular 56
- ☐ La evolución del cerebro humano 79
- ☐ Los componentes del sistema nervioso central 80
- ☐ La acción de las drogas 93
- ☐ Cómo funcionan las hormonas 129
- ☐ La digestión de los carbohidratos complejos 147
- ☐ La digestión en el estómago 150
- ☐ Las enzimas del jugo pancreático 155
- ☐ La absorción de los nutrientes 157
- ☐ Hipo, risa, llanto, tos, bostezo y estornudo 163
- ☐ Hablar 167
- ☐ Los intercambios gaseosos 171
- ☐ Origen y fin de las células sanguíneas y linfáticas 179
- ☐ Transporte de gases y defensas del cuerpo 180
- ☐ La presión sanguínea 187
- ☐ Los líquidos orgánicos y la sed 209
- ☐ La producción de orina 213
- ☐ La determinación del sexo 217
- ☐ La homosexualidad 222
- ☐ Anticoncepción 225
- ☐ Esterilidad 227

INFORMES MÉDICOS

- ⊞ Osteoporosis 53
- ⊞ Desgarros musculares y capsulitis 57
- ⊞ Fracturas 74
- ⊞ Los problemas del envejecimiento:
  cerebro, memoria y enfermedades degenerativas ... 85
- ⊞ Defectos de la vista 97
- ⊞ Defectos de la audición 101
- ⊞ Lesiones en la columna vertebral 109
- ⊞ Problemas endocrinos:
  diabetes y síndrome premenstrual 127
- ⊞ La biopsicología 142
- ⊞ La úlcera gástrica 150
- ⊞ Los cálculos biliares 153
- ⊞ Úlcera duodenal y colitis 159
- ⊞ La dentición 174
- ⊞ Grupos sanguíneos 181
- ⊞ Vacunación y alergias 181
- ⊞ El infarto 204
- ⊞ Los cálculos renales 214
- ⊞ El ser humano biónico 228

➤ Indica otras referencias al mismo término.

DESDE QUE EL HOMBRE COMENZÓ A ESTUDIAR EL MUNDO, LA ANATOMÍA HUMANA HA PERMANECIDO ESTRECHAMENTE LIGADA A LA MEDICINA Y A LA CIRUGÍA. EL TRATAMIENTO DE UNA HERIDA PROFUNDA, DE UN HUESO ROTO O DE UN PARTO DIFÍCIL HA AMPLIADO LOS CONOCIMIENTOS SOBRE LA ESTRUCTURA DEL CUERPO.

EL DESCUBRIMIENTO DEL CUERPO HUMANO

LOS ORÍGENES

Es probable que hasta los pueblos más primitivos tuvieran ya nociones de anatomía: el canibalismo y el despiece de los animales debieron de proporcionarles información precisa sobre los principales elementos del cuerpo humano. Seguramente, antes de que los egipcios elaboraran sus complejas técnicas de embalsamamiento, de que los chinos estructurasen la metodología de la acupuntura, o de que los hindúes perfeccionaran sus técnicas quirúrgicas (las primeras indicaciones de cirugía reparadora de la nariz en la India se remontan a hace unos 2.000 años), la humanidad había tenido ya ocasión de aprender bastante sobre el cuerpo humano. Sin embargo, no existen muchos documentos que lo atestigüen, ya que en la antigüedad, los conocimientos eran transmitidos de chamán a aprendiz, de maestro a discípulo, y las nociones médicas se mezclaban con rituales mágicos y con creencias religiosas a las que sólo tenían acceso unos pocos iniciados. Resulta muy difícil que este tipo de cultura deje testimonios escritos.

La anatomía humana se afianzó como ciencia propiamente dicha con los griegos. Hacia el año 700 a.C. se desarrolló en Cnido la primera escuela médica, donde se abandonaban completamente las tradiciones religiosas vinculadas al culto de Asclepio para entregarse a la observación del enfermo. Allí trabajó Alcmeón, autor de la primera obra de anatomía de la historia, de la que, por desgracia, se conservan pocos fragmentos. Cien años después Hipócrates, el «padre de la medicina», fundaba en Cos su escuela médica, que sería famosa durante milenios. En cambio, fue en la escuela de Alejandría, surgida en Egipto durante la dominación macedonia (después de 334 a.C.), donde la anatomía tuvo su máximo

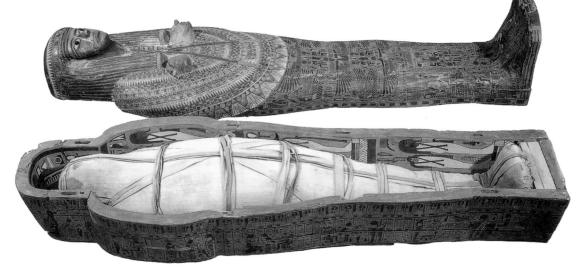

▶ **El embalsamamiento**
Esta técnica preveía la extracción de las vísceras (abdominales y torácicas) del cuerpo en un solo bloque, la extracción del cerebro a través de un orificio nasal y el «relleno» del cadáver con un compuesto a base de hierbas y ungüentos. Por último, una vez recompuesto, el cuerpo se impregnaba de aceites especiales y se envolvía con vendas. Las momias así preparadas, encerradas en sarcófagos, se han conservado durante milenios.

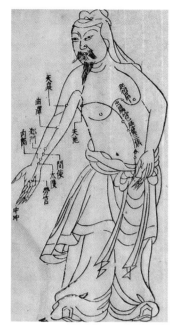

desarrollo, alcanzando su momento álgido en el siglo III a.C. Se cuenta que Herófilo fue el primero en realizar disecciones de cadáveres en público, y es indudable que, gracias a sus estudios, llegó a describir con bastante exactitud el sistema nervioso y las conexiones entre el intestino delgado y el hígado. También fue el primero en establecer que el cerebro es el centro de las funciones mentales, distinguió los nervios motores de los nervios sensoriales, demostró que todos los nervios estaban conectados a un único sistema central; asignó el nombre de «duodeno» a la primera parte del intestino delgado y afirmó que estaba en conexión con el hígado a través de grandes venas. Erasístrato descubrió el gran conducto biliar y analizó el flujo hemático en el hígado, evidenciando el discurrir paralelo de venas hepáticas y capilares biliares. Tanto Erasístrato como Herófilo, sin embargo, creían que por las arterias circulaba aire; una consecuencia de su trabajo sobre cadáveres, en los que las arterias, a diferencia de las venas, se vacían.

ROMA

▲ **La acupuntura**
En China, la acupuntura se desarrolló a partir de un excepcional conocimiento de la anatomía humana. De hecho, presupone que el acupuntor conoce perfectamente la ubicación de los principales plexos y de las terminaciones nerviosas.

Mientras que los griegos se interesaron principalmente por la medicina, para los romanos era inconcebible «perder tiempo» en una actividad tan poco trascendental. En Roma, casi todos los médicos eran extranjeros. Pero es probable que entre la población se divulgaran ciertos conocimientos de anatomía. En la época

▼ **Operación milagrosa**
Uno de los milagros más famosos de los santos Cosme y Damián fue el trasplante de una pierna afectada por un tumor, que sustituyeron por una pierna sana cortada a un árabe recién fallecido (de piel oscura).
Alonso de Sedano, ca.1500,
(Wellcome Institute, Londres).

LOS ÁRABES, LA IGLESIA Y LOS ESTUDIOS MEDIEVALES DE ANATOMÍA

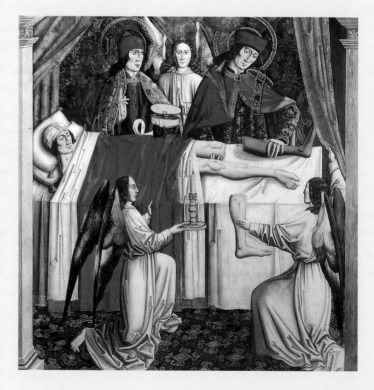

Afortunadamente, los estudios de la ciencia alejandrina no se perdieron. En el año 642 la ciudad cayó en manos de los árabes, que conservaron sus conocimientos científicos. No es casualidad que los santos Cosme y Damián, patronos de la cirugía por sus intervenciones milagrosas, fueran dos gemelos árabes convertidos al cristianismo.

Gracias a los árabes, en la Europa medieval resurgieron nociones y técnicas del pasado. Al final del siglo IX, la escuela de medicina de Salerno alcanzó gran fama, so-

bre todo, por el impulso recibido de Constantino, llamado el Africano. Procedente de Cartago, aprendió árabe estudiando los textos alejandrinos, viajó hasta Oriente y tradujo al latín todos los textos de medicina que logró encontrar. Así volvieron a formar parte de la cultura occidental las ideas de Hipócrates y las nociones anatómicas de la escuela de Alejandría. En el siglo XII, en Salerno (Italia), se redactó el primer libro de cirugía titulado Chirurgia maestri Rogeri, que se difundió rápidamente por toda Europa.

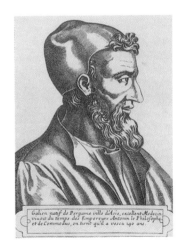

Galien natif de Pergame ville d'Asie, excellent Medecin, vivoit du temps des Empereurs Antonin le Philosophe, et de Commodus, on tient qu'il a vescu 140 ans.

▶ **Galeno, en un grabado del siglo xv**

Nacido en Pérgamo en 130 d.C., vivió en Roma casi hasta el año 200. Cirujano de indiscutible valía, muy popular en Roma, Galeno tenía una fuerte personalidad. No dudaba en aumentar su fama impartiendo clases, participando en debates públicos y haciendo demostraciones de su sabiduría médica. Escribió de sí mismo: «Yo he hecho por la medicina lo que Trajano hizo por el Imperio Romano, construyendo carreteras y puentes por toda Italia. He sido yo y sólo yo quien ha revelado el verdadero camino de esta ciencia. Aunque debo admitir que Hipócrates ya lo había delimitado, él no llegó hasta donde podría haberlo hecho: sus escritos no están exentos de faltas y carecen de instrucciones fundamentales. Además, su conocimiento de algunos temas es insuficiente, y a menudo es poco claro, como tienden a serlo los ancianos. En síntesis, él ha preparado el camino, pero soy yo quien lo está recorriendo».

prerromana, para invocar la ayuda divina se llevaban a los templos —y allí han sido hallados— numerosos exvotos de arcilla que representaban diferentes partes del cuerpo, incluido el útero. Semejante capacidad figurativa sólo podía derivar de un conocimiento directo de la anatomía, adquirido mediante la práctica de operaciones quirúrgicas (como el parto por cesárea, muy común entonces) o la disección de cadáveres. Pero muy pronto, el empleo del cuerpo humano para la investigación anatómica fue prohibido por motivos religiosos, y en las disecciones los cuerpos humanos fueron reemplazados por animales muertos.

Galeno vivió en ese periodo de progresiva involución de los estudios médico-anatómicos y se dedicó con gran habilidad a curar a los gladiadores heridos en combate. El científico aplicó al hombre los resultados de sus estudios sobre la anatomía de los animales, corrigiéndolos con imaginación. Por eso escribió que el corazón tenía dos cavidades, que el cerebro bombeaba rítmicamente al cuerpo la esencia psíquica a través de los nervios y que el intestino era largo para no tener que comer continuamente. Galeno legó a la posteridad numerosos escritos que, basándose en los conocimientos adquiridos en la escuela de Alejandría, estaban repletos de «observaciones» e interpretaciones extravagantes que desvirtuaban los conocimientos anatómicos basados en la observación directa del cuerpo humano. No obstante, su trabajo gozó de tal aceptación en los siglos siguientes que cualquier opinión discorde con sus enunciados se llegó a considerar una herejía.

No obstante, las dificultades para perfeccionar los conocimientos de anatomía eran considerables, en especial por la oposición de la Iglesia. En 1215, el papa Inocencio III sintió la necesidad de vetar oficialmente todo tipo de actividad sobre el cuerpo humano, incluida la cirugía, escribiendo la encíclica Ecclesia abhorret a sanguine (la Iglesia aborrece la sangre). Sólo las escuelas y las universidades vinculadas a ambientes eclesiásticos, como las relacionadas con catedrales o con monasterios ricos (Cambridge, Montpellier, Padua, Bolonia y París) podían gozar de algún privilegio en este terreno y profundizar en las ciencias médicas sin arriesgarse a la excomunión. Hacia el final del siglo XIII, Montpellier (Francia) era el centro de enseñanza de medicina

más importante de Europa. Situada cerca de Italia y de sus escuelas más «avanzadas», así como de la España árabe, esta escuela gozaba de una consideración especial por parte de la Iglesia. En el año 1350, el propio papa Juan XXII la honró con una insignia de plata «como emblema de la gloria» que irradiaba de los estudios que allí se desarrollaban. Pero más decisivo aún para el progreso científico fue el permiso —concedido a los miembros de la escuela por el duque de Anjou— para realizar cada año la disección del cadáver de un condenado a muerte.

En ese periodo de efervescencia intelectual y de creciente interés por la organización y el funcionamiento del cuerpo humano, Mondino de' Liuzzi escribió Anatomia corporis humani, un manual de disección de

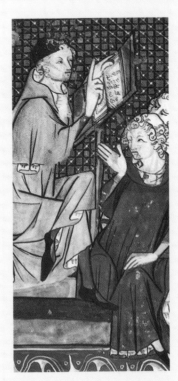

cadáveres que, aun realizado basándose en experiencias directas, no contribuía a enmendar los errores de Galeno. Este texto, considerado durante largo tiempo el trabajo sobre anatomía humana más adecuado para los estudiantes de medicina de todas las escuelas, fue ilustrado por primera vez en el siglo XV. Las imágenes sólo describían detalles de las técnicas de disección, ya que la interpretación de los aparatos hecha por Mondino (y también por Galeno) no correspondía a la que se observaba en la realidad.

◀ **Lección en Montpellier**

Henri de Mondeville, célebre cirujano francés del siglo XIII, representado impartiendo clase. Aunque afirmaba que «nosotros conocemos hoy muchas cosas desconocidas en tiempos de Galeno», aceptaba muchas de sus enseñanzas.

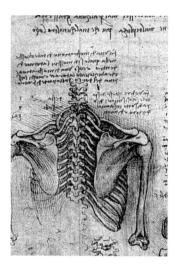

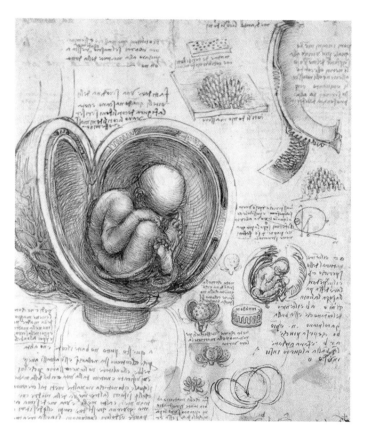

▲▶ **Estudios de Leonardo**
Leonardo da Vinci fue el primer dibujante
científico de la historia. En particular,
sus estudios sobre el cuerpo humano,
que mantuvo ocultos tal vez por temor
a ser condenado por las autoridades
eclesiásticas, muestran las relaciones
anatómicas de los distintos órganos,
de la musculatura y de los huesos.
En algunos casos, gracias a dibujos
«accesorios», se puede intuir
también cuál era su interpretación
del funcionamiento de los mismos.

EL RENACIMIENTO

En el Renacimiento, gracias a la necesidad de «regresar a las
fuentes clásicas» del conocimiento y de la inspiración, fueron
superados los prejuicios dogmáticos que habían paralizado los estudios de anatomía.

Paladines de una nueva manera de interpretar la realidad, más
acorde con la experiencia objetiva que con cánones ideales, los ar-
tistas del siglo XV estimularon el estudio anatómico entendido en
sentido moderno. La búsqueda de un contacto directo, real y con-
creto con la naturaleza, que impulsó a Galileo a formular su revo-
lucionario método científico, empujó también a Pollaiuolo, Verrocchio y Leonardo da Vinci a emprender estudios prohibidos, a
desenterrar cadáveres y diseccionarlos a escondidas, reproduciendo con el mayor cuidado posible el aspecto y los detalles del cuerpo humano. Leonardo, con la mente libre de todo prejuicio, fue
quien más se interesó por las estructuras anatómicas, desarrollando una serie de investigaciones y observaciones sistemáticas que lo
llevaron a elaborar, por primera vez en la historia, una representación iconográfica enormemente detallada del cuerpo del hombre
y de la mujer. Desgraciadamente, sus dibujos, quizá por su carácter «blasfemo», permanecieron ocultos durante mucho tiempo y
sus contemporáneos no tuvieron conocimiento de ellos. Fueron
casi una reflexión del artista sobre las verdades naturales.

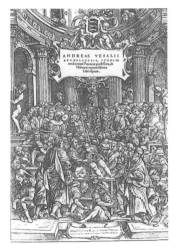

▲ *De humani corporis fabrica*
El frontispicio de la obra de Andrés Vesalio muestra con gran evidencia las innovaciones aportadas por el investigador en el campo de la enseñanza. Alrededor de la mesa de disección, además del propio Vesalio (a la izquierda), se congregan los asistentes (más ancianos) y los estudiantes que siguen, más o menos distraídos, la lección de anatomía incluso desde las gradas más alejadas.

LA REVOLUCIÓN DE ANDRÉS VESALIO

Pero los tiempos cambiaron y Andrés Vesalio revolucionó la anatomía y la cirugía con *De humani corporis fabrica*.

Nacido en Bruselas en 1514, aprendió hebreo, árabe, griego y latín, lo cual le brindó la posibilidad de acceder directamente a las fuentes más remotas y «puras» del saber científico. Tras pasar una temporada en París, abrió en Lovaina un instituto de anatomía en el que diseccionaba cadáveres de criminales. En 1537 fue nombrado profesor de anatomía en la universidad de Padua, donde recibió una entusiasta acogida por parte de los estudiantes, fascinados por su novedoso sistema de enseñanza. Vesalio no se ciñó a impartir lecciones, sino que tomó el bisturí, diseccionando, incitando a la investigación personal y subrayando la importancia de plantearse continuamente nuevas cuestiones por resolver. Fue el primero que colocó la mesa de disección en el centro del aula y que mostró a los estudiantes los órganos que iba extrayendo. Durante su larga estancia en Padua recopiló el material para su monumental estudio. Por primera vez en la historia, a las descripciones anatómicas más exhaustivas se sumaron ilustraciones que reproducían hasta el más mínimo detalle. Éstas fueron realizadas por Jan Stephan van Calcar, discípulo de Tiziano y amigo de Vesalio.

La publicación de la obra *De humanis corpore fabrica* en Basilea, en 1543, provocó un fuerte debate entre los médicos más famosos de la época, en su mayoría partidarios de Galeno y contrarios a Vesalio. Pero el tiempo daría la razón a la verdad. La obra era tan exhaustiva y realista que las posteriores correcciones de los especialistas fueron sólo marginales. Incluso hoy en día continúa teniendo validez y puede ser empleada en el estudio de la anatomía humana. En el prólogo de *De humanis corpore fabrica*, Vesalio escribe: «He expuesto [...] en siete libros toda la descripción del cuerpo humano en el mismo orden en que suelo tratarla [...]; de cada pequeña parte del cuerpo humano aquí se describen bastante extensamente, con los otros órganos, utilidades, funciones y otras muchas características que, siguiendo la disección, solemos poner de relieve [...]. Además contienen, añadidas al texto, las ilustraciones de todas las piezas con el fin de que los estudiantes de medicina vean el conjunto de las obras de la naturaleza con la misma precisión que si estuvieran contemplando un cuerpo diseccionado». Fue una verdadera revolución para la medicina y la cirugía: por primera vez alguien observaba el cuerpo humano como algo físico, hundiendo literalmente sus manos en él.

Como una reacción en cadena, en pocos años se sucedieron con rapidez los descubrimientos de elementos anatómicos hasta entonces desconocidos y de la fisiología de su funcionamiento. El trabajo de Vesalio inauguró lo que algunos autores han denominado «el siglo de la anatomía», en el que los científicos italianos desempeñaron un papel fundamental. En la universidad de Padua, convertida en centro del saber anató-

▼ **Retrato de Andrés Vesalio**
Andrés Vesalio, en su época de profesor en la universidad de Padua (1537-1544). Vesalio murió en la isla de Zante en 1554, cuando regresaba de una peregrinación a Tierra Santa que realizó para expiar un homicidio. Tras obtener autorización para diseccionar el cuerpo de un noble español que murió estando a su cargo, descubriría que el corazón seguía latiendo. Llevado ante el tribunal de la Inquisición por los familiares del difunto, fue salvado por Felipe II, de quien era médico personal.

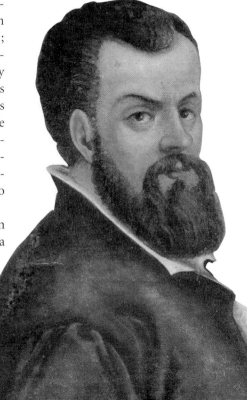

TABLAS ANATÓMICAS

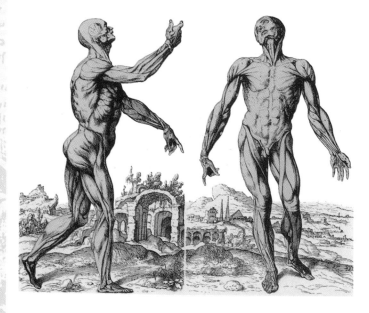

◀ **Tablas anatómicas de *De humani corporis fabrica*, de A. Vesalio**
Perfil derecho y vista frontal
de la estructura muscular masculina.
Abajo, en el recuadro, uno
de los esqueletos más famosos.

Muchas de las tablas más grandes que ilustran la obra de Andrés Vesalio no reproducen exclusivamente los elementos anatómicos, tal como se presentan en la mesa de disección. Al contrario, muestran los cuerpos en actitud expresiva, compuestos sólo por músculos, esqueleto y órganos, como si por ellos discurriese aún la vida. Las tablas sobre la musculatura representan cuerpos doloridos pero serenos, y las del esqueleto tienen incluso algo de irónico, quizá remitiéndose a las imágenes medievales de las Danzas Macabras. Los personajes, encuadrados en livianos paisajes naturalistas típicamente renacentistas, se convierten en elementos activos del libro, aunque estén hechos sólo de huesos o de músculos; están «vivos», y casi desean presentar ellos mismos los progresos de la ciencia, recordándonos, al mismo tiempo, la existencia de la muerte y la utilidad que tiene para la vida.

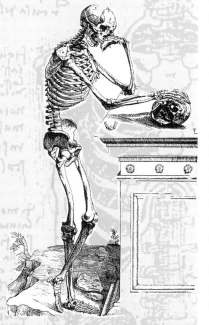

mico, se consagraron investigadores de la talla de Realdo Colombo, Bartolomeo Eustachio, Gabriele Falloppio y Girolamo Fabrici d'Acquapendente, autor de *Tabulae anatomicae,* un atlas con ilustraciones anatómicas a color que fue precursor de las más avanzadas obras de representación realista de preparación anatómica. Los nombres de ilustres investigadores de anatomía italianos (en Padua y Roma), franceses (en Montpellier y París) y alemanes (en Basilea) fueron cada vez más numerosos, y sus trabajos detallaron cada vez más la estructura de nuestro cuerpo. Pero aún quedaban por descubrir muchas cosas: ¿Cómo estaban organizados los tejidos? ¿Cómo funcionaban los órganos? ¿Cuál era la fisiología de los distintos sistemas anatómicos? Y las respuestas difícilmente podían venir de una mera descripción; por ello, la investigación anatómica se armó de microscopio y entró en el siglo XIX.

HACIA LA ANATOMÍA MODERNA

Los primeros en estudiar el cuerpo humano a través del microscopio óptico fueron Antoni van Leeuwenhoek, su creador, y Marcello Malpighi. Describieron las células de la sangre, los corpúsculos presentes en el espesor de la piel, las estructuras microscópicas del bazo, los glomérulos del riñón, los alvéolos pulmonares, las células germinales, etc. En el siglo XVIII la actividad de investigación se intensificó, y el método de colorear los tejidos que se iban a observar permitió descubrir numerosas estructuras desconocidas hasta entonces, ampliando el campo de investigación anatómica.

Entre tanto, combinando la interpretación de los síntomas y la intervención clínica con el conocimiento de la anatomía de órganos sanos y enfermos, Giovan Battista Morgagni sentaba las bases conceptuales y metodológicas de la anatomía patológica. De

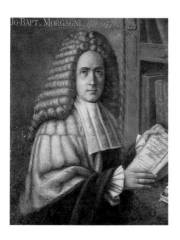

▲ **Retrato de Giovan Battista Morgagni (1682-1771)**
Profesor de anatomía en la universidad de Padua desde 1711 hasta su muerte. Morgagni introdujo el pensamiento anatómico en la patología, descubriendo las relaciones entre anatomía, anatomía patológica y problemas clínicos.

este modo, las intervenciones quirúrgicas se convirtieron en una fuente de conocimientos para la anatomía, y viceversa.

Gracias al perfeccionamiento de las técnicas de investigación, a la creciente divulgación de los conocimientos desde el siglo XIX y al desarrollo de microscopios ópticos y electrónicos, de micrótomos cada vez más perfeccionados y de técnicas de coloración cada vez más específicas, se produjo la «explosión» de la anatomía microscópica y la progresiva reducción del interés por la anatomía general.

En épocas más recientes, métodos no invasivos (como la radiografía, la ecografía y la resonancia magnética) han permitido realizar investigaciones sobre la morfología y la dinámica del cuerpo vivo impensables antaño, así como monitorizar la evolución y el crecimiento de los órganos durante las primeras fases del desarrollo embrionario. La anatomía se ha convertido en una ciencia dinámica, fundamento esencial del saber médico de nuestros días.

LA ESPECIALIZACIÓN

Actualmente, la anatomía se divide en diferentes «ramas» que, a partir de conocimientos ya adquiridos sobre la estructura del cuerpo humano, profundizan en aspectos muy distintos.

ANATOMÍA HUMANA NORMAL SISTEMÁTICA (o, impropiamente, **DESCRIPTIVA**). Es la más antigua; analiza la conformación, las relaciones, la estructura y el desarrollo de los diferentes órganos. Se divide en:

MACROSCÓPICA. Se ciñe a la observación de los elementos visibles sin necesidad de instrumentos.

MICROSCÓPICA. Emplea metodologías histológicas para describir las microestructuras de los distintos órganos.

ANATOMÍA TOPOGRÁFICA. Estudia los órganos según el lugar que ocupan, dividiendo el cuerpo humano en territorios, regiones y estratos (desde los superficiales a los más profundos).

ANATOMÍA QUIRÚRGICA. Estudia los problemas anatómicos relativos a las enfermedades de que se ocupa la cirugía, a sus síntomas y a las técnicas de intervención quirúrgica.

ANATOMÍA PATOLÓGICA. Estudia las alteraciones macroscópicas de los órganos, producidas por enfermedades diversas, utilizando como principal método de indagación la autopsia.

ANATOMÍA RADIOGRÁFICA. Se ocupa de la nomenclatura y del aspecto de las partes sanas del cuerpo tal como se ven en una radiografía, precisando los caracteres particulares que los distintos órganos y tejidos adoptan como consecuencia de su superposición, de su proyección en una pantalla y de su diferente densidad radiológica.

ANATOMÍA ARTÍSTICA. Se ocupa de las formas exteriores del cuerpo, las proporciones entre las distintas partes, los órganos visibles directamente y sus modificaciones externas debidas a actitudes diversas y, en especial, al movimiento.

▶ **Microscopio óptico**
En los primeros años del siglo XX, gracias a instrumentos similares a éste (de fines del siglo XIX), investigadores de la talla de Malpighi y Golgi consiguieron identificar gran parte de la estructura celular de nuestro cuerpo y reconocer sus funciones principales.

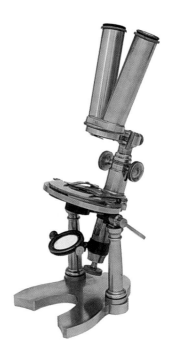

TECNOLOGÍAS MODERNAS EN EL ESTUDIO ANATÓMICO

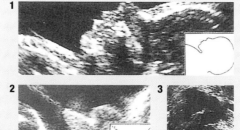

◄ **Ecografía de un feto**
Las imágenes muestran claramente los perfiles de la cabeza (**1**) y del tronco (**2**). Durante el examen, al desplazar oportunamente el generador de ondas sonoras se pueden ir visualizando incluso los órganos internos: en este caso, las cavidades del corazón (**3**).

Al igual que las demás disciplinas científicas, la anatomía ha hecho notables progresos gracias al desarrollo de nuevas técnicas de investigación cada vez más precisas. Veamos cuáles son las principales, en qué consisten, qué permiten estudiar y cuándo se emplean.

AUTORRADIOGRAFÍA O RADIOAUTOGRAFÍA

En qué consiste: es una técnica que proporciona una reproducción fotográfica detallada de un órgano. Con una inyección intravenosa, se introducen en el cuerpo algunas sustancias radiactivas (radioisótopos); posteriormente se explora la región en que se encuentra el órgano en cuestión con un instrumento que mide las diferentes intensidades de radiación.

Cuándo se emplea: para comprobar directamente la eficiencia del metabolismo del órgano.

BIOPSIA

En qué consiste: es una extracción quirúrgica de una porción de tejido del cuerpo vivo. Según el tipo de tejido, éste puede ser extraído con un bisturí, unas pinzas quirúrgicas o una jeringa. Oportunamente tratada con técnicas histológicas, la porción es analizada después al microscopio. La extracción de sangre destinada a análisis normales de laboratorio se puede considerar también una biopsia.

Qué permite ver: las características cualitativas y cuantitativas de células y tejidos.

Cuándo se emplea: se utiliza, sobre todo, en el diagnóstico precoz y preoperatorio de los tumores; tam-

bién para confirmar o excluir la sospecha de enfermedad celíaca en los niños, para definir las afecciones de varios órganos (pulmones, colon, bazo, páncreas, tiroides, glándulas mamarias, próstata, etc.), para excluir la presencia de formaciones tumorales, para determinar las condiciones del endometrio en caso de esterilidad de la mujer y para confirmar, en casos especiales, un diagnóstico de cirrosis hepática.

ECOGRAFÍA

En qué consiste: es una técnica que permite visualizar los órganos gracias al empleo de una banda de ultrasonidos. Un generador de ondas de alta frecuencia se coloca sobre la zona del cuerpo que se va a examinar; las ondas se propagan en profundidad, llegando al órgano por el que son reflejadas: un complejo

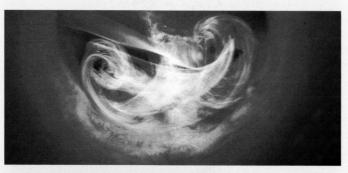

aparato convierte las señales sonoras en imágenes que se visualizan en una pantalla de televisión. La persona que lleva a cabo el examen puede fotografiar los detalles más importantes (e incluirlos en el historial clínico) y emitir un primer diagnóstico.

Qué permite ver: la conformación de los órganos y la presencia de modificaciones patológicas de su estructura (quistes, nódulos, deformaciones, presencia de líquidos, etc.).

Cuándo se emplea: principalmente en la revisión de los órganos de la cavidad abdominal (hígado, páncreas, vejiga, aparato reproductor femenino, riñones, intestino, etc.), de la cavidad torácica (pul-

mones, mamas, corazón) y del cuello; también es una prueba rutinaria para diagnosticar los embarazos extrauterino y múltiple y vigilar el desarrollo del feto.

ENDOSCOPIA

En qué consiste: es la inspección de una cavidad del cuerpo a la que se puede acceder directamente (por ejemplo, los senos nasales y frontales, el esófago y el estómago, la tráquea y los bronquios, la vejiga, el intestino, el útero, etc.), que se realiza gracias al empleo de aparatos especiales dotados de un sistema de lentes y de iluminación. Estos aparatos pueden aumentar las imágenes, permitiendo distinguir perfectamente incluso los detalles más pequeños. Gracias a las fibras ópticas y a la miniaturización, en la actualidad es posible examinar y efectuar filmaciones televisivas de cavidades del cuerpo, a las que se llega por medio de pequeñas intervenciones quirúrgicas (cavidades cardiacas, vasos sanguíneos, peritoneo, etc.) o directamente (por ejemplo, tragando una microcámara de televisión).

Qué permite ver: la conformación interna de los órganos huecos y las condiciones «externas» de los órganos que «se asoman» a una cavidad del cuerpo.

Cuándo se emplea: aparte de ser un instrumento esencial para el diagnóstico de varios tipos de dolencias (inflamaciones, cistitis, tumores, etc.), esta técnica constituye

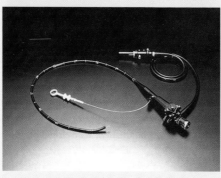

▲ **Endoscopia de la tráquea**
Esta fotografía ha sido realizada introduciendo una microcámara en la tráquea. El humo inhalado está entrando en los bronquios.

◄ **Fibroscopio**
Este instrumento permite examinar el tracto superior gastrointestinal. Es superior a un metro de largo y contiene más de 40.000 fibras ópticas.

un complemento perfecto de la cirugía y las biopsias. Por lo general, las pequeñas intervenciones (como la extracción de fibromas uterinos, de pólipos nasales e intestinales, del menisco medial o lateral de la rodilla, de cuerpos extraños en las vías respiratorias, así como la toma de muestras para biopsias de órganos internos y de cavidades abdominales) se realizan con la ayuda de endoscopios desarrollados específicamente para cada tipo de operación. En algunas ocasiones, la endoscopia se emplea además para observar al feto y, particularmente, para realizar intervenciones quirúrgicas prenatales.

RADIOGRAFÍA (Rayos X)

En qué consiste: es la más «vieja» de las modernas metodologías de investigación anatómica que permiten obtener indicaciones sobre el interior del cuerpo sin intervenir quirúrgicamente. La técnica radiográfica emplea un haz de rayos X generado por una corriente eléctrica de alta tensión que, atravesando un tubo al vacío, llega a una placa de molibdeno o de tungsteno. El haz de rayos generado de este modo se dirige hacia la región del cuerpo que se desea examinar: el cuerpo absorbe la radiación de diferente manera, en función de que los rayos atraviesen un órgano «blando», un tejido óseo, una cavidad, etc. El haz que sale del cuerpo llega a una placa, una película o cualquier otro receptor capaz de captar la intensidad de la radiación. Por ejemplo, si el haz de rayos X se dirige a un brazo, los rayos que sólo atraviesan el tejido muscular son menos absorbidos (tienen menor densidad radiológica) y oscurecen la placa mucho más que los rayos que han atravesado el tejido óseo, mucho menos «transparente» a los rayos X (con mayor densidad radiológica). Así se obtiene una imagen «en negativo» de las partes internas del brazo: oscuras las de baja densidad radiológica (músculos) y claras las de alta densidad (huesos).

Con tejidos que absorben poco los rayos X se deben usar los llamados «medios de contraste». Estos son sustancias opacas o semiopacas a las radiaciones que, una vez introducidas en los tejidos o en los órganos, crean un contraste artificial con los tejidos circundantes, permitiendo visualizar la estructura deseada. Se necesitan medios de contraste adecuados y específicos para el examen del corazón, de venas y arterias, del tubo digestivo, del aparato respiratorio, de los vasos linfáticos, de la vesícula, los cálculos y los conductos biliares, de las vías urinarias, de los cálculos renales, así como del canal espinal.

Como los rayos X son ondas electromagnéticas de alta energía y pueden provocar daños permanentes, no sólo en los tejidos y en los órganos, sino también en el bagaje genético, los aparatos radiológicos se fabrican actualmente según criterios de radioprotección máxima, y las técnicas de examen y analítica rutinarias hacen que la incidencia de efectos perjudiciales para los pacientes sea insignificante. No obstante, las personas que se exponen a los rayos X por motivos terapéuticos o laborales deben procurar no someterse a altas dosis de radiaciones. Por este motivo, el especialista que realiza los exámenes radiológicos manipula el aparato detrás de una pantalla; aunque sean mínimos, los daños provocados por estas radiaciones son acumulativos, y una exposición regular a dosis incluso insignificantes puede tener consecuencias a largo plazo.

Qué permite ver: la conformación y la estructura interna de tejidos y órganos, así como la presencia (normal o anómala) de aire, de líquidos o de cuerpos extraños con densidad radiográfica distinta a la de las estructuras corporales.

Cuándo se emplea: se utiliza principalmente en ortopedia y traumatología, para detectar problemas en huesos y articulaciones, y en los exámenes rutinarios de prevención del cáncer de mama (mamografía); también se usa para localizar cuerpos extraños, tumefacciones o espesamientos en los tejidos causados por procesos inflamatorios o tumorales, y para comprobar las dimensiones y el funcionamiento del corazón (angiocardiografía).

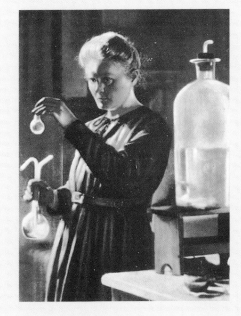

◄ Marie Curie en su laboratorio de física y química
Los primeros aparatos radiográficos empleados en medicina fueron realizados por Marie Curie. Los instaló en una ambulancia y recorrió el frente oriental francés durante la Primera Guerra Mundial, permitiendo a los cirujanos, por primera vez, localizar con rapidez y seguridad las fracturas y la metralla en los heridos. Marie Curie fue la primera científica que recibió dos premios Nobel por su aportación al conocimiento de las sustancias radiactivas, recibió también la Legión de Honor francesa por su trabajo durante la guerra.

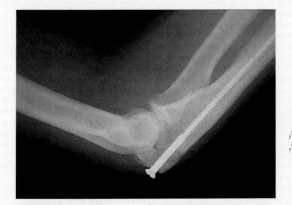

▲ Radiografía
La aportación de la técnica radiográfica a la ortopedia ha sido fundamental. Aquí se ve el resultado de una operación de refuerzo de un hueso del brazo con la aplicación de una prótesis metálica.

► Una de las primeras radiografías
Se remonta a 1890 y la realizó Wilhelm Conrad Roentgen. Este científico obtuvo el premio Nobel de Física en 1901 por su descubrimiento de los rayos X.

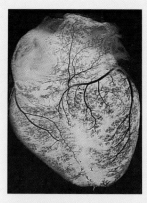

▲ Una angiocardiografía
Muestra el dibujo que forman las arterias coronarias, los vasos que llevan sangre rica en oxígeno al músculo cardíaco.

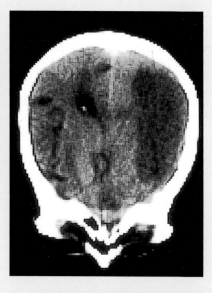

◄ RMN de un cráneo
Esta técnica permite visualizar lesiones en el cerebro que no se aprecian en una radiografía. En esta imagen se distinguen algunas zonas oscuras que corresponden a un ictus (área central izquierda) y a zonas dañadas (en el lado derecho).

► Centellografía de un tiroides
Las zonas rojas corresponden a una mayor emisión de radiación. En este caso, el tiroides está un poco abultado; el aumento de la radiación está provocado por el espesor de la glándula.

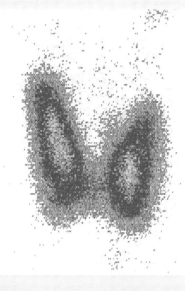

ANGIOCARDIOGRAFÍA

En qué consiste: es un tipo de radiografía del corazón. Tras inyectar por vía intravenosa los medios de contraste, se realizan numerosas radiografías en sucesión rápida. Así se puede ver, por ejemplo, si están obstruidas las coronarias o si es normal la actividad en las cavidades cardiacas. Se suele realizar antes de una intervención quirúrgica.

ROENTGENCINEMATOGRAFÍA

En qué consiste: aplicando a un instrumento de examen radiográfico un intensificador de imágenes (es decir, un dispositivo que permite grabar la imagen por rayos X aumentando su luminosidad), se pueden realizar filmaciones «por rayos X». De este modo se obtienen importantes informaciones sobre la movilidad de los órganos observados y sobre posibles anomalías en el movimiento.

TOMOGRAFÍA COMPUTERIZADA (TC), más conocida como TOMOGRAFÍA AXIAL COMPUTERIZADA (TAC)

En qué consiste: a través de numerosas mediciones realizadas mediante rayos X, esta costosa técnica procesa matemáticamente los datos reunidos, reproduciendo la imagen radiológica de secciones transversales del cuerpo. El paciente, tumbado sobre una camilla especial, se somete en pocos minutos a centenares de radiografías que, una vez reveladas, proporcionan un cuadro anatómico completo.

Qué permite ver: las estructuras más pequeñas con diferente opacidad radiológica, normalmente invisibles con un examen radiológico tradicional.

Cuándo se emplea: debido al alto coste y a la elevada dosis de radiaciones que debe absorber el paciente, esta técnica se utiliza sólo en casos especiales, sobre todo para diagnosticar tumores en órganos que no se pueden analizar fácilmente con otros métodos (hígado, páncreas, cerebro).

RESONANCIA MAGNÉTICA NUCLEAR (RMN) O RESONANCIA MAGNÉTICA (RM)

En qué consiste: es una técnica de investigación que permite obtener imágenes excepcionalmente precisas y extraordinariamente ricas en detalles sin tener que emplear medios de contraste. El cuerpo se somete a un campo magnético que provoca la emisión, por parte de los átomos que componen cada órgano, de radiaciones con una longitud de onda muy baja (frecuencias radio). Las señales emitidas son transformadas en imágenes por un complejo equipo de computadoras que tiñe de diferentes colores las zonas del cuerpo con distinta emisión.

Qué permite ver: la conformación de tejidos y órganos difícilmente accesibles o muy extensos (por ejemplo, el sistema circulatorio o el linfático) de manera enormemente detallada.

Cuándo se emplea: es útil para examinar la estructura más fina de órganos como el cerebro, de vísceras, de los sistemas vascular y linfático, de los músculos y de los huesos.

CENTELLOGRAFÍA

En qué consiste: se suministra una sustancia radiactiva (radioisótopo), normalmente mediante una inyección intravenosa, y se registran las radiaciones emitidas por el isótopo radiactivo. Por ejemplo, inyectando una pequeña dosis de yodo radiactivo, éste se acumula rápidamente en el tiroides. A través de un examen computerizado de los distintos grados de radiactividad registrados, se obtiene una imagen del tiroides que muestra, mediante falsos colores, las diferentes concentraciones de radioisótopo en el órgano.

Qué permite ver: se pueden evidenciar numerosas malformaciones (quistes, nódulos o tumores), de determinados órganos (tiroides, corazón, mamas o riñones).

TERMOGRAFÍA

En qué consiste: a través de un análisis computerizado de los datos registrados por un complejo mecanismo termométrico, permite visualizar en diferentes colores las zonas del cuerpo que presentan temperaturas distintas.

Cuándo se emplea: facilita la detección de determinadas patologías y es de utilidad en el diagnóstico de tumores.

◄ Termografía de un niño de perfil
El blanco indica las zonas más calientes del cuerpo y el azul oscuro las más frías.

Cuando hablamos de «cuerpo humano» nos referimos, en realidad, a un concepto abstracto. Basta pensar en lo diferentes que son entre sí un recién nacido y un adulto, o un anciano y una mujer, para darnos cuenta de que lo correcto sería especificar siempre el estadio de desarrollo y el sexo.

IGUALES Y DISTINTOS

NIÑO Y NIÑA

En el periodo inicial de nuestra vida, las diferencias sexuales son casi insignificantes. A menudo, un varón se distingue de una hembra sólo por el color de su pijama. Pero las diferencias ligadas al desarrollo corporal alcanzado son evidentes: hay recién nacidos con mucho pelo y calvos, gordos y delgados… Y en los meses sucesivos los cambios están a la orden del día. En el primer año de vida el cerebro duplica su peso, y el sistema neuromuscular se desarrolla enormemente, mientras que el esqueleto se refuerza por la fusión y la calcificación de numerosos huesos cartilaginosos. En pocos meses se desarrollan el sentido del equilibrio, la capacidad visual y la digestiva, nacen los primeros dientes, se aprende a comunicar, a caminar, a «aprehender» el mundo que nos rodea, a observarlo, a probarlo… Las proporciones corporales cambian también rápidamente. En pocos meses, el peso y la altura se doblan, las diferentes partes del cuerpo se desarrollan a distintas velocidades hasta los tres años aproximadamente, y después el crecimiento continúa de manera regular y armoniosa hasta los 12 años, es decir, hasta el comienzo de la pubertad, la nueva fase de desarrollo rápido.

Así pues, el «cuerpo humano» de un niño o de una niña sólo es «similar» al que estudia la anatomía general. Casi todos los órganos están ya en la posición «correcta», pero su desarrollo, su forma y sus funciones están todavía en evolución. Al igual que está en continua evolución su psicología. Entre los seis y los once años, los estímulos por desarrollar son infinitos, y cada experiencia es algo nuevo que se ha de analizar, interpretar y memorizar. Los comportamientos imitativos son reemplazados por actitudes individuales y sociales. La escuela y la vida en grupo estimulan la mente de niños y niñas, conduciéndolos a la adolescencia.

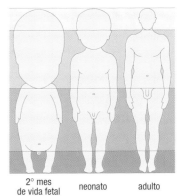

2° mes de vida fetal   neonato   adulto

▲ **Proporciones corporales**
El desarrollo de las distintas partes del cuerpo se produce a ritmos diversos en las diferentes edades.

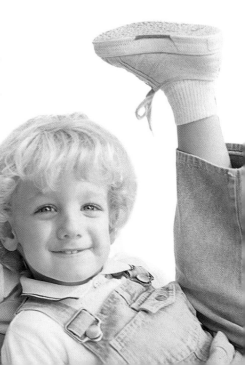

CHICO Y CHICA

Los cambios fisiológicos ligados a la pubertad empiezan a producirse en torno a los 10 años en las hembras y a los 12 años en los varones. De pronto, el cuerpo vuelve a crecer visiblemente (por término medio, hasta 5 cm al año) por efecto de una mayor actividad de la hipófisis ➤130, que provoca el aumento de la producción endocrina de las glándulas suprarrenales, del tiroides y de las gónadas (ovarios y testículos). La porción muscular del cuerpo aumenta, mientras que disminuye la de grasa, aparece vello en el pubis y en las axilas, aumentan de tamaño los órganos sexuales y la piel se modifica, incrementándose la actividad de las glándulas sebáceas y sudoríparas.

También se desarrollan los caracteres sexuales secundarios. En las hembras se forman depósitos de grasa subcutánea en las caderas, los muslos, los nalgas, los antebrazos y debajo de los pezones, y se desarrollan las glándulas mamarias. En los varones, se fortalecen las estructuras óseas y musculares de los hombros, los brazos y las piernas, y comienza el crecimiento de pelo en el rostro, las extremidades, el pecho y, a veces, también en la espalda.

▼ **De la infancia a la edad adulta**
El gráfico representa las dos fases de metamorfosis acelerada que caracterizan los primeros dos años de vida y la pubertad.

Altura
☐ hembras
☐ varones

Peso
☐ hembras
☐ varones

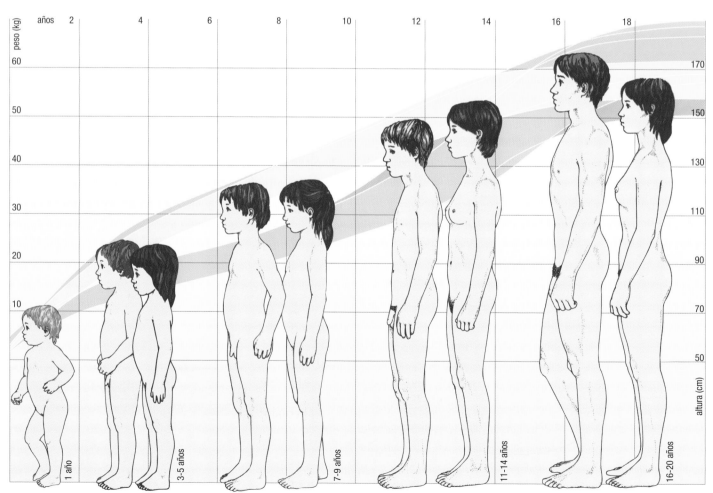

peso (kg) · años 2 · 4 · 6 · 8 · 10 · 12 · 14 · 16 · 18 · altura (cm)

60 · 50 · 40 · 30 · 20 · 10 · 170 · 150 · 130 · 110 · 90 · 70 · 50

1 año · 3-5 años · 7-9 años · 11-14 años · 16-20 años

Además, las modificaciones en la laringe provocan el llamado «cambio de voz», que se vuelve más grave.

Esta metamorfosis concluye en torno a los 18 años, cuando el cuerpo alcanza dimensiones unas 20 veces mayores que las del nacimiento, adoptando características profundamente diversificadas.

Psicológicamente la adolescencia es más compleja que la infancia. Desde la pubertad hasta la vida «adulta» pueden transcurrir más de 10 años, no se nos considera adultos, pero tampoco niños. Los confusos roles de los adolescentes en las civilizaciones industrializadas llevan a menudo a profundos conflictos psicológicos.

HOMBRE Y MUJER

Superada la pubertad, y finalizado el desarrollo físico, el cuerpo del adulto permanece invariable durante 40 años aproximadamente, hasta que la acumulación de leves alteraciones y modificaciones determina la vejez.

Es este «cuerpo humano» el verdadero objeto de estudio de la anatomía humana. El cuerpo del adulto permanece largo tiempo «igual a sí mismo»: la misma altura, la misma distribución de órganos, el mismo desarrollo muscular, las mismas capacidades intelectuales y físicas… Con los años, se dejan sentir los «achaques»: el metabolismo se ralentiza, las neuronas, de las que mueren cientos de miles diariamente, provocan una disminución del peso del cerebro de 3-4 g al año, las acumulaciones de grasa aumentan, el hígado –si se bebe demasiado– se engrosa, y los pulmones se «ensucian» de contaminación y humo. Pero desde el punto de vista anatómico, todo permanece más o menos igual. Por ello, al decir «cuerpo humano» imaginamos un esqueleto adulto, un aparato circulatorio adulto, un sistema nervioso adulto, etc.

Las diferencias entre hombre y mujer también se mantienen, y son notables. El esqueleto de un hombre y el de una mujer se reconocen inmediatamente aunque hayan transcurrido millones de años. El primero tiene una pelvis más estrecha y las piernas más «rectas». En general, las dimensiones del hombre son mayores que las de la mujer, incluso sus órganos son más grandes, los huesos más largos (o anchos), el cerebro más pesado… Por no mencionar las diferencias de los órganos sexuales primarios y secundarios, y el distinto funcionamiento de las glándulas endocrinas, que determinan las demás actividades corporales. No es accidental que la vida media de las mujeres sea más larga que la de los hombres.

Para la anatomía, la edad adulta es el periodo «más uniforme» y el más fácil de esquematizar para reconstruir un cuerpo humano ideal, al que basta cambiar el aparato reproductor para adaptarlo a las dos realidades, masculina y femenina.

LA VEJEZ

El «esquema corporal ideal» permanece invariable incluso en la última fase de la vida –que en los países industrializados comienza cada vez más tarde–, dura cada vez más tiempo y garantiza, por término medio, condiciones físicas cada vez mejores. Los cambios físico-psíquicos que comenzaron lentamente en la edad adulta se vuelven cada vez más rápidos: la piel pierde elasticidad y se cubre de arrugas, los huesos se descalcifican, la columna vertebral se encorva y se aplasta, con notable reducción de la estatura, los músculos se debilitan, las capas de grasa se «desecan», los sentidos (el oído, el olfato, la vista…) se vuelven menos eficaces, y disminuye la resistencia a las enfermedades y la eficiencia de la circulación sanguínea y de la respiración. Pero la estructura anatómica general continúa igual, aunque el metabolismo y los movimientos sean mucho más lentos.

Sɪ LA ANATOMÍA, QUE COMENZÓ COMO CIENCIA PURAMENTE DESCRIPTIVA Y MACROSCÓPICA, SE HUBIERA LIMITADO A ESTUDIAR LA DISPOSICIÓN, LA CONFORMACIÓN Y LAS RELACIONES ESPACIALES DE LOS DISTINTOS ÓRGANOS DEL CUERPO, HABRÍA SIDO DE ESCASA UTILIDAD PARA LA MEDICINA Y LAS CIENCIAS EN GENERAL.

LAS BASES CELULARES DE LA ANATOMÍA

Inicialmente, el cuerpo humano fue dividido en **sistemas** o **aparatos**, es decir, en conjuntos de varios **órganos** (estructuras complejas dotadas de actividades específicas) cuyas funciones estaban directamente involucradas en un cometido general. La observación se centró después en los **tejidos**, es decir, en agrupaciones de **células** con características muy similares distribuidas en el interior del cuerpo de forma «transversal». El tejido muscular, por ejemplo, forma parte de los aparatos locomotor, digestivo, circulatorio y respiratorio, al igual que el tejido nervioso o el tejido conjuntivo. Actualmente, la anatomía humana estudia el cuerpo desde todas estas perspectivas. Analiza las células para conocer su metabolismo y su funcionamiento, los tejidos y sus interacciones para entender la actividad de los órganos, estudia los órganos como estructuras casi autosuficientes, y los aparatos o sistemas para conocer las funciones de los órganos que los componen y las relaciones entre ellos.

Aunque se analicen los sistemas por separado, todos ellos son una parte de nuestro cuerpo. Un conjunto de miles de millones de células con un idéntico bagaje genético. Cada una posee características específicas porque se ha diferenciado; cada una «colabora» con otras y todas contribuyen de manera perfectamente sincronizada y articulada a «hacer funcionar» la «máquina del cuerpo humano». Por ello, toda división ideada para simplificar el estudio de la anatomía es artificial.

LOS INSTRUMENTOS DE OBSERVACIÓN

En el estudio de la anatomía, el microscopio ha desempeñado un papel comparable al del catalejo en astronomía, siendo posible descubrir cosas allí donde no se podía imaginar siquiera que

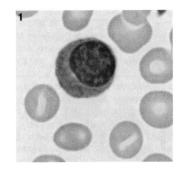

▶ Imágenes al microscopio óptico y al microscopio electrónico

En estas dos imágenes se puede apreciar cómo se ve la misma célula (en este caso, un linfocito) al microscopio óptico (**1**) y al electrónico (**2**). Con el microscopio electrónico se observan detalles celulares de dimensiones muy reducidas. En este caso (**3**), el linfocito ha sido infectado con el virus VIH, y se pueden apreciar las partículas virales en su superficie (coloreadas en rojo por falsos colores). Esta imagen electrónica muestra con detalle la superficie celular e incluso la estructura de algunas partículas virales en formación.

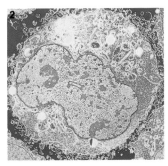

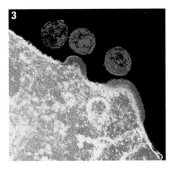

▼ Imágenes por contraste de fase (1) y luz ultravioleta (2) de la misma muestra de sangre

En estas dos imágenes se puede ver cómo una sola de las células sanguíneas, coloreada por un anticuerpo tratado con una sustancia fluorescente, resulta visible si se expone a los rayos ultravioleta. Para este tipo de operaciones, el microscopio se ha de equipar con una fuente de rayos ultravioleta y oculares adecuados.

existieran. Ha permitido ver detalles impensables de lo que ya se conocía, abriendo nuevas puertas a la investigación científica y a teorías innovadoras. Ha hecho posible aclarar la naturaleza de órganos y tejidos, su función específica, su estructura y su metabolismo, así como la naturaleza y las causas de muchas enfermedades que les podían afectar, y ha permitido adquirir conocimientos sobre el origen embrionario de los órganos, facilitando la comprensión de las relaciones químicas y funcionales que los vinculan.

La ciencia que estudia las estructuras anatómicas a nivel microscópico recibe el nombre de ***histología***. Aparte de dar algunas indicaciones sobre los instrumentos y los procedimientos que emplea, resumiremos las principales características de los tejidos de nuestro cuerpo y, en algunos casos, también de su «funcionamiento».

Una preparación histológica se puede observar al microscopio óptico o electrónico, dos instrumentos que proporcionan informaciones diversas sobre muestras preparadas de diferente manera. En el microscopio óptico, un sistema de lentes aumenta la imagen de los objetos hasta 1.500 veces. Esto permite distinguir detalles del orden de 1-2 μm. En el microscopio electrónico, en cambio, un haz de electrones que atraviesa la muestra incide sobre una placa fotográfica o un aparato computerizado. Así se obtiene un aumento de la imagen de hasta 500.000 veces, y los detalles que se aprecian pueden tener dimensiones de 10 Å. Por eso, mientras que en el microscopio óptico se observan tejidos y células, con el electrónico se puede llegar a descubrir la estructura interna de las células hasta en los detalles más mínimos.

Para efectuar estudios de anatomía específicos, la mayoría de las observaciones se realizan al microscopio óptico modificado según las coloraciones empleadas en la preparación de la muestra. Por ejemplo, si la muestra ha sido tratada con sustancias fluorescentes, el microscopio se prepara para lo observación con luz ultravioleta, con filtros protectores para el ojo y con un dispositivo para alternar la luz normal con la ultravioleta.

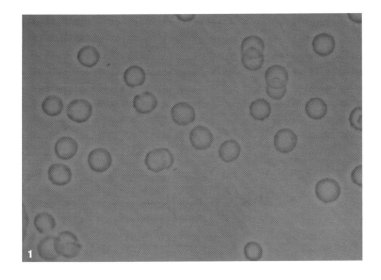

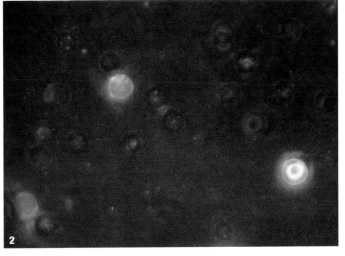

LOS MICROSCOPIOS

Los microscopios ópticos que se emplean en microbiología e histología poseen características distintas, adaptadas a diferentes tipos de observación.

MICROSCOPIO DE CAMPO CLARO
Es el microscopio óptico con objetivos y ocular más corriente. La reflexión de la luz por parte del cristal del portaobjetos da imágenes oscuras sobre un fondo luminoso.

MICROSCOPIO DE CAMPO OSCURO
La reflexión de la luz por parte de la preparación hace que la imagen a analizar aparezca luminosa sobre un fondo oscuro.

MICROSCOPIO DE CONTRASTE DE FASE
Es un microscopio que, gracias al empleo de filtros ópticos de varios ti-
pos, diversifica la iluminación de la preparación. De esta manera se obtienen imágenes aparentemente en tres dimensiones.

MICROSCOPIO ELECTRÓNICO
Tiene una estructura similar a la del microscopio óptico, sin embargo la luz es sustituida por el haz de electrones, las lentes son reemplazadas por bobinas electromagnéticas y el ocular por una pantalla o una placa fotográfica.

Las muestras, cortadas en secciones muy delgadas con el ultramicrótomo de diamante o de vidrio, son recogidas por la rejilla de la superficie del agua en la que caen. Las imágenes que se obtienen son siempre detalles de células o de organismos muertos, desprovistos de color.

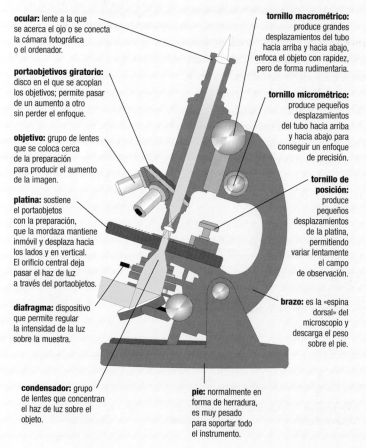

ocular: lente a la que se acerca el ojo o se conecta la cámara fotográfica o el ordenador.

portaobjetivos giratorio: disco en el que se acoplan los objetivos; permite pasar de un aumento a otro sin perder el enfoque.

objetivo: grupo de lentes que se coloca cerca de la preparación para producir el aumento de la imagen.

platina: sostiene el portaobjetos con la preparación, que la mordaza mantiene inmóvil y desplaza hacia los lados y en vertical. El orificio central deja pasar el haz de luz a través del portaobjetos.

diafragma: dispositivo que permite regular la intensidad de la luz sobre la muestra.

condensador: grupo de lentes que concentran el haz de luz sobre el objeto.

tornillo macrométrico: produce grandes desplazamientos del tubo hacia arriba y hacia abajo, enfoca el objeto con rapidez, pero de forma rudimentaria.

tornillo micrométrico: produce pequeños desplazamientos del tubo hacia arriba y hacia abajo para conseguir un enfoque de precisión.

tornillo de posición: produce pequeños desplazamientos de la platina, permitiendo variar lentamente el campo de observación.

brazo: es la «espina dorsal» del microscopio y descarga el peso sobre el pie.

pie: normalmente en forma de herradura, es muy pesado para soportar todo el instrumento.

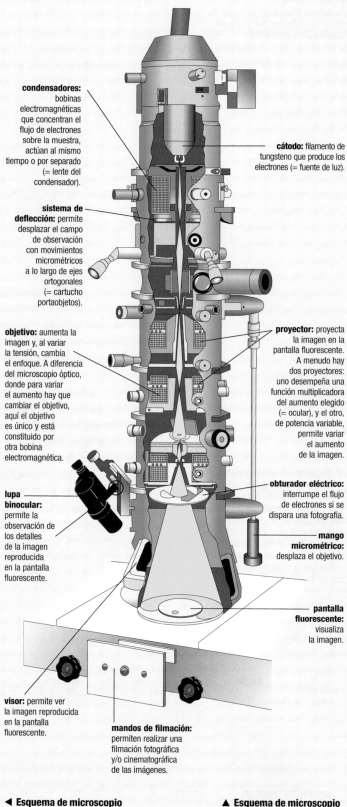

condensadores: bobinas electromagnéticas que concentran el flujo de electrones sobre la muestra, actúan al mismo tiempo o por separado (= lente del condensador).

sistema de deflección: permite desplazar el campo de observación con movimientos micrométricos a lo largo de ejes ortogonales (= cartucho portaobjetos).

objetivo: aumenta la imagen y, al variar la tensión, cambia el enfoque. A diferencia del microscopio óptico, donde para variar el aumento hay que cambiar el objetivo, aquí el objetivo es único y está constituido por otra bobina electromagnética.

lupa binocular: permite la observación de los detalles de la imagen reproducida en la pantalla fluorescente.

visor: permite ver la imagen reproducida en la pantalla fluorescente.

mandos de filmación: permiten realizar una filmación fotográfica y/o cinematográfica de las imágenes.

cátodo: filamento de tungsteno que produce los electrones (= fuente de luz).

proyector: proyecta la imagen en la pantalla fluorescente. A menudo hay dos proyectores: uno desempeña una función multiplicadora del aumento elegido (= ocular), y el otro, de potencia variable, permite variar el aumento de la imagen.

obturador eléctrico: interrumpe el flujo de electrones si se dispara una fotografía.

mango micrométrico: desplaza el objetivo.

pantalla fluorescente: visualiza la imagen.

◀ **Esquema de microscopio óptico**

▲ **Esquema de microscopio electrónico**

PREPARAR Y OBSERVAR LOS TEJIDOS

Para observar un tejido al microscopio (de cualquier tipo) es necesario tratarlo siguiendo unos procedimientos más o menos complejos. En primer lugar, hay que fijarlo. La fijación tiene la finalidad de impedir que el tejido pueda descomponerse. Se sumerge la muestra en una mezcla de alcohol, formol o ácido acético para reducir los inconvenientes del tratamiento.

A continuación el tejido se somete a deshidratación, un proceso que elimina el agua y lo vuelve compatible con la sustancia hidrorrepelente que servirá para la inclusión. Habitualmente, se obtiene una deshidratación progresiva sumergiendo la muestra en alcohol cada vez más concentrado. Después la muestra se somete a inclusión, un procedimiento que hace que el tejido adquiera una consistencia homogénea, adecuada para ser cortada. Por lo general, la muestra se impregna de sustancias («medios de inclusión», como la parafina o las resinas epoxídicas) que la endurecen considerablemente. Luego se coloca en el soporte del micrótomo ►15, una especie de «rebanadora» que realiza las delgadas láminas para las preparaciones histológicas. Si la preparación se va a observar en un microscopio electrónico, se usa un ultramicrótomo, capaz de cortar láminas de un espesor de pocos centenares de angström. Cada sección se coloca después sobre un portaobjetos (o en un cartucho portaobjetos, si el microscopio es electrónico).

A continuación, el tejido se impregna de metales pesados (si se va a observar al microscopio electrónico) o se colorea. La coloración con productos naturales (como el carmín o la hematoxilina) o sintéticos (como los colorantes a base de anilina) evidencia particulares estructuras a observar. Para hacer más manejables los portaobjetos y poderlos observar incluso con un objetivo de inmersión (que da más aumento), se procede al montaje. Este consiste en cubrir la preparación con un cubreobjetos sellado con resinas naturales. Para mejorar el enfoque, entre el cubreobjetos y la preparación se deposita, a veces, una gota de una sustancia ópticamente activa.

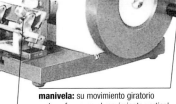

tornillo calibrador: fija el valor del espesor de las láminas acercando el soporte de la muestra a la cuchilla.

soporte de la muestra: se mueve tanto de arriba abajo y viceversa como hacia delante, en dirección a la cuchilla, para realizar láminas de la muestra con el mismo espesor, que se acumulan sobre la cuchilla.

manivela: su movimiento giratorio se transforma en el movimiento vertical y horizontal del soporte de la muestra.

soporte de la cuchilla: mantiene la cuchilla en una posición fija y con una inclinación constante, y permite su recambio.

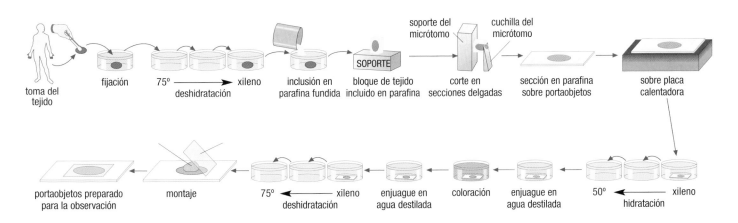

toma del tejido — fijación — 75° deshidratación → xileno — inclusión en parafina fundida — bloque de tejido incluido en parafina — soporte del micrótomo / cuchilla del micrótomo — corte en secciones delgadas — sección en parafina sobre portaobjetos — sobre placa calentadora

portaobjetos preparado para la observación — montaje — 75° deshidratación ← xileno — enjuague en agua destilada — coloración — enjuague en agua destilada — 50° hidratación ← xileno

TEJIDO EPITELIAL

Generalidades: *está caracterizado por células estrechamente adheridas unas a otras, que no dejan muchos espacios intercelulares vacíos.*
Dónde se encuentra: *reviste todo el cuerpo, tanto exterior (epidermis, dermis) como interiormente (mucosas); además, forma todas las glándulas, es decir, las estructuras que vierten sustancias al interior (glándulas endocrinas) y al exterior (glándulas exocrinas) del cuerpo. También produce algunas estructuras particulares (pelo, dientes, uñas, cristalino del ojo, etc.). Según sus funciones y sus características, puede ser de varios tipos; veamos los principales.*

EPITELIO DE REVESTIMIENTO

Desarrolla una función de «interfaz» entre el interior y el exterior del cuerpo, y tiene características particulares según la zona o los órganos que recubre.

TEJIDO EPITELIAL PAVIMENTOSO SIMPLE

Delimita, por ejemplo, los alvéolos pulmonares. Está formado, sobre todo, por células laminares y raras células cúbicas o redondeadas, con una forma que varía en función del estado de distensión del pulmón.

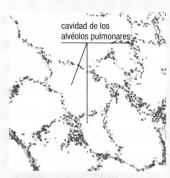
cavidad de los alvéolos pulmonares

▲ **Epitelio pavimentoso**
Sección de un pulmón humano adulto. En fucsia, los núcleos celulares.

TEJIDO EPITELIAL CÚBICO SIMPLE

Recubre, por ejemplo, las numerosas cavidades tubulares en que se divide el pulmón de un feto. Las células tienen forma cúbica y están alineadas de forma compacta unas junto a otras. En el nacimiento, con los primeros movimientos respiratorios, las cavidades se distienden, el tejido conjuntivo que separa las capas epiteliales se reduce mucho, y el epitelio cúbico se transforma en pavimento simple ➤169.

TEJIDO EPITELIAL PRISMÁTICO SIMPLE

Constituye, por ejemplo, la mucosa gástrica. Está formado por células prismáticas. Todos los núcleos celulares están alineados en la base de las células, a escasa distancia del tejido conjuntivo ➤28 *subyacente.*

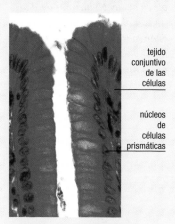
tejido conjuntivo de las células

núcleos de células prismáticas

▲ **Epitelio prismático simple**
Sección de una cresta de la mucosa gástrica. En fucsia, el citoplasma; en azul, los núcleos.

TEJIDO EPITELIAL SEUDOESTRATIFICADO

Por ejemplo la mucosa que recubre la tráquea . Está formado por células de diferente altura y forma, todas implantadas en el conectivo ➤28 *basal de tal manera que parecen yacer en varias capas.*

TEJIDO EPITELIAL PAVIMENTOSO ESTRATIFICADO

Forma, por ejemplo, la córnea ➤96*: las células epiteliales crecen en capas, a partir del conectivo* ➤28 *basal. A la capa más profunda, formada por células redondeadas en activa reproducción, le siguen una capa de células intermedias más planas y, por último, una capa de células superficiales completamente planas. La superficie del esófago* ➤148 *también está cubierta por este tejido, pero las capas de células epiteliales son mucho más numerosas. En la planta del pie, las capas están más diferenciadas aún: la capa profunda*

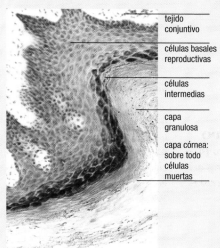
tejido conjuntivo
células basales reproductivas
células intermedias
capa granulosa
capa córnea: sobre todo células muertas

va seguida de una capa intermedia de células progresivamente más planas, una capa granulosa con células de dimensiones mayores, y, por último, la capa lustrosa de células mucho más alargadas y planas. El desarrollo de la capa córnea superficial depende del estímulo mecánico que reciba la zona del cuerpo en cuestión.

EPITELIO DE TRANSICIÓN

Característico de las vías urinarias ➤210*, representa un paso intermedio entre un epitelio estratificado y un epitelio diferenciado. La luz del uréter humano está cubier-*

◄ **Epitelio pavimentoso estratificado**
Planta del pie: en violeta, las células epiteliales vivas.

▼ **Epitelio pavimentoso estratificado**
Sección de córnea humana. En fucsia, las células epiteliales; en azul, el tejido conjuntivo.

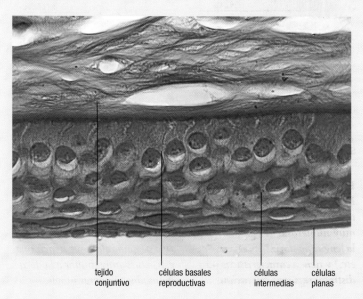
tejido conjuntivo
células basales reproductivas
células intermedias
células planas

ta por una mucosa constituida por células basales, células intermedias cilíndricas y células superficiales planas (de revestimiento). Por eso no se trata de un epitelio estratificado propiamente dicho, puesto que no presenta el progresivo aplanamiento de las células.

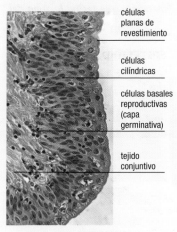

▲ **Epitelio de transición**
Luz del uréter humano.

EPITELIO DIFERENCIADO

Adopta formas diversas y constituye estructuras particulares del cuerpo (pelo, uñas, dientes, cristalino del ojo, etc.).

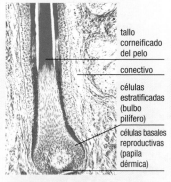

▲ **Epitelio diferenciado**
Sección de piel humana con pelo.

EPITELIO SENSORIAL

Las estructuras sensoriales existentes en los tejidos epiteliales son muy numerosas (en la piel ➤104, la lengua, la nariz ➤102, el oído ➤98, etc.) y tienen características muy distintas según su colocación.

EPITELIO GLANDULAR EXOCRINO

Forma las glándulas que vierten su producto fuera del cuerpo o a una cavidad comunicada con el exterior (glándulas exocrinas). Se distinguen varios tipos de glándulas exocrinas.

GLÁNDULAS ALVEOLARES SIMPLES

Constituyen, por ejemplo, las glándulas de Galeazzi (o de Lieberkuhn), que producen moco lubricante. En el intestino delgado ➤156 se encuentran principalmente en la base de las vellosidades ➤159; en el intestino grueso, donde no hay vellosidades, se abren directamente a la superficie intestinal. A diferencia de las células mucíparas distribuidas en el interior de la mucosa, estas glándulas están formadas por varios tipos de células. También son de este tipo las glándulas de Meibomio (en racimo alrededor de un conducto común) y las sebáceas del cuero cabelludo, cuyas células se engrosan por la acumulación de colesterol, glicéridos y ácidos grasos hasta «estallar». En ese caso toda la célula se transforma en secreción, según un proceso que recibe el nombre de secreción holocrina.

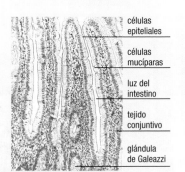

▲ **Glándulas de Galeazzi**

GLÁNDULAS TUBULARES RAMIFICADAS

La glándula de Brunner, en el intestino ➤156, es un ejemplo de este tipo de glándulas, que tienen una estructura muy similar a la de las glándulas tubulares simples.

GLÁNDULAS TUBULARES SIMPLES

Corresponden a este tipo las glándulas del fondo del estómago ➤149. Las células principales segregan los productos de la glándula en un conducto común, rodeadas de células parietales, voluminosas y redondeadas.

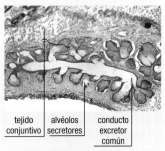

▲ **Glándula alveolar simple**
En las glándulas de Meibomio, los alvéolos en racimo se abren a un conducto común del párpado.

GLÁNDULAS TUBULARES SIMPLES EN OVILLO

La glándula sudorípara ➤208 es un ejemplo de glándula tubular simple en ovillo. Numerosas unidades funcionales productoras del sudor están constituidas por epitelio glandular y vierten su producto en un único conducto excretor delimitado por dos capas de células cúbicas.

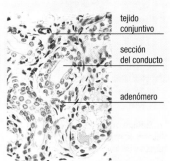

▲ **Glándula tubular simple en ovillo**
Sección de una glándula sudorípara humana. En fucsia, los núcleos celulares.

GLÁNDULAS ACINOSAS (O ALVEOLARES) COMPUESTAS

La glándula parótida es una de ellas. Los adenómeros están muy

extendidos, y la masa secretora está atravesada por algunos conductos siempre delimitados por dos capas de células cúbicas. También corresponden a este tipo las glándulas submaxilares y sublinguales, las glándulas mamarias y las lagrimales.

EPITELIO GLANDULAR ENDOCRINO

Forma las glándulas que vierten su producto al torrente sanguíneo (glándulas endocrinas). Algunas glándulas endocrinas (como el páncreas y el hígado) combinan su actividad endocrina con una actividad exocrina; por eso, en las secciones de estos tejidos se distinguen áreas «endocrinas» junto a zonas «exocrinas».

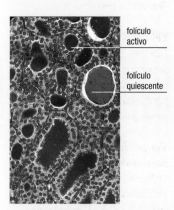

▲ **Tiroides (endocrina)**
Típica estructura con folículos llenos de coloide. Los folículos en reposo están coloreados de rojo y los otros de azul. En rosa, los núcleos celulares epiteliales.

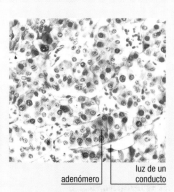

▲ **Adenohipófisis (endocrina)**
En fucsia, los núcleos celulares.

Tejido muscular

Generalidades: está formado por células «elásticas» y tiene funciones de movimiento y de sostén.

Dónde se encuentra: en todas partes. Haces de tejido muscular envuelven las cavidades digestivas y los vasos sanguíneos, se entrelazan en la dermis, se unen a los huesos y a los pelos, y así sucesivamente. Se distinguen tres tipos principales de tejido muscular, que difieren tanto morfológica (por la estructura de sus células) como funcionalmente (por el tipo de actividad que desarrollan). Cada tipo de tejido muscular se encarga de un movimiento en particular. Los vemos con detalle.

TEJIDO MUSCULAR ESTRIADO

Es responsable de los movimientos voluntarios, es decir, aquellos que se realizan intencionadamente gracias a la actividad cerebral (por ejemplo, los movimientos de las manos o del rostro). En el músculo estriado, las miofibrillas que hay en cada célula son compactas, están adosadas unas a otras, y el conectivo ➤32 *que las separa es escaso. Este tejido se denomina así porque las secciones examinadas al microscopio muestran haces de fibras juntas, con una característica coloración a rayas.*

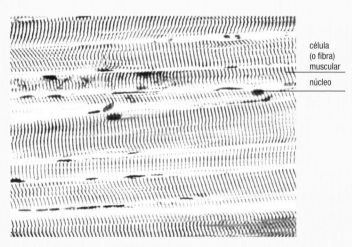

célula
(o fibra)
muscular

núcleo

▲ **Fibras musculares estriadas**
Las largas células musculares (una por cada núcleo) están agrupadas en haces. Las franjas transversales, unidas entre sí, dan a cada fibra un aspecto estriado.

▶ **Fibras musculares estriadas**
Sección transversal de un músculo. Cada fibra se compone de miofibrillas (puntos rosa) y está delimitada por la membrana (línea rosa). Núcleo aplastado lateralmente (manchas rosa oscuro).

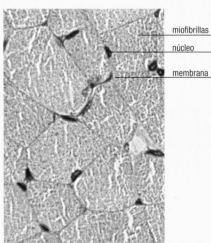

miofibrillas
núcleo
membrana

TEJIDO MUSCULAR LISO

Es responsable de los movimientos que nuestro cuerpo realiza sin la participación de la actividad cerebral (movimientos del estómago o del intestino). Las secciones examinadas al microscopio muestran las fibras musculares inmersas en abundante material conjuntivo.

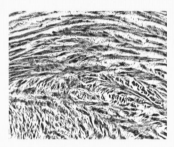

▲ **Fibras musculares lisas**
Sección de la pared muscular de una arteria humana. Los haces de fibras tienen un desarrollo anular concéntrico respecto a la luz del vaso.

TEJIDO MUSCULAR CARDIACO

Forma el corazón ➤185*. Es un tejido muy similar al estriado, pero se caracteriza por presentar mayor cantidad de conectivo separando las fibras. Esto, quizá, se debe a su particular función de músculo estriado pero involuntario.*

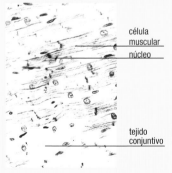

célula
muscular
núcleo

tejido
conjuntivo

▲ **Fibras musculares cardiacas**
Sección de miocardio. Las células contráctiles del tejido muscular cardiaco están considerablemente separadas unas de otras, y los núcleos pueden ocupar una zona central de cada célula.

LA CONTRACCIÓN MUSCULAR

Hemos dicho que las células del tejido muscular son «elásticas». De hecho, son capaces de acortarse y recuperar su longitud original, o de alargarse en respuesta a los estímulos nerviosos ➤30-31 *que reciben. ¿Cómo se realiza el movimiento muscular?*

Un músculo se compone de varios haces musculares separados por tejido conjuntivo, llamados unidades motoras. Cada unidad motora está formada por numerosas células (o fibras) musculares: su número varía entre 5 y 2.000, y cuanto menor es su cantidad, más preciso resulta el movimiento que controlan.

Cada célula está formada por un haz de numerosas miofibrillas, estructuras filiformes delimitadas por la membrana plasmática.

Cada miofibrilla está formada por una sucesión de unidades contráctiles llamadas sarcómeros y delimitadas por líneas Z, que son las que dan el aspecto estriado a los músculos esqueléticos ➤54*.*

Cada sarcómero está formado principalmente por dos tipos de proteínas filamentosas, la actina y la miosina, dispuestas paralelamente entre sí. Las moléculas de actina son filamentos enrollados en espiral de dos en dos. Cada espiral está enlazada, por un extremo, a una línea Z. Las moléculas de miosina son también filamentosas, pero tienen una «cabeza», una protuberancia terminal. Se asocian en haces, de los que sobresalen las «cabezas» de las moléculas.

Los haces de miosina están rodeados de las moléculas de actina, y las «cabezas» pueden formar enlaces con la actina (llamados puentes transversales). La formación de estos enlaces depende de la presencia de iones calcio (Ca^{2+}) en el interior de la célula muscular, los cuales se enlazan tanto a las dobles hélices de la actina como a las «ca-

◄ **Esquema de la estructura de un músculo estriado y del proceso de contracción de un sarcómero**

A. Sarcómero relajado: pocos iones Ca⁺ disponibles, pocos puentes transversales enlazan las «cabezas» de las moléculas de miosina y las dobles hélices de las moléculas de actina; líneas Z alejadas
B. Sarcómero contraído: muchos iones Ca⁺ disponibles, muchos puentes transversales enlazan las «cabezas» de las moléculas de miosina y las dobles hélices de las moléculas de actina; líneas Z cercanas.

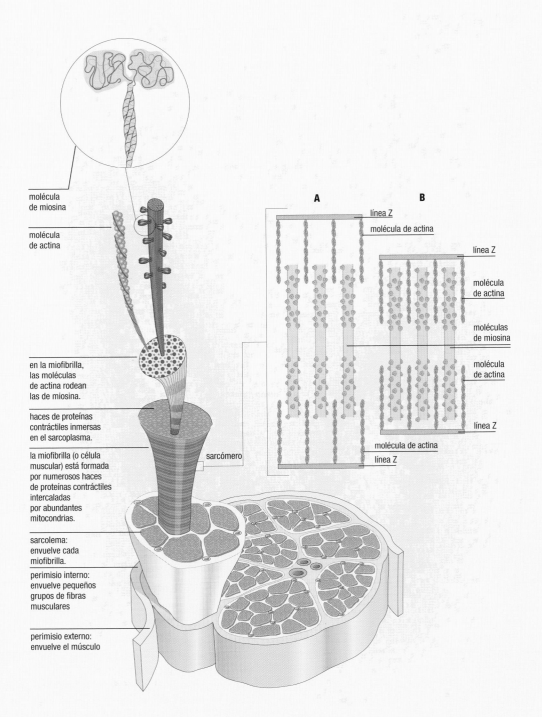

molécula
de miosina

molécula
de actina

en la miofibrilla,
las moléculas
de actina rodean
las de miosina.

haces de proteínas
contráctiles inmersas
en el sarcoplasma.

la miofibrilla (o célula
muscular) está formada
por numerosos haces
de proteínas contráctiles
intercaladas
por abundantes
mitocondrias.

sarcolema:
envuelve cada
miofibrilla.

perimisio interno:
envuelve pequeños
grupos de fibras
musculares

perimisio externo:
envuelve el músculo

sarcómero

A   B

línea Z

molécula de actina

línea Z

molécula
de actina

moléculas
de miosina

molécula
de actina

línea Z

molécula de actina

línea Z

cida por las mitocondrias, muy abundantes en las células musculares) provoca un rápido cambio de la conformación de las «cabezas» de miosina y la rotura de los puentes transversales. De este modo, las «cabezas» se pegan a las cercanas espirales de actina y se despegan de ellas en sucesión rápida. Esto provoca el acercamiento de las líneas Z y el progresivo acortamiento del sarcómero. Puesto que esto sucede en todos los sarcómeros al mismo tiempo, toda la miofibrilla se acorta. Y no sólo eso. Dado que estas reacciones se producen simultáneamente en todas las miofibrillas de todas las células que componen el músculo, toda la masa muscular se contrae: su longitud se puede reducir hasta en un 65% de la longitud en estado de reposo.

En ausencia de estímulos nerviosos, los iones calcio son «bombeados» de nuevo por la célula a las cisternas: al disminuir su concentración, el sarcómero se distiende y la miofibrilla se relaja.

bezas» de la miosina. Así pues, según la concentración de iones calcio, los puentes son más o menos numerosos.

Las células musculares son capaces de regular la concentración interna de iones calcio. Estos son almacenados en una red de túbulos y cisternas por particulares «bombas» presentes en las membranas celulares. En proximidad a las líneas Z, esta red está conectada con la membrana exterior: cuando ésta es estimulada por el impulso nervioso ➤30 se modifica, y esa variación se propaga hasta las cisternas y los túbulos, que, en poco tiempo, emiten los iones. Mientras dura el estímulo nervioso, los iones calcio continúan incrementándose en el interior de la célula, y crean los puentes transversales en las miofibrillas. Pero al mismo tiempo, la presencia de ATP (la molécula rica en energía produ-

TEJIDO NERVIOSO

Generalidades: *está formado por células «excitables», especializadas en transmitir estímulos o impulsos nerviosos gracias a una serie muy compleja de actividades físico-químicas de su membrana. El tejido nervioso forma el encéfalo, la médula espinal y toda la red de nervios y terminaciones nerviosas que recorre el cuerpo. En particular, está en contacto con los músculos, regulando su movimiento, y con los tejidos glandulares, regulando su actividad secretora.*

Características específicas: *las células que forman este tejido pueden tener formas, características, longitudes y funciones muy diversas, según el papel que desempeñen.*

LA TRANSMISIÓN DE LOS IMPULSOS NERVIOSOS

Las neuronas, como todas las demás células del cuerpo, tienen una concentración de iones interna diferente de la externa. Cada neurona tiene un potencial eléctrico de membrana que, en reposo, es de unos 70 mV; normalmente, el interior está cargado negativamente respecto al exterior.

La distribución de los iones positivos tampoco es uniforme. Por lo general, en el exterior son más numerosos los iones sodio (Na^+), y en el interior lo son los iones potasio (K^+). Esta situación no es «espontánea»: la célula consume energía para «expulsar» los iones sodio manteniendo constante el potencial de membrana.

En una célula normal, esta condición se mantiene durante toda su vida. Las neuronas, en cambio, son especiales: pueden «excitarse», es decir, responder a un estímulo con un repentino cambio de polaridad en la membrana. El estímulo (que puede ser sonoro, luminoso, físico,

químico, etc.) provoca una modificación en la estructura de la membrana neuronal. Durante pocas milésimas de segundo, los iones sodio entran libremente; después todo vuelve a ser como antes.

Si el estímulo es suficientemente intenso (superior a un valor de «umbral» por debajo del cual no ocurre nada), esta modificación se propaga a gran velocidad (hasta 120 km/s) a través de la membrana de la célula. El estímulo se transforma en un impulso electroquímico que se transmite a lo largo de la neurona.

La inversión de carga y su inmediato restablecimiento (un proceso que se denomina potencial de acción y que sólo dura unas milésimas de segundo en cada zona circunscrita de la neurona) se propaga como una onda en la célula nerviosa, aumentando de intensidad a medida que avanza.

Después de cada potencial de acción, y durante un brevísimo espacio de tiempo, cada zona de la membrana se vuelve «refractaria» a los estímulos. Esto hace que los potenciales de acción se propaguen en una sola dirección, sin «volver atrás».

Las fibras nerviosas que forman los nervios son un tipo especial de neuronas que ponen en conexión zonas del cuerpo muy alejadas entre sí. Poseen una dendrita, mucho más larga que las otras (axón o cilindroeje), envuelta por una vaina de mielina formada por las membranas de las células de Schwann, que se desarrollan a su alrededor. La vaina impide a los iones atravesar la membrana: tiene la función de «aislante eléctrico» del axón.

Como las células de Schwann crecen distanciadas unas de otras, también la vaina de mielina está interrumpida a intervalos regulares.

Las zonas en que la membrana de la fibra nerviosa queda libre se llaman anillos de Renvier, especialmente ricas en bombas de sodio. Sólo en estos puntos la membrana es capaz de desarrollar un potencial de acción. «Saltando» de un anillo a otro, el impulso nervioso se propaga a lo largo del axón con más rapidez aún.

Cuando el impulso nervioso llega al final de la neurona, puede pasar a la célula siguiente del mismo modo que se transmite de un anillo de Renvier a otro (sinapsis eléctrica). La neurona que transmite el impulso se llama presináptica, y la célula postsináptica. Pero a menudo, el enlace entre neurona y célula siguiente se produce por

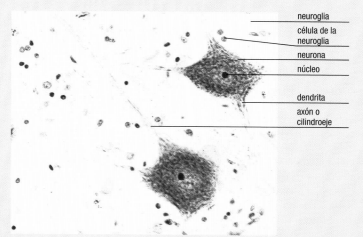

neuroglia
célula de la neuroglia
neurona
núcleo
dendrita
axón o cilindroeje

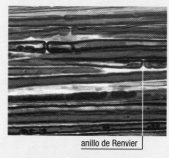

anillo de Renvier

▲ Fibras nerviosas mielínicas
Sección longitudinal de un nervio. En violeta, la vaina de mielina que recubre cada célula nerviosa. Las interrupciones se denominan *anillos de Renvier.*

▲ Células nerviosas o neuronas
Están inmersas en el característico tejido conjuntivo del sistema nervioso central (neuroglia), donde se reconocen algunas pequeñas células no nerviosas que tienen una función de sostén. El núcleo es claro; las dendritas, filamentos que ponen en comunicación la neurona con otras neuronas o con el órgano diana, son casi transparentes.

▶ Nervio
Sección transversal. El nervio está constituido por numerosas fibras nerviosas, formada cada una de ellas por un axón central (puntitos violeta) revestido por una vaina de mielina (espacio blanco circundante). Las fibras están separadas por un tejido conjuntivo especial que recibe el nombre de neurilema (fibras violeta).

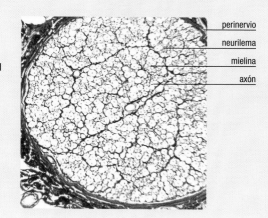

perinervio
neurilema
mielina
axón

▶ Sinapsis química entre dos neuronas
Las vesículas que se ven en la neurona, arriba, se acercan a la membrana liberando en el espacio intersináptico (en rojo) los neurotransmisores.

▼ Estructura de un nervio y proceso de transmisión nerviosa por medio de un neurotransmisor
1. El potencial de acción hace que las vesículas de neurotransmisores se acerquen a la membrana neuronal y se fundan con ella: se produce la emisión de mediadores químicos.
2. Las moléculas de los mediadores se enlazan con moléculas específicas (receptores) de la membrana de la célula postsináptica, modificándolas de manera que se produzca un flujo de iones sodio (Na^+).
3. Cuando los receptores modificados son bastantes, se desencadena un potencial de acción que se propaga en dirección opuesta al núcleo de la célula.
4. Mientras se propaga el flujo de Na^+, la membrana vuelve a bombear, como antes, Na^+ hacia el exterior.

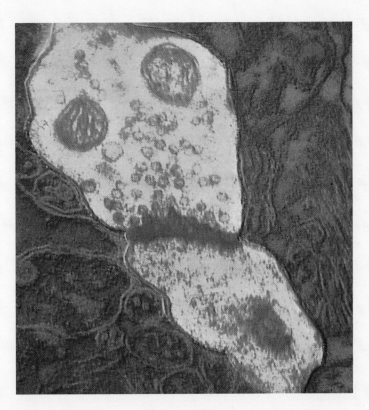

medio de sustancias especiales llamadas *mediadores químicos* o *neurotransmisores* (*sinapsis química*).

La llegada del potencial de acción al final de la neurona presináptica provoca la emisión de mediadores químicos. Estas moléculas atraviesan el reducido espacio sináptico entre las dos células, se enlazan a la membrana postsináptica y la modifican, provocando la excitación o la «depresión» de la célula.

Si el efecto del estímulo es la excitación, y la célula postsináptica es una neurona, ésta será estimulada y producirá un potencial de acción igual al primero, que se propaga en dirección centrífuga. Si la célula postsináptica es una fibra muscular se produce la contracción, en una célula glandular se da la secreción, etc. Y viceversa: si el estímulo es represivo, la actividad de la célula postsináptica se inhibe.

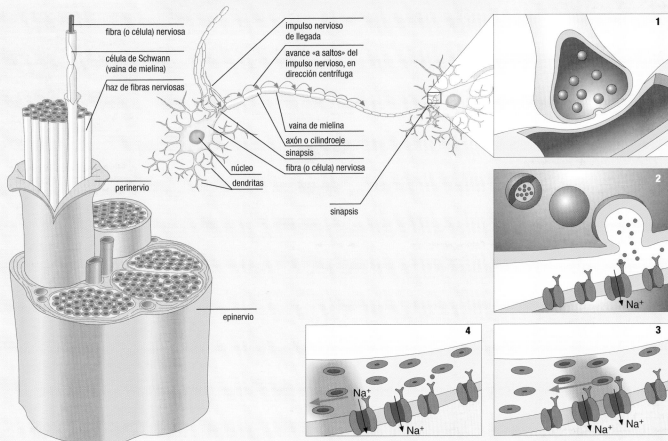

fibra (o célula) nerviosa

célula de Schwann (vaina de mielina)

haz de fibras nerviosas

perinervio

epinervio

impulso nervioso de llegada

avance «a saltos» del impulso nervioso, en dirección centrífuga

vaina de mielina

axón o cilindroeje

sinapsis

fibra (o célula) nerviosa

núcleo

dendritas

sinapsis

1

2

Na^+

4

Na^+

Na^+

3

Na^+

Na^+

TEJIDO CONJUNTIVO

Generalidades: *es un tejido en el que las células se encuentran «inmersas» en abundante sustancia intercelular «amorfa», constituida principalmente por agua y proteínas. Desempeña tareas de sostén y de enlace entre tejidos diversos.*

Dónde se encuentra: *ocupa casi todos los espacios que dejan vacíos otros tejidos; por eso se halla en cualquier zona del cuerpo.*

Asimismo, existen algunos tejidos bien caracterizados, que muchos científicos consideran tipos especiales de tejido conjuntivo. Los veremos brevemente.

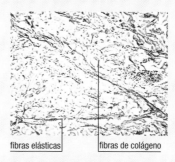

▲ **Sección de dermis**
En fucsia, las fibras elásticas; en violeta, las fibras de colágeno, una de las sustancias que componen la materia amorfa del tejido conjuntivo.

fibras elásticas   fibras de colágeno

TEJIDO CARTILAGINOSO

Según algunos autores, debe ser considerado un tipo especial de tejido conjuntivo, ya que las células

▶ **Cartílago hialino de la tráquea**
En la misma laguna, dentro del cartílago (violeta) que han producido, se ven células generadas por el mismo osteocito (condrocitos).

(condrocitos) *se encuentran inmersas en una abundante sustancia intercelular rodeada, a su vez, de una sustancia amorfa más o menos sólida y elástica.*

Este tipo de tejido representa el estadio embrionario del tejido óseo. De hecho, con el crecimiento, la mayoría de los cartílagos presentes en el cuerpo humano se enriquecen de sales minerales y se transforman en tejido óseo.

En el adulto, el cartílago se encuentra en algunas zonas concretas, como en el oído externo, en la nariz, en la tráquea y los bronquios, en la parte anterior de las costillas y en las superficies articulares.

Puede tener distinta consistencia según la función desarrollada.

TEJIDO SANGUÍNEO Y TEJIDO LINFÁTICO

Estos dos tipos de tejido están formados por numerosas células distintas en cuanto a estructura y funciones, que circulan a través de vasos precisos por el interior del cuerpo, inmersas en una sustancia amorfa líquida o semilíquida. También deberían ser considerados tipos especiales de conjuntivo.

Los elementos celulares típicos del tejido sanguíneo y del tejido linfático son producidos principalmente por la médula ósea, y

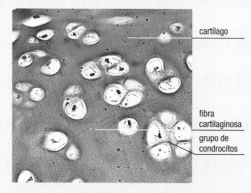

cartílago

fibra cartilaginosa

grupo de condrocitos

desde allí entran en circulación pasando por varios estadios de «maduración» ➤178-179*.*

A través de una tupida red de vasos, llegan a todas las partes del cuerpo.

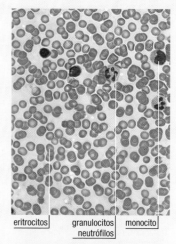

eritrocitos   granulocitos neutrófilos   monocito

▲ **Células sanguíneas humanas**
Son visibles algunos componentes del tejido sanguíneo y linfático. Los más numerosos (en morado) son glóbulos rojos (eritrocitos); los más grandes son glóbulos blancos: tanto los granulocitos neutrófilos como los monocitos y linfocitos (casi completamente violeta).

TEJIDO ÓSEO

Deriva directamente del tejido cartilaginoso y, según algunos autores, debe ser considerado también un tipo especial de tejido conjun-

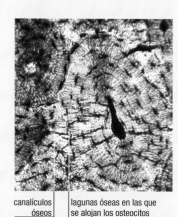

canalículos óseos   lagunas óseas en las que se alojan los osteocitos

▲ **Tejido óseo**
La coloración evidencia el sistema de conductos de Volkman (transversales) y de Havers (concéntricos).

tivo en el que las células (osteocitos) están inmersas en una abundante sustancia amorfa sólida (el hueso). Este tejido tiene principalmente una función de sostén, así como de protección de algunos órganos internos. Forma todos los huesos del esqueleto ➤36*.*

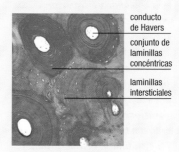

conducto de Havers

conjunto de laminillas concéntricas

laminillas intersticiales

▲ **Tejido óseo compacto**
Corte transversal de hueso, con la típica estructura de laminillas óseas concéntricas.

TEJIDO ADIPOSO

Lo forman células que acumulan grasas (adipocitos). Suelen ser globosas, grandes, y las estructuras celulares (incluido el núcleo) están aplastadas lateralmente por la grasa.

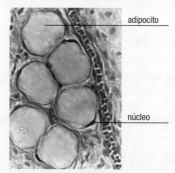

adipocito

núcleo

▲ **Tejido adiposo**
Grupo de adipocitos. En rosa, el citoplasma celular; más oscuros, los núcleos.

Este tejido tiene una función de acumulación energética y aislamiento térmico. A menudo los adipocitos están reunidos en capas subcutáneas, pero es frecuente encontrarlos en pequeños grupos, esparcidos en otros tipos de tejido.

El vocabulario de la anatomía

Puesto que los detalles de nuestro cuerpo cambian enormemente según la perspectiva desde la que se miren, para indicar «de qué» se está hablando y en qué dirección se observa, se suele adoptar una terminología concreta. Es necesario saber si estamos observando un órgano «desde arriba» o «por un lado», por «delante» o por «detrás», etc.

Por ejemplo, en algunas preparaciones histológicas se habla de «sección transversal» y de «sección longitudinal». Esta terminología nos permite saber enseguida que lo que observamos tiene una conformación alargada, de la que se pueden obtener imágenes tanto «a lo largo» como «a lo ancho», que difieren notablemente entre sí.

También se emplean expresiones concretas cuando se deben describir las posiciones de los distintos órganos del cuerpo humano o de sus partes.

Para unificar el lenguaje, ha sido adoptada una terminología específica que hace referencia a un conjunto de planos. Consideramos el cuerpo humano en posición erguida, con los brazos rectos a lo largo de los costados, y queda dividido en diferentes **regiones** por planos imaginarios llamados **planos de sección** y perpendiculares entre sí.

Los **planos sagitales** dividen el cuerpo verticalmente en dos partes: derecha e izquierda; uno solo de estos planos divide el cuerpo en dos mitades más o menos simétricas.

También los **planos frontales** dividen el cuerpo verticalmente, pero son perpendiculares a los planos sagitales; estos delimitan dos partes: anterior o ventral y posterior o dorsal.

Los **planos transversales** son horizontales, y perpendiculares a los otros dos tipos de plano; dividen el cuerpo en dos partes: superior o craneal e inferior o caudal.

LOS TÉRMINOS MÁS USADOS

Para describir la posición de las estructuras anatómicas se hace referencia a los planos de sección; para saber dónde se encuentra una determinada estructura anatómica es necesario «visualizar» el plano al que se hace referencia.

Anterior o **ventral** es el término contrario a posterior o dorsal, pero se ha de precisar siempre una referencia. Por ejemplo, los ojos son «ventrales» respecto al cerebro, pero «posteriores» respecto a la punta de la nariz.

Lateral está siempre referido a un plano sagital. Los órganos considerados pueden estar «a la derecha» o «a la izquierda» del plano, pero a menudo basta decir «lateralmente» para entender su colocación. El brazo izquierdo se encuentra «lateralmente» al hombro izquierdo, pero también el cuello se halla «lateralmente» al hombro izquierdo. Cuando es necesario, se precisa si «a la derecha» o «a la izquierda»: el vaso lateral izquierdo, el lóbulo lateral derecho, etc.

Superior (o **craneal**) es lo contrario a **inferior** (o **caudal**). Hace referencia siempre a un plano horizontal, por encima o por debajo del cual se encuentra el órgano considerado (el hígado es superior a los riñones, la pelvis es inferior a las vísceras).

Proximal es lo contrario a **distal**. Son términos que, en una estructura alargada, indican respectivamente la parte más próxima y la más distante al cuerpo o a aquello de lo que se habla. Por ejemplo: en un brazo, la mano se encuentra en el extremo distal, mientras que la axila está en el extremo proximal; o bien, en una neurona motora, las placas neuromusculares se encuentran en su parte distal.

Superficial es lo contrario a **profundo**. El plano al que se hace referencia es el de la superficie del cuerpo o del órgano (el corazón es un órgano profundo; la capa profunda del cerebelo está formada por fibras neuronales; las vellosidades se encuentran en la superficie del intestino).

Palmar es lo contrario a **frontal** (o **anterior**). El primer término se refiere a la cara de la mano que se cierra («palma»).

Plantar es lo contrario a **frontal** (o **anterior**). El primer término se refiere a la parte del pie que se cierra («planta» del pie).

Obviamente, todos estos términos se pueden combinar para realizar una descripción exacta de lo que se observa. Así pues, se dirá que los riñones son postero-inferiores al hígado, postero-superiores a la vejiga, ventro-laterales a la columna vertebral (que se encuentra posteriormente), posteriores al intestino, superiores a la pelvis, etcétera.

◀ **Secciones**
El cuerpo humano se puede «cortar» imaginariamente en numerosos planos paralelos entre sí (en tal caso, los planos son sagitales), con el fin de describir en profundidad cada elemento anatómico.
Esta imagen muestra también un corte transversal que separa el busto (considerado) del resto del tronco (no considerado).

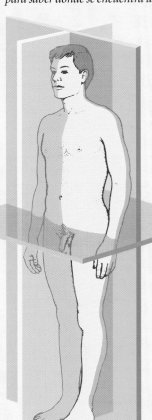

▶ **Planos de sección**
Perpendiculares entre sí, dividen el cuerpo en regiones, facilitando la comprensión de las descripciones anatómicas. En la imagen se distinguen:

- un plano sagital
- un plano frontal
- un plano transversal

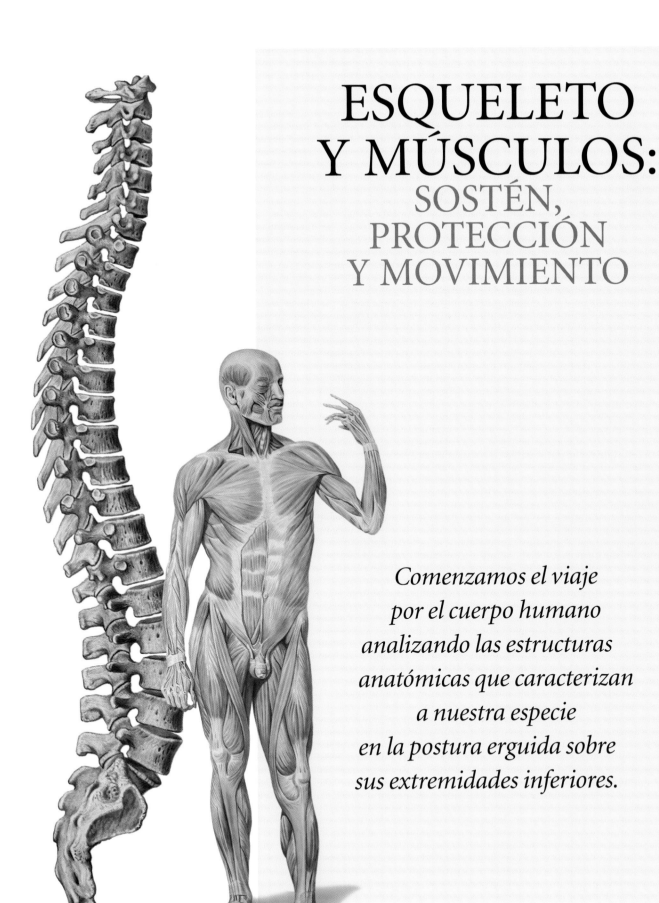

ESQUELETO Y MÚSCULOS:
SOSTÉN, PROTECCIÓN Y MOVIMIENTO

Comenzamos el viaje por el cuerpo humano analizando las estructuras anatómicas que caracterizan a nuestra especie en la postura erguida sobre sus extremidades inferiores.

EN EL ADULTO, EL ESQUELETO SE COMPONE, POR TÉRMINO MEDIO, DE 206 HUESOS
Y NUMEROSOS TIPOS DE ARTICULACIONES QUE LOS UNEN ENTRE SÍ, PERMITIENDO
REALIZAR UNA CONSIDERABLE VARIEDAD DE MOVIMIENTOS.

EL ESQUELETO
O SISTEMA ESQUELÉTICO

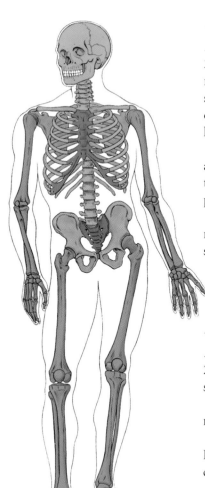

El esqueleto del adulto está formado, por término medio, por 206 huesos; el del feto, en cambio, está constituido por unos 350 huesos completamente cartilaginosos ➤ 38. Con el crecimiento, muchos de ellos se funden entre sí, y el desarrollo de los sistemas circulatorio y nervioso provoca la radical transformación del cartílago ➤ 32 en tejido óseo ➤ 32, mucho más rico en sales minerales.

El cartílago desaparece casi por completo en el esqueleto del adulto, queda circunscrito a algunas partes de la oreja, la nariz, la tráquea y los bronquios, la parte anterior de las costillas y las superficies articulares.

El esqueleto humano alcanza la madurez a los 25 años, y durante toda la vida, además de permitir el movimiento, protege y sostiene los órganos internos.

DIVISIÓN DEL ESQUELETO

De los 206 huesos que componen nuestro esqueleto, 29 forman el cráneo ➤ 42, 26 constituyen la columna vertebral ➤ 44, 25 forman la caja torácica ➤ 46 y 64 integran las dos extremidades superiores (incluidas las manos) ➤ 48 y 62 las inferiores ➤ 50.

El esqueleto, además, se divide en dos partes con funciones muy diversas:

- El *esqueleto axial, esqueleto del tronco* o *esqueleto central.* Está formado por el cráneo, la columna vertebral y la caja torácica. Tiene la función de sostén y protección de los órganos internos.

- El *esqueleto apendicular.* Está formado por las extremidades (superiores e inferiores) y las cinturas, o cinturones. Su principal función es de movimiento y sostén.

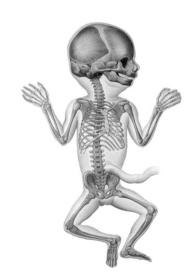

▲ **Esqueleto fetal**
En marrón, las partes ya osificadas;
en celeste, las partes cartilaginosas.

◄ **División del esqueleto**
☐ esqueleto axial
☐ esqueleto apendicular
☐ cinturas
☐ cartílagos

▼ **Esqueleto humano adulto**
Vistas posterior y frontal.

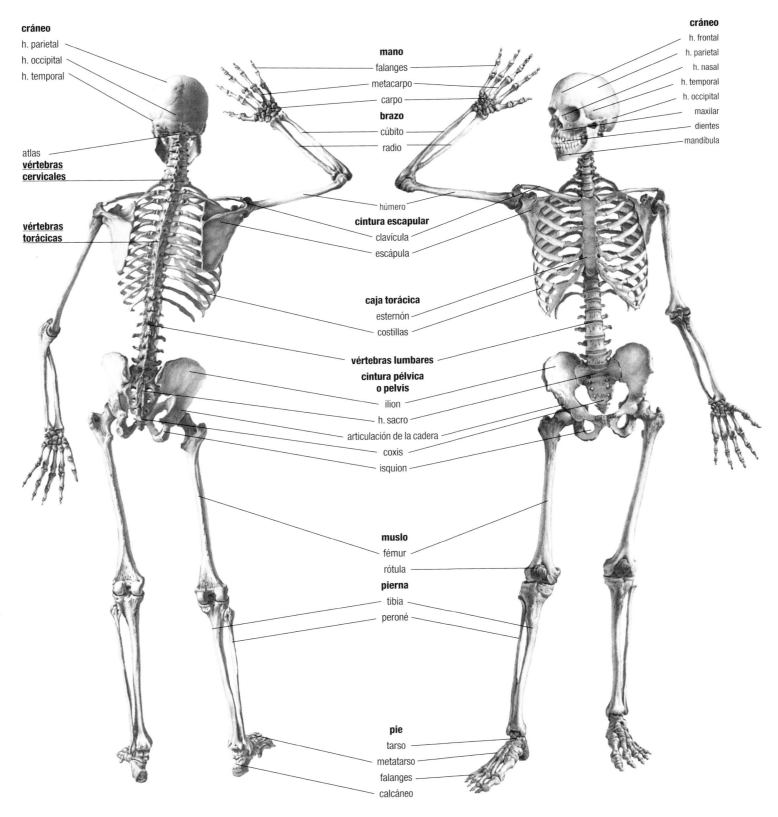

cráneo
h. parietal
h. occipital
h. temporal

atlas
vértebras cervicales

vértebras torácicas

mano
falanges
metacarpo
carpo
brazo
cúbito
radio

húmero
cintura escapular
clavícula
escápula

caja torácica
esternón
costillas

vértebras lumbares
cintura pélvica o pelvis
ilion
h. sacro
articulación de la cadera
coxis
isquion

muslo
fémur
rótula
pierna
tibia
peroné

pie
tarso
metatarso
falanges
calcáneo

cráneo
h. frontal
h. parietal
h. nasal
h. temporal
h. occipital
maxilar
dientes
mandíbula

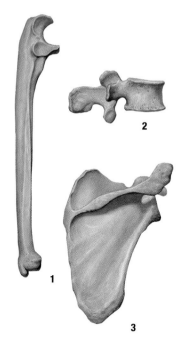

▲ **Ejemplos de huesos**
Hueso largo (**1.** cúbito), hueso corto
(**2.** vértebra) y hueso plano (**3.** escápula).

LOS HUESOS

L os huesos son estructuras muy resistentes y elásticas. Se clasifican en largos, cortos y planos. Sus dimensiones varían: desde el fémur ➤ 50, que a veces supera el medio metro, a los diminutos huesecillos del oído medio, de pocos milímetros de longitud.

La superficie de los huesos está accidentada por protuberancias, relieves circunscritos (tubérculos) o espinas puntiagudas, surcos superficiales, fosas redondeadas y canales alargados que a menudo desempeñan importantes funciones articulares o hacen posible la inserción en el hueso de ligamentos y tendones. A veces, estas asperezas están producidas por los mismos músculos, que, con su movimiento, modelan el hueso con el que rozan.

Cada hueso está rodeado por una membrana fibrosa llamada periostio, rica en vasos sanguíneos y terminaciones nerviosas, que se interrumpe al límite de las zonas articulares y allí donde se insertan ligamentos o tendones. Del periostio hacia dentro, una membrana microscópica (endostio) envuelve la capa exterior de tejido óseo compacto, muy robusto y con estructura laminar, en cuyo interior se encuentra el tejido óseo esponjoso, más elástico e invadido por la médula ósea. La médula ósea se divide en amarilla, rica en grasa (tejido adiposo ➤ 32), y roja, constituida por célu-

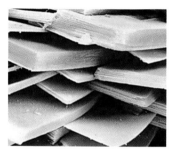

▲ **Tejido óseo compacto visto al microscopio electrónico**

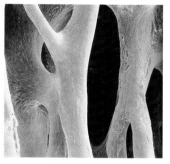

▲ **Tejido óseo esponjoso visto al microscopio electrónico**

EL CRECIMIENTO DE LOS HUESOS Y EL EQUILIBRIO SALINO DEL CUERPO

El crecimiento de los huesos, al igual que el desarrollo de todos los órganos, depende ante todo de factores genéticos. En culturas como la pigmea africana, por ejemplo, el reducido crecimiento esquelético es debido a factores genéticos, es decir, no depende de la actividad corporal, que es normal.

Dentro de la misma población, o sea, en igualdad de condiciones genéticas, el crecimiento de los huesos depende de forma determinante de factores hormonales ➤ 126, que regulan continuamente la producción y la destrucción del tejido óseo.

Mientras la hormona paratiroidea y la calcitonina promueven, respectivamente, la destrucción y la construcción del tejido óseo por par-

te de los osteocitos, la hormona hipofisaria del crecimiento (somatótropa o STH) y las hormonas sexuales estimulan, respectivamente, la producción de cartílago y su osificación.

Si una glándula endocrina encargada de segregar una de estas hormonas no funciona bien, y la hormona no es producida de manera correcta, el desarrollo de los huesos tiene lugar de forma anormal. Por ejemplo, cuando la hipófisis no funciona con normalidad y produce insuficiente STH, el individuo no se desarrolla adecuadamente (enanismo hipofisario). Sin embargo, si durante el periodo de crecimiento se le administra la cantidad idónea de hormona somatótropa, se consigue casi nor-

malizar el desarrollo esquelético. La dieta también es importante para el crecimiento de los huesos. El aporte de nutrientes como fósforo, calcio y vitaminas A, C y D es esencial para que el tejido óseo pueda crecer de forma correcta.

De hecho, el desarrollo de un hueso es el resultado de un equilibrio dinámico entre células del tejido óseo que promueven la formación de depósitos calcáreos (osteoblastos y osteocitos) y células del mismo tejido que favorecen su disolución (osteoclastos), produciendo enzimas capaces de «disolver» los cristales salinos y de «digerir» las fibras de colágeno.

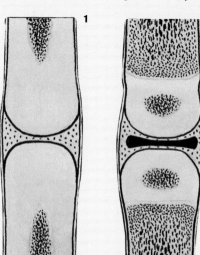

▲ **Osificación indirecta de un hueso largo**

▼ **Partes principales de un hueso largo, desde las capas más superficiales a las más profundas**

las en continua división. Aparte de producir osteoblastos, osteocitos y osteoclastos (células que «construyen» el hueso), las células de la médula roja generan también la mayoría de los elementos celulares de la sangre y de la linfa ➤ 32, 178.

El hueso está atravesado por la tupida red de conductos de Havers y conductos de Vorkman ➤ 32, que conectan entre sí todas las células que lo forman y les aportan sustancias nutritivas.

En los huesos largos, la parte central cilíndrica (diáfisis) delimita el canal medular, rico en médula roja; la parte esponjosa se encuentra sólo en los extremos engrosados (epífisis).

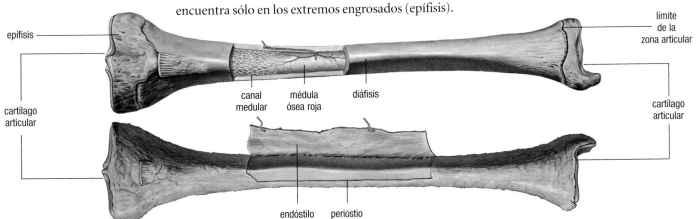

epífisis

límite de la zona articular

cartílago articular

canal medular

médula ósea roja

diáfisis

cartílago articular

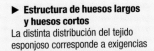

endóstilo   periostio

Es decir, el tejido óseo está en constante crecimiento y destrucción. El restablecimiento del equilibrio salino de la sangre requiere un incesante intercambio de sales minerales entre huesos y sangre, mientras que los estímulos mecánicos determinan una continua modificación estructural de los huesos. Al tiempo que los osteoblastos y los osteocitos «fijan» las sales minerales, los osteoclastos, con su acción destructora, las liberan de nuevo en la circulación sanguínea, manteniendo constante la relación calcio-fósforo. Y mientras osteoblastos y osteocitos construyen los huesos, los osteoclastos los modelan «dirigiendo» el crecimiento del tejido, modificando su forma y su masa según las exigencias estructurales.

La formación de los huesos a partir de los esbozos cartilaginosos del feto, en cambio, puede ser directa, como en el caso de la mandíbula, o indirecta (o de sustitución), como en el caso de los huesos largos. En la osificación directa, el precursor de cartílago no está involucrado en la formación del hueso definitivo, y sólo sirve de «guía». En la osificación indirecta, en cambio, el tejido cartilaginoso se transforma progresivamente en tejido óseo. Esto sucede según procesos diversos y en fases sucesivas.

Hacia la séptima semana de vida fetal el cartílago central empieza a calcificarse (**1**). En el mismo periodo, alrededor de esta zona se forma un involucro estratificado de tejido óseo con fibras entretejidas que constituye un primitivo estuche diafisario. El crecimiento de los vasos sanguíneos a través del involucro y su ramificación en el cartílago favorecen la formación del canal medular. Los extremos quedan «obturados» por las epífisis cartilaginosas.

La osificación progresa (**2**) y aumenta el diámetro exterior del involucro. Las fibras se disponen concéntricas al eje del hueso, mien-

tras que en el interior las capas entretejidas son erosionadas, y el canal medular aumenta de diámetro y de longitud. En los extremos, la actividad de osteocitos y osteoclastos modela la forma del hueso. Posteriormente, incluso unos años después del nacimiento, aparecen núcleos de osificación en el interior de las epífisis. Se produce entonces la formación de tejido óseo esponjoso, que se expande hacia las pa-

redes de la epífisis. Entre el tejido esponjoso de la epífisis y el compacto de la diáfisis permanece largo tiempo un tracto de cartílago de conjunción que contribuye al crecimiento longitudinal de la diáfisis (**3**). Cuando esta capa de cartílago desaparece, el hueso deja de crecer a lo largo.

▶ **Estructura de huesos largos y huesos cortos**
La distinta distribución del tejido esponjoso corresponde a exigencias mecánicas precisas.

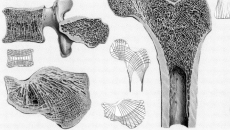

LAS ARTICULACIONES

Articulación o coyuntura es toda estructura anatómica en la que dos o más huesos se ponen en contacto. Las articulaciones se pueden clasificar según el grado de movilidad recíproca de los huesos implicados, según el movimiento que los huesos pueden realizar o según el tipo de tejido que conecta entre sí los huesos.

Según el grado de movilidad recíproca de los huesos implicados se distinguen: articulaciones móviles o diartrosis (rodilla, hombro, dedos, etc.), articulaciones semimóviles o anfiartrosis (espina dorsal, huesos del pie) y articulaciones fijas o sinartrosis (cráneo).

En función del movimiento que los huesos pueden desarrollar, en cambio, se distinguen las siguientes articulaciones: en bisagra (codo), condílea (rodilla), elipsoidal (muñeca), esférica (hombro), plana (huesos del pie), en perno (cuello) y en silla (tobillo).

Los médicos prefieren clasificar las articulaciones en suturas, que unen mediante tejido conjuntivo dos o más huesos planos (como en el cráneo); sínfisis, caracterizadas por presentar cartílago fibroso más o menos compacto interponiéndose entre los huesos (como en la espina dorsal); artrodias, caracterizadas por superficies articulares planas (como en el pie); enartrosis, con superficies articulares de forma esférica o parcialmente esférica (como en el hombro); condilartrosis, donde las superficies articulares son elipsoidales (como en la muñeca o el tobillo); trocoides, caracterizadas por superficies articulares cilíndricas o parcialmente cilíndricas (como en el codo).

La superficie del hueso que participa en una articulación, formada por partes llamadas cóndilos, está revestida de cartílago ►32 hialino, que en las articulaciones móviles o semimóviles está rodeado por la membrana sinovial. Dicha membrana contiene el lí-

▼ **Tipos de articulaciones diferenciadas según el tipo de movilidad que éstas permiten a los huesos**
1. en bisagra (codo)
2. condílea (rodilla)
3. plana (huesos del pie)
4. en silla (tobillo)
5. elipsoidal (muñeca)
6. esférica (hombro)
7. en perno (cuello)

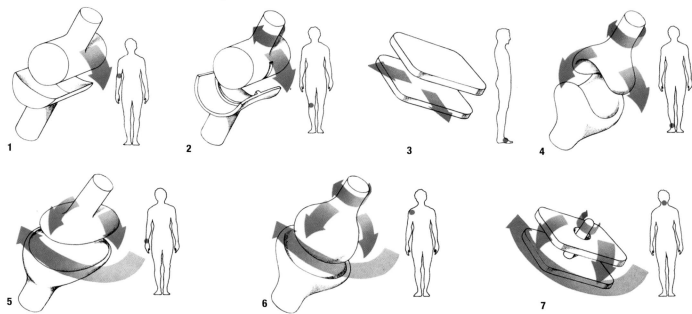

quido sinovial o sinovia, que aminora el rozamiento entre las superficies en contacto y hace las veces de lubricante, facilitando los movimientos. Además, las cabezas articulares de los huesos que se unen en estos tipos de articulaciones están envueltas por un involucro fibroso llamado cápsula articular, que se inserta por ambas partes en los márgenes de los cartílagos y continúa en los dos periostios. Constituida por haces entrelazados de tejido conjuntivo denso, a menudo infiltrada de grasa, la cápsula articular muestra en profundidad una capa con una morfología bien caracterizada que recibe el nombre de capa sinovial. Se distinguen una capa sinovial de tipo simple, circunscrita a las zonas más sujetas a traumas inducidos por el movimiento, y una capa sinovial de tipo complejo, con abundantes terminaciones nerviosas y vasos sanguíneos.

Las funciones de unión entre huesos que desempeña la cápsula articular están en combinación con las de los ligamentos articulares: bandas de tejido conjuntivo fibroso no elástico que impiden a los huesos separarse uno de otro (es decir, que se produzcan dislocaciones). Se distinguen:

Ligamentos internos. Parecen estar situados en el interior de la articulación, pero en realidad están separados por la membrana sinovial.

Ligamentos periféricos. Se insertan en sede articular o pararticular.

Ligamentos a distancia. Se insertan en los huesos incluso a mucha distancia de la articulación.

Mientras que los huesos de las articulaciones móviles y semimóviles se mantienen unidos por los ligamentos articulares, los huesos de las articulaciones fijas están «encajados» entre sí de manera muy sólida, «cimentados» por tejido conjuntivo denso.

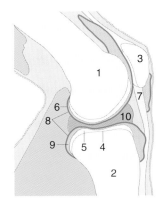

▲ **Estructura de una articulación móvil: la rodilla**
1. fémur
2. tibia
3. rótula
4. cóndilos de la cabeza y de la tibia
5. cartílago hialino
6. cápsula articular
7. tendón del músculo del muslo que mantiene en posición la rótula
8. membrana sinovial
9. líquido sinovial o sinovia
10. menisco (cartílago semilunar)

▼ **Ligamentos en la articulación del codo**
● ligamentos periféricos
■ ligamentos a distancia

▼ **Ejemplo de ligamento interno: articulación del fémur con la cadera**

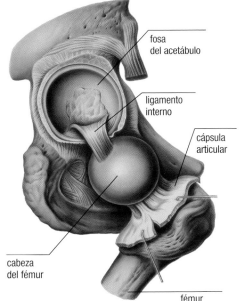

fosa del acetábulo

ligamento interno

cápsula articular

cabeza del fémur

fémur

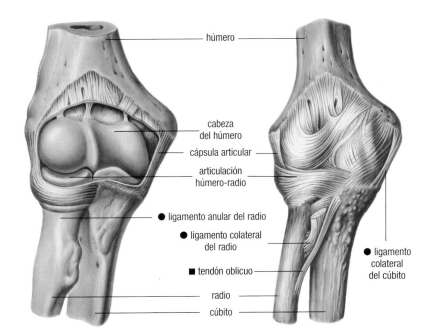

húmero

cabeza del húmero

cápsula articular

articulación húmero-radio

● ligamento anular del radio

● ligamento colateral del radio

■ tendón oblicuo

radio

cúbito

● ligamento colateral del cúbito

EL CRÁNEO

Con el término «cráneo» se indica el conjunto de huesos que forman la cabeza. Son principalmente planos, están unidos entre sí por articulaciones inmóviles (suturas), exceptuando la articulación entre mandíbula y hueso cigomático, que permite los movimientos de la masticación, y la coyuntura entre los dos cóndilos del occipital y el atlas (la primera vértebra cervical), que permite todos los movimientos de la cabeza sobre el cuello.

De los 29 huesos de la cabeza (22 huesos del cráneo, tres huesecillos en el interior de cada oído y el hueso hioides en la base de la lengua), ocho forman una caja resistente (neurocráneo o caja craneal) que contiene y protege todo el cerebro ➤82, el órgano más importante y delicado del cuerpo.

Otros 14 forman el rostro, protegiendo las estructuras de los órganos sensoriales. Mientras los órganos de la vista y del oído están alojados en cavidades óseas del cráneo que dejan descubierta sólo una pequeña parte de los mismos, el órgano del olfato está totalmente protegido por el hueso nasal, y el del gusto (la lengua) queda preservado entre los huesos de la base del cráneo y la mandíbula. Los huesos de la caja craneal tienen una estructura característica: una lámina interna de tejido óseo compacto, la diploe ①, una capa de tejido óseo esponjoso repleto de cavidades, y una lámina externa ② de tejido óseo compacto, normalmente más gruesa que la interna. Esta particular estructura hace que la caja craneal tenga características de notable resistencia a los golpes y, a la vez, de ligereza.

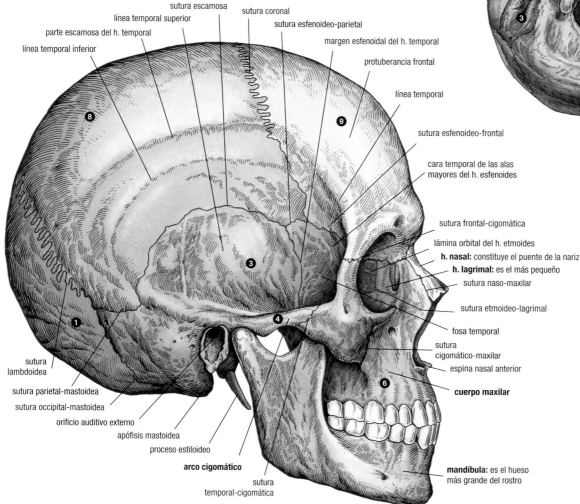

Los huesos del cráneo (vistas lateral ▼ y ventral ▶ sin mandíbula)

sutura escamosa
línea temporal superior
parte escamosa del h. temporal
línea temporal inferior
sutura coronal
sutura esfenoideo-parietal
margen esfenoidal del h. temporal
protuberancia frontal
línea temporal
sutura esfenoideo-frontal
cara temporal de las alas mayores del h. esfenoides
sutura frontal-cigomática
lámina orbital del h. etmoides
h. nasal: constituye el puente de la nariz
h. lagrimal: es el más pequeño
sutura naso-maxilar
sutura etmoideo-lagrimal
fosa temporal
sutura cigomático-maxilar
espina nasal anterior
cuerpo maxilar
sutura lambdoidea
sutura parietal-mastoidea
sutura occipital-mastoidea
orificio auditivo externo
apófisis mastoidea
proceso estiloideo
arco cigomático
sutura temporal-cigomática
mandíbula: es el hueso más grande del rostro

❶ hueso occipital
es el más extenso, cierra posteriormente la caja craneal. Tiene dos excrecencias (cóndilos) que se articulan con la primera vértebra cervical (atlas).

❷ orificio occipital
por él pasa la médula espinal.

❸ huesos temporales
constituyen las piezas inferior y lateral de la caja craneal, y forman parte del oído.

❹ arco cigomático
paredes y base de las órbitas

❺ hueso esfenoides
tiene una forma muy recortada; constituye la base de la caja craneal y el fondo de las órbitas. Una cavidad ósea (silla turca) alberga y protege la hipófisis.

❻ huesos maxilares
están fundidos, forman la mandíbula.

❼ bóveda palatina

❽ huesos parietales
están fundidos, forman la parte central de la bóveda craneal.

❾ huesos frontales
están fundidos, delimitan anteriormente la caja craneal e inferiormente las órbitas.

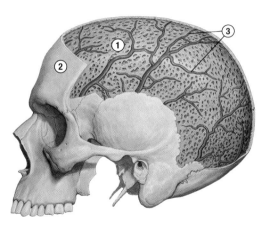

sos inferiores del cráneo. El recorrido de las arterias queda «impreso» en la cara interna de la bóveda craneal; la nomenclatura de orificios, canales y surcos hace referencia a menudo a los vasos que allí se encuentran.

A través de orificios, fisuras y canales de los huesos craneales pasan también los nervios de los músculos faciales y de los órganos sensoriales. Del mismo modo, sobre la superficie externa de los huesos faciales se encuentran con frecuencia rastros de los vasos sanguíneos y de los ligamentos y la actividad de los músculos.

También forman parte del cráneo los 32 dientes definitivos, permanentemente fijados en los alvéolos dentarios, cavidades óseas a lo largo del borde de la mandíbula y del maxilar.

La diploe está atravesada por los canales diploideos ③, por donde discurren los vasos sanguíneos que mantienen vivo el tejido óseo. Desde el cuello, venas y arterias llegan al cerebro y a los órganos del rostro a través de una serie de orificios en los hue-

EL CRÁNEO DEL RECIÉN NACIDO

Los huesos del cráneo tienen cierto grado de movimiento recíproco durante la primera infancia, cuando aún no se han desarrollado totalmente las suturas de tejido conjuntivo que los unen definitivamente entre sí. Los seis espacios membranosos (fontanelas), que en los recién nacidos separan los huesos adyacentes del cráneo, facilitan el parto, así como la posterior, y muy rápida, expansión del cerebro.

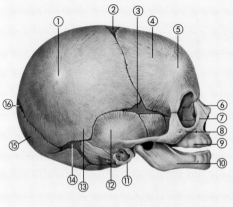

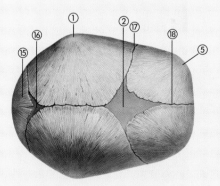

Cráneo de recién nacido, de perfil y desde arriba

① protuberancia parietal
② fontanela anterior (o bregmática)
③ fontanela esfenoidal (o ptérica)
④ ala mayor
⑤ protuberancia frontal
⑥ hueso nasal
⑦ hueso lagrimal
⑧ hueso cigomático
⑨ maxilar
⑩ mandíbula
⑪ orificio auditivo externo
⑫ escama temporal
⑬ parte lateral del hueso occipital
⑭ fontanela mastoidea (o astérica)
⑮ escama occipital
⑯ fontanela posterior (o lambdoidea)
⑰ sutura coronal
⑱ sutura metópica

Los huesos del cráneo (vista frontal)

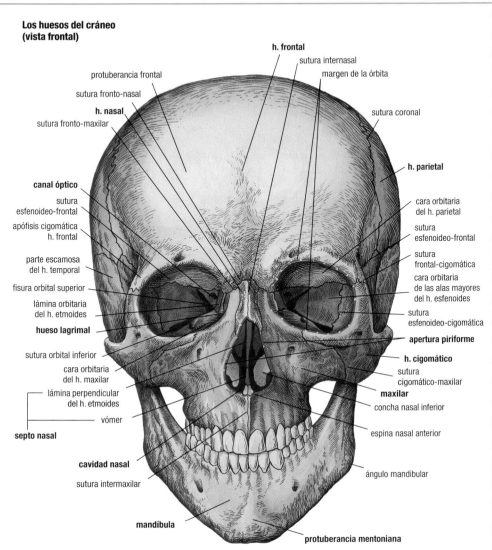

protuberancia frontal
sutura fronto-nasal
h. nasal
sutura fronto-maxilar
canal óptico
sutura esfenoideo-frontal
apófisis cigomática h. frontal
parte escamosa del h. temporal
fisura orbital superior
lámina orbitaria del h. etmoides
hueso lagrimal
sutura orbital inferior
cara orbitaria del h. maxilar
lámina perpendicular del h. etmoides
vómer
septo nasal
cavidad nasal
sutura intermaxilar
mandíbula

h. frontal
sutura internasal
margen de la órbita
sutura coronal
h. parietal
cara orbitaria del h. parietal
sutura esfenoideo-frontal
sutura frontal-cigomática
cara orbitaria de las alas mayores del h. esfenoides
sutura esfenoideo-cigomática
apertura piriforme
h. cigomático
sutura cigomático-maxilar
maxilar
concha nasal inferior
espina nasal anterior
ángulo mandibular
protuberancia mentoniana

LA COLUMNA VERTEBRAL

E s el soporte central del cuerpo. Está constituida por 33-34 elementos óseos superpuestos, llamados vértebras, cuya forma varía según las funciones que desempeñan. En la columna vertebral se distinguen cinco regiones en las que las vértebras tienen características similares:

región cervical: en todos los mamíferos, está formada por siete vértebras que permiten el giro de la cabeza;

región torácica: está formada por 12 vértebras sobre las cuales se articulan las costillas que forman la caja torácica ➤46;

región lumbar: está formada por cinco vértebras de mayor tamaño que las de-

más; de hecho, sostienen la mayor parte del peso del cuerpo y soportan los esfuerzos debidos a la postura erguida;

región sacra: está formada por cinco vértebras soldadas entre sí formando el hueso sacro, en el que se articulan los huesos de la pelvis ➤50;

coxis: está formado por cuatro o cinco vértebras fundidas también entre sí y muy reducidas; en la mayoría de los vertebrados sostienen la cola, están separadas y su número varía.

Las vértebras poseen un orificio central (foramen); al estar apiladas los forámenes constituyen un conducto ci-

líndrico donde se aloja la médula espinal ➤106. Cada vértebra, además, tiene algunas protuberancias arqueadas (apófisis espinosas) a las que se adhieren los músculos y los ligamentos del tronco.

La primera vértebra cervical (atlas) forma con el hueso occipital del cráneo una articulación condílea que permite a la cabeza moverse hacia adelante y hacia atrás. A su vez, el atlas se articula en perno con la segunda vértebra cervical (axis):

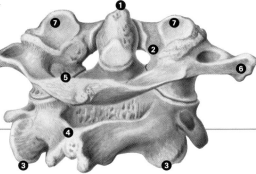

▶ **Columna vertebral**
1. Vista lateral izquierda
2. Vista ventral

▢ región cervical
▢ región torácica
▢ región lumbar
▢ región sacra

Las curvaturas que muestra la columna vertebral a nivel de la región torácica y de la lumbar contribuyen a aumentar la estabilidad de toda la estructura ósea y a repartir mejor el peso del cuerpo en la región lumbar, la pelvis y las extremidades inferiores ➤71.

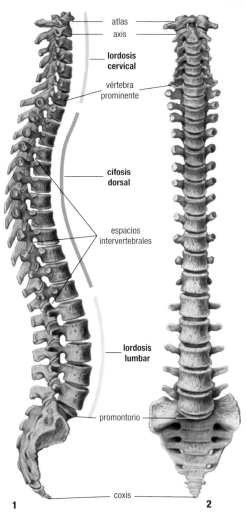

atlas
axis

lordosis cervical

vértebra prominente

cifosis dorsal

espacios intervertebrales

lordosis lumbar

promontorio

coxis

1   2

▶ **Conjunto de vértebras atlas-axis**
Vista dorso-lateral.
❶ diente
❷ arco anterior del atlas
❸ apófisis articular inf. del axis
❹ apófisis espinosa del axis
❺ arco posterior del atlas
❻ apófisis transversa
❼ carilla articular sup.

▶ **Ejemplos de vértebras**
1. 6ª vértebra cervical, vista lateral
2. 6ª vértebra cervical, vista axial
3. 8ª vértebra torácica, vista lateral
4. 8ª vértebra torácica, vista axial
5. 3ª vértebra lumbar, vista lateral
6. 3ª vértebra lumbar, vista axial

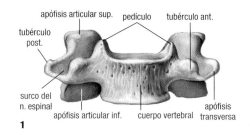

apófisis articular sup.   pedículo   tubérculo ant.

tubérculo post.

surco del n. espinal

apófisis articular inf.   cuerpo vertebral   apófisis transversa

1

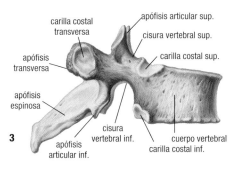

carilla costal transversa

apófisis articular sup.

cisura vertebral sup.

carilla costal sup.

apófisis transversa

apófisis espinosa

cisura vertebral inf.

cuerpo vertebral
carilla costal inf.

3   apófisis articular inf.

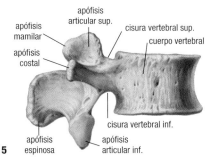

apófisis articular sup.

apófisis mamilar

cisura vertebral sup.

cuerpo vertebral

apófisis costal

cisura vertebral inf.

5   apófisis espinosa   apófisis articular inf.

una protuberancia cilíndrica de la cara superior del axis se inserta en un anillo de la cara inferior del atlas. Debido a un ligamento específico, esta articulación permite girar e inclinar la cabeza. Estas dos articulaciones garantizan la amplia movilidad de la cabeza, principal receptor de estímulos de nuestro cuerpo.

Los discos intervertebrales o espinales, constituidos por cartílago y que se alternan con las vértebras, aportan flexibilidad a la columna vertebral; resistentes a la compresión, más elásticos que los huesos, absorben los golpes. Gracias a ellos la columna vertebral se puede encorvar y girar.

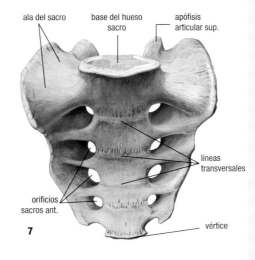

ala del sacro — base del hueso sacro — apófisis articular sup. — líneas transversales — orificios sacros ant. — vértice

7

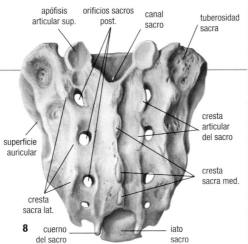

apófisis articular sup. — orificios sacros post. — canal sacro — tuberosidad sacra — cresta articular del sacro — superficie auricular — cresta sacra med. — cresta sacra lat. — cuerno del sacro — iato sacro

8

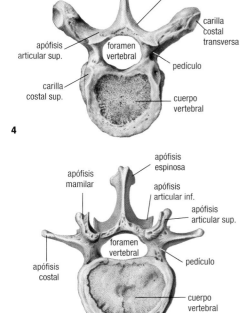

arco vertebral — apófisis espinosa — apófisis articular sup. — apófisis transversa — tubérculo post. — foramen vertebral — foramen transversal — tubérculo ant. — cuerpo vertebral

2

apófisis espinosa — lámina del arco vertebral — carilla costal transversa — apófisis articular sup. — foramen vertebral — pedículo — carilla costal sup. — cuerpo vertebral

4

apófisis espinosa — apófisis mamilar — apófisis articular inf. — apófisis articular sup. — apófisis costal — foramen vertebral — pedículo — cuerpo vertebral

6

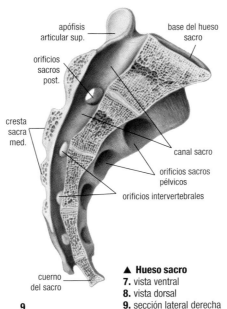

apófisis articular sup. — base del hueso sacro — orificios sacros post. — cresta sacra med. — canal sacro — orificios sacros pélvicos — orificios intervertebrales — cuerno del sacro

▲ **Hueso sacro**
7. vista ventral
8. vista dorsal
9. sección lateral derecha

9

✚ Problemas de crecimiento

Las desviaciones de la columna vertebral son un problema común, aunque los casos graves, que sólo tienen remedio con una intervención quirúrgica, son poco numerosos (uno de cada mil). Por término medio, un niño de cada cinco padece dolencias en la columna vertebral, y entre ellos, el número de niñas es mayor que el de niños.

En el periodo de la pubertad los esfuerzos a que está sometido el esqueleto pueden provocar el crecimiento deforme de los huesos. Entre los 10 y los 14 años, la longitud de los huesos aumenta considerablemente y en muy poco tiempo; al no haber alcanzado aún el nivel de calcificación del hueso maduro estos pueden deformarse de manera permanente.

Los tipos de desviación de la columna vertebral que afectan a la postura del individuo son tres. En la cifosis, provocada por la realización de trabajos que requieren permanecer encorvado hacia adelante largo tiempo, la curva dorsal se acentúa con respecto a lo normal. A veces es compensada por una mayor curvatura de la región lumbar: la lordosis, que suele empeorar cuando se usan zapatos de tacón alto. La escoliosis es una desviación patológica lateral de la columna: a menudo debida a que las extremidades inferiores tienen distinta longitud, puede estar inducida por posturas adoptadas al permanecer mucho tiempo de pie o sentado. La lordosis y la cifosis, hasta un cierto límite de curvatura, se consideran fisiológicas.

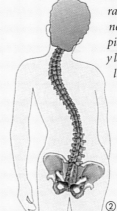

①

Desviaciones de la columna vertebral
En las personas que padecen lordosis ① la inclinación natural de la pelvis se atenúa.
② Ejemplo de escoliosis.

②

LA CAJA TORACICA

La caja torácica es un armazón óseo formado por 12 pares de huesos llamados costillas, que se articulan posteriormente con las vértebras torácicas. Esta estructura, que protege el corazón, los pulmones y los vasos sanguíneos principales, y que proporciona soporte a los músculos que sostienen los otros órganos abdominales, puede dilatarse y contraerse bajo la acción de «músculos costales».

Las costillas propiamente dichas son huesos planos arqueados: no se consideran huesos largos, aun siéndolo, porque carecen de canal medular en su interior. To-

das las costillas, exceptuando las que forman el primer par, presentan un «surco costal» por el que discurren vasos sanguíneos y un haz de nervios intercostales. Su longitud aumenta desde la primera hasta la octava costilla, para disminuir gradualmente después; además, de la primera a la última costilla aumenta la oblicuidad con que estos huesos se articulan con las vértebras. Un tramo cartilaginoso (cartílago costal) completa distalmente todas las costillas.

Los primeros siete pares de costillas se articulan también anteriormente con el es-

ternón, un hueso plano, impar y mediano que cierra la caja torácica. Formado por tres segmentos (manubrio, cuerpo y apófisis xifoides) a menudo fundidos entre sí, el esternón tiene una cara anterior convexa y rugosa, de la que parten numerosos músculos del cuello, del tórax y del abdomen. La cara posterior, cóncava en sentido longitudinal, es bastante lisa y de ella parten músculos hacia arriba (músculos de las extremidades superiores) y hacia abajo (músculos abdominales).

Cada costilla de los pares octavo, noveno y décimo está unida por medio del cartílago costal a la punta de la costilla que la precede. Por último, las costillas de los pares 11º y 12º son «flotantes»: estos huesos sólo se articulan con la columna vertebral.

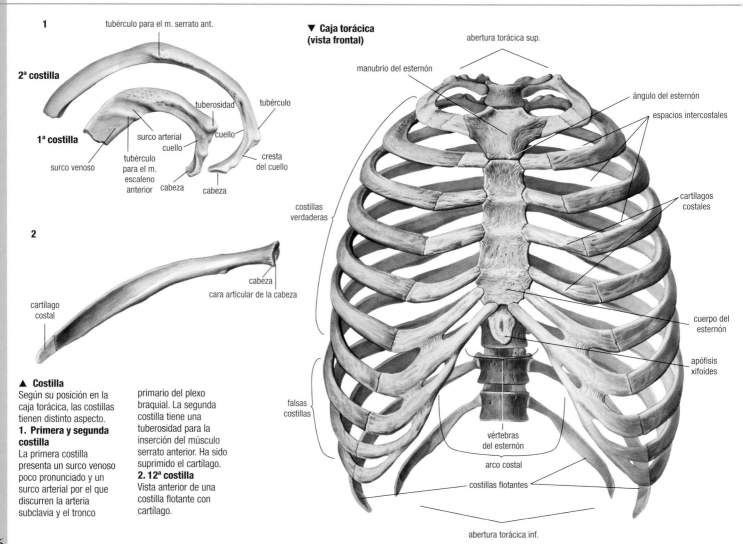

1

tubérculo para el m. serrato ant.

2ª costilla

tuberosidad

tubérculo

1ª costilla

surco arterial
cuello

cuello

surco venoso

tubérculo
para el m.
escaleno
anterior

cabeza

cabeza

cresta
del cuello

cabeza

2

cartílago
costal

cabéza

cara articular de la cabeza

▲ **Costilla**
Según su posición en la caja torácica, las costillas tienen distinto aspecto.
1. Primera y segunda costilla
La primera costilla presenta un surco venoso poco pronunciado y un surco arterial por el que discurren la arteria subclavia y el tronco

primario del plexo braquial. La segunda costilla tiene una tuberosidad para la inserción del músculo serrato anterior. Ha sido suprimido el cartílago.
2. 12ª costilla
Vista anterior de una costilla flotante con cartílago.

▼ **Caja torácica (vista frontal)**

abertura torácica sup.

manubrio del esternón

ángulo del esternón

espacios intercostales

costillas
verdaderas

cartílagos
costales

falsas
costillas

cuerpo del
esternón

apófisis
xifoides

vértebras
del esternón

arco costal

costillas flotantes

abertura torácica inf.

▼ Arco torácico

Vista axial desde arriba de un conjunto formado por una vértebra torácica, dos costillas con cartílago costal y el esternón (en sección).

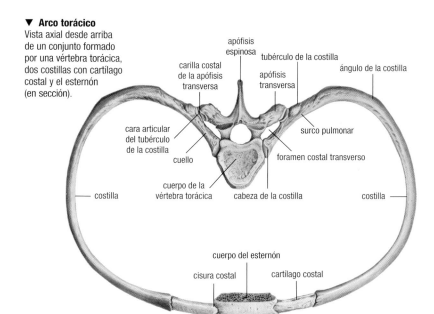

apófisis espinosa

carilla costal de la apófisis transversa

tubérculo de la costilla

apófisis transversa

ángulo de la costilla

cara articular del tubérculo de la costilla

cuello

surco pulmonar

foramen costal transverso

costilla

cuerpo de la vértebra torácica

cabeza de la costilla

costilla

cuerpo del esternón

cisura costal

cartílago costal

▼ Caja torácica
Vista dorsal

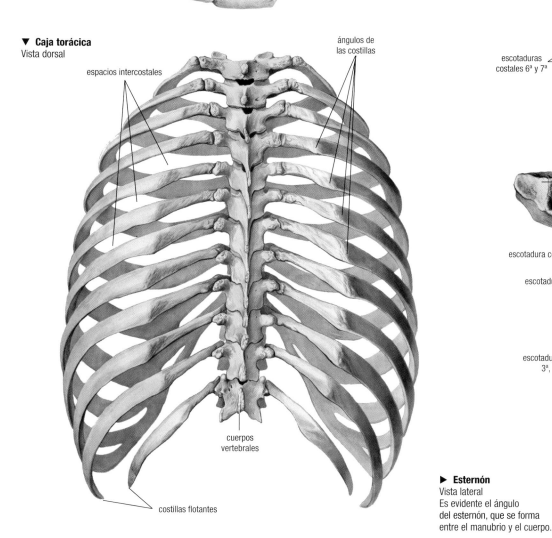

ángulos de las costillas

espacios intercostales

cuerpos vertebrales

costillas flotantes

▼ Esternón
Vista frontal

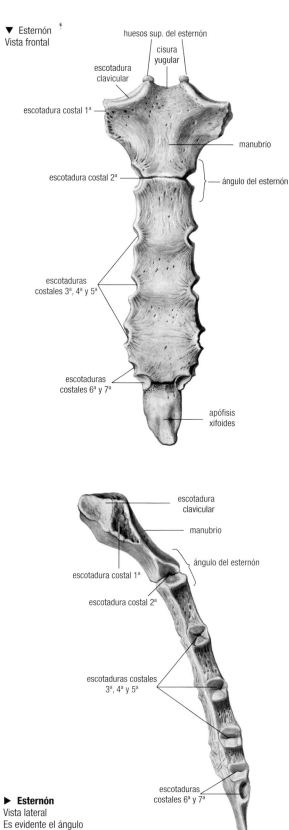

huesos sup. del esternón

cisura yugular

escotadura clavicular

escotadura costal 1ª

manubrio

escotadura costal 2ª

ángulo del esternón

escotaduras costales 3ª, 4ª y 5ª

escotaduras costales 6ª y 7ª

apófisis xifoides

escotadura clavicular

manubrio

escotadura costal 1ª

ángulo del esternón

escotadura costal 2ª

escotaduras costales 3ª, 4ª y 5ª

escotaduras costales 6ª y 7ª

▶ Esternón
Vista lateral
Es evidente el ángulo del esternón, que se forma entre el manubrio y el cuerpo.

apófisis xifoides

CINTURA ESCAPULAR Y EXTREMIDADES SUPERIORES

Las extremidades superiores tienen una estructura similar a la de las inferiores. Una cintura, formada por una serie de huesos enlazados entre sí rodeando el cuerpo, que une la columna vertebral con varios huesos largos y con huesecillos especializados en su extremo.

En los miembros superiores, la cintura recibe el nombre del hueso más grande: la escápula (u omóplato), que se encuentra posteriormente a la caja torácica. Junto con la clavícula, que se halla anteriormente, forma la articulación del hombro que une el húmero al cuerpo, el primer hueso largo de la extremidad superior. Los huesos de la cintura escapular están estrechamente ligados al tronco por músculos y ligamentos.

El húmero representa la armadura del brazo, y se articula distalmente con los dos huesos largos del antebrazo: el radio y el cúbito. Estos, a su vez, se articulan distalmente con el carpo, un grupo de huesecillos que, junto con los del metacarpo y con las falanges, forma la mano.

El hombro, el codo y la muñeca son articulaciones muy móviles, mucho más que las correspondientes articulaciones del miembro inferior. De hecho, deben garantizar las mayores posibilidades de movimientos, de prensa fuerte y de manipulación fina, y no una considerable resistencia a los esfuerzos. En el hombro, por ejemplo, el húmero se aloja en una cavidad mucho menos profunda que la de la cadera ➤52. Esto permite al brazo realizar gran cantidad de movimientos, pero hace que la articulación esté más expuesta a luxaciones. El codo, gracias a la mayor movilidad de los dos huesos del antebrazo respecto a los huesos correspondientes de la pierna, permite realizar, además de movimientos «en bisagra», otros más amplios de torsión.

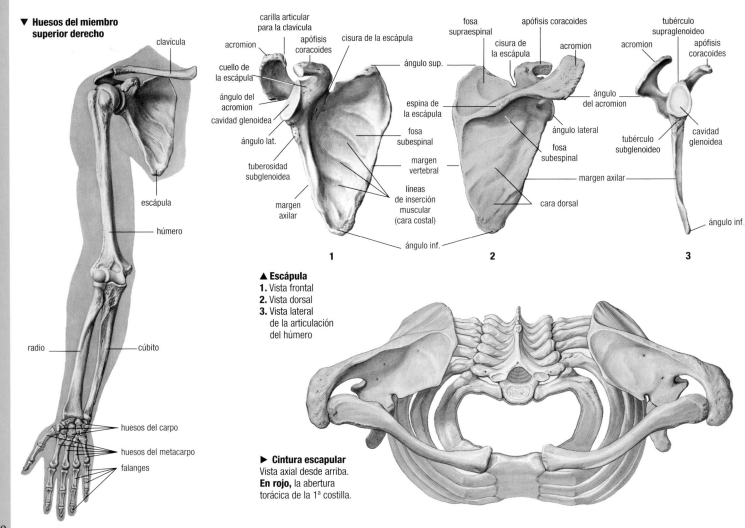

▼ **Huesos del miembro superior derecho**

- clavícula
- escápula
- húmero
- radio
- cúbito
- huesos del carpo
- huesos del metacarpo
- falanges

1
carilla articular para la clavícula
acromion
cuello de la escápula
apófisis coracoides
cisura de la escápula
ángulo sup.
ángulo del acromion
cavidad glenoidea
ángulo lat.
tuberosidad subglenoidea
fosa subespinal
margen axilar
líneas de inserción muscular (cara costal)
ángulo inf.

2
fosa supraespinal
apófisis coracoides
cisura de la escápula
acromion
espina de la escápula
fosa subespinal
margen vertebral
ángulo lateral
fosa subespinal
cara dorsal

3
tubérculo supraglenoideo
acromion
apófisis coracoides
ángulo del acromion
tubérculo subglenoideo
cavidad glenoidea
margen axilar
ángulo inf.

▲ **Escápula**
1. Vista frontal
2. Vista dorsal
3. Vista lateral de la articulación del húmero

▶ **Cintura escapular**
Vista axial desde arriba.
En rojo, la abertura torácica de la 1ª costilla.

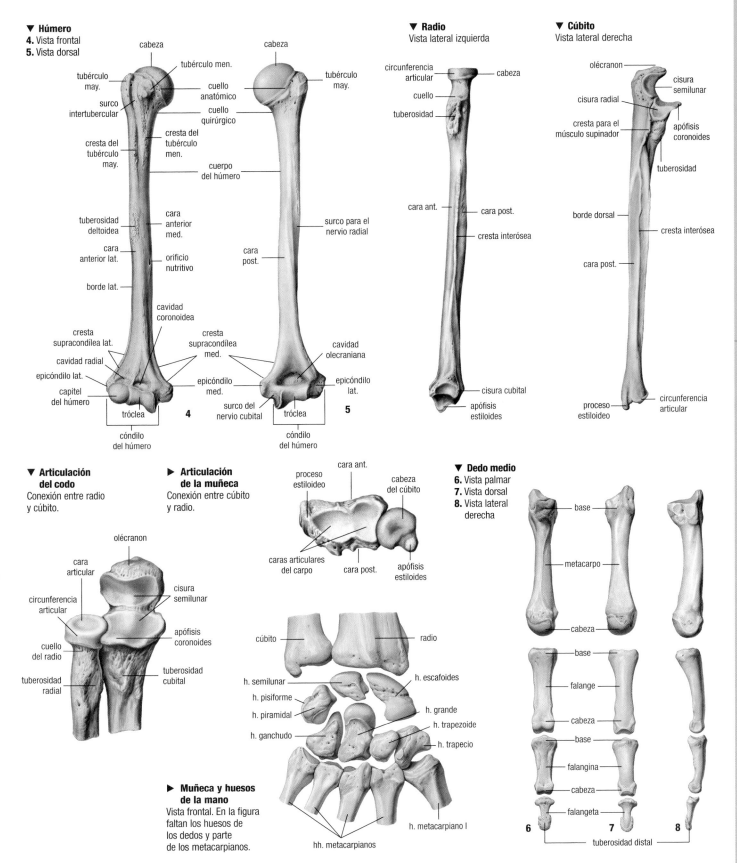

▼ **Húmero**
4. Vista frontal
5. Vista dorsal

cabeza

cabeza

tubérculo men.

tubérculo may.

cuello anatómico

tubérculo may.

surco intertubercular

cuello quirúrgico

cresta del tubérculo men.

cresta del tubérculo may.

cuerpo del húmero

cara anterior med.

tuberosidad deltoidea

cara anterior lat.

surco para el nervio radial

orificio nutritivo

cara post.

borde lat.

cavidad coronoidea

cresta supracondílea lat.

cresta supracondílea med.

cavidad olecraniana

cavidad radial

epicóndilo lat.

epicóndilo med.

epicóndilo lat.

capitel del húmero

tróclea

4

surco del nervio cubital

tróclea

5

cóndilo del húmero

cóndilo del húmero

▼ **Radio**
Vista lateral izquierda

circunferencia articular

cabeza

cuello

tuberosidad

cara ant.

cara post.

cresta interósea

cisura cubital

apófisis estiloides

▼ **Cúbito**
Vista lateral derecha

olécranon

cisura semilunar

cisura radial

cresta para el músculo supinador

apófisis coronoides

tuberosidad

borde dorsal

cresta interósea

cara post.

proceso estiloideo

circunferencia articular

▼ **Articulación del codo**
Conexión entre radio y cúbito.

olécranon

cara articular

circunferencia articular

cisura semilunar

apófisis coronoides

cuello del radio

tuberosidad radial

tuberosidad cubital

▶ **Articulación de la muñeca**
Conexión entre cúbito y radio.

proceso estiloideo

cara ant.

cabeza del cúbito

caras articulares del carpo

cara post.

apófisis estiloides

cúbito

radio

h. semilunar

h. escafoides

h. pisiforme

h. piramidal

h. grande

h. ganchudo

h. trapezoide

h. trapecio

▶ **Muñeca y huesos de la mano**
Vista frontal. En la figura faltan los huesos de los dedos y parte de los metacarpianos.

hh. metacarpianos

h. metacarpiano I

▼ **Dedo medio**
6. Vista palmar
7. Vista dorsal
8. Vista lateral derecha

base

metacarpo

cabeza

base

falange

cabeza

base

falangina

cabeza

falangeta

tuberosidad distal

6

7

8

PELVIS Y EXTREMIDADES INFERIORES

Al igual que las extremidades superiores, las inferiores están unidas a la columna vertebral por una cintura que recibe el nombre de cintura pélvica o pelvis. A diferencia de la cintura escapular, la pelvis está formada por los tres huesos de la cadera, que se articulan posteriormente con el hueso sacro y con el coxis, y anteriormente se articulan entre sí. Gracias a esta estructura, y a diferencia de la cintura escapular, la pelvis se transforma en un conjunto óseo relativamente rígido, macizo, bien anclado a la columna verte-

bral, con una característica forma cóncava que hace que pueda sostener los órganos abdominales inferiores y ofrecer una sólida articulación a las extremidades inferiores.

De hecho, gracias a las fuertes articulaciones de la cadera, ésta une la parte

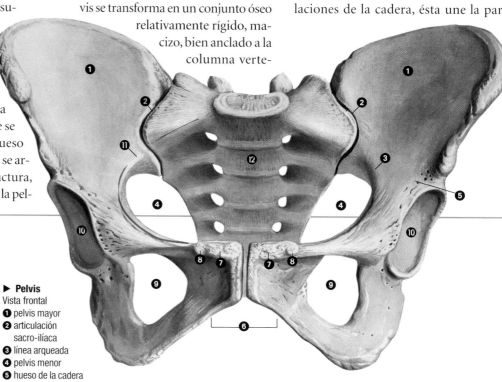

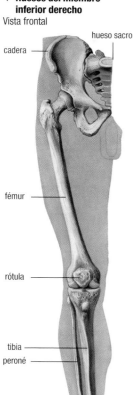

▼ Huesos del miembro inferior derecho
Vista frontal

hueso sacro
cadera
fémur
rótula
tibia
peroné
huesos del tarso
huesos del metatarso
falanges

▶ Pelvis
Vista frontal
❶ pelvis mayor
❷ articulación sacro-ilíaca
❸ línea arqueada
❹ pelvis menor
❺ hueso de la cadera
❻ arco (ángulo) pubiano
❼ cresta púbica
❽ tubérculo púbico
❾ agujero obturado
❿ acetábulo
⓫ línea terminal
⓬ hueso sacro

▶ Pelvis femenina vista desde arriba
Son visibles las dimensiones de interés anatómico, antropológico y práctico (en obstetricia). Se distinguen:
1. un diámetro anteroposterior o coordenada anatómica (11-9,5 cm);
2. un diámetro transversal máximo; **3.** un diámetro oblicuo izquierdo y un diámetro oblicuo derecho (**4**) (12 cm aprox.);
5. una coordenada obstétrica o verdadera.

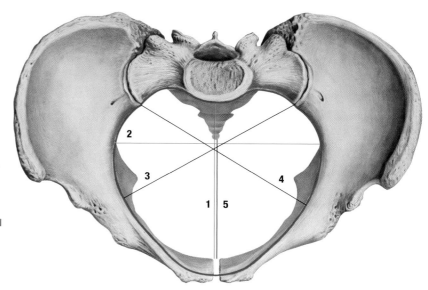

▼ Pelvis
Vista dorsal que muestra
los ligamentos
articulares.

vértebras
lumbares

hueso sacro

espina ilíaca
post. sup.

lig. sacro-pubiano

hueso
de la
cadera

lig. sacro-espinal

lig. ilio-femoral

labio del acetábulo

lig. isquio-femoral

zona orbicular

cápsula articular

membrana
obturadora

coxis

fémur

lig. sacro-pubiano

lig. sacro-coccígeo
dorsal sup.

lig. sacro-coccígeo
dorsal sup.

escotadura falciforme

lig. sacro-femoral

HOMBRES
Y MUJERES

*La pelvis es la porción anatómica que muestra ma-
yores diferencias sexuales. En las mujeres se desarrolla a lo ancho, con las alas ilíacas más abiertas e
inclinadas hacia afuera, los acetábulos y las tube-
rosidades isquiáticas más distanciadas y las paredes de la pelvis menor más verticales. En los hombres se desarrolla en altura, con los diámetros de la
pelvis mayor y la pelvis menor más pequeños, y el
ángulo pubiano más agudo. Además, el estrecho
superior (en color) es oval en la mujer y tiene forma de corazón en el hombre. Estas diferencias, que
se manifiestan durante la pubertad, están estrechamente relacionadas con la reproducción: la pelvis femenina, aparte de soportar el peso del feto durante el embarazo, debe contenerlo y permitir su
expulsión en el momento del parto.*

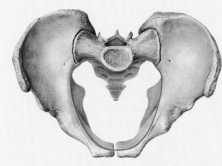

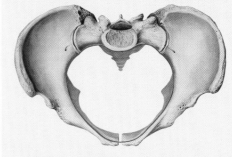

**▲ Pelvis mayor
masculina vista
desde arriba.**

**◄ Pelvis menor
masculina vista
desde abajo.**

▶ Ángulos pélvicos
En esta sección lateral
de una pelvis vista desde
la derecha, además
de los principales
ligamentos, están
indicados los ángulos
que forman los ejes
pélvicos principales.

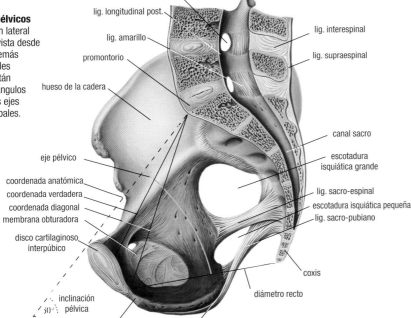

orificio intervertebral

lig. longitudinal post.

lig. amarillo

promontorio

hueso de la cadera

lig. interespinal

lig. supraespinal

eje pélvico

canal sacro

escotadura
isquiática grande

coordenada anatómica

coordenada verdadera

lig. sacro-espinal

coordenada diagonal

escotadura isquiática pequeña

membrana obturadora

lig. sacro-pubiano

disco cartilaginoso
interpúbico

coxis

inclinación
pélvica

diámetro recto

lig. arqueado del pubis   escotadura falciforme

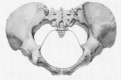

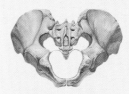

**▲ Pelvis mayor
femenina vista
desde arriba.**

**◄ Pelvis menor
femenina vista
desde abajo.**

superior de las piernas con el cuerpo, permitiendo la postura erguida sobre las extremidades inferiores ➤70.

Cada hueso de la cadera es un hueso plano, constituido por tres huesos (ilion, isquion y pubis) que, durante el desarro-

llo corporal, se funden entre sí. Cada hueso de la cadera se articula con el fémur, el hueso del muslo.

A su vez, el fémur se articula distalmente con dos huesos que constituyen el esqueleto de la pierna: uno largo (la tibia) y uno corto y aplanado (la rótula) en la articulación de la rodilla ➤50. Ésta es una de las articulaciones más complejas de nuestro cuerpo; aunque las superficies articulares de los huesos podrían permitir gran libertad de movimientos, los notables vínculos impuestos por los ligamentos los reducen a flexión y extensión.

La tibia, al igual que el fémur, es un hueso largo, voluminoso y ligeramente arqueado; se articula latero-posteriormente con el peroné (o fíbula), igual en longitud pero mucho más fino, que no llega a la rodilla.

La rótula proporciona un válido punto de inserción al músculo cuádriceps del fémur.

Distalmente, los huesos largos se articulan con los huesos cortos del pie. Los del tarso, organizados en dos hileras: una posterior (que comprende el astrágalo y el calcáneo) y una anterior con escafoides, cuboides, y tres huesos cuneiformes, seguidos de los del metatarso (cinco pequeños huesos largos) y las falanges, iguales en cuanto a número y forma a los huesos correspondientes de la mano. Las falanges disminuyen de tamaño a partir del primer dedo, y

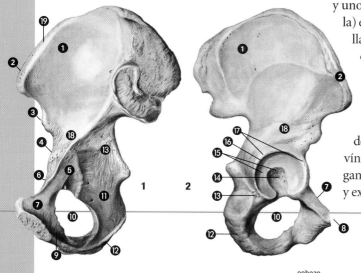
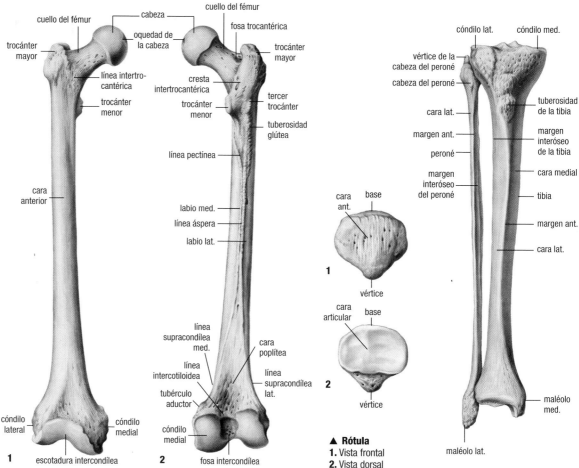

▲ Hueso de la cadera derecha
1. Vista lateral izquierda
2. Vista lateral derecha
- ilion
- isquion
- pubis

1 ala del ilion
2 espina ilíaca antero-sup.
3 espina ilíaca antero-inf.
4 eminencia ilio-pectínea
5 cuerpo del pubis
6 peine del pubis
7 rama sup. del pubis
8 tubérculo pubiano
9 rama inf. del pubis
10 agujero obturado
11 rama del isquion
12 tuberosidad isquiática
13 cuerpo del isquion
14 fosa del acetábulo
15 acetábulo
16 carilla semilunar
17 cielo del acetábulo
18 cuerpo del ilion
19 cresta ilíaca

► Fémur derecho
1. Vista frontal
2. Vista dorsal

▲ Rótula
1. Vista frontal
2. Vista dorsal

▼ Peroné y tibia derechos
Vista frontal

cada dedo, exceptuando el pulgar, está formado por tres falanges (que se denominan, a partir del metatarso, proximal, medial y distal, o primera, segunda y tercera).

Los huesos del pie están unidos entre sí y a los huesos de la pierna por cápsulas articulares fibrosas reforzadas por ligamentos que garantizan la fuerza y la resistencia, así como la movilidad necesaria para caminar.

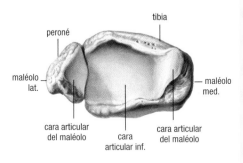

peroné
tibia
maléolo lat.
maléolo med.
cara articular del maléolo
cara articular inf.
cara articular del maléolo

▲ Articulación del tobillo derecho
Vista dorsal que muestra los ligamentos articulares.

▼ Huesos del pie derecho
Vista dorsal

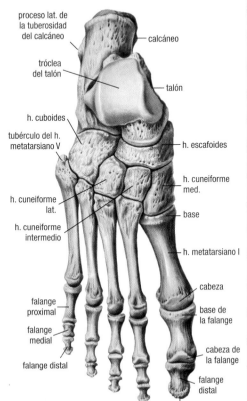

proceso lat. de la tuberosidad del calcáneo
calcáneo
tróclea del talón
talón
h. cuboides
tubérculo del h. metatarsiano V
h. escafoides
h. cuneiforme med.
h. cuneiforme lat.
base
h. cuneiforme intermedio
h. metatarsiano I
cabeza
falange proximal
base de la falange
falange medial
cabeza de la falange
falange distal
falange distal
tuberosidad de la falange distal

✚ OSTEOPOROSIS

Con este nombre se conoce la osteoporosis involutiva primaria, *que, a diferencia de la osteoporosis secundaria, no está relacionada con otras enfermedades. La osteoporosis es un síndrome degenerativo de los huesos: el tejido óseo se descalcifica y se atrofia, volviéndose cada vez más frágil.*

*En torno a los 40 años da comienzo en ambos sexos una progresiva reducción de la masa ósea. Mientras que el hombre pierde aproximadamente el 0,3-0,5% cada año (**osteoporosis senil o tipo II**), la mujer, durante la menopausia, puede llegar a perder anualmente hasta el 3-5% de la masa ósea (**osteoporosis climatérica o de tipo I**). Después de los 65-70 años, estos porcentajes vuelven a descender hasta estabilizarse a los mismos niveles que en el hombre. Esta diferencia se debe a los profundos cambios hormonales que se producen en el cuerpo de la mujer en la menopausia, y en particular, a la disminución de estrógenos, que controlan también el equilibrio del recambio esquelético* ➤[38].

La osteoporosis afecta a todo el esqueleto, pero las zonas que sufren mayores alteraciones son las que más soportan la carga del cuerpo: la columna vertebral y el sistema pelvis-pierna (el fémur en particular). Se producen fracturas espontáneas y aplastamiento de los cuerpos vertebrales y de la rodilla, con fuertes dolores. El diagnóstico se hace mediante instrumentos com- puterizados que, empleando los rayos X, muestran las zonas descalcificadas del organismo.

En el hombre y en la mujer, la osteoporosis puede verse contenida o favorecida por circunstancias independientes de la edad. Una dieta pobre en sales minerales (sobre todo en calcio), el tabaco, el exceso de bebidas alcohólicas, el sobrepeso y la escasa actividad física contribuyen a empeorar dramáticamente el cuadro general.

Los fármacos pueden reducir la reabsorción ósea y estimular la reconstitución de los huesos, pero el mejor tratamiento es la prevención, por la cual es esencial una vida sana, una dieta rica y variada, y un constante y moderado ejercicio físico al aire libre. También son útiles para prevenir la osteoporosis la ingestión de complejos de vitaminas y sales minerales, y los tratamientos hormonales durante la menopausia.

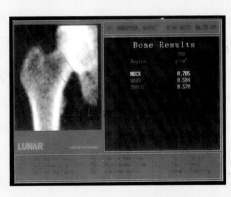

Bone Results

▲ Fémur con osteoporosis
La mineralometría ósea computerizada de doble rayo fotónico (DEXA, *Dual Energy Xray Absonometry*) muestra las zonas descalcificadas y cuantifica la pérdida de masa ósea.

◄ Pérdida de masa ósea
Media masculina **(azul)**, media femenina **(rosa)** y media en un grupo de mujeres que ha ingerido diariamente una dosis adicional de sales minerales **(rojo)**. Éste ha hecho ejercicio para estimular el esqueleto y ha tomado «baños de sol» para estimular la producción de vitamina D.

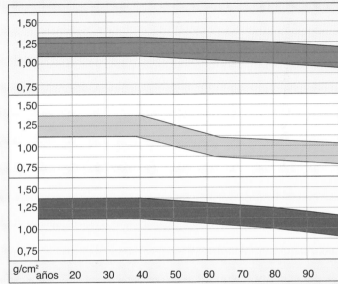

g/cm² años 20 30 40 50 60 70 80 90

EL TEJIDO MUSCULAR, SENSIBLE A LOS ESTÍMULOS NERVIOSOS, CONSTITUYE EL 35-40% DEL PESO CORPORAL. ORGANIZADO EN MÚSCULOS, ES RESPONSABLE DE TODOS LOS MOVIMIENTOS Y DE LA TONIFICACIÓN DE NUESTRO CUERPO.

LOS MÚSCULOS
O EL SISTEMA MUSCULAR

Los *músculos,* órganos formados principalmente por tejido muscular, son capaces de mover los huesos unidos por articulaciones móviles o semimóviles, la piel y los órganos internos (como el estómago y el intestino); de hecho, los movimientos de contracción y distensión de los músculos se transmiten a otras partes del cuerpo.

Según el tejido muscular que los caracteriza, los músculos se clasifican en tres grandes tipologías:

- ***músculos esqueléticos:*** formados por tejido muscular estriado [24], se insertan en los huesos. Se distinguen dos tipos de musculatura esquelética: *musculatura voluntaria,* son los músculos sometidos al control consciente del sistema nervioso central, que son capaces de contraerse repentinamente, desarrollando una notable potencia durante cortos periodos de tiempo; *musculatura involuntaria,* son los músculos controlados por el sistema nervioso periférico (por ejemplo, los que regulan la postura), que son capaces de desarrollar una potencia mediana en periodos de tiempo más largos;

- ***músculo cardiaco:*** formado por tejido muscular cardiaco dispuesto en fascias en espiral; cada célula tiene la capacidad de contraerse rítmicamente. Todo el tejido se contrae de forma coordinada gracias a un elemento anatómico del que parten «oleadas» de contracción que se propagan por el corazón regulando su latido. El músculo cardiaco puede efectuar contracciones fuertes y continuadas sin llegar a fatigarse;

- ***músculos lisos:*** formados por tejido muscular liso, controlan los movimientos involuntarios de los órganos internos (vasos sanguíneos, bronquios, tubo digestivo, etc.); están bajo el control del sistema nervioso autónomo y reaccionan a los impulsos con contracciones lentas y regulares, que pueden prolongarse largo rato.

LOS MÚSCULOS ESQUELÉTICOS

La musculatura esquelética (casi toda voluntaria) está compuesta por más de 650 músculos estratificados en varios niveles alrededor de los huesos. Sus dimensiones varían: del glúteo, formado por muchas capas de miles de fibras, al estapedio: pocas fibras en el oído medio.

Cuando un músculo enlaza dos huesos se dice que «tiene origen» en un hueso y «se inserta» en el otro. El *origen* se reconoce porque las fibras musculares parten directamente del periostio. La *inserción* se caracteriza por la forma del músculo, que se suele ir estrechando hasta terminar en el *tendón,* el extremo de tejido conjuntivo duro y no elástico. El tendón puede presentar una forma alargada y estar unido a un punto preciso del hueso, o tener forma aplanada *(aponeurosis).* Un músculo puede tener origen en varios huesos: es el caso del bíceps, que tiene dos, o del cuádriceps, que tiene cuatro.

◄ **Tipos de tejido muscular**
- músculos lisos
- músculos esqueléticos
- músculo cardiaco

▼ **Músculos esqueléticos
superficiales en el hombre adulto**
Vistas posterior y frontal

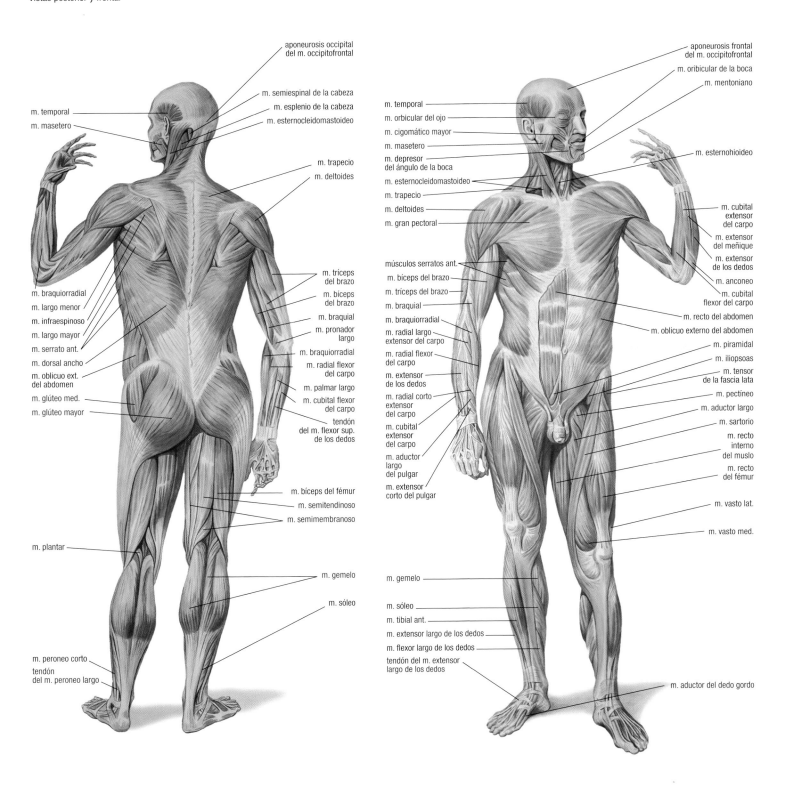

aponeurosis occipital
del m. occipitofrontal

m. semiespinal de la cabeza

m. esplenio de la cabeza

m. esternocleidomastoideo

m. trapecio

m. deltoides

m. temporal

m. masetero

m. tríceps
del brazo

m. bíceps
del brazo

m. braquial

m. pronador
largo

m. braquiorradial

m. radial flexor
del carpo

m. palmar largo

m. cubital flexor
del carpo

tendón
del m. flexor sup.
de los dedos

m. braquiorradial

m. largo menor

m. infraespinoso

m. largo mayor

m. serrato ant.

m. dorsal ancho

m. oblicuo ext.
del abdomen

m. glúteo med.

m. glúteo mayor

m. bíceps del fémur

m. semitendinoso

m. semimembranoso

m. plantar

m. gemelo

m. sóleo

m. peroneo corto

tendón
del m. peroneo largo

aponeurosis frontal
del m. occipitofrontal

m. oribicular de la boca

m. mentoniano

m. temporal

m. orbicular del ojo

m. cigomático mayor

m. masetero

m. depresor
del ángulo de la boca

m. esternocleidomastoideo

m. trapecio

m. deltoides

m. gran pectoral

m. esternohioideo

m. cubital
extensor
del carpo

m. extensor
del meñique

m. extensor
de los dedos

m. anconeo

m. cubital
flexor del carpo

m. recto del abdomen

m. oblicuo externo del abdomen

m. piramidal

m. iliopsoas

m. tensor
de la fascia lata

m. pectíneo

m. aductor largo

m. sartorio

m. recto
interno
del muslo

m. recto
del fémur

m. vasto lat.

m. vasto med.

músculos serratos ant.

m. bíceps del brazo

m. tríceps del brazo

m. braquial

m. braquiorradial

m. radial largo
extensor del carpo

m. radial flexor
del carpo

m. extensor
de los dedos

m. radial corto
extensor
del carpo

m. cubital
extensor
del carpo

m. aductor
largo
del pulgar

m. extensor
corto del pulgar

m. gemelo

m. sóleo

m. tibial ant.

m. extensor largo de los dedos

m. flexor largo de los dedos

tendón del m. extensor
largo de los dedos

m. aductor del dedo gordo

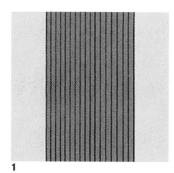

1

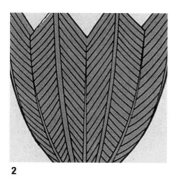

2

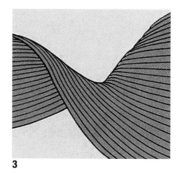

3

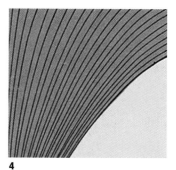

4

Un músculo se puede insertar también en la vaina fibrosa de otro músculo, contribuyendo a potenciar su acción, o unirse al tejido subcutáneo, ayudando a mover voluntariamente la piel (músculos mímicos del rostro). La disposición de las fibras en los músculos también determina la eficiencia de estos órganos: veamos cuáles son las principales estructuras musculares.

En los músculos *largos* (**1**), las fibras son paralelas y todas sus contracciones sincronizadas van dirigidas en el mismo sentido: esto produce la máxima contracción, precisa y potente, pero no necesariamente la máxima fuerza.

En los músculos *multipinnados* (**2**), las fibras son cortas y están reunidas en numerosos haces inclinados respecto a la línea de tracción: esto permite una considerable potencia, aunque el acortamiento global del músculo es relativamente limitado.

En los músculos (**3**) que determinan un movimiento de torsión respecto a una articulación, los haces de fibras presentan un desarrollo en espiral.

En los músculos *en abanico* (**4**), que desarrollan una tracción en un área circunscrita, los haces de fibras son triangulares y están dispuestos oblicuamente respecto al eje de tracción.

Una característica específica de los músculos esqueléticos es la de «trabajar en pareja». Cada músculo, si no trabajara constantemente «contra» una acción equivalente a la suya, no tendría posibilidad de mover un hueso, ya que sería capaz de «tirar» del hueso al contraerse, pero no lograría «empujarlo» al distenderse. Para doblar y estirar una pierna debe haber al menos dos músculos que desarrollen una acción contraria: uno, al contraerse, dobla la pierna, y el otro, al distenderse, la extiende. Por este funcionamiento, los músculos del esqueleto que trabajan «en pareja» se denominan *antagonistas:* cuando uno de ellos se contrae, el otro se distiende, y viceversa. Así, cada movimiento es el resultado de una recíproca y equilibrada interacción muscular controlada por el cerebro. Sin embargo, éste no es necesariamente consciente. Por

Metabolismo del movimiento muscular

Para contraerse, las fibras musculares necesitan energía química. Ésta es producida por las mitocondrias a través de la respiración, un proceso que puede tener lugar con oxígeno o sin él (respiración anaerobia). El empleo de la energía química por parte de los músculos no es muy eficiente: sólo el 20% se trans-

forma en movimiento (trabajo muscular), el resto se dispersa en forma de calor. Cuando un músculo se contrae produce calor y sustancias de desecho que derivan de la respiración celular: anhídrido carbónico, agua y, si la respiración es anaerobia, ácido láctico. Si el músculo realiza un esfuerzo pro-

longado, y no está bien irrigado de sangre, la continuada respiración anaerobia determina la acumulación de ácido láctico. Esto, junto con la carencia de agua y sales minerales que se produce en el músculo, desencadena el calambre. La aceleración del ritmo respiratorio y cardiaco hace aumentar la afluencia de sangre oxigenada a los músculos, que compensa rápidamente ese déficit.

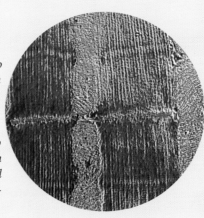

◀ **Mitocondrias (en amarillo) en una fibra muscular**

ejemplo, cuando viajamos en autobús, nuestra conciencia interviene si queremos acercarnos a una puerta, pero las miles de acciones musculares necesarias para mantenernos en equilibrio están reguladas de manera totalmente independiente del tronco cerebral [90], el centro encefálico que elabora un complejo flujo de informaciones sensoriales, enviando a los músculos las señales precisas para mantener el control de la postura erguida.

LOS MÚSCULOS INVOLUNTARIOS

Los músculos involuntarios son muy numerosos: desde los que ensanchan y estrechan el iris [96] hasta los que erizan el vello de la piel expuesta al frío, los que vacían la vejiga de la orina y los que permiten engullir un bocado incluso estando cabeza abajo.

Su funcionamiento está regulado por impulsos nerviosos procedentes del sistema nervioso periférico: el simpático [111], que se activa en situaciones que requieren una acción rápida (por ejemplo, la aceleración del ritmo cardiaco en caso de peligro); el parasimpático [110], que se activa cuando el cuerpo está en reposo. Por este motivo la musculatura involuntaria es sensible también a ciertas hormonas; por ejemplo, la adrenalina producida por las glándulas suprarrenales [138] es también un mediador químico del simpático e influye directamente en la actividad muscular. Los controles endocrinos de los músculos involuntarios son paralelos a los del sistema nervioso secundario.

Aunque no tenemos que pensar en respirar, en tragar, en ajustar el cristalino para enfocar un objeto o en hacer latir el corazón, a veces «necesitamos» intervenir voluntariamente en los músculos «involuntarios», y el sistema nervioso central actúa modulando los mensajes involuntarios. Es lo que sucede, por ejemplo, cuando la vejiga de la orina está llena, y con la voluntad conseguimos contrarrestar la acción involuntaria que determina su vaciado.

▼ **Músculos involuntarios**
Los impulsos nerviosos que provoca su movimiento provienen del tronco cerebral y de la médula ósea.

✚ DESGARROS MUSCULARES Y CAPSULITIS

Son las afecciones musculares más conocidas y frecuentes. Con la expresión «desgarro muscular» se designa el estiramiento de uno o varios músculos producido por un esfuerzo excesivo o un movimiento demasiado brusco. Los músculos tienen un «umbral de rotura» más allá del cual las fibras se rompen, y esa «rotura» puede ser más o menos extensa según el esfuerzo que la ha causado. El dolor muscular persistente es un claro síntoma: sólo el reposo puede permitir al músculo dañado restablecerse adecuadamente.

La capsulitis es la inflamación de una cápsula mucosa, es decir, de una de las pequeñas cápsulas interpuestas entre músculos y articulaciones y entre tendones y huesos, que permiten la máxima movilidad de estos elementos, reduciendo el rozamiento. Las cápsulas, revestidas de células que en circunstancias normales segregan una pequeña cantidad de líquido, pueden inflamarse a causa de un proceso reumático no articular causado por una lesión de tipo traumático, una luxación o una infección bacteriana.

Mientras en su interior se acumula más cantidad de líquido de lo normal, se producen fuertes dolores, que se agudizan por la noche y al intentar hacer un movimiento.

Con el crecimiento de la tumefacción aumentan el dolor al presionar la zona afectada y la temperatura de la misma. Hay muchos remedios: de las compresas frías a la intervención quirúrgica. Normalmente, la aspiración del líquido y la inyección en la cápsula de un líquido antiinflamatorio y, después, de cortisona, mejora considerablemente la sintomatología.

SISTEMA NERVIOSO SIMPÁTICO | SISTEMA NERVIOSO PARASIMPÁTICO

pupila — dilatación — contracción — pupila

glándulas salivares — inhibición de la secreción — estimulación de la secreción — glándulas salivares

pulmones — dilatación — contracción — pulmones

corazón — aceleración del latido — ralentización del latido — corazón

estómago — inhibición de la actividad — estimulación de la actividad — estómago

intestino — inhibición de la actividad — estimulación de la actividad — intestino

glándulas suprarrenales — estimulación de la secreción

vejiga — relajación — contracción

MÚSCULOS DE LA CABEZA Y DEL CUELLO

xceptuando los pequeños músculos del pabellón auricular, del oído
medio, del globo ocular, de la lengua, del paladar blando y de la faringe, los
músculos craneales y del cuello se dividen en
dos grupos, según estén situados sólo en la
cabeza o unan la cabeza al cuerpo.

MÚSCULOS EXTRÍNSECOS
Tienen origen en diferentes puntos del esqueleto axial (hombros, cuello, pecho, etc.)
y se insertan en los huesos del cráneo; son
músculos esqueléticos que determinan la
movilidad de la cabeza sobre el tronco. Se dividen en zonas que, generalmente, reciben
el nombre de los huesos con los que establecen contacto o el del músculo principal.

MÚSCULOS INTRÍNSECOS
Tienen origen e inserción en el interior de
la cabeza. Se trata de músculos esqueléticos necesarios para la masticación y de
músculos cutáneos (o pellejeros), con funciones mímicas y de revestimiento. En los
animales, los músculos cutáneos voluntarios se encuentran en casi todo el cuerpo:
el caballo, por ejemplo, espanta las moscas
moviendo la piel, y el gato mueve la piel al

ser picado por una pulga. En el hombre, el
tejido muscular cutáneo ha perdido esa capacidad de movimiento voluntario, salvo
en el rostro: los músculos cutáneos faciales
son los únicos que, al proceder del tejido
óseo, se insertan directamente en la fascia
cutánea profunda. Ellos permiten arrugar
o estirar la piel de la cara de innumerables
maneras, asegurando su tensión y dando
expresión a las facciones. Por ese motivo se
denominan también músculos mímicos,
es decir, «capaces de expresar mediante un
lenguaje no verbal». La comunicación por
medio de gestos y expresiones se remonta a
épocas anteriores al desarrollo del lenguaje verbal: todos los animales (en especial,
los monos antropomorfos) se comunican
también mediante actitudes rituales y «ex-

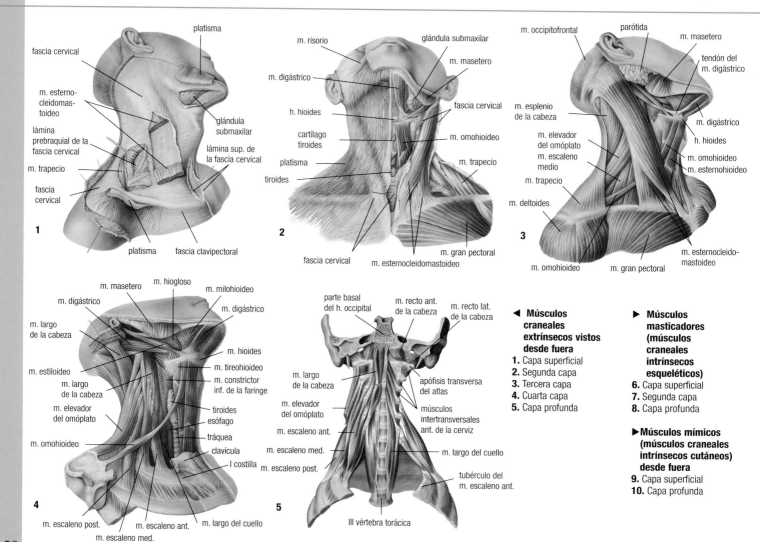

**Músculos
craneales
extrínsecos
vistos
desde fuera**
1. Capa superficial
2. Segunda capa
3. Tercera capa
4. Cuarta capa
5. Capa profunda

**Músculos
masticadores
(músculos
craneales
intrínsecos
esqueléticos)**
6. Capa superficial
7. Segunda capa
8. Capa profunda

**Músculos mímicos
(músculos craneales
intrínsecos cutáneos)
desde fuera**
9. Capa superficial
10. Capa profunda

presiones» del hocico. Al cambiar la expresión del rostro, el hombre consigue transmitir sus más íntimas emociones. La movilidad del rostro es un lenguaje internacional, válido desde los tiempos más remotos: el gesto que arquea los labios o las cejas hacia arriba tiene una connotación positiva y hacia abajo negativa.

No todos los músculos mímicos son iguales: por ejemplo, mientras que muchas personas pueden mover la nariz, sólo algunas son capaces de mover el cuero cabelludo o de doblar los lados de la lengua hacia abajo. Estas capacidades están determinadas genéticamente.

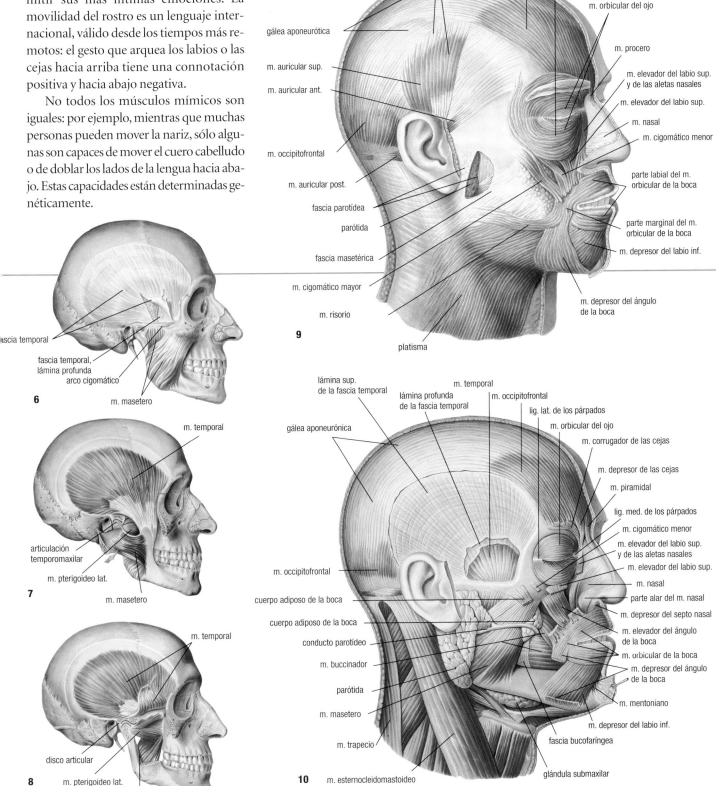

m. temporoparietal
m. occipitofrontal
parte orbital del m. orbicular del ojo
parte palpebral del m. orbicular del ojo
gálea aponeurótica
m. procero
m. auricular sup.
m. elevador del labio sup. y de las aletas nasales
m. auricular ant.
m. elevador del labio sup.
m. nasal
m. cigomático menor
m. occipitofrontal
m. auricular post.
parte labial del m. orbicular de la boca
fascia parotídea
parótida
parte marginal del m. orbicular de la boca
fascia masetérica
m. depresor del labio inf.
m. cigomático mayor
m. depresor del ángulo de la boca
m. risorio
platisma

9

fascia temporal
fascia temporal, lámina profunda
arco cigomático
6
m. masetero

m. temporal
articulación temporomaxilar
m. pterigoideo lat.
7
m. masetero

m. temporal
disco articular
8 m. pterigoideo lat.
m. pterigoideo med.

lámina sup. de la fascia temporal
m. temporal
lámina profunda de la fascia temporal
m. occipitofrontal
gálea aponeurónica
lig. lat. de los párpados
m. orbicular del ojo
m. corrugador de las cejas
m. depresor de las cejas
m. piramidal
lig. med. de los párpados
m. cigomático menor
m. elevador del labio sup. y de las aletas nasales
m. elevador del labio sup.
m. nasal
m. occipitofrontal
parte alar del m. nasal
cuerpo adiposo de la boca
m. depresor del septo nasal
cuerpo adiposo de la boca
m. elevador del ángulo de la boca
conducto parotídeo
m. orbicular de la boca
m. buccinador
m. depresor del ángulo de la boca
parótida
m. mentoniano
m. masetero
m. depresor del labio inf.
m. trapecio
fascia bucofaríngea
10 m. esternocleidomastoideo
glándula submaxilar

MÚSCULOS DORSALES

La columna vertebral, una estructura muy articulada, es enormemente resistente y flexible gracias a una red de ligamentos que mantienen las vértebras sólidamente unidas entre sí y a numerosas capas de músculos esqueléticos.

En su mayoría, los músculos que sostienen y mueven la columna vertebral están situados dorsalmente respecto a las vértebras, justo al lado del esqueleto. Reciben el nombre de *músculos espino-dorsales,* que representan la capa muscular más profunda, y los *espino-costales,* estratificados a un nivel apenas más superficial. Los músculos espino-dorsales, en particular, están for-

mados principalmente por pequeños haces de fibras que discurren paralelos a la columna vertebral.

Los más profundos, muy cortos, unen entre sí vértebras contiguas; los intermedios, más largos, unen huesos que distan 2-3 vértebras, mientras que los haces superficiales, aún más largos, unen vértebras muy distantes entre sí.

Estos diferentes grupos musculares están coadyuvados en su acción de sostén por la actividad de otros músculos esqueléticos dispuestos en capas más superficiales aún y más implicados directamente en el movimiento:

- los *espinoapendiculares,* estos músculos desarrollan principalmente funciones estructurales de unión de las extremidades al tronco;

- los *suboccipitales,* que se insertan en el hueso occipital y en los huesos temporales del cráneo, contribuyendo a la movilidad de la cabeza;

- los *músculos rectos anteriores* y los *prevertebrales del cuello,* situados ventralmente respecto a la columna vertebral e implicados en los movimientos de la cabeza y de los brazos.

Por último, están los músculos *sacrococcígeos,* bastante rudimentarios: constituyen el único grupo de músculos de la columna vertebral que se encuentra en posición ventral.

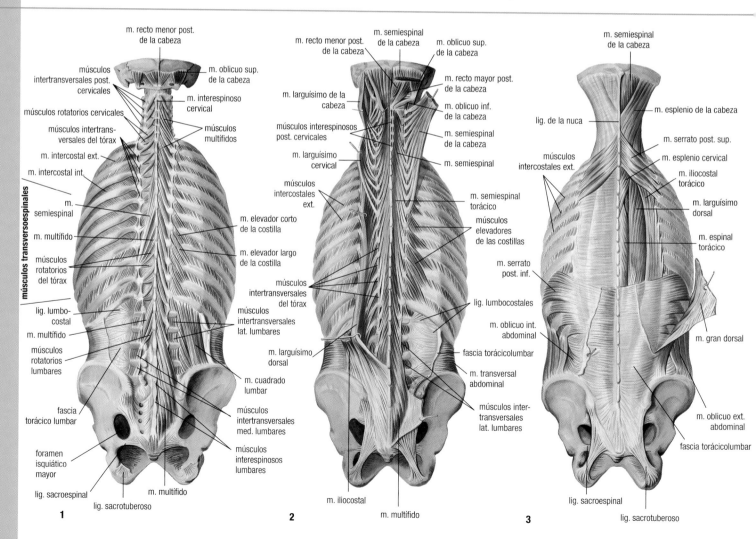

1

2

3

▶ **Sección de un tracto de columna vertebral**

Se puede ver el rico entramado de ligamentos que unen entre sí las vértebras, ligándose a las apófisis vertebrales.

▼◀ **Capas musculares del tronco, vista dorsal**

1. Capa profunda
2. Segunda capa
3. Tercera capa
4. Cuarta capa
5. Capa superficial

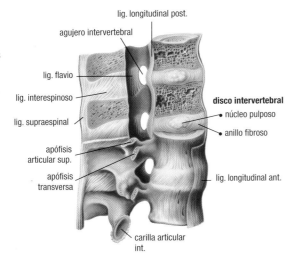

lig. longitudinal post.

agujero intervertebral

lig. flavio

lig. interespinoso

lig. supraespinal

apófisis articular sup.

apófisis transversa

carilla articular int.

disco intervertebral
- núcleo pulposo
- anillo fibroso

lig. longitudinal ant.

▶ **Ligamentos y articulaciones de un tracto de columna vertebral**

Aspecto externo, vista dorsal

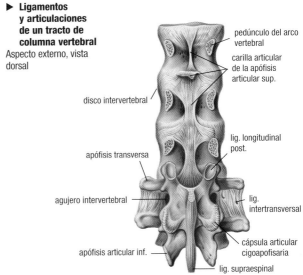

pedúnculo del arco vertebral

carilla articular de la apófisis articular sup.

disco intervertebral

apófisis transversa

agujero intervertebral

apófisis articular inf.

lig. longitudinal post.

lig. intertransversal

cápsula articular cigoapofisaria

lig. supraespinal

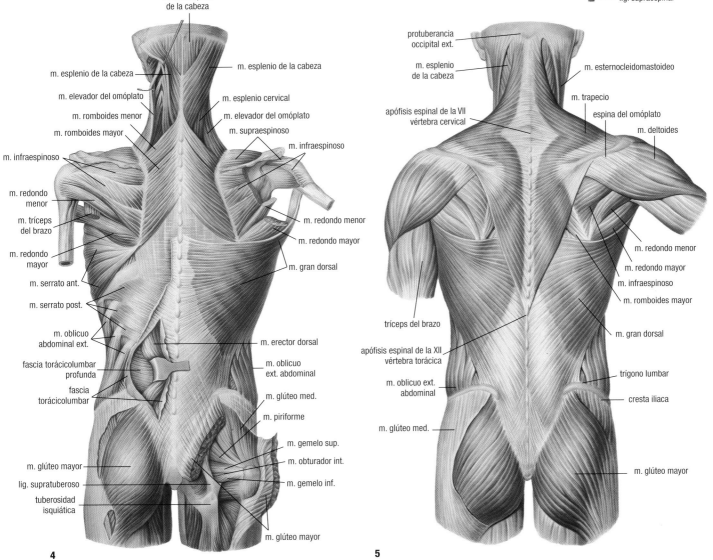

m. semiespinal de la cabeza

m. esplenio de la cabeza

m. esplenio de la cabeza

m. elevador del omóplato

m. romboides menor

m. romboides mayor

m. infraespinoso

m. redondo menor

m. tríceps del brazo

m. redondo mayor

m. serrato ant.

m. serrato post.

m. oblicuo abdominal ext.

fascia torácicolumbar profunda

fascia torácicolumbar

m. glúteo mayor

lig. supratuberoso

tuberosidad isquiática

m. esplenio cervical

m. elevador del omóplato

m. supraespinoso

m. infraespinoso

m. redondo menor

m. redondo mayor

m. gran dorsal

m. erector dorsal

m. oblicuo ext. abdominal

m. glúteo med.

m. piriforme

m. gemelo sup.

m. obturador int.

m. gemelo inf.

m. glúteo mayor

4

protuberancia occipital ext.

m. esplenio de la cabeza

apófisis espinal de la VII vértebra cervical

tríceps del brazo

apófisis espinal de la XII vértebra torácica

m. oblicuo ext. abdominal

m. glúteo med.

m. esternocleidomastoideo

m. trapecio

espina del omóplato

m. deltoides

m. redondo menor

m. redondo mayor

m. infraespinoso

m. romboides mayor

m. gran dorsal

trígono lumbar

cresta iliaca

m. glúteo mayor

5

MUSCULOS DEL TRONCO

Se dividen en *músculos del tórax* (*intrínsecos* y *extrínsecos*, según su inserción y origen) y del abdomen.

MÚSCULOS INTRÍNSECOS

Músculos elevadores de las costillas: son 12 pares de músculos cercanos a la columna vertebral.

Músculos intercostales: ocupan los espacios entre las costillas, son 11 a cada lado y se dividen en externos, medios e internos.

Músculos subcostales: están en las zonas interior y posterior de la pared torácica, unen las vértebras a las costillas.

Músculo transverso del tórax: se localiza en la cara interior de la pared torácica anterior; su cara interior está revestida de la fascia endotorácica.

MÚSCULOS EXTRÍNSECOS

Músculos torácico-apendiculares: son el músculo gran pectoral, el músculo pectoral menor, el músculo serrato anterior y el músculo subclavio.

Músculos espino-apendiculares: tienen origen en la columna vertebral y se insertan en los huesos de la cintura torácica y en los húmeros. Son el músculo trapecio, el músculo gran dorsal, el romboides y el elevador del omóplato.

Músculos espino-costales: son anchos, delgados y cuadriláteros, se extienden por la capa intermedia del dorso. Son los músculos serratos posterior superior e inferior.

Diafragma: es un músculo plano que separa la cavidad torácica de la abdominal. Se origina en los huesos lumbares, en las costillas y en el esternón, tiene forma de cúpula con la parte superior en el interior de la cavidad torácica, y está atravesado por varios orificios por los que pasan los vasos principales y el esófago.

Sus dos caras están revestidas por una ligera fascia diafragmática que, superiormente, se funde con la pleura ▸161 e inferiormente con

m. milohioideo
m. omohioideo
m. esternohioideo
m. esternocleidomastoideo
m. deltoides
m. trapecio
m. gran pectoral
parte clavicular
parte esterno-costal
parte abdominal
m. bíceps del brazo
cavidad axilar
m. gran dorsal
m. serrato ant.
m. braquiorradial
aponeurosis del m. bíceps del brazo
radio
cúbito
m. oblicuo ext. abdominal
línea alba
lig. inguinal
hiato safeno
v. gran safena

m. digástrico
platisma
fascia pectoral
m. gran pectoral
m. deltoides
fascia braquial
aponeurosis del m. oblicuo ext. del abdomen
fascia lata
cordón espermático

m. masetero
m. esternocleidomastoideo
m. trapecio
m. subespinoso
m. redondo menor
m. redondo mayor
m. gran dorsal
m. glúteo mayor

m. deltoides
m. tríceps del brazo
m. gran pectoral
m. serrato ant.
m. oblicuo ext. abdominal
aponeurosis del m. oblicuo ext. abdominal
m. tensor de la fascia lata
tracto ilio-tibial

▶ **Músculos del tronco masculino**
1. Vista frontal
2. Vista lateral derecha

1

2

el peritoneo. Sus movimientos contribuyen a la respiración >[163].

MÚSCULOS DEL ABDOMEN

Músculo recto: la pared abdominal anterior.

Músculo piramidal: es una pequeña parte de la pared abdominal inferior y medial.

Músculos oblicuo externo y *oblicuo interno:* cubren la parte lateral y anterior del abdomen, extendiéndose también lateralmente por la pared torácica.

Músculo transverso: discurre internamente al músculo oblicuo interno.

Músculo cremáster: se extiende por la región genital.

Músculo cuadrado de los lomos: cubre la pared abdominal posterior.

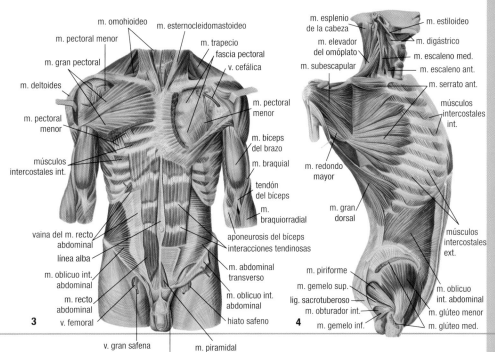

3

4

▲ **Segunda capa de músculos del tronco masculino**
3. Vista frontal
4. Vista lateral derecha

▼ **Diafragma**
Vista axial desde abajo (arriba, la columna vertebral).
❶ v. cava inf.
❷ parte lumbar del diafragma
❸ m. trapecio
❹ hiato esofágico
❺ aorta
❻ m. transverso espinal
❼ m. erector dorsal
❽ m. gran dorsal
❾ m. serrato ant.
❿ centro tendinoso
⓫ m. oblicuo ext. abdominal
⓬ m. recto abdominal
⓭ parte esternal del diafragma
⓮ parte costal del diafragma

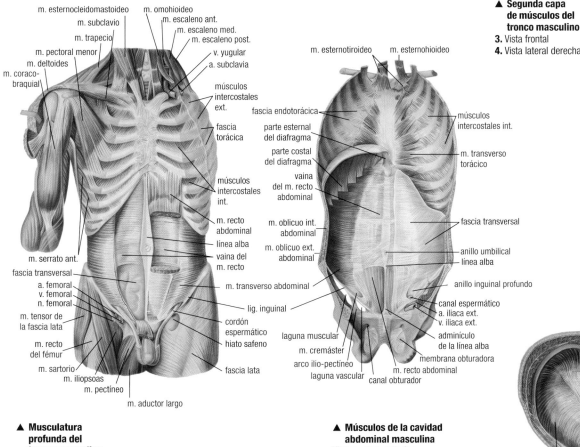

▲ **Musculatura profunda del tronco masculino**
Vista frontal

▲ **Músculos de la cavidad abdominal masculina**
Vista postero-anterior
(la columna vertebral ha sido suprimida).

CINTURA ESCAPULAR Y EXTREMIDADES SUPERIORES

Estos músculos se dividen en *extrínse-cos* e *intrínsecos*, según sus zonas de origen y de inserción.

MÚSCULOS EXTRÍNSECOS

Se insertan en los huesos de la extremidad superior y en la cintura, pero tienen origen en el tronco. Forman parte de ellos los músculos *torácico-apendiculares* y los *espino-apendiculares* [62], en particular los músculos del hombro, que tienen origen en la cintura torácica y se insertan en el húmero. Están anejas a ellos varias cápsulas

mucosas [57] que facilitan el deslizamiento de planos musculares y tendones. Lo forman:

- el *músculo deltoides,* triangular y aplanado, cubre la parte lateral de la articulación del hombro. Sus haces convergen por abajo y se insertan en el húmero;

- el *músculo supraespinoso* se une a la cápsula fibrosa de la articulación;

- el *músculo subespinoso* se inserta en la cápsula articular;

- el *músculo redondo menor,* alargado y aplanado, discurre junto al margen axilar;

- el *músculo redondo mayor,* también alargado y aplanado, más profundo;

- el *músculo subescapular,* aplanado y triangular.

MÚSCULOS INTRÍNSECOS

Se dividen en:

- *músculos anteriores del brazo:* pertenecen a este grupo los músculos bíceps braquial, coracobraquial y braquial anterior;

▶ **Articulación del hombro derecho**
1. Vista frontal
2. Sección frontal
❶ acromion
❷ lig. coraco-acromial
❸ apófisis coracoides
❹ omóplato
◼ cápsula articular
   ❺ membrana fibrosa
   ❻ membrana sinovial
❼ húmero
❽ tendón del m. bíceps del brazo
❾ vaina sinovial infratuberosa
❿ m. subescapular
⓫ lig. glenohumeral inf.
⓬ lig. glenohumeral med.
⓭ lig. glenohumeral sup.
⓮ lig. transverso sup. del omóplato
⓯ cavidad articular

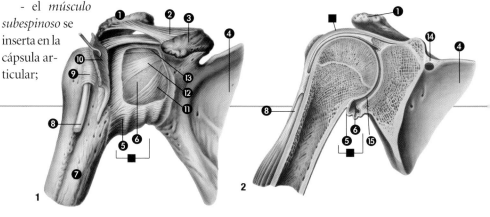

1

2

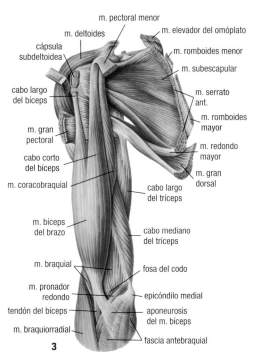

m. pectoral menor
m. deltoides
cápsula subdeltoidea
cabo largo del bíceps
m. gran pectoral
cabo corto del bíceps
m. coracobraquial
m. bíceps del brazo
m. braquial
m. pronador redondo
tendón del bíceps
m. braquiorradial

m. elevador del omóplato
m. romboides menor
m. subescapular
m. serrato ant.
m. romboides mayor
m. redondo mayor
m. gran dorsal
cabo largo del tríceps
cabo mediano del tríceps
fosa del codo
epicóndilo medial
aponeurosis del m. bíceps
fascia antebraquial

3

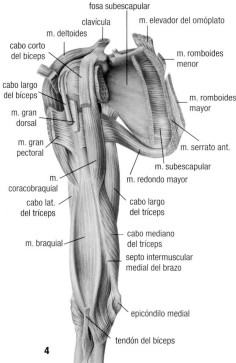

fosa subescapular
clavícula
m. deltoides
cabo corto del bíceps
cabo largo del bíceps
m. gran dorsal
m. gran pectoral
m. coracobraquial
cabo lat. del tríceps
m. braquial

m. elevador del omóplato
m. romboides menor
m. romboides mayor
m. serrato ant.
m. subescapular
m. redondo mayor
cabo largo del tríceps
cabo mediano del tríceps
septo intermuscular medial del brazo
epicóndilo medial
tendón del bíceps

4

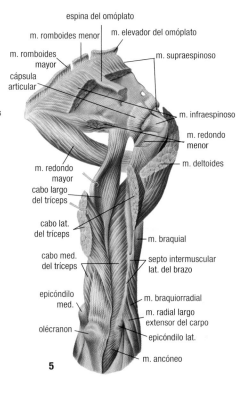

espina del omóplato
m. romboides menor
m. romboides mayor
cápsula articular
m. redondo mayor
cabo largo del tríceps
cabo lat. del tríceps
cabo med. del tríceps
epicóndilo med.
olécranon

m. elevador del omóplato
m. supraespinoso
m. infraespinoso
m. redondo menor
m. deltoides
m. braquial
septo intermuscular lat. del brazo
m. braquiorradial
m. radial largo extensor del carpo
epicóndilo lat.
m. ancóneo

5

- *músculos posteriores del brazo:* sólo forma parte el tríceps braquial;

- *músculos anteriores del antebrazo:* son ocho, y están dispuestos en cuatro capas sucesivas. La capa superficial está formada por el pronador redondo, el flexor radial del carpo, el palmar largo y el flexor cubital del carpo; la segunda capa está constituida por el músculo flexor superficial de los dedos; la tercera capa está formada por los músculos flexor profundo de los dedos y flexor largo del pulgar; en la capa profunda se encuentra el pronador cuadrado;

- *músculos laterales del antebrazo:* el braquiorradial, el extensor radial largo del carpo y el extensor radial corto del carpo;

- *músculos posteriores del antebrazo:* son nueve, y están en dos capas. La superficial la forman los músculos extensor común de los dedos, extensor del meñique, extensor cubital del carpo y anconeo; en profundidad se encuentran los músculos su-

pinador, aductor largo del pulgar, extensor corto del pulgar y extensor del índice;

- *músculos de la mano:* están todos en el lado palmar, y se dividen en tres grupos: lateral, medial e intermedio ►68-69.

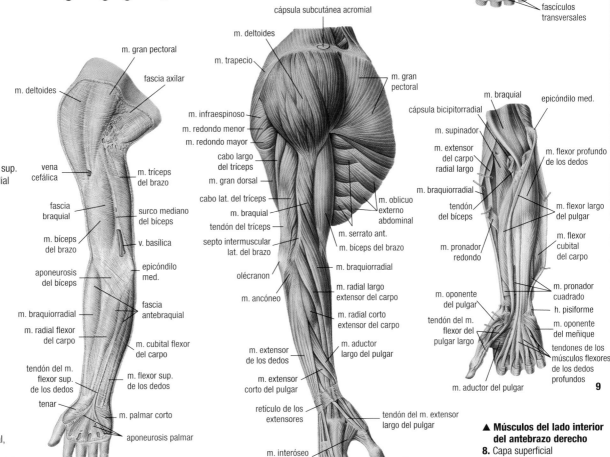

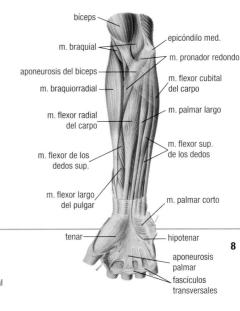

▲ **Sección del codo**
❶ piel
❷ m. tríceps del brazo
❸ cavidad articular
❹ tróclea del húmero
❺ olécranon
❻ cápsula subcutánea del olécranon
❼ apófisis coronoidea
❽ cúbito
❾ a. cubital
❿ m. cubital extensor del carpo
⓫ m. flexor de los dedos profundo
⓬ m. flexor de los dedos sup.
⓭ m. flexor del carpo radial
⓮ m. pronador redondo
⓯ a. radial
⓰ a. braquial
⓱ m. bíceps del brazo
⓲ m. braquial
⓳ húmero

◄ **Músculos del hombro derecho**
3. Segunda capa, vista frontal
4. Tercera capa, vista frontal
5. Musculatura profunda, vista dorsal

► **Musculatura del miembro superior derecho**
6. Musculatura superficial, vista frontal interna
7. Primera capa, vista frontal

▲ **Músculos del lado interior del antebrazo derecho**
8. Capa superficial
9. Capa profunda

bíceps
m. braquial
aponeurosis del bíceps
m. braquiorradial
m. flexor radial del carpo
m. flexor de los dedos sup.
m. flexor largo del pulgar
tenar
epicóndilo med.
m. pronador redondo
m. flexor cubital del carpo
m. palmar largo
m. flexor sup. de los dedos
m. palmar corto
hipotenar
aponeurosis palmar
fascículos transversales
8

cápsula subcutánea acromial
m. deltoides
m. trapecio
m. gran pectoral
fascia axilar
m. deltoides
m. infraespinoso
m. redondo menor
m. redondo mayor
cabo largo del tríceps
m. gran dorsal
cabo lat. del tríceps
m. braquial
tendón del tríceps
septo intermuscular lat. del brazo
olécranon
m. ancóneo
m. gran pectoral
m. oblicuo externo abdominal
m. serrato ant.
m. bíceps del brazo
m. braquiorradial
m. radial largo extensor del carpo
m. radial corto extensor del carpo
m. aductor largo del pulgar
m. extensor de los dedos
m. extensor corto del pulgar
retículo de los extensores
tendón del m. extensor largo del pulgar
m. interóseo dorsal I
7

vena cefálica
m. tríceps del brazo
surco mediano del bíceps
v. basílica
epicóndilo med.
fascia antebraquial
m. cubital flexor del carpo
m. flexor sup. de los dedos
aponeurosis palmar
fascia braquial
m. bíceps del brazo
aponeurosis del bíceps
m. braquiorradial
m. radial flexor del carpo
tendón del m. flexor sup. de los dedos
tenar
m. palmar corto
6

m. braquial
cápsula bicipitorradial
m. supinador
m. extensor del carpo radial largo
m. braquiorradial
tendón del bíceps
m. pronador redondo
m. oponente del pulgar
tendón del m. flexor del pulgar largo
m. aductor del pulgar
epicóndilo med.
m. flexor profundo de los dedos
m. flexor largo del pulgar
m. flexor cubital del carpo
m. pronador cuadrado
h. pisiforme
m. oponente del meñique
tendones de los músculos flexores de los dedos profundos
9

PELVIS Y EXTREMIDADES INFERIORES

Se dividen en cuatro grupos, según la parte del miembro en la que se insertan.

MÚSCULOS DE LA CADERA

Se dividen en:

- *internos:* el músculo iliopsoas y el músculo psoas menor;

- *externos:* el músculo glúteo mayor (el más superficial, extenso y voluminoso del cuerpo), el glúteo medio y el glúteo menor; el músculo piriforme, el gemelo superior, el gemelo inferior; el obturador externo, el interno, y el cuadrado del fémur.

MÚSCULOS DEL MUSLO

Se dividen en:

- *anterolaterales:* con el músculo tensor de la fascia lata, el sartorio y el cuádriceps femoral;

- *postero-mediales:* formados por el músculo grácil, el pectíneo, el aductor largo, el corto y el

mínimo; el bíceps femoral, el músculo semitendinoso y el semimembranoso.

MÚSCULOS DE LA PIERNA

Se dividen en tres grupos:

- *anterior:* con los músculos tibial anterior, extensor largo de los dedos, extensor largo del dedo gordo y peroneo anterior;

- *lateral:* con el músculo peroneo largo y el corto;

- *posterior,* los músculos están en dos planos: en el superficial están el tríceps de la pantorrilla y el plantar; en el profundo el po-

▶ **Músculos superficiales del muslo derecho**
Vista lateral externa:
❶ m. oblicuo ext. del abdomen; ❷ m. glúteo medio; ❸ m. tensor de la fascia lata; ❹ m. sartorio; ❺ tracto ilio-tibial; ❻ m. recto del fémur; ❼ m. vasto lat.; ❽ lig. de la rótula; ❾ cabeza de la tibia;

❿ m. gemelo; ⓫ m. semimembranoso; ⓬ m. bíceps del fémur; ⓭ m. glúteo mayor; ⓮ cresta iliaca; ⓯ fosa poplítea
Vista lateral interna:
① m. piriforme; ② m. obturador int.; ③ lig. sacroespinal; ④ m. glúteo mayor; ⑤ lig. sacrotuberoso;

⑥ m. abductor mayor; ⑦ m. grácil; ⑧ m. semitendinoso; ⑨ m. semimembranoso; ⑩ m. gemelo; ⑪ m. vasto interno; ⑫ m. sartorio; ⑬ m. recto del fémur; ⑭ m. abductor largo; ⑮ m. pectíneo; ⑯ m. iliaco; ⑰ m. psoas mayor

▼ **Músculos del muslo derecho**
Vista frontal:
1. Primera capa
2. Músculos profundos
Vista dorsal:
3. Músculos superficiales
4. Músculos profundos

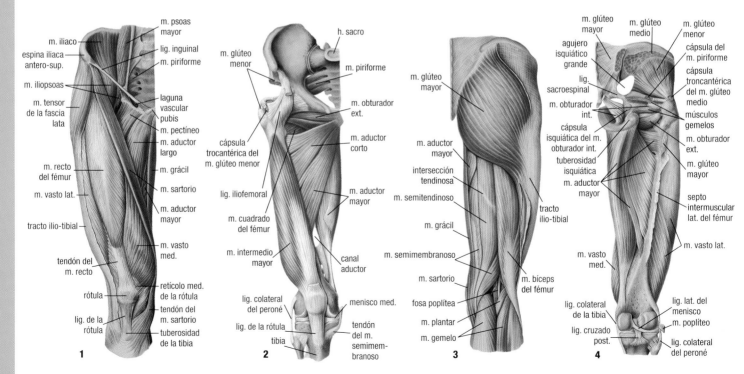

plíteo, el tibial posterior, el flexor largo de los dedos y el largo del dedo gordo.

MÚSCULOS DEL PIE

La región plantar, en superficie, está cubierta por la aponeurosis plantar subcutánea. Ésta separa los músculos del pie de la piel, y se divide en zonas que reciben el nombre de los músculos subyacentes; estos se dividen en:

- *dorsales:* el extensor corto de los dedos o pedio;

-*plantares:* mediales (mueven el dedo gordo: abductor, flexor corto y aductor), intermedios (flexor corto de los dedos, músculo cuadrado de la planta, 4 lumbricales y 7 interóseos) y laterales (mueven el 5º dedo: abductor, flexor corto y oponente del 5º dedo).

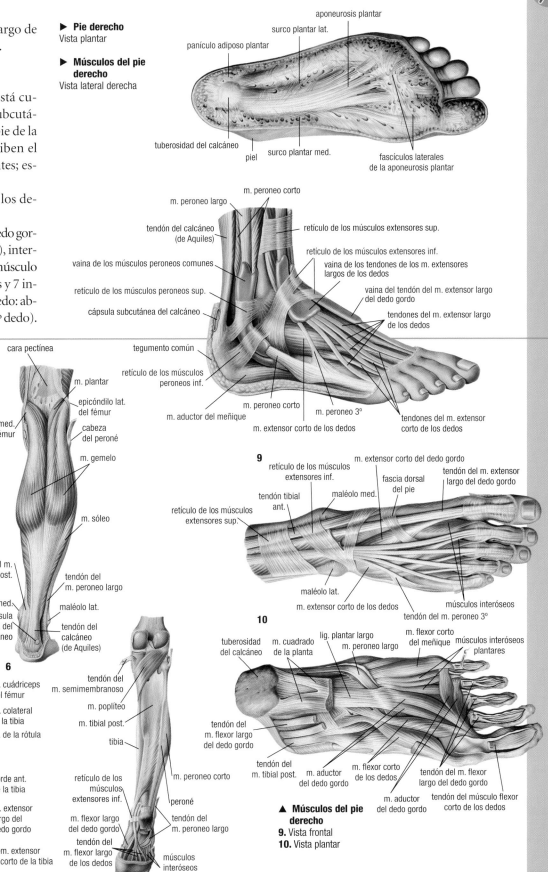

► **Pie derecho**
Vista plantar

► **Músculos del pie derecho**
Vista lateral derecha

5

▲► **Músculos de la pierna derecha**
Superficiales:
5. Vista frontal
6. Vista dorsal
Profundos:
7. Vista frontal
8. Vista dorsal

6

7

8

9

10

▲ **Músculos del pie derecho**
9. Vista frontal
10. Vista plantar

UN ÓRGANO TÍPICAMENTE HUMANO: LA MANO

Aunque las características de nuestra mano (uñas planas y pulgar oponible) son iguales que las de los primates, nuestra capacidad de utilizarla es totalmente exclusiva del hombre, cuyo cerebro ▸[82] regula hasta los movimientos más precisos y complicados.

La articulación en «silla» (trapecio) del pulgar, que le permite extenderse sobre la palma de la mano hasta llegar a la base de los otros dedos, es el elemento fundamental de la capacidad prensil y, en consecuencia, de

nuestro desarrollo cultural. La palma también es muy móvil: está formada por 13 huesecillos (ocho del carpo y cinco del metacarpo) articulados de manera muy compleja entre sí y con el antebrazo. Los huesos de la mano se mueven mediante músculos que tienen su origen en el antebrazo y los tres grupos de músculos de la mano:

- *lateral* o de la *eminencia tenar*, formado por cuatro músculos que mueven el pulgar (aduc-

tor corto, flexor corto, oponente y aductor del pulgar);

- *medial* o de la *eminencia hipotenar*, lo forma cuatro músculos que contribuyen a mover el meñique (palmar corto, aductor, flexor corto y oponente del meñique);

- *intermedio* o de los *músculos palmares;* forman parte de este grupo numerosos músculos pequeños de la zona central de la mano. Se distinguen los músculos lumbricales (cuatro, situados entre tendones y músculo flexor de los dedos) y los interóseos palmares y dorsales, que ocupan los espacios entre los huesos del metacarpo. La aponeurosis palmar recubre la palma de la mano.

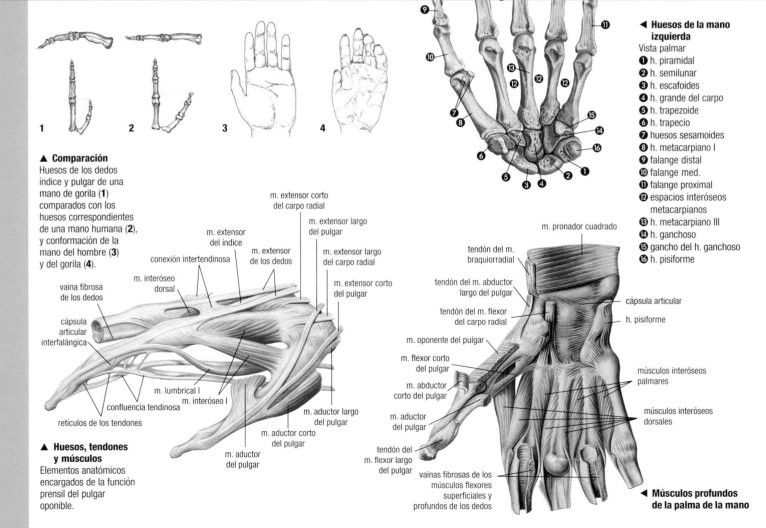

▲ Comparación
Huesos de los dedos índice y pulgar de una mano de gorila (**1**) comparados con los huesos correspondientes de una mano humana (**2**), y conformación de la mano del hombre (**3**) y del gorila (**4**).

◄ Huesos de la mano izquierda
Vista palmar
❶ h. piramidal
❷ h. semilunar
❸ h. escafoides
❹ h. grande del carpo
❺ h. trapezoide
❻ h. trapecio
❼ huesos sesamoides
❽ h. metacarpiano I
❾ falange distal
❿ falange med.
⓫ falange proximal
⓬ espacios interóseos metacarpianos
⓭ h. metacarpiano III
⓮ h. ganchoso
⓯ gancho del h. ganchoso
⓰ h. pisiforme

vaina fibrosa de los dedos

cápsula articular interfalángica

m. interóseo dorsal

conexión intertendinosa

m. extensor del índice

m. extensor de los dedos

m. extensor corto del carpo radial

m. extensor largo del pulgar

m. extensor largo del carpo radial

m. extensor corto del pulgar

m. lumbrical I

m. interóseo I

confluencia tendinosa

retículos de los tendones

m. aductor corto del pulgar

m. aductor del pulgar

m. aductor largo del pulgar

▲ Huesos, tendones y músculos
Elementos anatómicos encargados de la función prensil del pulgar oponible.

m. pronador cuadrado

tendón del m. braquiorradial

tendón del m. abductor largo del pulgar

tendón del m. flexor del carpo radial

m. oponente del pulgar

m. flexor corto del pulgar

m. abductor corto del pulgar

m. aductor del pulgar

tendón del m. flexor largo del pulgar

vainas fibrosas de los músculos flexores superficiales y profundos de los dedos

cápsula articular

h. pisiforme

músculos interóseos palmares

músculos interóseos dorsales

◄ Músculos profundos de la palma de la mano

► **Musculatura del dorso de la mano derecha**
1. Superficial
2. Profunda

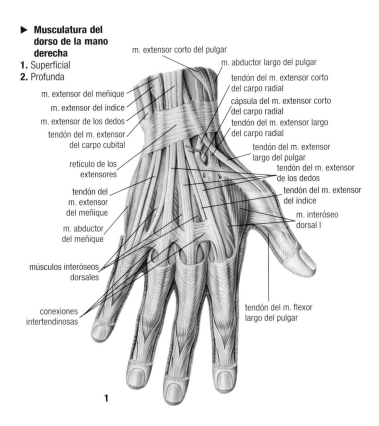

m. extensor corto del pulgar

m. abductor largo del pulgar

tendón del m. extensor corto del carpo radial

cápsula del m. extensor corto del carpo radial

tendón del m. extensor largo del carpo radial

tendón del m. extensor largo del pulgar

tendón del m. extensor de los dedos

tendón del m. extensor del índice

m. interóseo dorsal I

tendón del m. flexor largo del pulgar

m. extensor del meñique
m. extensor del índice
m. extensor de los dedos
tendón del m. extensor del carpo cubital

retículo de los extensores

tendón del m. extensor del meñique

m. abductor del meñique

músculos interóseos dorsales

conexiones intertendinosas

1

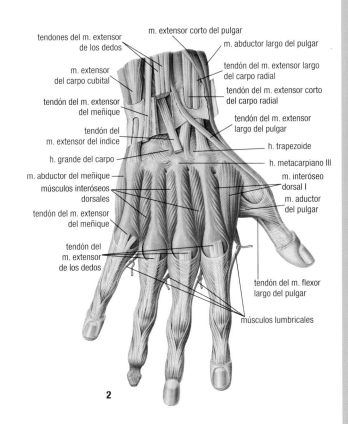

tendones del m. extensor de los dedos

m. extensor corto del pulgar

m. abductor largo del pulgar

tendón del m. extensor largo del carpo radial

tendón del m. extensor corto del carpo radial

tendón del m. extensor largo del pulgar

h. trapezoide

h. metacarpiano III

m. interóseo dorsal I

m. aductor del pulgar

tendón del m. flexor largo del pulgar

m. extensor del carpo cubital

tendón del m. extensor del meñique

tendón del m. extensor del índice

h. grande del carpo

m. abductor del meñique

músculos interóseos dorsales

tendón del m. extensor del meñique

tendón del m. extensor de los dedos

músculos lumbricales

2

► **Músculos de la palma de la mano derecha**
3. Superficiales
4. Intermedios

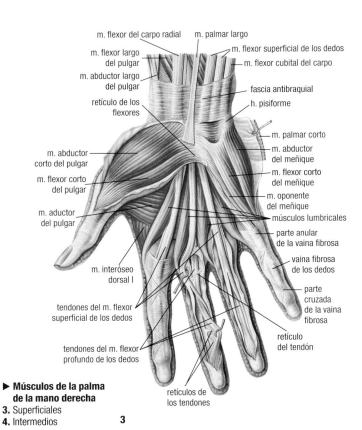

m. flexor del carpo radial

m. palmar largo

m. flexor superficial de los dedos

m. flexor cubital del carpo

fascia antibraquial

h. pisiforme

m. palmar corto

m. abductor del meñique

m. flexor corto del meñique

m. oponente del meñique

músculos lumbricales

parte anular de la vaina fibrosa

vaina fibrosa de los dedos

parte cruzada de la vaina fibrosa

retículo del tendón

m. flexor largo del pulgar

m. abductor largo del pulgar

retículo de los flexores

m. abductor corto del pulgar

m. flexor corto del pulgar

m. aductor del pulgar

m. interóseo dorsal I

tendones del m. flexor superficial de los dedos

tendones del m. flexor profundo de los dedos

retículos de los tendones

3

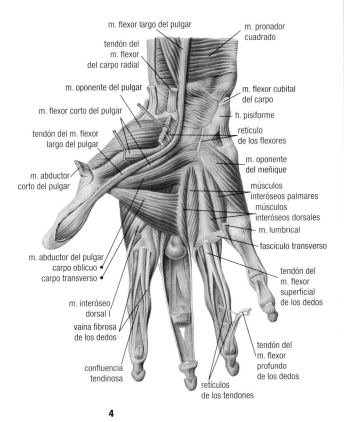

m. flexor largo del pulgar

m. pronador cuadrado

tendón del m. flexor del carpo radial

m. flexor cubital del carpo

h. pisiforme

retículo de los flexores

m. oponente del meñique

músculos interóseos palmares

músculos interóseos dorsales

m. lumbrical

fascículo transverso

tendón del m. flexor superficial de los dedos

tendón del m. flexor profundo de los dedos

retículos de los tendones

m. oponente del pulgar

m. flexor corto del pulgar

tendón del m. flexor largo del pulgar

m. abductor corto del pulgar

m. abductor del pulgar carpo oblicuo carpo transverso

m. interóseo dorsal I

vaina fibrosa de los dedos

confluencia tendinosa

4

LA POSTURA ERGUIDA: CADERA, RODILLA Y PIE

La postura erguida no es una forma muy eficaz de desplazarse: basta un pequeño empujón para perder el equilibrio. El baricentro del cuerpo es un punto que sólo permite un equilibrio inestable: caminar no es más que un continuo «levantarse de una caída». Sin embargo, los tests metabólicos demuestran que se consume más energía durmiendo que paseando sobre un llano. Esto se debe a una perfecta compensación de fuerzas realizada por las es-

tructuras anatómicas implicadas en el mantenimiento de la posición erguida. La columna vertebral es importante; la pelvis, la rodilla y el pie son las estructuras anatómicas que soportan la mayor tensión mecánica y que más han evolucionado.

LA COLUMNA VERTEBRAL

Las tres curvas fisiológicas (cervical, torácica y lumbar) se compensan mutuamente, desarrollando una función mecánica de sostén. La resistencia de la columna a presiones longitudinales se decuplica

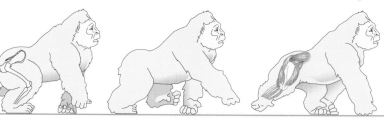

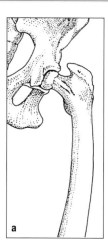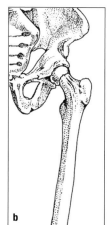

a

b

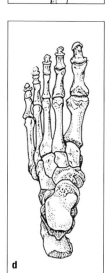

c

d

◀ **Fémures comparados**
a. Gorila
b. Ser humano

▼◀ **Comparación entre los huesos del pie**
c. Gorila
d. Ser humano

▲ **Comparación entre la forma de andar de un gorila y la de un ser humano**
Disposición de los huesos de la pierna y la pelvis y musculatura implicada en

la locomoción. La postura erguida ha evolucionado porque ofrece una serie de ventajas; sobre todo, la posibilidad de un excepcional desarrollo tanto del volumen craneal como de un

cerebro cada vez más complejo. Además, permite tener las manos libres, esenciales para la supervivencia de nuestra especie.

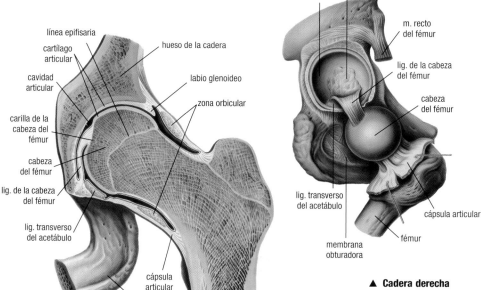

línea epifisaria
cartílago articular
cavidad articular
carilla de la cabeza del fémur
cabeza del fémur
lig. de la cabeza del fémur
lig. transverso del acetábulo
cápsula articular
tuberosidad isquiática
hueso de la cadera
labio glenoideo
zona orbicular

▲ **Sección de la cadera derecha**
Vista frontal

fosa del acetábulo
carilla semilunar
m. recto del fémur
lig. de la cabeza del fémur
cabeza del fémur
lig. transverso del acetábulo
membrana obturadora
fémur
cápsula articular

▲ **Cadera derecha dislocada**
Vista lateral. La imagen permite distinguir el ligamento de la cabeza del fémur, que contribuye a mantenerla en su sede articular.

por su presencia respecto a la teórica de una columna rectilínea. La estabilidad de las curvas fisiológicas está garantizada por los ligamentos vertebrales y por las variaciones tónicas de los músculos intrínsecos, sobre todo de los espinodorsales profundos ►[60]: cualquier evento mecánico los distiende y desencadena el reflejo de ajuste que reequilibra la columna.

LA PELVIS

Por su función de sostén es una estructura muy robusta: ilion, isquion y pubis se funden, articulándose sólidamente con la columna vertebral. Su principal misión es mantener el equilibrio estático de la columna, modificando el ángulo que forma el plano sacral con el horizontal, y está estabilizada por los ligamentos de la cadera y algunos músculos.

LA ARTICULACIÓN DE LA CADERA

O *coxofemoral*, resuelve problemas estáticos y dinámicos. La cabeza del fémur se aloja en una cavidad profunda (acetábulo), formada por isquion, ilion y pubis. Un borde de cartílago la mantiene en su sitio, y músculos y cortos ligamentos la consolidan. Un ligamento interno especial une la cabeza del fémur a la pelvis. La funcionalidad de este apoyo está en relación con el perfecto centrado de la articulación y una precisa conformación de las cabezas articulares: el acetábulo debe tener una inclinación de 41º respecto al plano horizontal, el ángulo de inclinación del cuello del fémur ha de ser de 125º, y la inclinación de la cabeza del fémur sobre el cuello debe estar comprendida entre 12 y 30º.

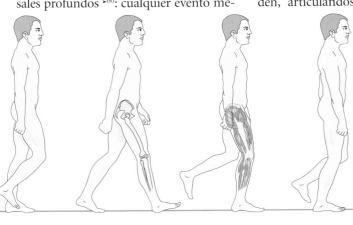

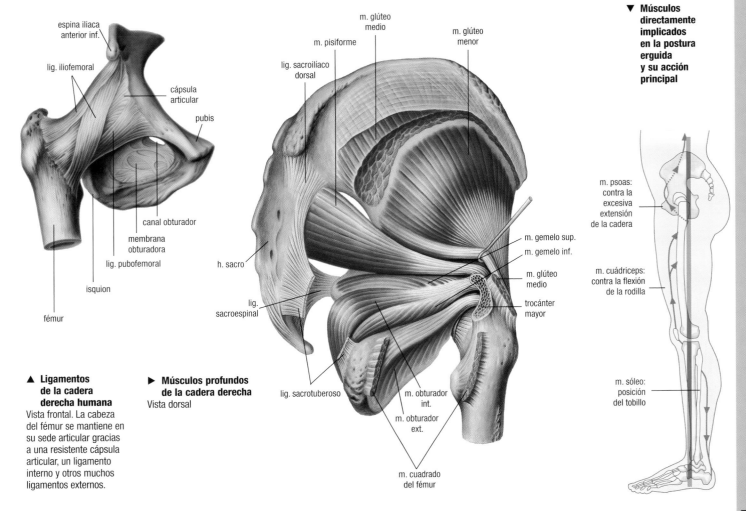

▼ **Músculos directamente implicados en la postura erguida y su acción principal**

m. psoas: contra la excesiva extensión de la cadera

m. cuádriceps: contra la flexión de la rodilla

m. sóleo: posición del tobillo

Ligamentos de la cadera (izquierda):
espina iliaca anterior inf. — lig. iliofemoral — cápsula articular — pubis — canal obturador — membrana obturadora — lig. pubofemoral — isquion — fémur

▲ **Ligamentos de la cadera derecha humana**
Vista frontal. La cabeza del fémur se mantiene en su sede articular gracias a una resistente cápsula articular, un ligamento interno y otros muchos ligamentos externos.

Músculos profundos de la cadera (centro):
m. glúteo medio — m. pisiforme — lig. sacroilíaco dorsal — m. glúteo menor — h. sacro — lig. sacroespinal — lig. sacrotuberoso — m. obturador int. — m. obturador ext. — m. cuadrado del fémur — m. gemelo sup. — m. gemelo inf. — m. glúteo medio — trocánter mayor

▶ **Músculos profundos de la cadera derecha**
Vista dorsal

LA ARTICULACIÓN DE LA RODILLA

Desempeña funciones estáticas y dinámicas, sostiene y mueve el cuerpo. Se mantiene la estabilidad de diversas formas:

- en sentido transversal, por los ligamentos colaterales medianos (que se oponen al deslizamiento interno de los cóndilos), los haces capsulares y algunos músculos, como el tensor de la fascia lata;

- en sentido anteroposterior, por los haces posteriores de la cápsula, el conjunto ligamentoso posterior y el cuádriceps;

- en sentido rotatorio, por los ligamentos cruzados y colaterales.

El *menisco*, un cuerpo cartilaginoso, aumenta la superficie de descarga del fémur sobre la tibia y contribuye a dar estabilidad. Si falta, el peso se descarga en un área limitada del plano articular de la tibia, provocando graves daños al cartílago.

El fémur y la tibia forman un ángulo externo de 174º (más marcado en la mujer por su pelvis más amplia ➤[66]): puesto que la línea estructural de la extremidad es recta (del centro de la articulación coxofemoral al centro del eje intermaleolar del pie), el desgaste de los cóndilos laterales y de sus ligamentos resulta mayor.

Para amortiguar los golpes, en la rodilla se encuentran las cápsulas ➤[57].

LA ARTICULACIÓN TIBIA-TARSO

El tobillo descarga el peso del cuerpo sobre los arcos plantares del pie: aquí la estabilidad se mantiene gracias al continuo empleo de los músculos gemelo y sóleo.

EL PIE

Al perder la función prensil, se ha convertido en un apoyo y en un mecanismo de movimiento que funciona como una palanca, incrementando la fuerza propulsora de la pierna. Al moverse, la bóveda de los arcos plantares se aplana y se vuelve a elevar, distribuyendo el peso en el arco externo del pie.

A pesar de todos estos mecanismos esquelético-musculares, el problema del equilibrio persiste. Para evitar la caída, sofisticados sistemas sensoriales ➤[82,88] controlan la postura y las relaciones entre cuerpo y medio tridimensional, elaborando estímulos y transformándolos en señales que llevan al constante «ajuste» de los músculos que controlan la postura.

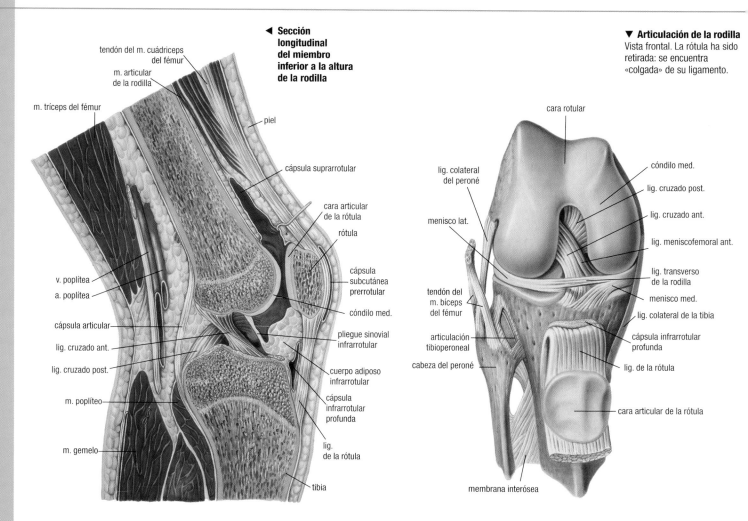

◄ **Sección longitudinal del miembro inferior a la altura de la rodilla**

tendón del m. cuádriceps del fémur
m. articular de la rodilla
m. tríceps del fémur
v. poplítea
a. poplítea
cápsula articular
lig. cruzado ant.
lig. cruzado post.
m. poplíteo
m. gemelo

piel
cápsula suprarrotular
cara articular de la rótula
rótula
cápsula subcutánea prerrotular
cóndilo med.
pliegue sinovial infrarrotular
cuerpo adiposo infrarrotular
cápsula infrarrotular profunda
lig. de la rótula
tibia

▼ **Articulación de la rodilla**
Vista frontal. La rótula ha sido retirada: se encuentra «colgada» de su ligamento.

cara rotular
lig. colateral del peroné
menisco lat.
tendón del m. bíceps del fémur
articulación tibioperoneal
cabeza del peroné
membrana interósea

cóndilo med.
lig. cruzado post.
lig. cruzado ant.
lig. meniscofemoral ant.
lig. transverso de la rodilla
menisco med.
lig. colateral de la tibia
cápsula infrarrotular profunda
lig. de la rótula
cara articular de la rótula

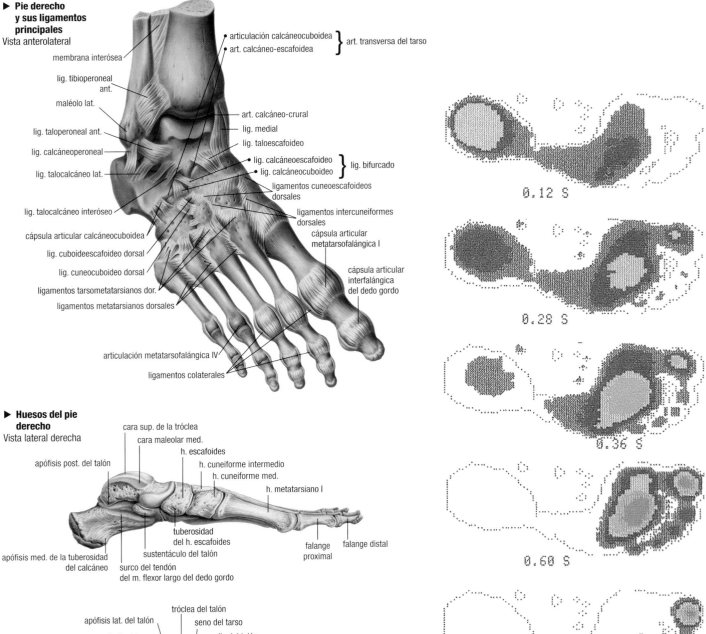

▶ **Pie derecho y sus ligamentos principales**
Vista anterolateral

- membrana interósea
- lig. tibioperoneal ant.
- maléolo lat.
- lig. taloperoneal ant.
- lig. calcáneoperoneal
- lig. talocalcáneo lat.
- lig. talocalcáneo interóseo
- cápsula articular calcáneocuboidea
- lig. cuboideescafoideo dorsal
- lig. cuneocuboideo dorsal
- ligamentos tarsometatarsianos dor.
- ligamentos metatarsianos dorsales
- articulación metatarsofalángica IV
- ligamentos colaterales
- articulación calcáneocuboidea
- art. calcáneo-escafoidea
- art. transversa del tarso
- art. calcáneo-crural
- lig. medial
- lig. taloescafoideo
- lig. calcáneoescafoideo
- lig. calcáneocuboideo
- lig. bifurcado
- ligamentos cuneoescafoideos dorsales
- ligamentos intercuneiformes dorsales
- cápsula articular metatarsofalángica I
- cápsula articular interfalángica del dedo gordo

▶ **Huesos del pie derecho**
Vista lateral derecha

- apófisis post. del talón
- apófisis med. de la tuberosidad del calcáneo
- cara sup. de la tróclea
- cara maleolar med.
- h. escafoides
- h. cuneiforme intermedio
- h. cuneiforme med.
- h. metatarsiano I
- tuberosidad del h. escafoides
- sustentáculo del talón
- surco del tendón del m. flexor largo del dedo gordo
- falange proximal
- falange distal

▶ **Huesos del pie derecho**
Vista lateral izquierda

- apófisis lat. del talón
- cara maleolar lat.
- apófisis post. del talón
- calcáneo
- tuberosidad del calcáneo
- apófisis lat. de la tuberosidad del calcáneo
- surco del tendón de los músculos del peroné
- tróclea del peroné
- tuberosidad del h. cuboides
- tróclea del talón
- seno del tarso
- cuello del talón
- h. escafoides
- h. cuneiforme lat.
- h. cuneiforme intermedio
- h. cuneiforme med.
- h. cuboides
- tuberosidad del metatarso V
- falange proximal
- falange med.
- falange distal

0.12 S
0.28 S
0.36 S
0.60 S
0.68 S

▲ **Pedibarigrafía**
Registrando los cambios de presión ejercida sobre cada parte del pie se pueden reconstruir los movimientos de cada paso. Este pie está sano, y los colores (blanco, violeta, verde) indican una presión creciente. Esta técnica se emplea tanto con el pie en movimiento como con el pie inmóvil, y es útil para detectar malformaciones incluso en un estado muy precoz.

✚ FRACTURAS

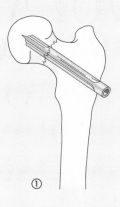

①

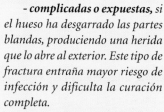

②

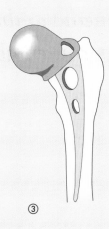

③

L a rotura total o parcial de un hueso es el problema más extendido en ortopedia. Una fractura puede ser:

- **espontánea,** si se produce por un debilitamiento fisiológico de la estructura ósea;

- **traumática,** si está producida por un agente externo que actúa sobre el organismo de manera violenta y rápida. En este caso se distinguen:

- **fracturas directas:** se producen en el punto en que ha actuado el trauma;

- **fracturas indirectas:** se producen en puntos del cuerpo alejados de aquél en el que ha actuado el trauma, o son consecuencia de movimientos violentos o de tracciones repentinas de los ligamentos.

Según el tipo de rotura del hueso, las fracturas se dividen en:

- **fracturas incompletas,** si el hueso no está totalmente partido;

- **fracturas transversales,** si la línea de rotura es perpendicular al eje longitudinal del hueso;

- **fracturas espiroidales,** si la línea de rotura tiene un desarrollo en espiral o helicoidal alrededor del hueso;

- **fracturas oblicuas o diagonales,** si la línea de rotura está inclinada respecto al eje del hueso;

- **fracturas longitudinales,** si la línea de rotura es paralela al eje longitudinal del hueso;

- **fracturas astilladas,** si el hueso se ha fragmentado.

Las fracturas pueden ser:

- **sencillas o cerradas,** si el hueso se ha partido sin producir lesiones en las partes blandas que lo rodean (no ha perforado la piel);

- **complicadas o expuestas,** si el hueso ha desgarrado las partes blandas, produciendo una herida que lo abre al exterior. Este tipo de fractura entraña mayor riesgo de infección y dificulta la curación completa.

Una fractura se diagnostica con bastante facilidad, aunque el examen radiológico es indispensable para guiar la precisa intervención del traumatólogo. En general, ésta se desarrolla en dos fases:

1. REDUCCIÓN DE LA FRACTURA. Las dos caras del hueso roto se ponen en contacto, restableciendo su forma original. Esto sucede mediante reducción cerrada, es decir, sometiendo al hueso a tracción manual o instrumental, o con reducción cruenta, esto es, mediante intervención quirúrgica durante la cual los elementos fracturados se fijan utilizando tornillos, hilos, placas o clavos metálicos de varios tipos. En el caso de una fractura expuesta siempre es necesaria la intervención.

2. CONTENCIÓN DE LA FRACTURA. La zona del cuerpo en que se encuentra el hueso fracturado se inmoviliza con el fin de que las partes separadas del hueso permanezcan en la posición correcta durante el tiempo necesario para que se suelden. Para garantizar la inmovilidad de la zona se procede, si es posible, a realizar un vendaje enyesado o un entablillado que cubra las articulaciones que están por encima y por debajo de la fractura. Por ejemplo, si se fractura el cúbito se inmovilizan también el codo y la muñeca ▸[48].

El hueso partido y reducido forma nuevo tejido óseo (el llamado «callo») a lo largo de la línea de fractura. Para favorecer el crecimiento óseo es oportuno enriquecer la dieta con vitaminas y minerales (en particular, con vitamina D, calcio, fósforo y magnesio).

Si las partes fracturadas se sueldan bien, el hueso recupera plenamente su capacidad de resistencia normal.

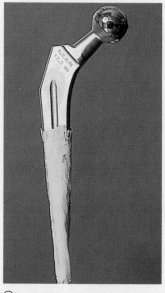

④

◂▲ Tipos de fijación quirúrgica en caso de fractura de la epífisis proximal del fémur, frecuente cuando se padece osteoporosis:
① la fractura está muy cerca de la cabeza del fémur: se usa un clavo metálico;
② la fractura está más lejos: además de un tornillo metálico, es necesario un soporte ulterior;
③ si la cabeza del fémur está muy dañada, es preciso reemplazarla por una prótesis metálica revestida de materiales plásticos inertes;
④ El «alma» que da sostén a la pierna se introduce en la cavidad medular.

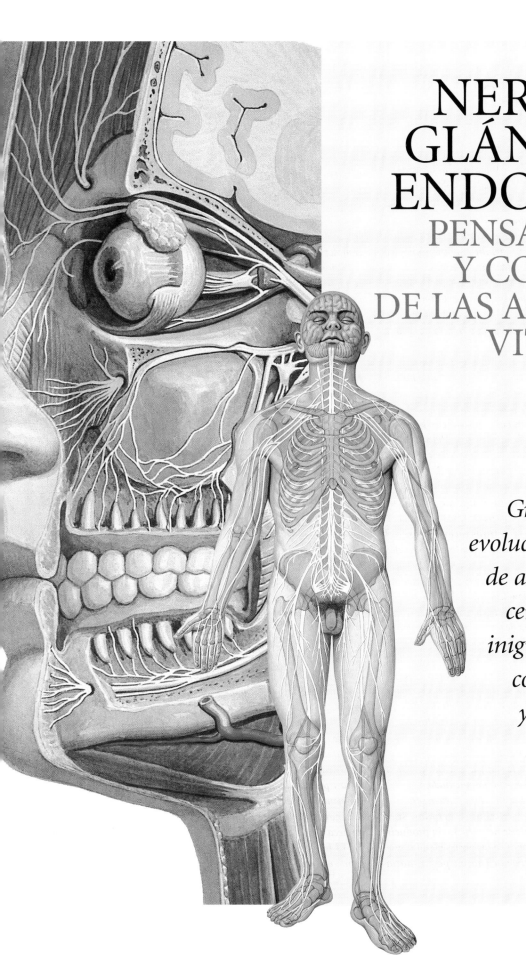

NERVIOS Y GLÁNDULAS ENDOCRINAS

PENSAMIENTO Y CONTROL DE LAS ACTIVIDADES VITALES

Gracias a una compleja evolución a lo largo de millones de años, el hombre posee un cerebro con capacidades inigualables, que interactúa con el medio ambiente y nos permite hablar.

EN LA VIGILIA Y DURANTE EL SUEÑO, LA ENCARGADA DEL CONTROL DE TODAS LAS
ACTIVIDADES DE NUESTRO CUERPO ES LA VASTA Y COMPLEJA RED CELULAR DEL SISTEMA
NERVIOSO: MILES DE FIBRAS NERVIOSAS Y TERMINACIONES SENSITIVAS EN ESTRECHA
CONEXIÓN ENTRE SÍ.

EL SISTEMA NERVIOSO

Cualquier aspecto de la actividad de nuestro cuerpo está bajo el control de una vasta y compleja red celular: miles de fibras nerviosas y de terminaciones sensitivas recogen datos y permiten su reconocimiento, su clasificación y su elaboración. Y otros miles de fibras nerviosas llevan a cada parte del cuerpo las órdenes elaboradas por las unidades nerviosas centrales, localizadas en las complicadas estructuras del encéfalo.

Aunque es muy similar al de los monos antropomorfos, durante la evolución de nuestra especie el cerebro humano ha sufrido un desarrollo considerable, tanto en lo referente al tamaño (ha pasado de algo más de 400 cm³ a poco menos de 1.300 cm³) como desde el punto de vista operativo. El ser humano es el único animal tecnológico, y nuestra evolución, a partir del primer utensilio realizado con piedra y desde el momento en que se descubrió el fuego, ha estado influida fundamentalmente por la psique.

Veamos cuáles son las características generales del sistema biológico que organiza y coordina las acciones vitales del organismo y que le permite interactuar con el mundo circundante y transformar las sensaciones en recuerdos, emociones, conciencia de sí mismo, sueños, sentimientos, lógica, creatividad e inteligencia.

LA ESTRUCTURA DEL SISTEMA NERVIOSO

Con la expresión «sistema nervioso» se designa el conjunto de órganos que intervienen en ese complejo grupo de actividades coordinadas:

- un *sistema de sensores* que registran las variaciones ambientales (externas e internas al cuerpo) y las transforman en estímulos nerviosos. Permite la interacción del organismo con el medio exterior y que el cuerpo adquiera la percepción de sí mismo;

- una *red de nervios* que llega a todas las partes del cuerpo humano. Pone en relación los sensores y otros elementos corporales con los órganos que elaboran los estímulos y producen «órdenes» nerviosas;

- un *sistema neuronal centralizado* que comprende órganos, los cuáles, según la necesidad, procesan, memorizan y producen una respuesta a los estímulos que llegan a ellos a través de la red nerviosa. El sistema central está constituido por el encéfalo, unos 1.300 g de masa neuronal compacta alojada en el estuche craneal (en el ser humano, ésta es la parte del sistema nervioso que ha registrado una evolución más rápida y compleja), y la médula espi-

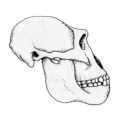 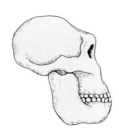 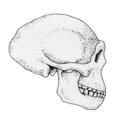 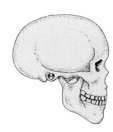

◄ Aumento volumétrico
En la evolución humana, el aumento de volumen del encéfalo ha correspondido al desarrollo de las facultades psíquicas y técnicas. De izquierda a derecha, cráneos fósiles de *Australopythecus afarensis* (hace 3 millones de años): 400 cm³; *Homo habilis* (hace 2 millones de años): 650 cm³; *Homo erectus* (hace 1 millón de años): 1.250 cm³; *Homo sapiens* (hace 100.000 años): 1.300 cm³.

Esta compleja red de células ramificada por todo el cuerpo se divide en dos partes principales, con funciones muy diferentes:
- el *sistema nervioso central,* formado por el encéfalo, la médula espinal y una red de 12 pares de nervios craneales y 32 pares de nervios espinales;
- el *sistema nervioso autónomo,* formado por las fibras nerviosas del simpático y del parasimpático.

nal ➤[106], una prolongación del encéfalo que discurre por el canal formado por las vértebras de la columna vertebral;

- un ***sistema nervioso periférico*** o ***sistema nervioso autónomo*** o ***sistema vegetativo,*** constituido por el conjunto de centros nerviosos llamados *ganglios,* conectados al sistema central, que elaboran los estímulos nerviosos involuntarios. Los nervios que transmiten los impulsos que regulan las funciones fisiológicas independientemente de nuestra voluntad se clasifican en dos subsistemas, que a menudo desarrollan acciones antagónicas:

- el ***sistema nervioso simpático*** está formado por dos largas cadenas de ganglios, pares y simétricas respecto a la columna vertebral, y constituido por fibras organizadas en plexos que se distribuyen por todos los órganos siguiendo el recorrido de las arterias. Ejerce funciones de control y coordinación semejantes y a menudo contrarias a las del parasimpático;

- el ***sistema nervioso parasimpático***, formado esencialmente por el nervio vago, que controla, además de la homeostasis ➤[205], las funciones de los órganos internos (por ejemplo, reduce la frecuencia cardiaca y respiratoria, aumenta la secreción ácida del estómago y los movimientos peristálticos intestinales ➤[156]).

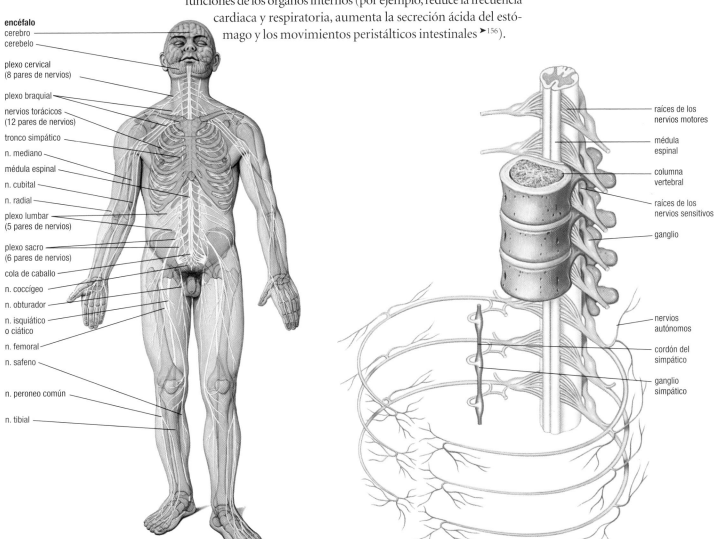

encéfalo
cerebro
cerebelo

plexo cervical
(8 pares de nervios)

plexo braquial

nervios torácicos
(12 pares de nervios)

tronco simpático

n. mediano

médula espinal

n. cubital

n. radial

plexo lumbar
(5 pares de nervios)

plexo sacro
(6 pares de nervios)

cola de caballo

n. coccígeo

n. obturador

n. isquiático
o ciático

n. femoral

n. safeno

n. peroneo común

n. tibial

raíces de los
nervios motores

médula
espinal

columna
vertebral

raíces de los
nervios sensitivos

ganglio

nervios
autónomos

cordón del
simpático

ganglio
simpático

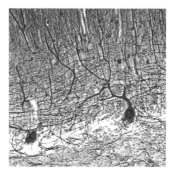

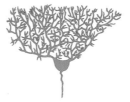

▲ **Neuronas de Purkinje**
Son características del cerebelo.

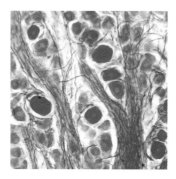

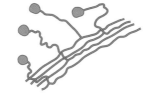

▲ **Neuronas de ganglio espinal**

NERVIOS

Son haces de células que transmiten impulsos nerviosos ➤[30], garantizando la comunicación entre las distintas partes del cuerpo. Se dividen en:

- **nervios aferentes** o **sensitivos,** que transportan al sistema central los mensajes recogidos por los receptores sensitivos;

- **nervios eferentes** o **motores,** que transportan los impulsos nerviosos desde el sistema central hacia los órganos del cuerpo (por ejemplo, un músculo o una glándula endocrina).

CIRCUITOS NERVIOSOS

Las fibras nerviosas (o *neuronas*) están interconectadas entre sí directa o indirectamente. Las fibras del sistema nervioso central se agrupan en determinadas zonas del cuerpo y se organizan para reforzar la onda de excitación, que tiende a atenuarse al pasar de una fibra a otra. Así, en la corteza cerebral, células diversas (*piramidales, estrelladas*, etc.), dispuestas en capas y conectadas entre sí por numerosas dendritas, forman circuitos neuronales de distinta complejidad. Las fibras de la médula espinal ➤[106] establecen contacto con los músculos somáticos, cuya actividad está regulada por otras neuronas conectadas a diversas áreas del sistema nervioso (*ganglios espinales o dorsales, corteza cerebral*, etc.).

Las fibras del sistema nervioso periférico también están en estrecho contacto entre sí; las del simpático forman a menudo redes tan complejas (*plexos*) que hacen muy difícil seguir con precisión el recorrido de un nervio en particular. Los enlaces nerviosos pueden tener efectos diversos en el impulso nervioso transmitido:

1. cuando una fibra nerviosa establece contacto con otras para transmitir «en cascada» su impulso nervioso se crea un *circuito nervioso divergente* o *amplificador,* que posibilita una amplia respuesta del organismo;

2. cuando una señal nerviosa es recogida por neuronas conectadas entre sí «en pirámide» se origina un *circuito convergente.* La respuesta está garantizada, es rápida y uniforme, aunque las señales estén producidas por estímulos diversos;

3. cuando una señal nerviosa que recorre una cadena de neuronas encuentra una ramificación que la hace «retroceder» se crea un *circuito recurrente* o *reverberante:* el mensaje nervioso se transforma de simple impulso en descarga continua; es lo que sucede, por ejemplo, en la estimulación de algunos músculos lisos;

4. cuando una neurona estimula a otras al mismo tiempo (a través de terminaciones diversas), y éstas, a su vez, convergen en una neurona terminal, se crea un *circuito en paralelo*. En respuesta a un único estímulo, la neurona terminal recibe una descarga de impulsos que la estimula de manera prolongada.

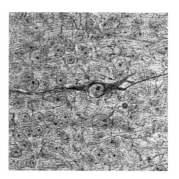

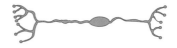

▲ **Neurona bipolar**
Es característica de la retina.

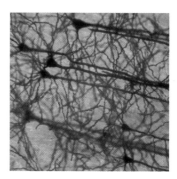

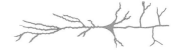

▲ **Neuronas piramidales**
Son características de la corteza cerebral.

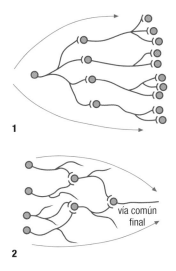

Estos son sólo algunos esquemas de funcionamiento de los principales circuitos neuronales. En nuestro cuerpo se entrecruzan de mil maneras, sumándose, inhibiéndose e influyéndose mutuamente. Además de la disposición de las neuronas y del tipo de enlaces que se establecen entre ellas, en la actividad de estos circuitos influyen también los distintos umbrales de excitabilidad ➤30 que las distinguen, su posible actividad espontánea, la extendida y continua presencia de muchos estímulos sensoriales, etc. Es prácticamente imposible seguir la actividad nerviosa de un cuerpo y, aún más, preverla, de no ser a nivel puramente macroscópico. Si analizamos el acto de tomar una manzana, sabemos qué impulsos van al encéfalo, dónde son elaborados, desde qué zonas del encéfalo regresan las señales para el movimiento correcto y con qué sucesión se desarrollan, pero es imposible realizar un análisis completo, a nivel celular, de la transmisión nerviosa en un simple pestañeo.

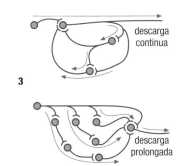

◀▲ **Esquemas de circuitos neuronales**
1. Circuito divergente (ej.: fibras eferentes)
2. Circuito convergente (ej.: fibras aferentes)
3. Circuito recurrente (impulso continuo)
4. Circuito paralelo (descarga prolongada e intensa)

La evolución del cerebro humano

Cuando hablamos de evolución humana (en particular, de la evolución del encéfalo, el órgano más complejo de nuestro cuerpo y, en muchos aspectos, todavía desconocido) es difícil identificar una sola causa selectiva que pueda justificar su rápido y eficaz desarrollo. Más que de «causas», sería apropiado hablar de «eslabones de retroacción»: una cadena de eventos que, al actuar de manera positiva o negativa sobre el fenómeno inicial, puede acelerar o inhibir el proceso.

El tipo de vida de los hombres primitivos determinó el desarrollo del pulgar oponible, que permitía tanto la manipulación minuciosa como agarrar con fuerza. Aunque esta modificación con respecto a los

«parientes» más primitivos tuvo gran importancia, no fue la única. En el bosque no había depredadores, y era vital reconocer a distancia los frutos comestibles, pudiéndolos agarrar al vuelo sin caerse de la rama. Por eso fueron seleccionados los primates con ojos más frontales, dotados de una visión tridimensional gracias a la parcial superposición del campo visual. Y no sólo eso: mientras que sus antepasados eran nocturnos, ellos se convirtieron en diurnos, sensibles a un amplio espectro de colores. Al mismo tiempo, la sensibilidad a los olores resultó cada vez menos útil (en el bosque, los olores son casi excesivos), y el hocico se fue aplanando progresivamente.

Bajo la presión selectiva de numerosos factores concomitantes, y según complicados sistemas de retroacción, los primates adoptaron el aspecto que conocemos.

Pero no sólo estaba cambiando su aspecto externo: la cantidad de estímulos táctiles proporcionada al cerebro por la continua manipulación de objetos aumentó respecto a la estimulación que producía una pata.

Además, el flujo de mensajes visuales y auditivos se volvió enorme y cada vez más articulado. Para asimilar ese torrente de estímulos, el cerebro debía transformarse y ser capaz de elaborarlos rápidamente. Pero el sistema neuronal en que está basado el cerebro no puede regir más de una cierta cantidad de información en cada ocasión: si lo que debe elaborar sobrepasa el umbral, se produce un cortocircuito.

El incremento de estímulos perceptivos impuso la reorganización de las redes neuronales ejerciendo una presión selectiva que llevó al desarrollo de un cerebro más grande y mejor organizado. La evolución del cerebro está vinculada a cambios «internos» producidos por las modificaciones físicas sufridas por los primates.

La zona del cerebro donde se elaboran las percepciones sensoriales (la corteza ➤82-87) se expandió paulatinamente. El desarrollo cerebral condujo a una rápida evolución en los comportamientos. Este hecho contribuyó a conservar la morfología de las otras partes del cuerpo: si los cambios de comportamiento, por sí solos, bastan para afrontar y superar los problemas de supervivencia, el cuerpo deja de someterse a presiones selectivas. Y eso, a la larga, llevó al desarrollo de la cultura.

▶ **Encéfalos comparados**
Al evolucionar el encéfalo se han desarrollado principalmente las estructuras cerebrales anteriores y superficiales:
1. Macaco;
2. Chimpancé;
3. Gorila;
4. Hombre.

- lóbulo frontal
- lóbulo parietal
- lóbulo temporal
- lóbulo occipital
- cerebelo
- tronco encefálico

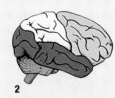
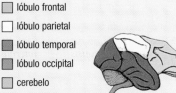
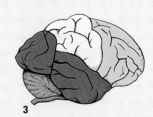
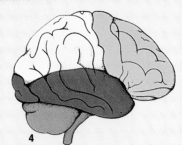

El sistema nervioso central está constituido por el encéfalo, la médula espinal, 12 pares de nervios craneales y 31 pares de nervios espinales. Tiene la función de recoger, procesar y memorizar los estímulos externos e internos, reaccionando a ellos con impulsos nerviosos.

EL SISTEMA NERVIOSO CENTRAL Y LOS ÓRGANOS DE LOS SENTIDOS

El sistema nervioso central, una estructura anatómica enormemente compleja, recoge millones de estímulos por segundo, que procesa y memoriza continuamente, adaptando las respuestas del cuerpo a las condiciones externas o internas.

Se divide en diferentes partes, según su estructura y sus funciones: cada una de ellas se subdivide en elementos que reciben distintos nombres, dependiendo de las funciones que desarrollan. El encéfalo se subdivide en tres partes: el romboencéfalo (que comprende el bulbo raquídeo, o médula oblongada, el cerebelo y el puente), el mesencéfalo (techo mesencefálico) y el proencéfalo (cerebro, tálamo e hipotálamo).

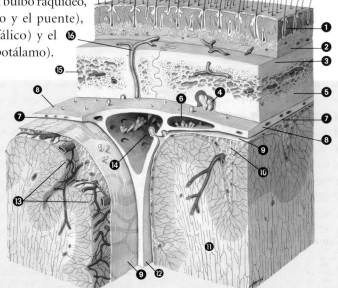

LOS COMPONENTES DEL SISTEMA NERVIOSO CENTRAL

EL ENCÉFALO

El encéfalo está formado, en general, por más de diez mil millones de células 10 veces más numerosas. Neuronas y neuroglia forman el tejido cerebral, blando y gelatinoso, que sólo mantiene su forma porque está contenido en el estuche craneal.

El encéfalo está rodeado por tres membranas, las meninges, *cuyas funciones son nutritiva y de protección:* duramadre, *la más exterior y sólida;* aracnoides, *reticular y recorrida por numerosos canales de líquido cefalorraquídeo; y* piamadre, *la más delgada. Las meninges se prolongan hasta revestir toda la médula espinal ► 106. Entre una y otra*

se encuentran fibras nerviosas y vasos sanguíneos inmersos en el líquido cefalorraquídeo, que circula también por los ventrículos (cavidades) del encéfalo y por el delgado canal que atraviesa centralmente la médula espinal.

El encéfalo se divide en varias partes que corresponden a una compartimentación anatómica y funcional:

el CEREBRO *abarca la mayor parte del encéfalo (pesa unos 1.200 g); además de desempeñar algunas funciones básicas de recepción y elaboración de los estímulos, se ocupa de las funciones psíquicas humanas más importantes;*

el CEREBELO *ejerce principalmente un control directo sobre los movimientos musculares de precisión;*

el SISTEMA LÍMBICO *está involucrado en la memorización y en la elaboración de emociones;*

el HIPOTÁLAMO *desarrolla una actividad de control de la hipófisis (la glándula endocrina más importante) y de otras muchas funciones vitales del cuerpo;*

el TRONCO ENCEFÁLICO, *del que forma parte el* TÁLAMO, *que «clasifica» los mensajes de llegada y de salida de las otras zonas encefálicas, se prolonga en la médula espinal ► 106 y desempeña una función de control de algunas condiciones internas, como la presión sanguínea o el ritmo respiratorio, adecuándolas continuamente a las necesidades fisiológicas.*

LOS ÓRGANOS DE LOS SENTIDOS

Aunque no forman parte estrictamente del sistema nervioso central, constituyen su principal centro de recogida de estímulos. A través de las terminaciones nerviosas de la vista, el oído, el olfato, el gusto y el tacto, de las propioceptivas y del equilibrio, el cerebro recibe datos fundamentales en su desarrollo y para producir las señales necesarias para la supervivencia. Los órganos de los sentidos recogen y transmiten estímulos al cerebro a través de nervios específicos. El cerebro capta, memoriza, reconoce y codifica las señales, así, en función de ello elabora las respuestas más adecuadas. La continua afluencia de datos estimula la actividad cerebral: se ha demostrado que cuanto mayor es la cantidad de datos a procesar, más numerosas son las interconexiones entre células cerebrales, y más se desarrolla la capacidad intelectiva. Por ello, algunos antropólogos consideran que nuestra inteligencia es la consecuencia de una mayor afluencia de estímulos producida por el empleo de las manos y por el perfeccionamiento del lenguaje.

Si se excluyen la sensibilidad táctil y las que corresponden al calor, al dolor y la propioceptiva típica de la piel y extendida a todo el cuerpo, se puede afirmar que los órganos de los sentidos están alojados en la cabeza, bien protegidos por los huesos del cráneo.

◀ **Meninges en sección**
❶ piel - pelos, ❷ aponeurosis,
❸ lámina externa, ❹ gránulos aracnoideos, ❺ lámina interna,
❻ laguna lateral, ❼ espacio subdural,
❽ duramadre, ❾ meninges aracnoides,
❿ cavidad subaracnoidea, ⓫ encéfalo,
⓬ falce cerebral, ⓭ piamadre,
⓮ seno sagital sup., ⓯ diploe,
⓰ v. emisaria

▼ **El cerebro y los nervios craneales**

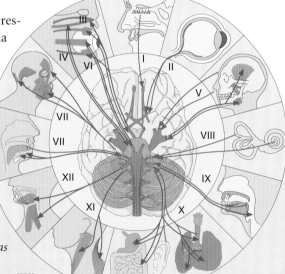

LA MÉDULA ESPINAL

Está constituida por varios tipos de neuronas, procedentes del encéfalo o dirigidas a él, que se alojan en el canal espinal (la cavidad que atraviesa longitudinalmente la columna vertebral). De unos 45 cm de longitud, tiene forma cilíndrica y una estructura estratificada semejante a la del cerebro. Cumple funciones de transmisión de datos nerviosos por y para el encéfalo; además, contiene importantes centros de regulación del sistema nervioso autónomo. A nivel de la médula espinal ➤106 *se elaboran las respuestas nerviosas «reflejas» a los estímulos, en las que no interviene el cerebro.*

LOS NERVIOS CRANEALES

De la cara inferior del encéfalo parten los 12 nervios craneales que tienen la función de enviar y recibir informaciones relativas a la cabe-

za, el cuello y la mayoría de los órganos internos. Se suelen indicar con un número romano. De estos nervios, tres son exclusivamente aferentes, es decir, que llevan al encéfalo información procedente de los órganos de los sentidos:
- el nervio olfativo *(I)*
- el nervio óptico *(II)*
- el nervio acústico *(VIII)*
Dos son únicamente motores:
- el nervio accesorio *(XI), que lleva instrucciones a dos músculos del cuello;*
- el nervio hipogloso *(XII), que mueve la lengua y los otros pequeños músculos del cuello implicados en la fonación.*

Los otros siete pares de nervios craneales están formados por fibras tanto motoras como sensitivas:
- el trigémino *(V), que inerva los músculos de la masticación y transmite las sensaciones del rostro;*

- el facial *(VII), que mueve los músculos mímicos y transmite las sensaciones procedentes de las papilas gustativas de 2/3 de la lengua;*
- el glosofaríngeo *(IX), que transmite las informaciones táctiles y gustativas recogidas por la parte posterior de la lengua y la faringe, contribuye a regular la deglución;*
- el vago *(X), en conexión con los músculos del tórax y del abdomen;*
- los nervios troclear *(IV), abductor (VI) y oculomotor (III), que inervan la musculatura externa de los globos oculares: gracias a su constitución motora y sensitiva pueden efectuar la continua adaptación de la posición del ojo.*

LOS NERVIOS ESPINALES

Son haces de fibras nerviosas que se originan en la médula espinal y salen de la columna vertebral en parejas a intervalos regulares. Antes de salir a través de las aberturas vertebrales, cada nervio está formado por dos haces de fibras o raíces del nervio: una posterior, aferente, y otra anterior, eferente. Distalmente, en los nervios espinales tienen origen los nervios periféricos, que se ramifican por las distintas partes del cuerpo.

EL CEREBRO

Constituye la masa principal del encéfalo, hasta aquí llegan señales de los órganos de los sentidos, de las terminaciones nerviosas propioceptivas y del dolor. El cerebro procesa, analiza y coteja las informaciones procedentes del exterior y del interior del cuerpo, las transforma en sensaciones y las almacena como recuerdos. En él se desarrollan los procesos que llevan a la elaboración del pensamiento y la reacción motora o endocrina del cuerpo. Aunque su peso sólo corresponde al 2% del cuerpo, consume aproximadamente el 20% del oxígeno en circulación.

Se divide en dos hemisferios cerebrales separados por tres lados mediante una profunda fisura, pero unidos a la base por el cuerpo calloso, un haz de fibras nerviosas de unos 10 cm de longitud, que garantiza la comunicación entre hemisferios.

En cada hemisferio se distinguen:

- la *corteza cerebral,* o *sustancia gris,* contiene aproximadamente el 60% de las neuronas encefálicas. Debido a los numerosos pliegues que presenta, la superficie cerebral es unas 30 veces mayor que la superficie disponible en el espacio craneal. Las marcas de los pliegues visibles por fuera de la corteza son circunvoluciones cerebrales, surcos y cisuras, y a menudo delimitan áreas con funciones específicas;

- la *sustancia blanca,* más interna, está formada principalmente por las fibras nerviosas mielínicas ➤30 que llegan a la corteza.

Desde el *cuerpo calloso,* miles de fibras nerviosas se ramifican por dentro de la sustancia blanca. Si se interrumpen, los hemisferios se vuelven independientes funcionalmente.

LA CORTEZA Y LA ELABORACIÓN DE LOS DATOS SENSORIALES

Se trata de un tejido vivo, muy activo y especializado, según la zona, en seleccionar, cotejar, organizar y elaborar las informaciones de llegada, catalogándolas como

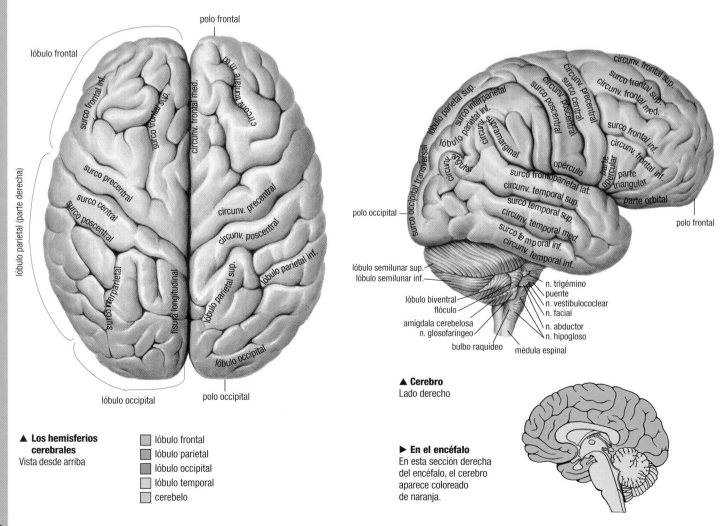

▲ **Los hemisferios cerebrales**
Vista desde arriba

lóbulo frontal
lóbulo parietal
lóbulo occipital
lóbulo temporal
cerebelo

▲ **Cerebro**
Lado derecho

▶ **En el encéfalo**
En esta sección derecha del encéfalo, el cerebro aparece coloreado de naranja.

imágenes, pensamientos o emociones, y almacenándolas como recuerdos. Esta parte del cerebro está constituida por unos ocho mil millones de neuronas, comprimidas en una capa de pocos centímetros de espesor e inmersas en la *glia,* sustancia gelatinosa formada por una cantidad de células ocho veces superior al número de neuronas corticales.

La cisura de Rolando, longitudinal, y la cisura de Silvio, transversal, circunscriben los cuatro lóbulos cerebrales en que se divide la corteza cerebral, separados y simétricos en los dos hemisferios. Cada lóbulo está formado por neuronas encargadas de recibir información y de transmitirla. Los lóbulos toman el nombre de los huesos craneales correspondientes, y en ellos se localizan áreas con funciones diversas: en los lóbulos parietales se encuentran los centros de recepción y elaboración de los estímulos táctiles, en los occipitales están los centros de la visión, en los temporales los controles de la percepción auditiva, etc.

Puesto que es difícil que los datos provenientes de un solo tipo de nervios sensitivos permitan tener un cuadro completo de la situación externa e interna del cuerpo, todos los impulsos que llegan a la corteza son integrados, modificados y elaborados al mismo tiempo que las otras informaciones de llegada. Las zonas en que tiene lugar este rápido proceso de modificación e integración de mensajes sensoriales se denominan *áreas de asociación* y están repartidas por toda la corteza. Además, antes de ser enviada a la corteza, la información procedente de los órganos de los sentidos es recogida por el hipotálamo ➤[94].

Los núcleos grises de la base, agregados de sustancia gris encajados entre los dos hemisferios, tienen una función análoga de clasificación de los impulsos procedentes de la corteza. La parte de la corteza cerebral en la que se encuentran los centros que elaboran las sensaciones se llama *corteza sensitiva.* Exceptuando la percepción olfativa, todas las sensaciones llegan a la corteza a través del tálamo, una pequeña estructura situada en el centro del encéfalo que controla, integra y coordina los impulsos transportados por las fibras nerviosas que conectan los hemisferios con las sensaciones recogidas por el eje cerebro-espinal.

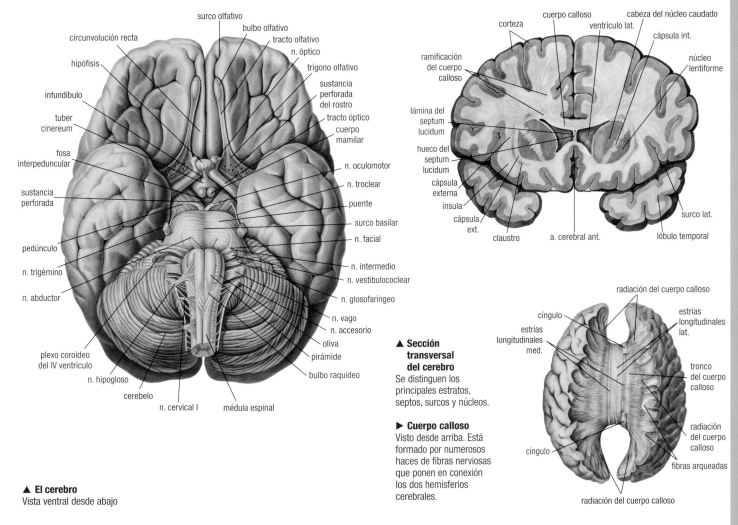

▲ **El cerebro**
Vista ventral desde abajo

▲ **Sección transversal del cerebro**
Se distinguen los principales estratos, septos, surcos y núcleos.

▶ **Cuerpo calloso**
Visto desde arriba. Está formado por numerosos haces de fibras nerviosas que ponen en conexión los dos hemisferios cerebrales.

LA CORTEZA VISUAL

La vista ha desempeñado un papel esencial en nuestra evolución; por ello, el número de células sensitivas involucradas supera al de cualquier otro sentido.

La imagen recogida por el ojo ➤96 es transmitida por cada nervio óptico al cerebro, donde se transforma en imágenes en movimiento, multicolores, reconocibles y que pueden ser evocadas por la memoria. En la corteza visiva se crean también los colores, una sensación producida en el cerebro por distintas combinaciones de impulsos generados por luz con diferentes longitudes de onda.

Allí también tiene lugar uno de los procesos fisiológicos más extraordinarios: la transformación de miles de impulsos nerviosos producidos por imágenes invertidas y en dos dimensiones, en imágenes derechas, tridimensionales e «íntegras» de la realidad. El cerebro nos permite ver los objetos como son realmente, pese a las deformaciones debidas a la perspectiva, a la distancia o a otros factores. Nuestra mente integra las informaciones con la memoria, con las imágenes correctas encontradas a lo largo de la vida. Y los continuos movimientos de los ojos son indispensables para obtener una percepción fiable de la profundidad, garantizando que la imagen perdure: si se «bloquea» un ojo, en breve la imagen visual desaparece.

La vista es mucho más que una suma de informaciones, precisa de un patrimonio de informaciones adquiridas con anterioridad incluso a través de otras sensaciones. Estas complejas interrelaciones provocan, quizá, las «ilusiones ópticas». Si los indicios perceptivos de la imagen son ambiguos, el cerebro los integra según sus propias experiencias, y los objetos son distorsionados o convertidos en reales aunque sean construcciones imposibles.

Aún se desconocen en gran medida los mecanismos en que se basan estas creaciones visuales de la mente; los científicos aún deben descubrir qué parte de este complicado proceso es aprendida y cuál es innata. También se desconocen en gran parte los mecanismos de la percepción visual. Pero se sabe que al estimular la corteza cerebral en un área correspondiente a la zona central de la retina ➤96-97 se perciben destellos lu-

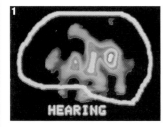
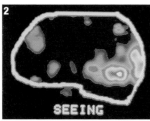
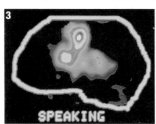
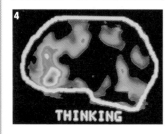

◄ Áreas funcionales de la corteza cerebral en PET
La tomografía computerizada con emisión de positrones (PET) es una técnica radiológica ➤17 que permite visualizar las funciones del cerebro activadas por tareas cognitivas o comportamentales, localizando la glucosa marcada (radiactiva) suministrada al paciente. De hecho, las zonas activas del cerebro necesitan un aporte extra de energía (azúcar).
1. oyendo;
2. viendo;
3. hablando;
4. pensando.

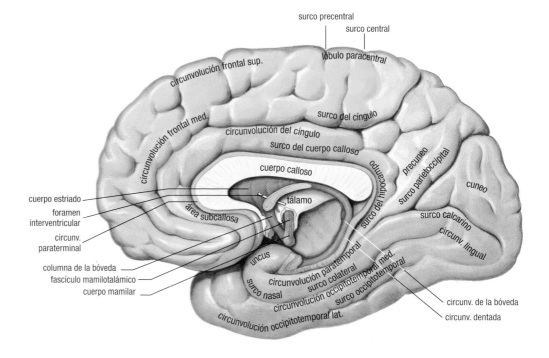

▲ Mitad del cerebro
Sección longitudinal del cerebro que muestra las principales divisiones anatómicas.

minosos, y al estimular zonas cada vez más periféricas se producen imágenes precisas de formas y objetos, hasta estimular la visión de escenas de experiencias pasadas.

Es probable que en el interior de la corteza visiva exista una «división» de las funciones cerebrales, y que algunas células reconozcan sólo objetos precisos (por ej., rayas verticales) o movimientos en direcciones preferenciales del campo visual.

LA CORTEZA AUDITIVA
Los impulsos auditivos también son integrados por la corteza con otras informaciones memorizadas: recuerdos visuales, olfativos, táctiles y sonoros contribuyen a formar una «imagen» completa del sonido percibido.

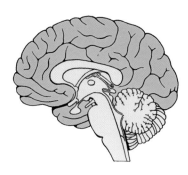

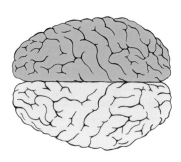

▲ **Hemisferio cerebral derecho**
Localización del encéfalo y áreas de actividad específicas.
Los conocimientos que poseemos sobre

la actividad que desarrolla el hemisferio cerebral derecho son menores que los relativos a la actividad del hemisferio izquierdo.

✚ LOS PROBLEMAS DEL ENVEJECIMIENTO: CEREBRO, MEMORIA Y ENFERMEDADES DEGENERATIVAS

El cerebro, al igual que los demás órganos, también envejece; por término medio, a partir de los 40 años, su peso se reduce hasta 9 g anualmente. La disminución de células activas corresponde a una progresiva degeneración cerebral que puede llevar a una pérdida más o menos consistente de las facultades intelectivas.

La **demencia senil** afecta, a niveles más o menos graves, aproximadamente al 4% de la población mayor de 65 años, y el porcentaje asciende al 20% por encima de los 80 años.

Este problema ligado al envejecimiento depende de las condiciones físicas generales. Por ejemplo, uno de los agentes que más influyen en su aparición es la arteriosclerosis (es decir, el engrosamiento de las paredes de los vasos sanguíneos, que provoca una menor afluencia de sangre y un aumento de la tensión); son factores preventivos el continuo ejercicio mental, la correcta alimentación y no fumar.

Mayor importancia aún posee la **enfermedad de Alzheimer,** padecida aproximadamente por el 50% de todos los casos de demencia en personas mayores de 50 años. Esta enfermedad, con un claro componente genético, provoca trastornos de la memoria y de la formulación del pensamiento, a los que se suman problemas de personalidad, de afectividad, de lenguaje y, en las fases más agudas, incluso de mantenimiento de la postura. Éstas son las consecuencias de la formación de placas y fibrillas debida a la actividad de algu-

nas enzimas a partir de elementos protéicos producidos por las células cerebrales sanas.

La elaboración de una vacuna y de nuevos fármacos debería permitir resolver o, al menos, contener el problema. Actualmente, la farmacología no ha encontrado aún el modo de frenar la creciente degeneración cerebral provocada por esta dolencia.

La **enfermedad de Parkinson,** que puede surgir incluso en edades no muy avanzadas, no tiene componentes genéticos, pero es lenta y progresiva como el Alzheimer. A diferencia de este último, la enfermedad de Parkinson no disminuye las facultades mentales, salvo después de mucho tiempo. Esta enfermedad degenerativa está causada por la muerte de neuronas particulares localizadas en la sustancia negra del mesencéfalo, que producen dopamina, un neurotransmisor ►30 esencial para la modulación de los movimientos. Los enfermos de Parkinson presentan rigidez muscular, temblores musculares persistentes incluso durante el sueño y falta de expresividad en el rostro. Sin embargo, contra la enfermedad de Parkinson ya existen muchos medicamentos, aunque el tratamiento farmacológico se ha de acompañar de un indispensable y adecuado ejercicio físico.

① Tomografía con emisión de positrones de un cerebro sano y ② de un cerebro enfermo de Alzheimer: las placas de tejido cerebral muerto se distinguen por los falsos colores más claros.

La memoria es esencial para reconocer los sonidos. Cuando el centro de la memoria se daña, aunque continúe percibiendo los sonidos perfectamente, dejamos de ser capaces de codificarlos. El cerebro almacena recuerdos de sonidos desde el nacimiento: se considera que puede reconocer hasta medio millón de señales sonoras.

Por un nervio auditivo «viajan» tanto impulsos eléctricos que, mediante electrodos, pueden volver a ser transformados en señales acústicas reconocibles por las enviadas al oído ➤98 (que funcionaría como un micrófono), como mensajes nerviosos con informaciones complementarias (sobre la intensidad, el timbre, la frecuencia, etc.) que la corteza auditiva codifica y elabora de forma aún desconocida.

LA CORTEZA TÁCTIL

Las señales táctiles ➤104 se distribuyen a diferentes sectores de la corteza sensitiva: estudios experimentales han permitido dibujar un «mapa» de las áreas táctiles de la corteza y, como era previsible, las zonas del cuerpo más sensibles corresponden a una cantidad mayor de neuronas corticales (es decir, a una superficie más extensa de la corteza sensitiva).

Los dedos de la mano, por ejemplo, envían estímulos a un área de la corteza equivalente a la que elabora los estímulos del resto del cuerpo. Además, al entrecruzarse las fibras nerviosas a la altura del tronco encefálico ➤90, la corteza sensitiva derecha está inervada por las fibras procedentes de la mitad izquierda del cuerpo, y viceversa.

COORDINAR LOS MOVIMIENTOS

La corteza motora es la parte del cerebro que organiza y determina los movimientos voluntarios de nuestro cuerpo. Tiene muchas afinidades con la corteza sensitiva en cuanto a localización anatómica y a organización interna. De hecho, la corteza sensitiva y la motora se encuentran en la parte superior de los hemisferios cerebrales. Además, y al igual que la sensitiva, la corteza motora se puede dividir en áreas que corresponden a una parte específica del cuerpo: también en este caso se ha podido dibujar un «mapa de las áreas motoras», y las más extensas y ricas en neuronas corresponden a las zonas del cuerpo más activas. Pero existe una profunda diferencia funcional entre estos dos tipos de cor-

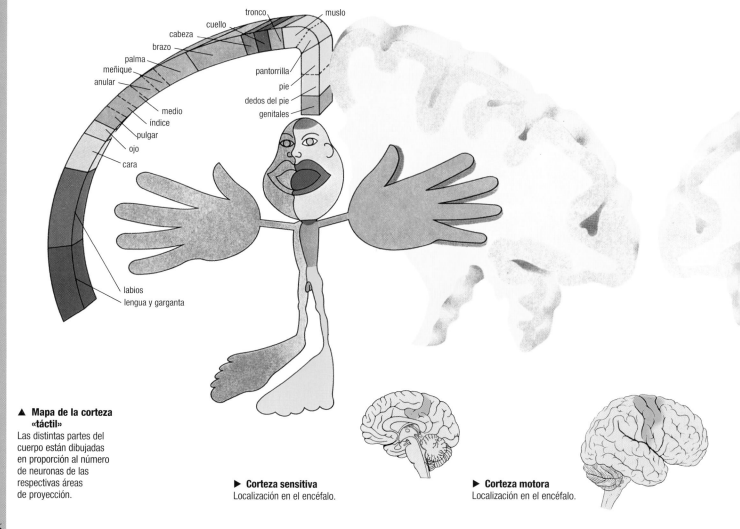

▲ **Mapa de la corteza «táctil»**
Las distintas partes del cuerpo están dibujadas en proporción al número de neuronas de las respectivas áreas de proyección.

▶ **Corteza sensitiva**
Localización en el encéfalo.

▶ **Corteza motora**
Localización en el encéfalo.

teza: mientras que en la corteza sensitiva los estímulos son de llegada, en la motora parten de las neuronas corticales y llegan, a través de fibras eferentes, a los músculos.

Para desarrollar su función, la corteza motora necesita que el cuerpo esté «preparado para moverse». Además del cerebelo ➤88, numerosas estructuras colaboran en alcanzar y mantener condiciones favorables al movimiento:

- la **médula espinal,** que con movimientos reflejos contribuye a relajar cada músculo antagonista cuando un músculo se contrae;

- el **tronco encefálico,** que al mantener el tono muscular permite la inmediata acción de los músculos;

- el **tálamo,** que garantiza que, una vez iniciado el movimiento, se desarrolle sin interrupción, de manera gradual y progresiva.

Para que se realice un movimiento es preciso pasar por dos momentos distintos, la ideación del movimiento y su realización, que se desarrollan en dos zonas diferentes del área motora: el *área premotora* y el *área primaria.*

En el área premotora se elaboran los datos y se coordinan los impulsos motores: está junto al lóbulo frontal, donde tienen lugar los principales procesos cerebrales vinculados a la reflexión, la elaboración de esquemas complejos, la programación, el juicio, el control de la personalidad, etc. Además, las áreas premotoras de los dos hemisferios están conectadas entre sí, con el fin de elaborar un «programa motor global».

En el área primaria, en cambio, las órdenes se combinan en una instrucción global y coordinada a los músculos: las áreas primarias están desconectadas casi por completo, para permitir movimientos independientes en las dos mitades del cuerpo. Los estímulos pasan primero a la médula espinal y, una vez modificados, a los músculos voluntarios. De las raíces motoras de la médula espinal parten también las fibras del sistema nervioso autónomo que conducen a una cadena de ganglios adyacentes a la columna vertebral. Éstas llevan los impulsos que accionan la musculatura involuntaria, los cuáles no están producidos por la corteza motora, aunque en algunas situaciones pueden estar influidos por ella (por ej., la respiración ➤162-163).

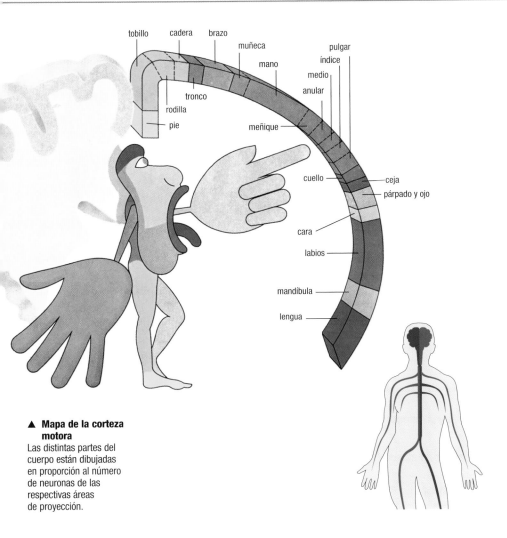

▲ Mapa de la corteza motora
Las distintas partes del cuerpo están dibujadas en proporción al número de neuronas de las respectivas áreas de proyección.

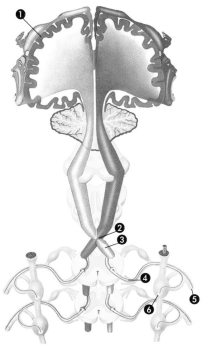

◄▲ Cruzamientos de fibras
Áreas motoras: **en rojo,** izquierda; **en azul,** derecha. Los impulsos nerviosos producidos por la corteza ❶ pasan a través de las fibras que se entrecruzan en el bulbo raquídeo ❷, llegan a las fibras del músculo espinal ❸ y, a través de las raíces motoras espinales ❹ y los nervios espinales ❺ llegan a los músculos. Los movimientos de los músculos involucrados son controlados por las fibras del sistema nervioso autónomo (**en verde**), que pasan de la raíz motora espinal a la cadena de ganglios nerviosos ❻ adyacente a la columna vertebral.

EL CEREBELO

Situado en la base del encéfalo, el cerebelo crece (desde el nacimiento hasta los dos años) mucho más que el cerebro, alcanzando rápidamente su volumen definitivo, cuyo peso equivale al 11% de la masa encefálica total. De manera aún más desconocida, memoriza los esquemas motores que van siendo aprendidos bajo forma de «memorias de trabajo», a las que accede con enorme rapidez. Dichas memorias constituyen una especie de «banco de datos» de los esquemas mecánicos óptimos, al que el cerebro siempre se remite para controlar la exacta realización de cada movimiento.

El cerebelo es similar a un cerebro en miniatura: dividido en dos lóbulos (hemisferios cerebelosos), tiene la superficie plegada en láminas. La sección de cada lámina muestra una parte superficial de sustancia gris (corteza), por debajo de la cual se encuentra la sustancia blanca, compuesta de fibras nerviosas aferentes y eferentes. Pero ésas son todas sus semejanzas: a diferencia de lo que ocurre en el cerebro, las neuronas de la corteza cerebelosa están distribuidas ordenadamente en tres estratos con estructura y funciones diferentes:

- el *estrato molecular,* formado por células estrelladas y crestiformes que elaboran las informaciones, es el más exterior;
- el *estrato intermedio* está formado por células de Purkinje que llevan fuera del cerebelo las informaciones relativas al movimiento corporal;
- el *estrato granuloso,* formado por células granulares y de Golgi que filtran las informaciones de llegada, es el más interior.

El cerebelo, además, sólo tiene funciones inhibitorias. Gracias a su actividad, los rápidos impulsos producidos por la corteza cerebral motora son ordenados y coordinados para conseguir el correcto desarrollo del movimiento. Esto no significa que el cerebelo sea lento, puede elaborar datos en menos de una décima de segundo. Sus

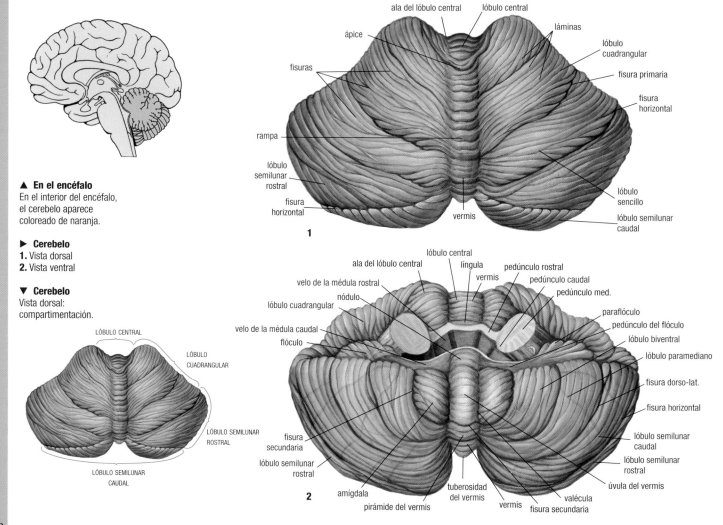

▲ En el encéfalo
En el interior del encéfalo, el cerebelo aparece coloreado de naranja.

► Cerebelo
1. Vista dorsal
2. Vista ventral

▼ Cerebelo
Vista dorsal: compartimentación.

LÓBULO CENTRAL

LÓBULO CUADRANGULAR

LÓBULO SEMILUNAR ROSTRAL

LÓBULO SEMILUNAR CAUDAL

ala del lóbulo central
lóbulo central
láminas
ápice
lóbulo cuadrangular
fisuras
fisura primaria
fisura horizontal
rampa
lóbulo semilunar rostral
lóbulo sencillo
fisura horizontal
vermis
lóbulo semilunar caudal
1

lóbulo central
ala del lóbulo central
língula
vermis
pedúnculo rostral
pedúnculo caudal
velo de la médula rostral
nódulo
pedúnculo med.
lóbulo cuadrangular
paraflóculo
velo de la médula caudal
pedúnculo del flóculo
flóculo
lóbulo biventral
lóbulo paramediano
fisura dorso-lat.
fisura horizontal
lóbulo semilunar caudal
lóbulo semilunar rostral
fisura secundaria
lóbulo semilunar rostral
úvula del vermis
amígdala
tuberosidad del vermis
valécula
pirámide del vermis
vermis
fisura secundaria
2

células no «pierden tiempo» intercambiándose información: el impulso de llegada puede ser «correcto» o «erróneo» y, con su «sí» (vía libre) o su «no» (*stop* al impulso), el cerebelo modula los movimientos del cuerpo. Sigamos una secuencia motora:

1. la corteza premotora del hemisferio cerebral izquierdo elabora la idea de un movimiento: «levantar la mano derecha y tomar la manzana»;

2. la corteza motora primaria del hemisferio cerebral izquierdo recibe este impulso y lo transforma en una compleja señal destinada a estimular los músculos del brazo, del antebrazo, de la muñeca y de la mano;

3. tras partir de la corteza primaria, la señal llega al tronco encefálico: mientras

algunas señales continúan hacia el brazo, otras son transmitidas al hemisferio derecho del cerebelo, que, en 1/15 de segundo desde el momento en que la señal parte de la corteza cerebral, recibe una información motora completa;

4. mientras el brazo empieza a moverse, el cerebelo coteja la información motora recibida con la que encuentra en su «banco de datos» sobre el correcto desarrollo de ese movimiento; de acuerdo con lo que ha memorizado, modifica el mensaje, permitiéndole proseguir después;

5. mientras el brazo continúa moviéndose, el cerebelo recibe del tronco encefálico las informaciones, procedentes de la extremidad, de los receptores del equilibrio y de la posición espacial del cuerpo, que des-

criben la amplitud y la velocidad del movimiento. El cerebro sigue cotejando las informaciones que recibe con las memorizadas y modifica las señales según la actividad muscular.

Así, el brazo se levanta sin impulsos repentinos, el antebrazo se desplaza progresivamente, la mano se tiende y los dedos se cierran alrededor de la manzana. La actividad del cerebelo es constante: controla cada movimiento garantizando tanto la perfecta disposición del cuerpo como el equilibro. Para desarrollar su función de control, el cerebelo recibe continuas informaciones de la médula espinal ➤106, de la musculatura voluntaria e involuntaria, de los órganos del equilibrio y de las terminaciones propioceptivas distribuidas en la piel.

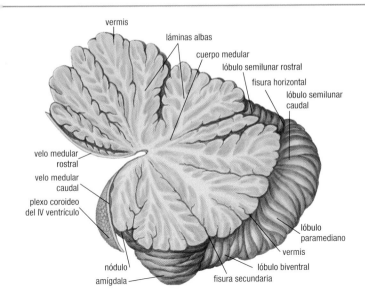

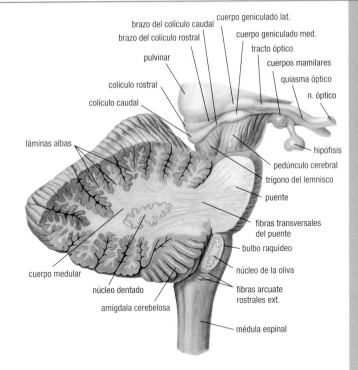

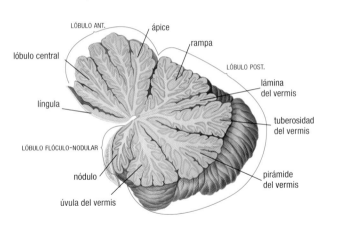

▲ **Sección longitudinal del cerebelo**
Lado derecho

◄ **Cerebelo**
Sección vista desde arriba.

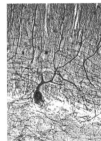

◄ **Célula de Purkinje**
Forma la capa intermedia del cerebelo, ramificándose en el estrato molecular con una típica ramificación «en espaldera». Un grueso axón sale del polo celular opuesto, atraviesa los gránulos y discurre por la sustancia blanca profunda.

EL TRONCO ENCEFÁLICO

No todas las funciones cerebrales tienen la misma importancia; las vitales, como la respiración y el control del ritmo cardiaco y de la presión sanguínea, poseen mayor trascendencia. En la evolución de los animales, estas facultades son las primeras en desarrollarse, y en el hombre tienen su sede en la porción más «arcaica» del encéfalo: el tronco encefálico.

Localizada bajo los hemisferios cerebrales, frontalmente respecto al cerebelo, esta estructura alargada está en conexión con todas las demás partes del encéfalo. Por el tronco encefálico pasan las principales vías motoras y sensitivas desde y hacia los centros cerebrales: es aquí donde muchas de ellas se cruzan, haciendo que cada hemisferio cerebral controle principalmente el lado opuesto del cuerpo.

En la parte anterior del tronco encefálico, el plexo coroideo segrega el líquido cerebro-espinal que se recoge en los ventrículos cerebrales y en la cavidad central del encéfalo y, desde allí, a través del acueducto de Silvio, discurre en el ventrículo por encima del tronco encefálico, bañando la superficie externa del encéfalo y de la médula espinal ➤106.

Dentro del tronco encefálico se encuentra la formación reticular, un entramado de cientos de neuronas que carece de una vía nerviosa predefinida. Está encargada del mantenimiento de las funciones vitales y de la regulación del nivel de conciencia: se pueden producir alteraciones del nivel de conciencia y

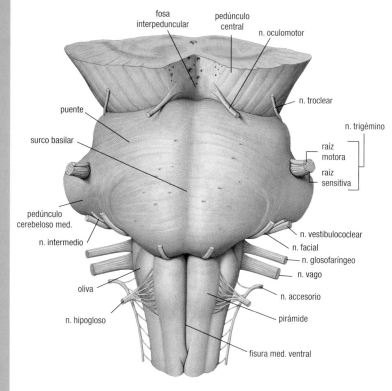

fosa interpeduncular
pedúnculo central
n. oculomotor
puente
n. troclear
surco basilar
n. trigémino
raíz motora
raíz sensitiva
pedúnculo cerebeloso med.
n. intermedio
n. vestibulococlear
n. facial
n. glosofaríngeo
n. vago
oliva
n. accesorio
n. hipogloso
pirámide
fisura med. ventral

▲ **Anatomía del tronco encefálico**

▶ **Sección longitudinal**
De apenas 6 cm de longitud, dispuesto como un libro abierto, el tronco encefálico muestra en su interior la formación reticular. A la izquierda se reconocen los núcleos motores de los nervios craneales; a la derecha, los respectivos núcleos sensitivos. Arriba a la derecha, el tálamo y el mesencéfalo.

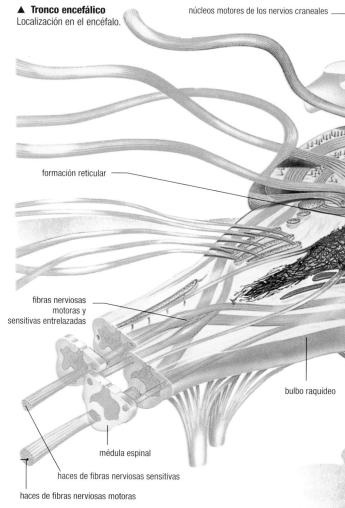

▲ **Tronco encefálico**
Localización en el encéfalo.

núcleos motores de los nervios craneales
formación reticular
fibras nerviosas motoras y sensitivas entrelazadas
bulbo raquídeo
médula espinal
haces de fibras nerviosas sensitivas
haces de fibras nerviosas motoras

de vigilancia por variaciones de excitación de la formación reticular, que permanece activa incluso durante los estados de sueño e inconsciencia. Este control es posible gracias a la posición estratégicamente central de la formación reticular: hasta aquí llegan informaciones de todo el cuerpo, y desde aquí se ramifican las informaciones para todos los órganos.

De hecho, para realizar el más mínimo cambio físico, es necesaria una serie continua de ajustes del ritmo cardíaco, de la presión sanguínea, de la respiración, de la actividad digestiva, etc.

De todo ello se ocupa la formación reticular. Además, fibras específicas que parten de allí regulan los movimientos musculares finos: este control es muy im-

portante porque permite realizar las adaptaciones infinitesimales de las que depende la posibilidad de efectuar movimientos coordinados y regulares.

Anteriormente al tronco encefálico se encuentra el tálamo. Cuando las fibras de esta zona son estimuladas, transmiten la excitación a grandes áreas de la corteza cerebral, activando así su función de elaboración.

En el tálamo se distinguen núcleos, o cuerpos talámicos (agregados compactos de neuronas), que desarrollan funciones específicas correspondientes a zonas circunscritas de la corteza cerebral.

Debajo del tálamo se encuentra el mesencéfalo, que controla los movimientos oculares y el diámetro de la pupila.

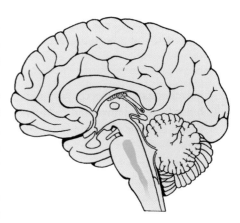

▲ **Formación reticular estimulante**
Localización en el encéfalo.

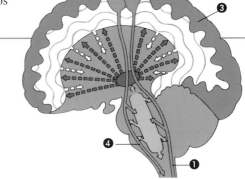

▲ **Recorridos informativos**
Las señales sensitivas ❶ aferentes a la corteza sensitiva ❷ estimulan la formación reticular (**en amarillo**) del tronco encefálico antes de llegar al cerebro. La formación reticular estimula así «por tiempos» la actividad y la vigilancia de toda la corteza. A su vez, los mensajes motores que salen de la corteza motora ❸, al pasar a las fibras nerviosas eferentes ❹, estimulan nuevamente la formación reticular.

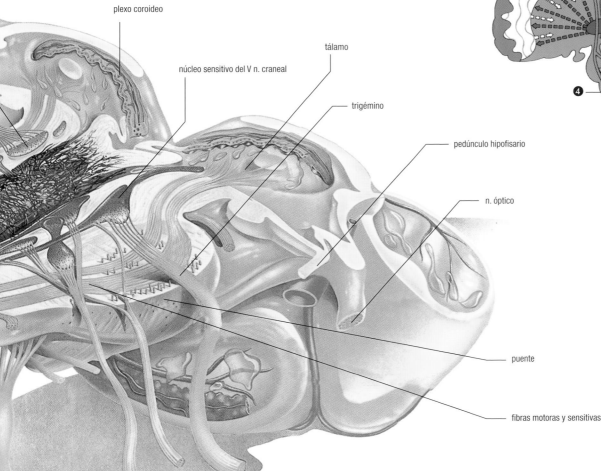

plexo coroideo

tálamo

núcleo sensitivo del V n. craneal

trigémino

pedúnculo hipofisario

n. óptico

puente

fibras motoras y sensitivas

EL SISTEMA LÍMBICO

La función de esta estructura, que se repite especularmente en los dos hemisferios y que se encuentra justo por encima del tronco encefálico (con el que está íntimamente conectada), es en gran medida la de regular tanto los comportamientos estereotipados (o instintivos) como las funciones y los ritmos biológicos vitales.

El sistema límbico, del que antaño se pensaba que estaba estrechamente ligado a la percepción olfativa (y por eso se llamaba *rinencéfalo*), mantiene complejas interacciones nerviosas y bioquímicas con la corteza cerebral, y actualmente está consi-

derado el elemento encefálico encargado de la memoria, las emociones, la atención y el aprendizaje. De hecho, los pacientes que tienen dañado el hipocampo, la parte más próxima al tronco encefálico, muestran trastornos de la concentración, la atención, la respuesta emotiva y los procesos perceptivos y de pensamiento. Además, al estimular eléctricamente algunas zonas del sistema límbico (amígdala, septum lucidum, hipocampo)

se han observado reacciones de rabia, agitación, ansiedad, excitación, apetito sexual, visiones llenas de colores, pensamientos profundos y relajación.

Como el sistema límbico funciona en estrecha interdependencia con la corteza cerebral, parece posible que un desorden a este nivel pueda desencadenar algunas enfermedades mentales: las informaciones sensitivas que normalmente pasan a través de esta estructura pueden distorsionarse hasta perder totalmente el contacto con la realidad.

El hipocampo, que desempeña un importante papel en

▼ Hipocampo
Vista anterolateral derecha

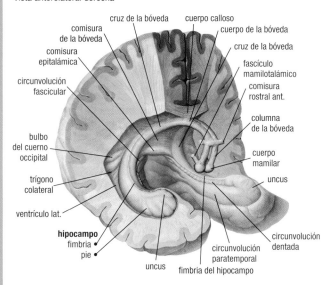

▲ Sistema límbico
Localización en el encéfalo.

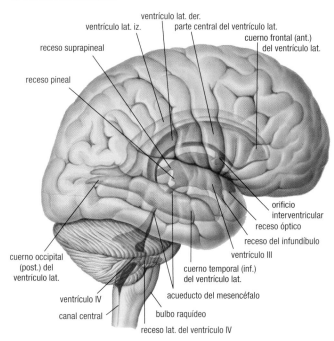

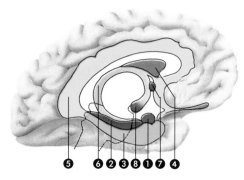

◄ Estructura y funciones
El sistema límbico está compuesto por los cuerpos amigdaloides ❶, vinculados al comportamiento agresivo; el hipocampo ❷, situado

por encima del giro hipocámpico ❸ e implicado en la memoria; el septum lucidum ❹, asociado al placer; el giro cingulado ❺, la bóveda ❻ y la comisura anterior ❼, que tienen

funciones de comunicación interna entre las distintas partes. Los cuerpos mamilares ❽ contribuyen a esta función y desempeñan un papel decisivo en la memoria.

▲ Anatomía del sistema límbico
Vista lateral derecha

la respuesta emotiva, realiza un continuo cotejo de los datos sensitivos con un modelo aprendido, permitiendo detectar cualquier cambio ambiental. Al variar las condiciones ambientales, interrumpe su acción inhibitoria sobre la formación reticular, estimulando la vigilancia del organismo y permitiéndonos distinguir, en la masa de estímulos o memorias que nos bombardea continuamente, sólo los elementos importantes.

En el sistema límbico se localizan también los centros de «recompensa» y «castigo» que nos permiten evaluar nuestras acciones: entre los recuerdos importantes seleccionados en la memoria por el hipocampo, la amígdala permite distinguir cuáles conviene evaluar positivamente y cuáles se han de considerar negativos.

LA ACCIÓN DE LAS DROGAS

Los estados de conciencia pueden verse alterados por la ingestión de fármacos y drogas: sustancias que interfieren de forma directa o indirecta en la transmisión nerviosa y que pueden provocar adicción, hábito o toxicomanía. Algunas de ellas son inductoras de alteraciones mentales inmediatas y alucinaciones (LSD, cocaína, anfetamina), y otras provocan graves daños fisiológicos (cirrosis hepática, trastornos cardiovasculares, progresiva destrucción de las células cerebrales, etc.) si se ingieren de forma prolongada. En caso de adicción, además, es necesario el progresivo aumento de las dosis ingeridas, lo cual puede conducir a la intoxicación aguda por «sobredosis».

Las drogas se dividen en tres grupos:
*A. **drogas permitidas** (alcohol, tabaco, cafeína, etc.), que se venden sin limitación, aunque su abuso puede ocasionar hasta problemas mortales;*
*B. **fármacos** (excitantes, sedantes, somníferos, calmantes, etc.), que se venden en farmacias, casi siempre con receta médica, y actúan directamente en el sistema nervioso central;*
*C. **sustancias prohibidas,** como heroína, cocaína, anfetaminas, cannabis (marihuana y hachís), alucinógenos (LSD, mescalina, éxtasis, etc.), que actúan en el sistema nervioso central y se venden exclusivamente a través de vías ilegales.*
La principal causa del éxito de las drogas, que inicialmente se utilizaron con fines farmacéuticos, es la inmediata sensación de bienestar que producen en el momento de ingerirlas. Pero todas ellas provocan adicción o dependencia: en el primer caso, para obtener el mismo resultado, se hacen necesarias dosis cada vez mayores de droga, y en el segundo se producen graves problemas físicos y psíquicos cuando no se administra regularmente una dosis.

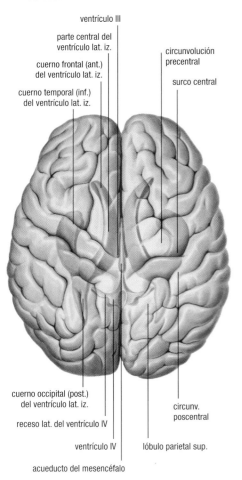

▼ **Anatomía del sistema límbico**
Vista dorsal.

ventrículo III
parte central del ventrículo lat. iz.
cuerno frontal (ant.) del ventrículo lat. iz.
cuerno temporal (inf.) del ventrículo lat. iz.
circunvolución precentral
surco central
cuerno occipital (post.) del ventrículo lat. iz.
receso lat. del ventrículo IV
ventrículo IV
circunv. poscentral
lóbulo parietal sup.
acueducto del mesencéfalo

▲ **Zonas de influencia de varias drogas**
☐ antidepresivos: mesencéfalo
☐ tranquilizantes: sistema límbico y formación reticular
☐ estimulantes: formación reticular e hipotálamo
☐ sedantes: formación reticular y corteza

▶ **Acción de las anfetaminas**
La PET ►17, 84 de un cerebro normal (**1**) y de un cerebro tras la ingestión de dosis crecientes de metanfetamina (**2, 3**) muestra el aumento de la actividad cerebral (zona amarilla).

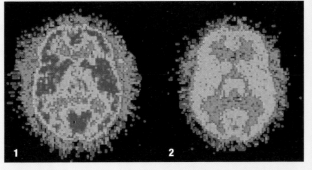

▲ **Acción de la cocaína**
La PET ►17, 84 de un cerebro normal (**1**) y de un cerebro tras la administración de cocaína (**2**) muestra la disminución de la actividad cerebral (zonas rojas).

1 CONTROL
2 0.5 mg/kg
3 2.5 mg/kg

EL HIPOTÁLAMO

Situado en el centro de la cara inferior del cerebro, debajo del tálamo y encima de la hipófisis ➤128, el hipotálamo es una formación nerviosa impar y mediana, conectada con el cerebro, el tronco encefálico, el sistema límbico y la médula espinal ➤106 por numerosos tractos nerviosos.

Forman parte del hipotálamo el quiasma óptico (constituido por el cruce de nervios ópticos ➤81) y los tractos ópticos, dos cordones blancos que abrazan primero el tuber cinereum (que constituye el pavimento del ventrículo cerebral) y después el pedúnculo hipofisario y la hipófisis.

También pertenecen al hipotálamo los cordones mamilares, dos pequeñas protuberancias redondeadas de unos 5 mm de diámetro; además, la parte mediana de la cara superior del hipotálamo constituye el pavimento del III ventrículo cerebral.

En el hipotálamo se distinguen áreas funcionales diversas, llamadas núcleos hipotalámicos, encargadas de la continua regulación de los impulsos fundamentales y de las condiciones del ambiente interno del organismo (homeostasis, nivel de nutrientes, temperatura). El hipotálamo está involucrado también en la elaboración de las emociones y las sensaciones de placer y de dolor (o disgusto); en la mujer, controla el ciclo menstrual ➤130-134.

Esta parte del encéfalo funciona de manera «automática», siendo sensible incluso a los estímulos químicos del cuerpo:

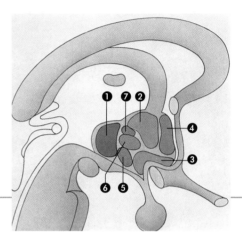

▲ Estructura y funciones
El hipotálamo se divide en varias zonas, que regulan aspectos diversos de la actividad corporal: la zona posterior ❶ controla los impulsos sexuales; la zona anterior ❷ provoca la sensación de sed y regula la búsqueda de agua en colaboración con los núcleos supraópticos ❸; el núcleo preóptico ❹ ajusta continuamente la temperatura corporal interna; el núcleo ventro-medial (también llamado «apetitivo») ❺ provoca la sensación de hambre; el núcleo dorso-medial ❻ controla el comportamiento agresivo, y la zona dorsal ❼ es, probablemente, el «centro del placer».

▶ Centro cerebral y endocrino
En contacto con el cerebro y la médula espinal, el hipotálamo es el principal punto de conexión entre sistema nervioso central y sistema endocrino gracias al control directo que ejerce sobre la producción hormonal de la hipófisis anterior. Su funcionamiento es automático: controla y vigila el sistema nervioso autónomo, el estado metabólico del organismo, las reacciones de defensa en situaciones de emergencia y el ciclo menstrual.

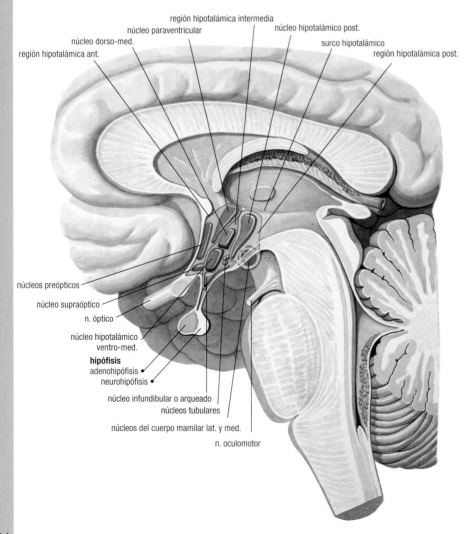

región hipotalámica intermedia
núcleo paraventricular
región hipotalámica ant.
núcleo dorso-med.
núcleo hipotalámico post.
surco hipotalámico
región hipotalámica post.
núcleos preópticos
núcleo supraóptico
n. óptico
núcleo hipotalámico ventro-med.
hipófisis
adenohipófisis
neurohipófisis
núcleo infundibular o arqueado
núcleos tubulares
núcleos del cuerpo mamilar lat. y med.
n. oculomotor

◀ **Hipotálamo**
Sección lateral, elementos anatómicos.

por ejemplo, los osmorreceptores localizados en la zona supraóptica del hipotálamo registran la carencia de agua y provocan la sensación de sed; del mismo modo, y a consecuencia de una estrecha colaboración entre núcleo ventro-medial e hipotálamo lateral, es capaz de detectar la carencia de sustancias alimenticias (es decir, la disminución de la cantidad de glucosa en la sangre), desarrollando la sensación de hambre.

El hipotálamo actúa también como enlace entre el sistema nervioso central y el sistema endocrino [126]: de hecho, tanto el núcleo supraóptico como el núcleo paraventricular y la llamada eminencia mediana están constituidos por células neurosecretoras que producen hormonas [127-129].

Sabemos que las neuronas producen sustancias químicamente activas: casi todas las células nerviosas producen neurotransmisores, indispensables en las sinapsis químicas [30]. A diferencia de lo que sucede con los neurotransmisores, las hormonas que produce el hipotálamo no se liberan en los espacios interneuronales cercanos, sino que son transportadas dentro de la célula a lo largo de los axones del haz hipotálamo-hipofisario hasta la neurohipófisis [130-133]. Y allí se acumulan, para ser liberadas posteriormente en el torrente sanguíneo, o van a estimular específicas células endocrinas hipofisarias.

De ese modo, a través de dicha actividad neuronal particular del hipotálamo, el encéfalo establece un control directo de la hi-

pófisis, una de las glándulas «clave» del sistema endocrino, el mecanismo de control químico del cuerpo. A su vez, la actividad hipofisaria y, en general, la situación endocrina basal del cuerpo controla la actividad neurosecretora del hipotálamo [94].

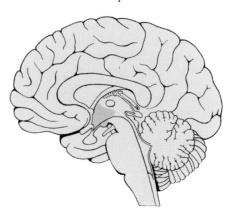

▲ **Hipotálamo**
Localización en el encéfalo.

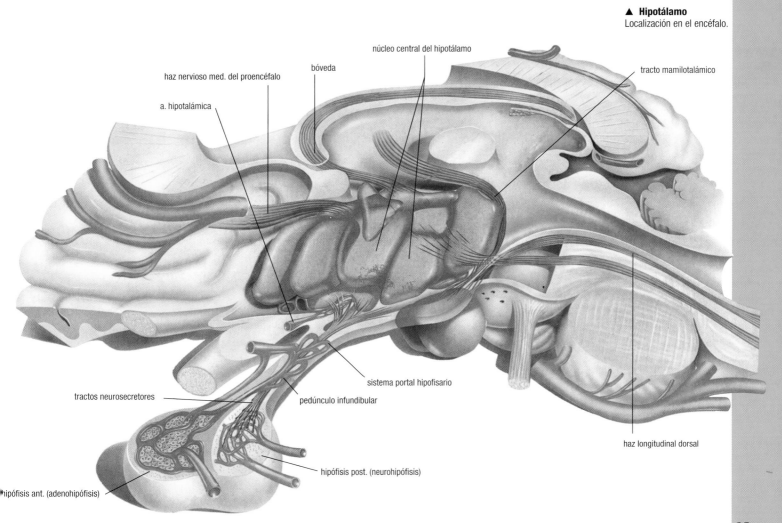

haz nervioso med. del proencéfalo

a. hipotalámica

bóveda

núcleo central del hipotálamo

tracto mamilotalámico

tractos neurosecretores

pedúnculo infundibular

sistema portal hipofisario

haz longitudinal dorsal

hipófisis post. (neurohipófisis)

hipófisis ant. (adenohipófisis)

EL OJO Y LA VISTA

El aparato de la visión está constituido por dos órganos, pares y simétricos, situados anteriormente en el cráneo: los ojos, o globos oculares, en conexión directa con el encéfalo mediante los nervios ópticos.

En cada globo ocular, dividido por dentro en tres espacios llenos de líquido, se distinguen partes distintas según el tejido, la estructura y las funciones:

- la **túnica fibrosa externa,** la membrana más externa, que se divide en una parte anterior perfectamente transparente *(córnea)* y desprovista de vasos sanguíneos y linfáticos, y una posterior blanquecina *(esclerótica),* escasamente vascularizada pero muy resistente, con funciones de sostén y protección, en la que se insertan los tendones de los músculos extrínsecos del ojo, y cuya parte más exterior está revestida de una delgada membrana transparente *(conjuntiva);*

- la **túnica vascular** *(úvea),* la membrana intermedia que se divide en una parte posterior *(coroides)* con abundantes vasos sanguíneos, una intermedia *(cuerpo ciliar),* en cuyo interior se inserta el músculo ciliar que mueve indirectamente el cristalino, y una anterior *(iris)* perforada por el orificio pupilar o *pupila,* de un color en la parte anterior que varía según el grado de pigmentación y en la posterior de aspecto negruzco y aterciopelado. Esta parte está ricamente vascularizada e inervada (fibras parasimpáticas del músculo esfínter de la pupila y del músculo dilatador de la pupila);

- la **túnica nerviosa** o **retina,** la membrana más interna, está formada por dos *capas (externa* o *epitelio pigmentado,* e *interna),* está dividida en una parte posterior (eje óptico), sede de los fotorreceptores, y una anterior *(punto ciego),* que carece de ellos;

- el **cristalino,** un elemento que hace las veces de lente y está conectado al cuerpo ciliar, en el interior del iris;

- la **cámara anterior,** comprendida entre la córnea y el iris;

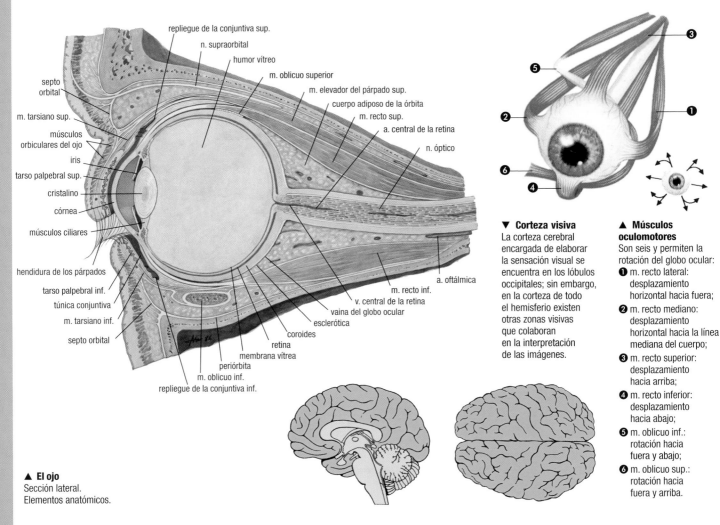

repliegue de la conjuntiva sup.
n. supraorbital
humor vítreo
m. oblicuo superior
m. elevador del párpado sup.
cuerpo adiposo de la órbita
m. recto sup.
a. central de la retina
n. óptico
septo orbital
m. tarsiano sup.
músculos orbiculares del ojo
iris
tarso palpebral sup.
cristalino
córnea
músculos ciliares
hendidura de los párpados
tarso palpebral inf.
túnica conjuntiva
m. tarsiano inf.
septo orbital
m. oblicuo inf.
repliegue de la conjuntiva inf.
periórbita
membrana vítrea
retina
coroides
esclerótica
vaina del globo ocular
v. central de la retina
m. recto inf.
a. oftálmica

▲ **El ojo**
Sección lateral.
Elementos anatómicos.

▼ **Corteza visiva**
La corteza cerebral encargada de elaborar la sensación visual se encuentra en los lóbulos occipitales; sin embargo, en la corteza de todo el hemisferio existen otras zonas visivas que colaboran en la interpretación de las imágenes.

▲ **Músculos oculomotores**
Son seis y permiten la rotación del globo ocular:
❶ m. recto lateral: desplazamiento horizontal hacia fuera;
❷ m. recto mediano: desplazamiento horizontal hacia la línea mediana del cuerpo;
❸ m. recto superior: desplazamiento hacia arriba;
❹ m. recto inferior: desplazamiento hacia abajo;
❺ m. oblicuo inf.: rotación hacia fuera y abajo;
❻ m. oblicuo sup.: rotación hacia fuera y arriba.

- la **cámara posterior,** comprendida entre el iris y el cristalino;

- la **cámara vítrea,** detrás del cristalino.

Por las cámaras anterior y posterior circula el *humor acuoso,* y en la cámara vítrea se encuentra el *humor vítreo.*

Los ojos se mueven por medio de un aparato motor propio, constituido por un numeroso conjunto de músculos conectados a zonas encefálicas específicas.

Cada ojo «funciona» casi igual que una cámara fotográfica: el cristalino y la córnea desempeñan una función de lente que proyecta las imágenes, que pasan a través del iris, en la superficie fotosensible de la retina.

El iris, al igual que el diafragma de la cámara, regula la cantidad de luz entrante que llega a la retina y, junto con el cristalino, contribuye a volver nítida la imagen enfocada en la retina.

En la retina, la luz llega a receptores especiales que transforman las imágenes luminosas en estímulos nerviosos. Estos alcanzan la corteza cerebral ➤82-87 recorriendo las fibras de los nervios ópticos.

Por la presencia del quiasma óptico, una parte de las señales recogidas por el ojo derecho llega al lóbulo occipital izquierdo, y viceversa. Los nervios ópticos, de unos 50 mm de longitud, se dividen en porciones: *intratubular, orbital, canalicular e intracraneal.* Las porciones orbital, canalicular e intracraneal están rodeadas por las meninges; en particular, a la intracraneal la rodea la aracnoides y la piamadre.

✚ DEFECTOS DE LA VISTA

Los más habituales son los llamados «de refracción», que se pueden corregir con gafas o lentes de contacto y con intervenciones quirúrgicas. En estos casos, un defecto del globo ocular, de la córnea o del cristalino hace que la imagen formada en la retina no esté enfocada. ① La **miopía** *se debe, generalmente, a la excesiva longitud del eje ocular y/o al exceso de curvatura de las estructuras ópticas del ojo (córnea, cristalino): la imagen queda enfocada delante de la retina. ② La* **hipermetropía** *la causa un eje ocular demasiado corto y/o un defecto de curvatura de la córnea: la imagen se forma detrás de la retina. ③ El* **astigmatismo** *se produce cuando alguna de las superficies del ojo (generalmente la córnea) no presenta una forma esférica sino tórica (de balón de rugby); esto da lugar a que las imágenes se «estiren» en una dirección determinada, distorsionándose sus detalles. ④ La* **presbicia** *o «vista cansada» la causa la reducción de elasticidad del cristalino; la capacidad de enfoque disminuye: la imagen queda enfocada detrás de la retina cuando los ojos enfocan objetos próximos.*

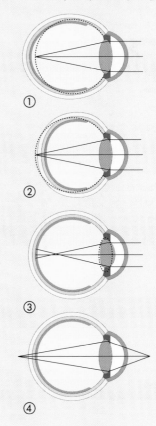

◄ Nervios ópticos
Vista ventral del encéfalo. Los nervios ópticos conectan los globos oculares con el cerebro. La porción *infratubular* está formada por fibras no mielínicas conectadas a los fotorreceptores de la retina; la *orbital,* por flexibles fibras mielínicas que impiden que el nervio se estire durante los movimientos del ojo; la *canalicular* atraviesa el canal óptico del cráneo, y la *intracraneal* llega al quiasma óptico.

fisura longitudinal
hipófisis
infundíbulo
surco lat.
tuber cinereum
cuerpo mamilar
sustancia perforada interpeduncular
fosa interpeduncular
sustancia gris
núcleo rojo
acueducto cerebral
techo del mesencéfalo

globo ocular
bulbo olfativo
n. óptico
tracto olfativo
quiasma óptico
trígono olfativo
estría olfativa lat.
estría olfativa med.
sustancia perforada rostral
tracto óptico
n. oculomotor
pedúnculo cerebral
cuerpo geniculado lat.
cuerpo geniculado med.
pulvinar

◄ Recorrido de los nervios ópticos
Sección dorso-lateral del encéfalo: seguimos el impulso visual hasta los lóbulos occipitales de la corteza cerebral, observando las conexiones con los nervios espinales. **En rojo,** las terminaciones motoras; **en azul,** las sensitivas.

lóbulo temporal
claustro
núcleo lenticular
cápsula interna
núcleo caudado
pulvinar
lóbulo frontal
bóveda
tálamo
quiasma óptico
globo ocular
n. óptico
ganglio ciliar
nervios ciliares cortos
raíz oculomotora
tálamo
tracto óptico
puente
n. oculomotor
núcleo oculomotor accesorio
radiación óptica
cuerpo geniculado lat.
surco calcarino
lóbulo occipital
colículo rostral
colículo rostral del núcleo oculomotor accesorio
fosa romboidal
tracto supraespinal
bulbo raquídeo

① ② ③ ④

EL OÍDO: AUDICIÓN Y EQUILIBRIO

El oído desarrolla tres funciones perceptivas distintas: además de transformar las ondas sonoras (variaciones de presión) en estímulos nerviosos auditivos, informa al cerebro sobre la posición que adopta el cuerpo respecto a su propia vertical y al espacio tridimensional que lo rodea.

Casi todas las estructuras que forman el oído están contenidas en el espesor del hueso temporal del cráneo y agrupadas en las tres partes en que se divide este órgano:

- *oído externo:* comprende el pabellón de la oreja y el conducto auditivo externo; tiene la función de recoger las ondas sonoras y llevarlas al tímpano;

- *oído medio:* comprende la cavidad ósea del tímpano que acoge la cadena de huesecillos del oído (martillo, yunque y estribo) y comunica con la faringe a través de la trompa auditiva (de Eustaquio, de unos 35-45 mm de longitud); la membrana del tímpano, constituida por tres estratos (uno externo de la mucosa timpánica,

uno medio fibroso y uno interno que continúa en el revestimiento de la cavidad del oído interno); el aparato mastoideo, constituido por cavidades que comunican con la cavidad del tímpano y contienen aire;

- *oído interno:* comprende el laberinto óseo, un complejo sistema de cavidades del hueso temporal, y el laberinto membranoso, que ocupa sus huecos y está separado del laberinto óseo por un espacio perilinfático lleno de un líquido llamado perilinfa. En el laberinto óseo se distingue una parte anterior o acústica, formada por el caracol, o cóclea ósea, sede de receptores acústicos (órgano de

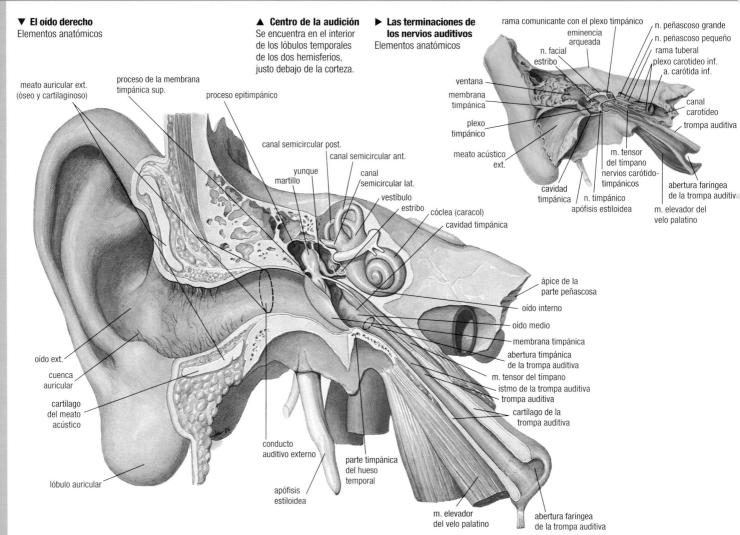

▼ **El oído derecho**
Elementos anatómicos

▲ **Centro de la audición**
Se encuentra en el interior de los lóbulos temporales de los dos hemisferios, justo debajo de la corteza.

▶ **Las terminaciones de los nervios auditivos**
Elementos anatómicos

Corti) y llena de líquido (perilinfa), y por el acueducto del caracol; y una parte posterior o vestibular, que comprende el vestíbulo y los canales semicirculares, sede de los receptores estático-cinéticos, y el acueducto del vestíbulo.

EQUILIBRIO Y PERCEPCIÓN DE LA GRAVEDAD

Las señales de equilibrio están producidas por el movimiento de la endolinfa que circula por los tres canales semicirculares: ella mueve los cilios de los receptores que se encuentran en las ampollas de la base de los canales, según direcciones preferenciales, y estos, al ser estimulados, envían señales al cerebelo, que las transforma en una sensación espacial tridimensional.

Mientras que los desplazamientos de la cabeza a lo largo del eje horizontal producen señales que provienen del canal dispuesto horizontalmente, los movimientos en los planos vertical y oblicuo provocan otras señales distintas y numerosas, procedentes de los otros dos canales, según la dirección precisa del movimiento.

Cuando se mueve rápidamente la cabeza y se detiene de repente, se produce una sensación de desorientación temporal y pérdida de equilibrio: de hecho, la percepción visual (y todos los estímulos propioceptivos que derivan de ella) envía al cerebro una imagen inmóvil que contrasta claramente con los mensajes procedentes del oído, donde la endolinfa tarda un cierto tiempo en volver a estar quieta. En

estas condiciones, el cerebro no consigue elaborar una respuesta motora coherente.

La percepción de la gravedad es producida por el movimiento de los otolitos contenidos en las dos ampollas internas del oído (utrículo y sáculo): por la acción de la gravedad, estos diminutos cristales de carbonato de calcio ejercen presión sobre los receptores ciliados de la superficie interna de las ampollas.

Cuando se mueve la cabeza, los corpúsculos cambian de posición de acuerdo con las necesidades impuestas por la gravedad. Por tanto, van a presionar en una zona distinta de las ampollas: las señales enviadas al cerebelo permiten distinguir siempre lo «alto» de lo «bajo» incluso con los ojos cerrados o cabeza abajo.

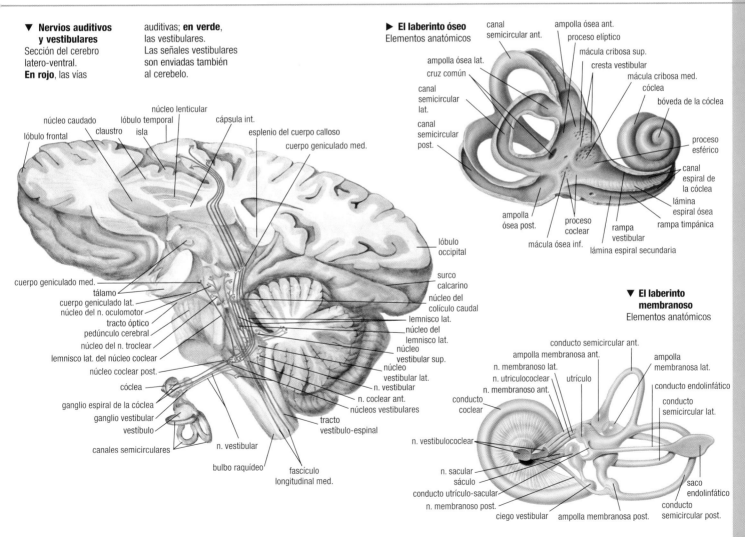

Las fibras de los receptores del equilibrio y de la posición espacial no llegan al cerebro. De hecho, los nervios procedentes de los canales semicirculares del vestíbulo (equilibrio), del utrículo y del sáculo (posición) terminan en los núcleos vestibulares del cerebelo ➤88, donde son integrados e interpretados con el fin de efectuar la coordinación motora gracias a la producción de estímulos que activan la musculatura de control de la postura.

LA AUDICIÓN

La membrana del tímpano se pone en movimiento por las vibraciones que se transmiten desde el pabellón auricular al conducto auditivo externo. Las vibraciones del tímpano, con diferente frecuencia según el sonido, se transmiten a la cadena de huesecillos que están en contacto con la parte interna de la membrana timpánica, suspendidos en la pared superior del oído medio. Su función es amplificar las vibraciones del tímpano, transformándolas en movimientos más breves y potentes: el estribo vibra con la misma frecuencia que el tímpano, pero con una energía 20 veces mayor. Así puede transmitir la vibración al líquido que llena el caracol, en el que se apoya distalmente.

En el interior del caracol está el órgano de Corti: de 2,5 cm de longitud, contiene más de 25.000 células ciliadas sensibles a las vibraciones de la membrana basal, en la que están dispuestas en filas paralelas. Al moverse según las vibraciones transmitidas por la endolinfa, la membrana basal las empuja de diferentes maneras contra la membrana tectoria, estimulando los cilios celulares.

Las fibras nerviosas que parten de las células de Corti transmiten el impulso a las fibras del nervio auditivo. Los impulsos nerviosos en que son convertidas las variaciones de presión de la endolinfa en el caracol atraviesan el nervio y llegan a la corteza sensitiva, donde son descodificados ➤84.

En un individuo adulto, los receptores del oído reaccionan a sonidos con frecuencias entre 16.000 y 20.000 ciclos por segundo, aunque las capacidades óptimas se dan con frecuencias de entre 1.000 y 2.000 ciclos por segundo. Los niños oyen sonidos más altos, pero esta capacidad disminuye con la madurez sexual, mientras que la sensibilidad a sonidos más bajos es vitalicia.

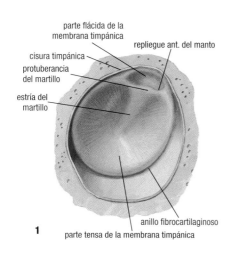

parte flácida de la membrana timpánica
repliegue ant. del manto
cisura timpánica
protuberancia del martillo
estría del martillo
anillo fibrocartilaginoso
parte tensa de la membrana timpánica

1

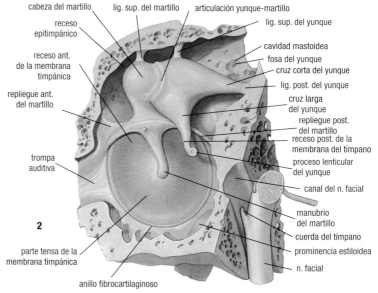

cabeza del martillo
lig. sup. del martillo
articulación yunque-martillo
receso epitimpánico
lig. sup. del yunque
receso ant. de la membrana timpánica
cavidad mastoidea
fosa del yunque
cruz corta del yunque
repliegue ant. del martillo
lig. post. del yunque
cruz larga del yunque
repliegue post. del martillo
receso post. de la membrana del tímpano
trompa auditiva
proceso lenticular del yunque
canal del n. facial
manubrio del martillo
cuerda del tímpano
parte tensa de la membrana timpánica
prominencia estiloidea
anillo fibrocartilaginoso
n. facial

2

▲▶ **Huesecillos y membranas**
Elementos anatómicos que transmiten las vibraciones del aire a los receptores auditivos:
1. membrana timpánica (vista frontal): transmite la vibración al líquido contenido en la cóclea;
2. conjunto del oído interno (vista dorsal);
3. estribo, yunque y martillo: estos huesecillos están articulados en diartrosis y unidos por ligamentos.

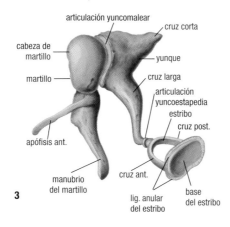

articulación yuncomalear
cruz corta
cabeza de martillo
yunque
martillo
cruz larga
articulación yuncoestapedia
estribo
cruz post.
apófisis ant.
cruz ant.
manubrio del martillo
lig. anular del estribo
base del estribo

3

▶ **Las vías auditivas**
Comienzan con las fibras nerviosas del órgano de Corti (oído interno ❶) que provienen, **en azul**, del oído derecho; **en rojo**, del oído izquierdo.
Los impulsos llegan al centro del oído, pero a nivel del tronco encefálico ❷ se entrecruzan muchas fibras: de este modo, los mensajes procedentes de cada oído llegan a los hemisferios.

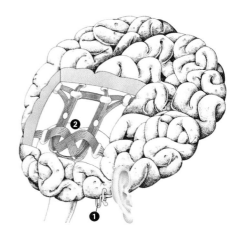

▶ El caracol
Elementos anatómicos

lámina espiral ósea
lámina espiral ósea
canal espiral menor
rampa vestibular
rampa timpánica
modiolo
canal longitudinal del modiolo
rampa vestibular
rampa timpánica
lámina espiral ósea
tracto espiral foraminoso
meato acústico interno
canal espiral del modiolo
canal espiral de la cóclea

▼ Dinámica del oído
La cóclea, o caracol, es un canal dividido en tres compartimentos: ❶ rampa media, coclear o colateral; ❷ rampa del tímpano; ❸ rampa vestibular. Las ondas, transmitidas a lo largo de la rampa vestibular, llegan al órgano de Corti ❹, a la membrana basilar ❺, donde estimulan los receptores ciliados fijados a la membrana tectoria ❻.

receptores
nervio acústico
células de sostén
rampa de Corti

▲ Sección de una rama de la espiral de la cóclea y del órgano de Corti
Elementos anatómicos

▲ Funcionamiento de la cóclea
Sonidos de distinta frecuencia producen ondas de forma diversa, estimulando la membrana basilar de la cóclea en diferentes zonas. Eso produce estímulos sonoros modulados.

rampa vestibular
n. facial
membrana vestibular
membrana del conducto coclear
membrana espinal
nervios ampular post. y lat.
área vestibular sup.
n. utricular
n. utrículoampular
n. sacular
área vestibular inf.
orificio singular
n. ampular post.
modiolo
lámina espiral ósea
conducto coclear
órgano espiral
rampa timpánica
ganglio espinal de la cóclea
tracto espinal foraminoso
n. coclear
n. intermedio
n. facial
n. vestibular
ganglio vestibular

▶ Nervios cocleares
Elementos anatómicos

✚ DEFECTOS DE LA AUDICIÓN

*Las audiometrías permiten detectar con precisión el nivel de sensibilidad de cada oído a las ondas sonoras, con frecuencia distinta, así como establecer el posible grado de **sordera** o de **hipoacusia** (disminución de la agudeza auditiva). En el 50% de los casos, la sordera es de origen genético; en el otro 50% puede depender de innumerables factores que alteran la producción, la transmisión y la elaboración del mensaje nervioso auditivo. Por eso existen la sordera congénita (determinada genéticamente), la sordera central (debida a problemas cerebrales), la sordera de percepción (causada por una alteración del oído interno o del nervio acústico) y la sordera de transmisión (debida a una enfermedad del oído medio o del conducto auditivo). La **presbioacusia** y la **socioacusia** son los términos que designan una hipoacusia debida, respectivamente, al envejecimiento de las estructuras acústicas y al trauma acústico. Repentinos estímulos sonoros superiores a 120 decibelios (dB), o a 100 dB prolongados durante ocho horas pueden provocar una reducción de la capacidad auditiva. Ésta puede ser temporal si la exposición al nivel sonoro de riesgo se ha mantenido poco rato, o permanente si se ha mantenido mucho tiempo.*

dB	SONIDOS	OBSERVACIONES
10-20	murmullo	
30-40	calle tranquila representación teatral	
50-60	voz alta teléfono radio y TV a elevado volumen	
70-80	despertador tranvía máquina textil tráfico medio	molestia creciente
90-100	tráfico intenso motor pesado tren fundición	
110-120	sierra circular lijadora de madera motocicleta bocina coche de carreras campana	umbral del dolor: indispensables cascos protectores
130-140	cañón avión	
150-170	jet ametralladora	
180	misil herrería	

NARIZ Y BOCA : OLFATO Y GUSTO

La nariz y la boca tienen receptores con la capacidad de percibir estímulos químicos diversos: los de la nariz producen las sensaciones olfativas y los de la boca dan lugar a las sensaciones gustativas.

En un adulto, los receptores gustativos (en grupos de 100-200) constituyen aproximadamente 9.000 papilas esparcidas, sobre todo, en la cara superior de la lengua, así como en el paladar, la faringe y las amígdalas. Su cantidad disminuye con la edad. Cada papila está formada por células conectadas a varias fibras nerviosas. A su vez, cada fibra puede estar en conexión con varias papilas: esto dificulta conocer el mecanismo que produce una sensación de sabor específica. Se considera que existen cuatro sabores básicos: dulce, salado, ácido y amargo. A través del examen de las reacciones de la lengua se ha establecido que este órgano muestra una sensibilidad diferente a los sabores según las *zonas gustativas:* las sensaciones de dulce y salado llegan principalmente de la punta, y las de ácido proceden de la parte mediana. En cambio, de los 2/3 anteriores de la lengua parten fibras nerviosas que transmiten sensaciones térmicas, de dolor y táctiles: éstas llegan al cerebro por separado, pero son elaboradas de forma conjunta. La leche caliente sabe distinto que la fría, y el pan duro no sabe igual que el tierno.

▼ **La nariz**
Elementos anatómicos de la sección ventro-lateral izquierda.

▶ **La cavidad bucal**
Elementos anatómicos.
❶ arcada dental sup.
❷ velo palatino
❸ arco palatofaríngeo
❹ amígdala palatina
❺ arco palatogloso

❻ dorso de la lengua
❼ arcada dental inf.
❽ labio inf.
❾ istmo de las fauces
❿ comisura de los labios
⓫ úvula (campanilla)

⓬ paladar blando
⓭ paladar duro
⓮ labio sup.
⓯ tubérculo del labio sup.

▼ **La lengua**
Elementos anatómicos y zonas gustativas.

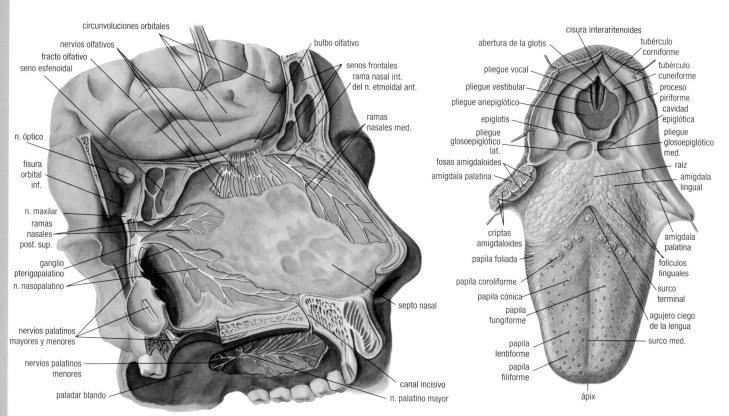

circunvoluciones orbitales
nervios olfativos
tracto olfativo
seno esfenoidal
bulbo olfativo
senos frontales
rama nasal int. del n. etmoidal ant.
ramas nasales med.
n. óptico
fisura orbital inf.
n. maxilar
ramas nasales post. sup.
ganglio pterigopalatino
n. nasopalatino
nervios palatinos mayores y menores
nervios palatinos menores
paladar blando
septo nasal
canal incisivo
n. palatino mayor

cisura interaritenoides
abertura de la glotis
pliegue vocal
pliegue vestibular
pliegue ariepiglótico
epiglotis
pliegue glosoepiglótico lat.
fosas amigdaloides
amígdala palatina
criptas amigdaloides
papila foliada
papila coroliforme
papila cónica
papila fungiforme
papila lentiforme
papila filiforme
tubérculo corniforme
tubérculo cuneiforme
proceso piriforme
cavidad epiglótica
pliegue glosoepiglótico med.
raíz
amígdala lingual
amígdala palatina
folículos linguales
surco terminal
agujero ciego de la lengua
surco med.
ápix

No está claro *por qué* las sustancias tienen sabores distintos. Se cree que los diversos componentes químicos actúan sobre las papilas, alterando su metabolismo y provocando el impulso nervioso. El sabor de las sustancias sólo se percibe si éstas están disueltas en agua, y la percepción del gusto necesita al olfato. Lo que nosotros sentimos como «sabor» tal vez sea una elaboración del cerebro a partir de un estímulo olfativo: de hecho, respecto a los receptores gustativos, los olfativos perciben una cantidad de sustancias 25.000 veces menor. Además, un adulto dotado de aguda sensibilidad olfativa logra distinguir hasta 10.000 olores distintos, y a veces basta una sola molécula por metro cuadrado de aire para permitir su reconocimiento. Por otra parte, es evidente

que el olfato es esencial para el gusto cada vez que un resfriado nos tapona la nariz.

Los receptores olfativos sólo reconocen sustancias en solución: éstas deben disolverse en la película húmeda que recubre las fosas nasales. Pero sigue siendo un misterio cómo esas diminutas cantidades de sustancia consiguen estimular la reacción olfativa.

Amontonados en apenas 5 cm^2 de la parte superior de las cavidades nasales, dichos receptores producen señales nerviosas que llegan a la raíz de la nariz, donde las fibras nerviosas se reúnen en los bulbos olfativos. Las vías olfativas prosiguen a través del sistema límbico ►92, hasta llegar a la corteza de los lóbulos frontales del cerebro, donde tienen lugar la elaboración del impulso y el reconocimiento del olor.

El olfato es, quizá, una de las formas de sensibilidad más primitivas y también la más directamente conectada a los estratos del subconsciente de la psique y de la memoria, así como, para muchos, la más rica en capacidad evocadora inmediata: a veces, basta un olor para recordar toda una escena del pasado. Es probable que a ello contribuya precisamente el sistema límbico, influido, de alguna manera, por los estímulos olfativos que viajan por la corteza.

Por el contrario, los nervios gustativos, procedentes de la lengua, se entrecruzan en la médula y llegan a la corteza gustativa a través del tálamo. Por tanto, los sabores que provienen del lado derecho de la lengua son elaborados por la corteza cerebral del hemisferio izquierdo, y viceversa.

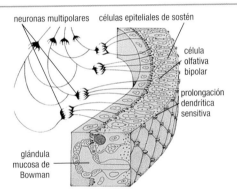

▲ El olfato
Esquema de la estructura de la mucosa olfativa.

► Las vías olfativas
Elementos anatómicos en sección ventro-lateral del encéfalo y de la nariz.

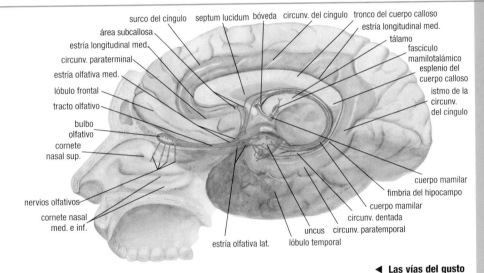

▼ Sección transversal de una papila gustativa caliciforme

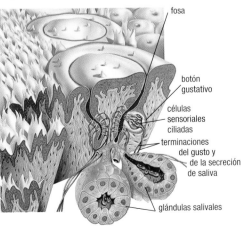

◄ Las vías del gusto
Elementos anatómicos en sección dorso-lateral del encéfalo y la lengua.

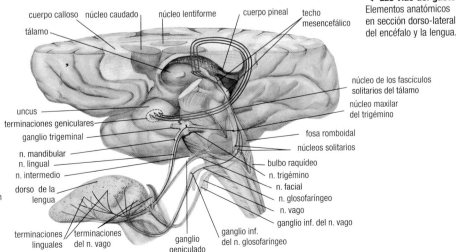

LAS SENSACIONES DE LA PIEL

La sensibilidad táctil recoge en la superficie del cuerpo una amplia gama de informaciones sobre el ambiente externo más próximo a nosotros. Pero en la piel se encuentran otros receptores, además de los táctiles, que tienen una función complementaria: ellos envían a la corteza sensitiva información sobre las condiciones de presión y temperatura en las que se encuentra la piel, y –cuando se da el caso– las sensaciones de dolor que informan de un peligro inminente. Dichos receptores, distribuidos por la superficie del cuerpo, cooperan con los localizados en el interior de tendones, músculos y articulaciones, para permitir al cerebro «tener bajo control» las condiciones del cuerpo en todo momento.

Los receptores repartidos entre las distintas capas de la piel (epidermis, dermis) tienen diferentes aspectos y funciones, y a menudo reciben el nombre de ilustres investigadores que los estudiaron:

- ***bulbos terminales de Krause:*** en la dermis, están formados por una pequeña cápsula que con-

tiene una terminación nerviosa, y producen sensibilidad al frío;

- ***corpúsculos de Pacini:*** en la dermis, están constituidos por anillos concéntricos de células capsulares que encierran ter-

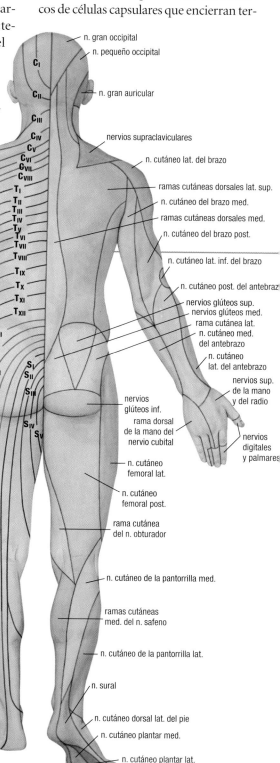

- n. gran occipital
- n. pequeño occipital
- n. gran auricular
- nervios supraclaviculares
- n. cutáneo lat. del brazo
- ramas cutáneas dorsales lat. sup.
- n. cutáneo del brazo med.
- ramas cutáneas dorsales med.
- n. cutáneo del brazo post.
- n. cutáneo lat. inf. del brazo
- n. cutáneo post. del antebraz
- nervios glúteos sup.
- nervios glúteos med.
- rama cutánea lat.
- n. cutáneo med. del antebrazo
- n. cutáneo lat. del antebrazo
- nervios sup. de la mano y del radio
- nervios glúteos inf.
- rama dorsal de la mano del nervio cubital
- nervios digitales y palmares
- n. cutáneo femoral lat.
- n. cutáneo femoral post.
- rama cutánea del n. obturador
- n. cutáneo de la pantorrilla med.
- ramas cutáneas med. del n. safeno
- n. cutáneo de la pantorrilla lat.
- n. sural
- n. cutáneo dorsal lat. del pie
- n. cutáneo plantar med.
- n. cutáneo plantar lat.

▲ **La piel**
Estructura y receptores.
❶ pelo
❷ glándula sudorípara

Epidermis:
❸ capa córnea

Dermis:
❹ terminaciones nerviosas libres (dolor)
❺ corpúsculo de Meissner
❻ glándula sebácea
❼ m. horripilante
❽ tejido conjuntivo

❾ corpúsculo de Ruffini
❿ bulbo pilífero
⓫ corpúsculo de Pacini
⓬ corpúsculo de Krause
⓭ plexo nervioso subpapilar
⓮ tejido celular subcutáneo
⓯ capa de Malpighi
⓰ plexo nervioso hipodérmico

epidermis

dermis

▶ **Nervios cutáneos**
Vista dorsal.
C. Cervical
T. Torácico
L. Lumbar
S. Sacro

minaciones nerviosas, y producen sensibilidad a la presión;

- ***corpúsculos de Ruffini:*** en la dermis profunda, son ramificaciones de fibras nerviosas aplanadas y encerradas en estratos de células capsulares, y producen sensibilidad al calor;

- ***discos de Merkel:*** en la dermis, están formados por una vaina que envuelve un disco biconvexo conectado a una terminación nerviosa, y son sensibles a la estimulación táctil continua;

- ***corpúsculos de Meissner:*** en la dermis superficial, están formados por un ovillo de terminaciones nerviosas rodeadas de una vaina, son sensibles a estímulos táctiles.

Con facultades receptivas, en la piel se encuentran también:

- ***terminaciones nerviosas libres:*** en general en la epidermis y, en menor medida, en la dermis, son sensibles a estímulos dolorosos y táctiles;

- ***terminaciones nerviosas de los folículos pilíferos:*** en la dermis profunda, tapizan el folículo pilífero; son estimuladas por cualquier contacto del pelo.

Las fibras nerviosas sensitivas que parten de los receptores tienen longitudes diversas: de los pocos centímetros de las del cráneo, a los más de 2 m de las que conectan la punta de los pies con la corteza cerebral.

Desde la superficie de la piel, a través de la médula espinal ➤106, las fibras llegan reunidas en haces al tronco encefálico ➤90, donde se entrecruzan para atravesar el tálamo y terminar en la corteza. Las respuestas a los estímulos dolorosos son casi siempre reflejas ➤108-109: parten de la médula espinal, incluso antes de que el cerebro perciba la sensación de dolor.

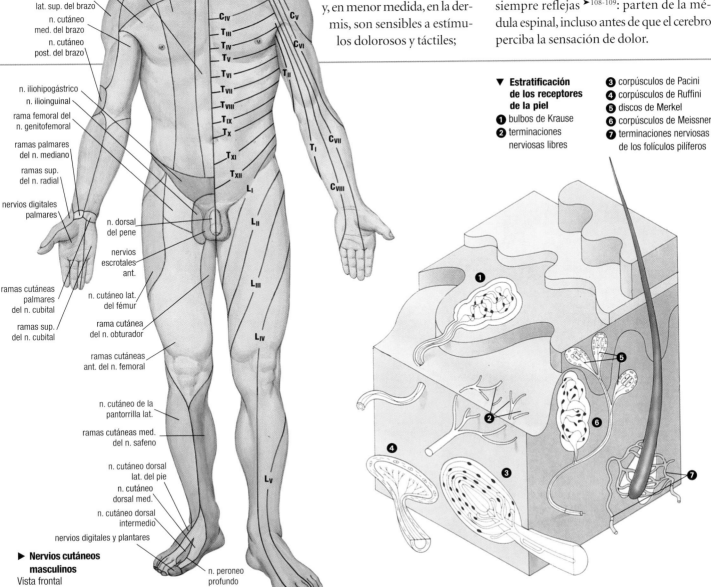

▼ **Estratificación de los receptores de la piel**
❶ bulbos de Krause
❷ terminaciones nerviosas libres
❸ corpúsculos de Pacini
❹ corpúsculos de Ruffini
❺ discos de Merkel
❻ corpúsculos de Meissner
❼ terminaciones nerviosas de los folículos pilíferos

n. oftálmico
n. maxilar
n. mandibular
n. gran auricular
n. transversal del cuello
n. supraclavicular
ramas cutáneas ant. lat.
ramas cutáneas ant. med.
ramas cutáneas lat.
n. cutáneo lat. sup. del brazo
n. cutáneo med. del brazo
n. cutáneo post. del brazo
n. iliohipogástrico
n. ilioinguinal
rama femoral del n. genitofemoral
ramas palmares del n. mediano
ramas sup. del n. radial
nervios digitales palmares
ramas cutáneas palmares del n. cubital
ramas sup. del n. cubital
n. dorsal del pene
nervios escrotales ant.
n. cutáneo lat. del fémur
rama cutánea del n. obturador
ramas cutáneas ant. del n. femoral
n. cutáneo de la pantorrilla lat.
ramas cutáneas med. del n. safeno
n. cutáneo dorsal lat. del pie
n. cutáneo dorsal med.
n. cutáneo dorsal intermedio
nervios digitales y plantares
n. peroneo profundo

C_III
C_IV
C_V
C_VI
C_VII
C_VIII
T_I
T_II
T_III
T_IV
T_V
T_VI
T_VII
T_VIII
T_IX
T_X
T_XI
T_XII
L_I
L_II
L_III
L_IV
L_V

▶ **Nervios cutáneos masculinos**
Vista frontal

MÉDULA ESPINAL Y NERVIOS

La médula espinal también forma parte del sistema nervioso central. Presenta una compartimentación de los distintos tipos de neuronas (sensitivas, motoras, asociativas) análoga a la del cerebro. Pero aquí la sustancia gris se encuentra internamente y la sustancia blanca, constituida por haces de fibras mielínicas de recorrido principalmente longitudinal, forma un estrato que la circunda. Por ello la médula espinal es más flexible y elástica, y tiene una consistencia mayor que la del cerebro.

Protegida por las meninges y el líquido cefalorraquídeo, la médula se encuentra en el interior del canal espinal, adaptándose a todas sus curvas, pero sin ponerse jamás en contacto con las superficies óseas. Es de color blanquecino y forma más o menos cilíndrica, tiene una longitud media de 45 cm y es capaz de registrar un ligero alargamiento durante la flexión forzada del tronco. Se divide en un bulbo (que forma parte del tronco encefálico) y en neurómeros que corresponden a las diferentes regiones vertebrales: cervical, torácica, lumbar, sacra y coccígea. Su función esencial es la de recoger los estímulos ambientales, transmitirlos a la corteza cerebral, y volver a enviar las respuestas elaboradas a nivel central hasta la periferia. A nivel espinal también están localizados numerosos e importantes elementos del sistema nervioso autónomo ➤110.

En la sustancia gris, las neuronas están organizadas en grupos en los cuales todos los elementos presentan las mismas conexiones nerviosas. Éstas se denominan *núcleos* o *columnas* según la orientación (transversal o longitudinal a la médula) con la que se estudien. Presentan una organización laminar: muchas de las nueve *láminas* que se distin-

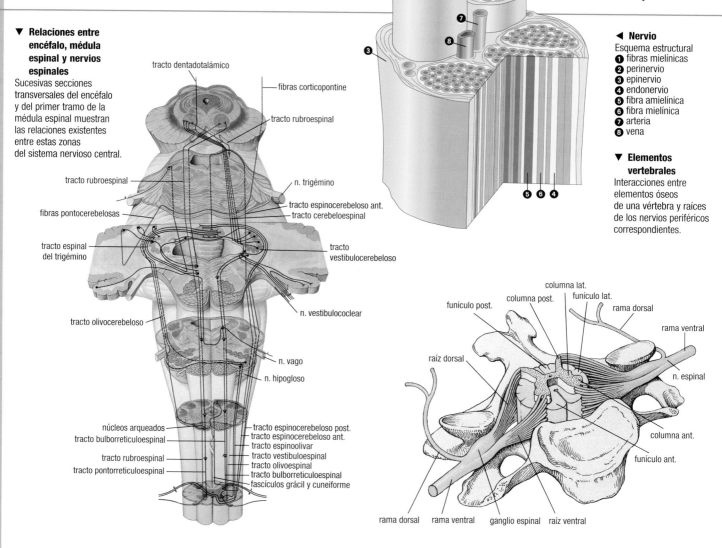

▼ Relaciones entre encéfalo, médula espinal y nervios espinales
Sucesivas secciones transversales del encéfalo y del primer tramo de la médula espinal muestran las relaciones existentes entre estas zonas del sistema nervioso central.

tracto dentadotalámico
fibras corticopontine
tracto rubroespinal
tracto rubroespinal
fibras pontocerebelosas
n. trigémino
tracto espinocerebeloso ant.
tracto cerebeloespinal
tracto espinal del trigémino
tracto vestibulocerebeloso
tracto olivocerebeloso
n. vestibulococlear
n. vago
n. hipogloso
núcleos arqueados
tracto bulborreticuloespinal
tracto rubroespinal
tracto pontorreticuloespinal
tracto espinocerebeloso post.
tracto espinocerebeloso ant.
tracto espinoolivar
tracto vestibuloespinal
tracto olivoespinal
tracto bulborreticuloespinal
fascículos grácil y cuneiforme

◄ Nervio
Esquema estructural
❶ fibras mielínicas
❷ perinervio
❸ epinervio
❹ endonervio
❺ fibra amielínica
❻ fibra mielínica
❼ arteria
❽ vena

▼ Elementos vertebrales
Interacciones entre elementos óseos de una vértebra y raíces de los nervios periféricos correspondientes.

columna lat.
columna post.
funículo lat.
funículo post.
rama dorsal
rama ventral
raíz dorsal
n. espinal
columna ant.
funículo ant.
rama dorsal
rama ventral
ganglio espinal
raíz ventral

guen dentro de la sustancia gris medular corresponden a núcleos o columnas. Cada lámina está formada por neuronas que desempeñan una función particular o terminan en una zona concreta del cuerpo, o por los haces de fibras nerviosas procedentes del encéfalo o dirigidas a él.

En el centro de la sustancia gris, que ocupa una sección de la médula en forma de «H» y tiene una extensión variable según la distancia desde el encéfalo, se encuentra el canal central que contiene poco líquido cefalorraquídeo y se extien-

de a lo largo de toda ella. En el interior de la sustancia blanca, los haces de fibras nerviosas pueden estar formados tanto por prolongaciones de neuronas de los ganglios anexos a la raíz posterior de los nervios espinales ➤116 como por prolongaciones de células de la sustancia gris de la médula o por neuronas localizadas en centros axiales supramedulares o en centros supraaxiales. Los haces, por tanto, pueden ser recorridos por impulsos nerviosos unidireccionales *(haces de proyección)* o por impulsos que ascienden y descienden por la

médula *(haces de asociación,* formados por fibras de otro tipo que conducen impulsos unidireccionales).* Los haces garantizan una estrecha conexión entre los distintos segmentos medulares y desempeñan un papel muy importante en la organización de los reflejos espinales.

La médula espinal está conectada con la periferia mediante 33 pares de *nervios espinales:* sus raíces (33 pares a cada lado) se dividen en una *raíz anterior* (o *motriz)* y una *raíz posterior* (o *sensitiva).* La raíz anterior tiene la función de conducir los estímulos procedentes del encéfalo o de los centros de la médula espinal hacia los músculos; la posterior lleva los impulsos desde la periferia del cuerpo hasta el sistema central.

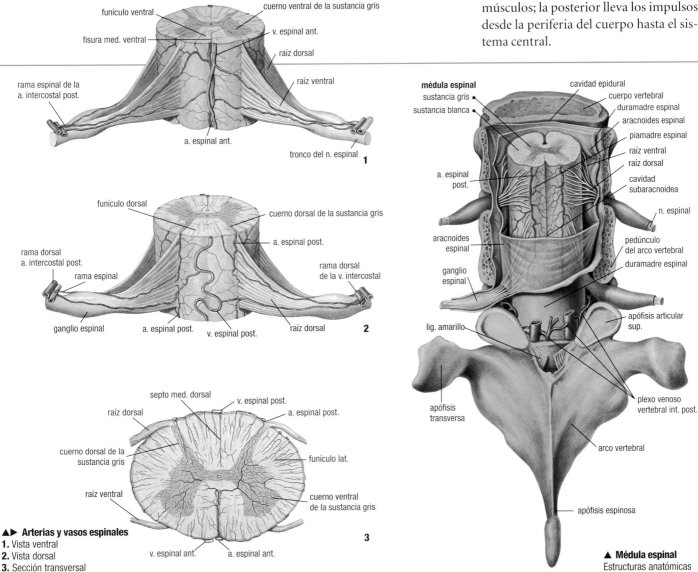

▲▶ Arterias y vasos espinales
1. Vista ventral
2. Vista dorsal
3. Sección transversal

▲ Médula espinal
Estructuras anatómicas

En el trayecto de cada raíz posterior se encuentra un *ganglio espinal:* un engrosamiento formado por los cuerpos celulares que dan origen a la raíz misma. Lateralmente al ganglio, la raíz anterior y la posterior se unen formando el nervio espinal. Distalmente a cada nervio espinal, tiene origen un nervio periférico, cuyas ramificaciones llegan a distintas estructuras del cuerpo. Los nervios espinales y periféricos están reunidos, algunas veces, en *plexos:* se trata de entramados de fibras conectadas entre sí (por ejemplo, el *plexo solar,* o *celiaco,* en el que numerosas ramificaciones nerviosas y ramas nerviosas eferentes de los ganglios semilunares se entrelazan alrededor del tronco celiaco y de la arteria mesentérica superior).

ARCO REFLEJO

Recibe este nombre una compleja estructura neuromotora formada por receptores, fibras nerviosas periféricas aferentes y eferentes y neuronas de la médula espinal; es capaz de dirigir específicas reacciones musculares de manera refleja, es decir, sin la intervención consciente del encéfalo.

A través de los receptores y las fibras aferentes de los nervios espinales, el estímulo (por ejemplo, una sensación de dolor) llega a la sustancia gris de la médula espinal. Allí, un «cortocircuito» estimula la neurona motora responsable del movimiento reflejo (la contracción muscular). Éste es un típico *arco reflejo simple,* pero puede haberlos más complejos, como los que determinan la secreción de sustancias

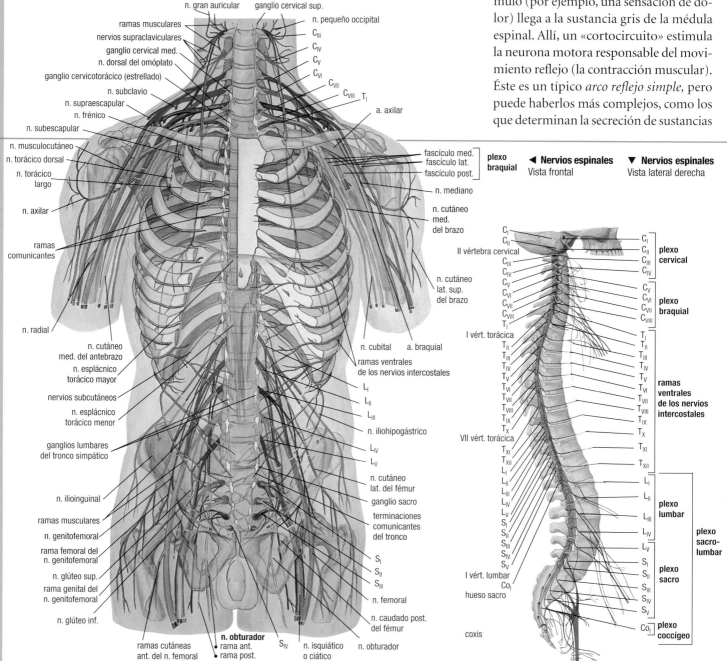

o los que actúan a niveles inconscientes de la memoria, como los reflejos condicionados. En muchos casos, mediante fibras nerviosas que conectan el sistema central y el sistema simpático, el arco reflejo puede evocar también respuestas automáticas.

CIRCUITO GAMMA

Es una compleja estructura neuromotora capaz de regular por la vía refleja el tono muscular. Lo forman *husos neuromusculares,* fibras nerviosas periféricas aferentes y eferentes y neuronas de la médula espinal.

Con sus neuritas, las *motoneuronas gamma* llegan, a través de las raíces anteriores de los nervios espinales, a las fibras de los husos neuromusculares y a las *placas motrices,* estimulando la contracción de los músculos. Su actividad está inducida por estímulos periféricos (receptores cutáneos o articulares) y, sobre todo, por el cerebelo y el sistema extrapiramidal.

Cuando las fibras musculares estimuladas por ellos se contraen, las fibras musculares circundantes, no estimuladas de forma directa, se distienden pasivamente. Esto estimula a los receptores que se encuentran en su interior, y que envían impulsos, a través del ganglio espinal y de la raíz posterior, a las *motoneuronas alfa.* Estas células de la sustancia gris medular estimulan directamente todas las fibras del músculo implicado. La acción de las neuronas gamma resulta inútil: ellas pasan a una condición de reposo, dispuestas a responder a una nueva estimulación.

✚ LESIONES EN LA COLUMNA VERTEBRAL

Aplicando electrodos en la corteza motora se puede captar una señal eléctrica que precede al movimiento: es la señal que envía la corteza a uno o más músculos voluntarios para que se muevan. Pero si se ha producido una lesión a nivel de la médula espinal, dicha señal no consigue alcanzar su objetivo: el movimiento voluntario no se verifica. Para devolver la capacidad de movimiento a millones de personas inmovilizadas por una lesión en la columna vertebral, la investigación médica está buscando la manera de captar esa actividad eléctrica «por encima» de la lesión, amplificarla, transmitirla a los nervios espinales aún eficaces y enviarla a los músculos interesados.

Este importante tipo de investigación se está desarrollando en distintas direcciones y en varios campos: desde el celular al más puramente tecnológico. Así, mientras en algunos laboratorios se intenta encontrar el modo de estimular el crecimiento de las neuronas espinales interrumpidas por la lesión, o incluso de regenerarlas in vitro ➤[228], *en otros se intenta afrontar la dificultad de conectar cables eléctricos (es decir, metálicos) con fibras nerviosas y musculares. Estas dos vías ofrecen buenas perspectivas: la segunda, en particular, ya ha arrojado algunos resultados positivos en un par de jóvenes voluntarios que, víctimas de accidentes, han recuperado la posibilidad de caminar.*

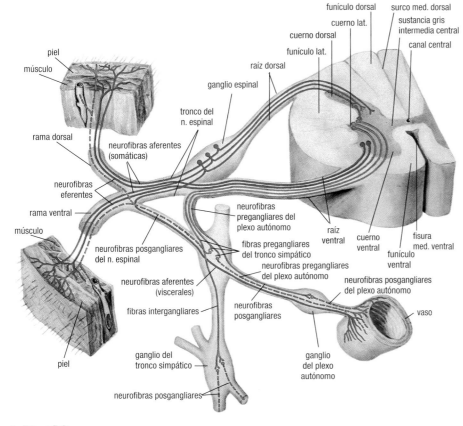

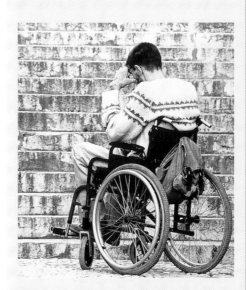

▲ Arco reflejo
Esquema de interacciones entre estímulos, señales nerviosas autónomas y señales nerviosas reflejas a nivel de la médula espinal.

El sistema nervioso periférico se denomina también autónomo por su actividad independiente del sistema central, y vegetativo porque regula las funciones vitales «básicas». Está formado por los nervios periféricos y los ganglios, y se divide en sistema parasimpático y sistema simpático.

EL SISTEMA NERVIOSO PERIFÉRICO

La conexión entre los distintos órganos del cuerpo y el sistema nervioso central está garantizada por el *sistema nervioso periférico*. Se llama también sistema autónomo porque induce algunos comportamientos independientes de la conciencia y de las estructuras cerebrales superiores, y sistema vegetativo porque regula de forma automática las funciones vitales «básicas».

El sistema nervioso periférico, aparte de conectar el resto del organismo con el sistema central, mantiene bajo control algunas funciones de los órganos del cuerpo y la homeostasis del organismo, estimulando o inhibiendo actividades como la frecuencia cardiaca y respiratoria, la secreción ácida del estómago, los movimientos intestinales, etcétera. Está constituido por fibras nerviosas y ganglios, órganos formados por acumulaciones de neuronas: según sus características, los nervios y los ganglios se dividen en dos grandes conjuntos: el *sistema parasimpático* y el *sistema simpático*. Ambos inervan los mismos órganos, y su función es antagónica en muchos casos: por ejemplo, el nervio vago (parasimpático) hace que se contraigan los músculos bronquiales, mientras que las terminaciones del simpático hacen que se relajen.

EL SISTEMA PARASIMPÁTICO

Está constituido por fibras nerviosas que tienen su origen en los centros bulbares y craneales y que discurren siempre entremezcladas con las fibras de nervios somáticos encefálicos o espinales. Formado principalmente por el nervio vago (par 10º de los nervios craneales) y sus ramificaciones, también comprende parte de los nervios de los pares 3º, 7º y 9º, así como algunos núcleos de la porción sacra de la médula espinal. Todas las células son neuronas pregangliares: el cuerpo se encuentra en el núcleo de un nervio craneal o en la médula espinal, y la fibra llega a un ganglio, siempre contenido en el espesor de las vísceras inervadas.

◀ **Plexo lumbar**
Conexiones entre sistema nervioso periférico y sistema nervioso simpático a nivel lumbar de la columna vertebral y de la pelvis.
❶ ramas de los músculos psoas mayor y menor; ❷ n. genitofemoral; ❸ n. subcostal; ❹ n. iliohipogástrico; ❺ n. ileoinguinal; ❻ rama del m. iliaco; ❼ n. obturador accesorio; ❽ n. cutáneo femoral lat.; ❾ n. obturador; ❿ n. femoral

▼ **Acción del sistema parasimpático**
Los principales tractos nerviosos del sistema parasimpático en relación con los órganos en los que actúan. A menudo ejercen acciones antagónicas a las del sistema simpático.

rama femoral
rama genital

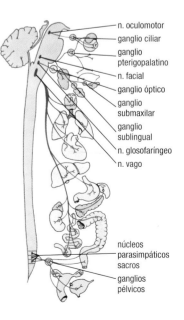

n. oculomotor
ganglio ciliar
ganglio pterigopalatino
n. facial
ganglio óptico
ganglio submaxilar
ganglio sublingual
n. glosofaríngeo
n. vago
núcleos parasimpáticos sacros
ganglios pélvicos

▼ Elementos vertebrales
Componentes del sistema nervioso
central, periférico y autónomo
en proximidad a una vértebra.
Sección axial.

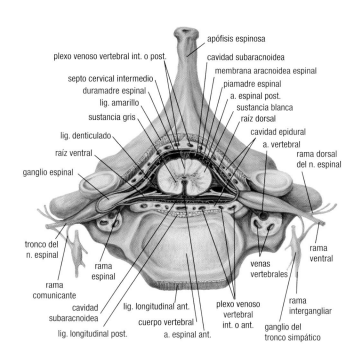

- plexo venoso vertebral int. o post.
- septo cervical intermedio
- duramadre espinal
- lig. amarillo
- sustancia gris
- lig. denticulado
- raíz ventral
- ganglio espinal
- tronco del n. espinal
- rama espinal
- rama comunicante
- cavidad subaracnoidea
- lig. longitudinal post.
- apófisis espinosa
- cavidad subaracnoidea
- membrana aracnoidea espinal
- piamadre espinal
- a. espinal post.
- sustancia blanca
- raíz dorsal
- cavidad epidural
- a. vertebral
- rama dorsal del n. espinal
- rama ventral
- venas vertebrales
- rama intergangliar
- ganglio del tronco simpático
- plexo venoso vertebral int. o ant.
- a. espinal ant.
- cuerpo vertebral
- lig. longitudinal ant.

▼ Acción del sistema simpático
Los principales plexos del sistema
simpático en relación con los órganos
en los que actúan.

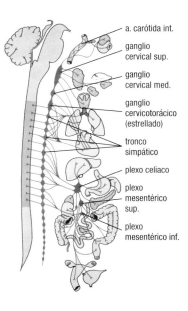

- a. carótida int.
- ganglio cervical sup.
- ganglio cervical med.
- ganglio cervicotorácico (estrellado)
- tronco simpático
- plexo celiaco
- plexo mesentérico sup.
- plexo mesentérico inf.

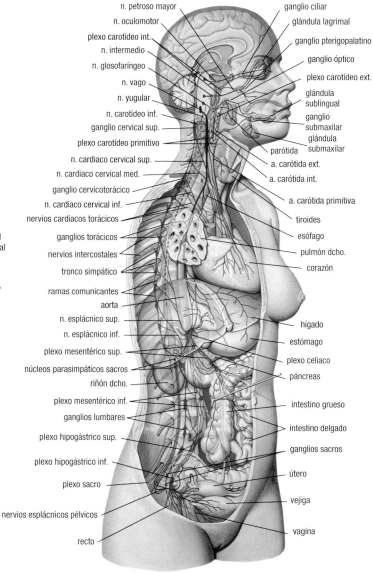

- n. petroso mayor
- n. oculomotor
- plexo carotídeo int.
- n. intermedio
- n. glosofaríngeo
- n. vago
- n. yugular
- n. carotídeo inf.
- ganglio cervical sup.
- plexo carotídeo primitivo
- n. cardiaco cervical sup.
- n. cardiaco cervical med.
- ganglio cervicotorácico
- n. cardiaco cervical inf.
- nervios cardiacos torácicos
- ganglios torácicos
- nervios intercostales
- tronco simpático
- ramas comunicantes
- aorta
- n. esplácnico sup.
- n. esplácnico inf.
- plexo mesentérico sup.
- núcleos parasimpáticos sacros
- riñón dcho.
- plexo mesentérico inf.
- ganglios lumbares
- plexo hipogástrico sup.
- plexo hipogástrico inf.
- plexo sacro
- nervios esplácnicos pélvicos
- recto
- ganglio ciliar
- glándula lagrimal
- ganglio pterigopalatino
- ganglio óptico
- plexo carotídeo ext.
- glándula sublingual
- ganglio submaxilar
- glándula submaxilar
- parótida
- a. carótida ext.
- a. carótida int.
- a. carótida primitiva
- tiroides
- esófago
- pulmón dcho.
- corazón
- hígado
- estómago
- plexo celiaco
- páncreas
- intestino grueso
- intestino delgado
- ganglios sacros
- útero
- vejiga
- vagina

EL SISTEMA SIMPÁTICO

Es mucho más complejo que el parasimpático, está formado por numerosos nervios distintos y también presenta abundantes redes neuronales llamadas *plexos*.

Las fibras del simpático nacen de las porciones dorso-lumbares de la médula y de ganglios formados por los cuerpos celulares de las neuronas posgangliares, alineadas a la columna vertebral y en dos largas hileras a los lados de la médula. De cada ganglio parten fibras nerviosas llamadas *ramas comunicantes* (si llegan a los nervios espinales) o *nervios viscerales* (si llegan a un órgano). Los nervios viscerales, al entrecruzarse, anastomosarse y enlazarse con otros ganglios, forman las complejas redes de fibras nerviosas de los plexos.

▲ Sistema nervioso involuntario de la mujer
Se observan los nervios del sistema central y los principales nervios simpáticos. Corte anterolateral derecho.

NERVIOS CRANEALES

Son los nervios que arrancan del encéfalo o de la médula espinal a la altura de las vértebras cervicales y llegan a la cabeza, el cuello, parte del tronco y las extremidades superiores.

Se dividen en:

- 12 pares de nervios **encefálicos simétricos,** que comunican el encéfalo con numerosas zonas periféricas (cabeza, cuello, tórax y abdomen). Cada par, indicado con un número progresivo (de arriba abajo) o con un nombre que alude a su función, está formado por fibras distintas de las características de los nervios espinales: de he-

cho, las fibras vísceroefectivas de estos nervios son sólo parasimpáticas, y las que componen cada nervio presentan muchas diferencias. Además, en los nervios espinales la sensibilidad somática y visceral es transmitida por neuronas localizadas en un mismo ganglio espinal, mientras que en los nervios encefálicos las neuronas se encuentran en ganglios distintos (a excepción del ganglio geniculado).

Los nervios encefálicos transmiten, además de una sensibilidad generalizada, estímulos sensoriales específi-

cos: gustativos (nervios de los pares 7º, 9º y 10º), vestibulares y acústicos (nervios del 8º par), visuales (nervios del 2º par) y olfativos (nervios del primer par).

En algunos casos, los nervios encefálicos que transportan el mismo tipo de im-

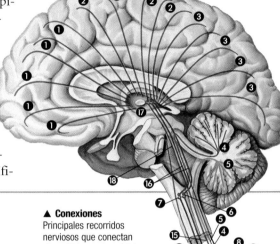

▲ Conexiones
Principales recorridos nerviosos que conectan el encéfalo con la médula espinal. Sección lateral izquierda.
❶ radiaciones talámicas ant.
❷ radiaciones talámicas centrales
❸ radiaciones talámicas post.
❹ tracto espinocerebeloso ventral
❺ tracto espinocerebeloso dorsal
❻ núcleo grácil
❼ núcleo cuneiforme
❽ raíz ventral
❾ ganglio espinal
❿ raíz dorsal
⓫ médula espinal
⓬ n. espinal
⓭ fascículo cuneiforme
⓮ fascículo grácil
⓯ tractos espinotalámicos ant. y lat.
⓰ fascículos grácil y cuneiforme
⓱ tálamo
⓲ tractos espinotalámicos ventral y lat.

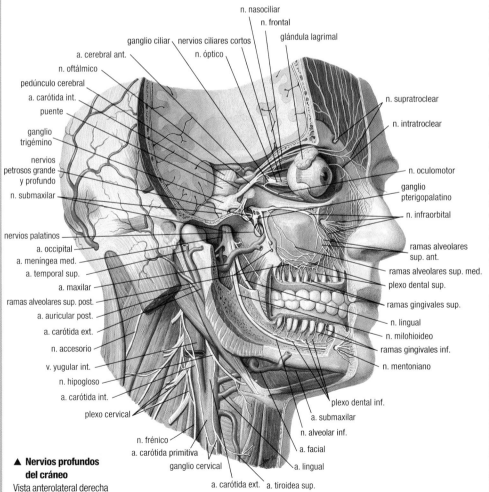

▲ Nervios profundos del cráneo
Vista anterolateral derecha

LOS NERVIOS ENCEFÁLICOS		
PAR	NERVIO	PROCEDENCIA
1º	olfativo	bulbo olfativo
2º	óptico	quiasma óptico
3º	oculomotor	fosa interpeduncular
4º	troclear	mesencéfalo sup. dorsal
5º	trigémino	puente sup. ventral
6º	abductor	surco bulbo-puente
7º	facial	bulbo, fosa postolivar
8º	estatoacústico	bulbo, fosa postolivar
9º	glosofaríngeo	bulbo, surco lat. post.
10º	vago	bulbo, surco lat. post.
11º	accesorio	médula espinal, cordón lat.
12º	hipogloso	bulbo, surco antero-lat.

pulsos son aferentes al mismo núcleo cerebral: es el caso de las fibras procedentes de los pares 5º, 7º, 9º y 10º, que transmiten la sensibilidad de la cabeza y convergen en el núcleo sensitivo del trigémino;

- 8 pares de **nervios cervicales,** procedentes, todos ellos, de la médula espinal.

Están caracterizados, como los demás nervios espinales, por cuatro tipos de fibras: *motoras somáticas, efectivas viscerales, sensitivas somáticas y sensitivas viscerales.* En este tipo de nervios, la sensibilidad somática y visceral es transmitida por neuronas localizadas en el mismo ganglio espinal.

Cada nervio nace de la unión, en proximidad al orificio intervertebral por el que sale, de numerosas raicillas reunidas en dos raíces: una anterior, formada por fibras motoras somáticas y efectivas viscerales, y otra posterior, de fibras sensitivas, que presenta un ganglio espinal.

La dirección de las raíces cambia, y su longitud aumenta progresivamente en sentido céfalo-caudal: los primeros nervios tienen raíces horizontales, mientras que los siguientes tienen una dirección cada vez más oblicua hacia abajo y afuera, hasta adquirir la característica forma de «cola de caballo» en las raíces sacras y coccígeas ^{➤116-119}.

Ya formado, el nervio espinal emite dos ramas colaterales: la *rama meníngea* (o *recurrente),* que distribuye fibras sensitivas a las estructuras vertebrales, y la *rama comunicante blanca* (nervios torácicos y lumbares), que llega a un ganglio del simpático con fibras medulares preganglitares.

Desde el ganglio simpático, una o varias *ramas comunicantes grises* formadas por fibras amielínicas se adentran en el nervio espinal para avanzar con él hasta las zonas específicas. Después el nervio espinal se divide en una *rama anterior,* o *ventral,* y en una *rama posterior,* o *dorsal:* la rama posterior, generalmente más corta, inerva un territorio circunscrito con fibras motoras de los músculos y fibras sensitivas cutáneas, y conserva su propia individualidad, mientras que la rama anterior se entrelaza con las ramas anteriores de otros nervios, estableciendo con ellos complicadas reacciones nerviosas y formando complejas estructuras anatómicas llamadas *plexos.*

Las ramas anteriores se ocupan de la inervación motora y sensitiva de la región

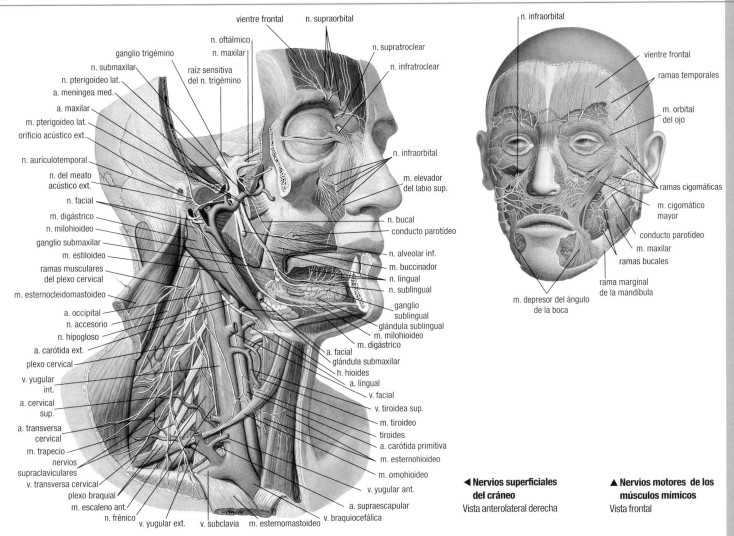

◀ Nervios superficiales del cráneo
Vista anterolateral derecha

▲ Nervios motores de los músculos mímicos
Vista frontal

anterolateral del cuello, del tronco y de las extremidades superiores.

Las características particulares de las ramas dorsales de los primeros dos nervios cervicales (u occipitales), del plexo cervical y del plexo braquial son:

- *rama dorsal del primer nervio cervical (nervio suboccipital):* es más voluminosa que la rama ventral correspondiente y tiene funciones exclusivamente motoras. Atraviesa el canal vertebral junto con la arteria vertebral, y después se dirige hacia la cabeza, adonde llegan las fibras motoras (músculos suboccipitales). Una rama descendente se une a su rama posterior correspondiente del 2º nervio occipital;

- *rama dorsal del 2º nervio cervical (nervio gran occipital):* es la más gruesa de las ramas posteriores de los nervios espinales; sale del canal vertebral, entre el atlas ►44-45 y el axis, doblándose hacia arriba. Medialmente, por debajo del músculo oblicuo inferior, perfora el músculo semiespinal y el trapecio, volviéndose subcutáneo en la región occipital: no es casual que esté formado principalmente por fibras sensitivas. En su rama inicial, algunas fibras musculares van a inervar los músculos oblicuo inferior, semiespinal, largo de la cabeza, esplenio y trapecio, y dos colaterales (ascendente y descendente) se unen con las ramas dorsales de los nervios cervicales 1º y 3º, respectivamente;

- *plexo cervical:* está formado por las ramas anteriores de los nervios cervicales 1º, 2º, 3º y 4º. Cada rama anterior se divide, a su vez, en dos ramales (ascendente y descendente) que se unen a las ramas correspondientes de los nervios contiguos, dando lugar a tres ganglios cervicales, dispuestos uno sobre otro y llamados superior, medio e inferior.

El plexo está situado profundamente en el cuello, y de él arrancan nuevas fibras ner-

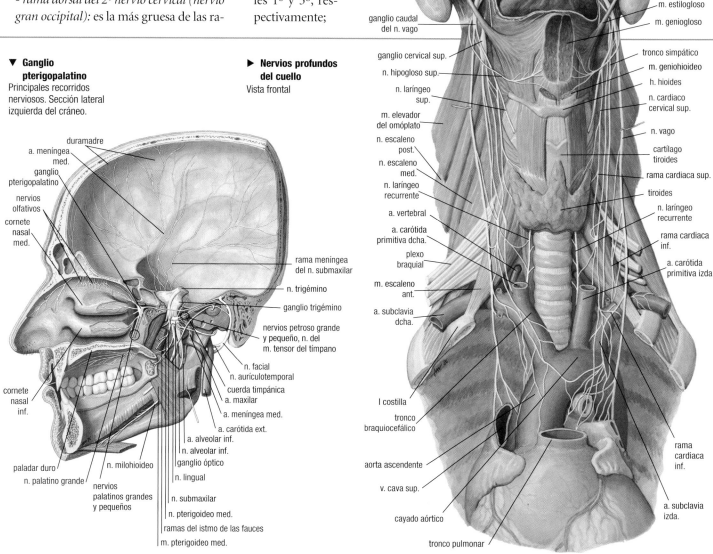

▼ **Ganglio pterigopalatino**
Principales recorridos nerviosos. Sección lateral izquierda del cráneo.

duramadre
a. meníngea med.
ganglio pterigopalatino
nervios olfativos
cornete nasal med.
cornete nasal inf.
paladar duro
n. palatino grande
nervios palatinos grandes y pequeños
n. milohioideo
rama meníngea del n. submaxilar
n. trigémino
ganglio trigémino
nervios petroso grande y pequeño, n. del m. tensor del tímpano
n. facial
n. auriculotemporal
cuerda timpánica
a. maxilar
a. meníngea med.
a. carótida ext.
a. alveolar inf.
n. alveolar inf.
ganglio óptico
n. lingual
n. submaxilar
n. pterigoideo med.
ramas del istmo de las fauces
m. pterigoideo med.

► **Nervios profundos del cuello**
Vista frontal

n. glosofaríngeo
faringe
ápice de la lengua
v. yugular int.
ganglio caudal del n. vago
m. estilogloso
m. geniogloso
ganglio cervical sup.
tronco simpático
n. hipogloso sup.
m. geniohioideo
n. laríngeo sup.
h. hioides
m. elevador del omóplato
n. cardiaco cervical sup.
n. escaleno post.
n. vago
n. escaleno med.
cartílago tiroides
n. laríngeo recurrente
rama cardiaca sup.
a. vertebral
tiroides
a. carótida primitiva dcha.
n. laríngeo recurrente
plexo braquial
rama cardiaca inf.
m. escaleno ant.
a. carótida primitiva izda.
a. subclavia dcha.
I costilla
tronco braquiocefálico
aorta ascendente
v. cava sup.
cayado aórtico
tronco pulmonar
rama cardiaca inf.
a. subclavia izda.

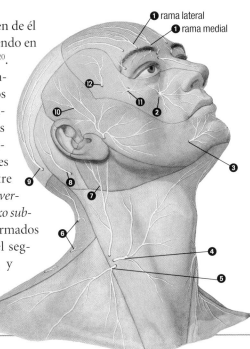

viosas divididas en ramas anastomosantes (que ponen en contacto entre sí otras
fibras nerviosas), ramas cutáneas (sensitivas) y ramas musculares (motoras y sensitivas). Entre estas últimas se encuentra
el nervio frénico, que mueve el diafragma [63] e inerva con sus fibras sensitivas
la pleura, el pericardio, la pared posterior
del abdomen y la superficie inferior del
diafragma. Algunas de sus fibras atraviesan el diafragma y llegan al plexo celiaco;
- *plexo braquial:* está formado por las ramas anteriores de los nervios cervicales 5º,
6º, 7º y 8º y del primer nervio torácico, a
las que se unen fibras del 4º nervio cervical y del 2º nervio torácico. El plexo se
aloja en las cavidades axilar y supraclavicular; los nervios que lo componen, tras

haberse puesto en contacto, salen de él
bajo forma de troncos, prosiguiendo en
las extremidades superiores [64,120].

En el área cráneo-cervical se encuentran también muchos nervios
parasimpáticos y simpáticos: mientras que los primeros siguen los
nervios espinales sensitivos, los se-
gundos forman otros plexos, redes
complejas y ramificaciones. Entre
ellos, el *plexo carotídeo,* el *plexo cavernoso,* el *plexo intercarotídeo* y el *plexo subclavio* son los principales. Están formados
por las ramas perivasculares del segmento cervical del simpático, y
acompañan a la arteria carótida
y sus ramificaciones a lo largo de todo su recorrido.

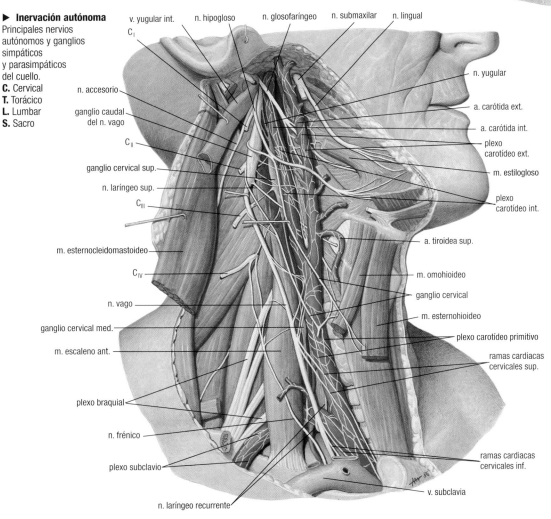

▶ **Inervación autónoma**
Principales nervios
autónomos y ganglios
simpáticos
y parasimpáticos
del cuello.
C. Cervical
T. Torácico
L. Lumbar
S. Sacro

▲ **Nervios superficiales
del cuello**
Vista anterolateral derecha.
❶ n. supraorbital
❷ n. infraorbital
❸ n. submaxilar
❹ n. transversal del cuello
❺ nervios supraclaviculares
❻ ramas laterales o dorsales
de los nervios cervicales
❼ n. auricular grande
❽ n. pequeño occipital
❾ n. gran occipital
❿ n. auriculotemporal
⓫ rama cigomáticofacial
⓬ rama cigomáticotemporal

NERVIOS TORÁCICO-ABDOMINALES

Comprenden las terminaciones nerviosas de los segmentos torácico y lumbar del simpático y los nervios espinales de los tractos torácico, lumbar, sacro y coccígeo de la columna vertebral.

Los nervios simpáticos son numerosos en esta zona, al tener que regular las actividades de cada órgano interno. Mientras que cortos ramales viscerales del simpático inervan el esófago y el tubo digestivo (ramales esofágicos, nervios esplácnico mayor y esplácnico menor), otros están organizados en plexos que reciben el nombre del tracto o del órgano inervado: *plexo aórtico, cardiaco, pulmonar, preaórtico.*

Plexo cardiaco: está formado por tres nervios cardiacos (superior, medio e inferior) que descienden desde el ganglio cervical correspondiente, fibras de los primeros cuatro ganglios torácicos y tres ramas cardiacas del nervio vago (parasimpático). Otras terminaciones parasimpáticas de procedencia cervical inervan la aorta, las paredes coronarias, las cavidades cardiacas y el pericardio.

Plexo preaórtico: es un entramado de fibras simpáticas que se extiende desde la aorta abdominal hasta los ganglios. Se divide en:

- *plexo celiaco*, al que están ligados los *plexos secundarios pares* (frénicos, suprarrenales, renales, espermáticos, pélvicos) e *impares* (esplénico, hepático, gástrico superior, mesentérico superior);

- *plexo aórticoabdominal*, bajo la arteria mesentérica superior;

- *plexo hipogástrico*, delante de la arteria sacra media.

Los nervios espinales se dividen en:

- 12 pares de **nervios torácicos:** el primer par emerge entre la 1ª y la 2ª vértebra torácica, y el último, entre la 12ª torácica y la 1ª lumbar. Las ramas anteriores reciben el nombre

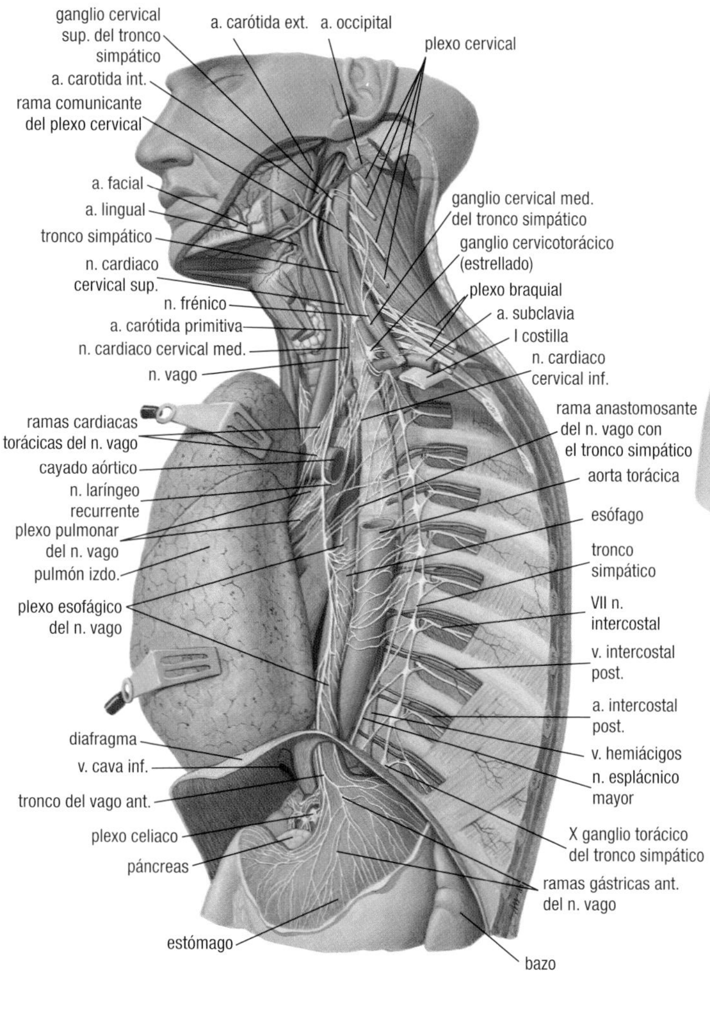

Nervios torácico-abdominales profundos
Vista anterolateral izquierda

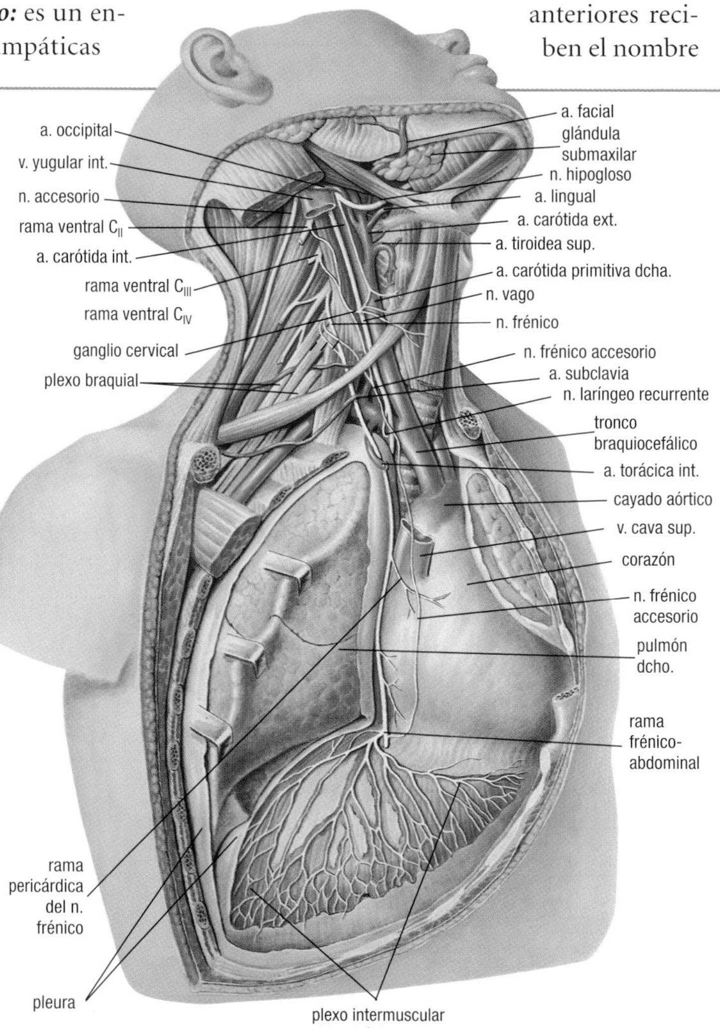

Labels (izquierda):
ganglio cervical sup. del tronco simpático
a. carótida ext.
a. occipital
plexo cervical
a. carotida int.
rama comunicante del plexo cervical
a. facial
a. lingual
tronco simpático
n. cardiaco cervical sup.
ganglio cervical med. del tronco simpático
ganglio cervicotorácico (estrellado)
n. frénico
plexo braquial
a. carótida primitiva
a. subclavia
n. cardiaco cervical med.
l costilla
n. vago
n. cardiaco cervical inf.
ramas cardiacas torácicas del n. vago
rama anastomosante del n. vago con el tronco simpático
cayado aórtico
aorta torácica
n. laríngeo recurrente
esófago
plexo pulmonar del n. vago
tronco simpático
pulmón izdo.
VII n. intercostal
plexo esofágico del n. vago
v. intercostal post.
a. intercostal post.
diafragma
v. hemiácigos
v. cava inf.
n. esplácnico mayor
tronco del vago ant.
X ganglio torácico del tronco simpático
plexo celiaco
páncreas
ramas gástricas ant. del n. vago
estómago
bazo

Nervios torácico-abdominales intermedios
Vista anterolateral derecha

Labels (derecha):
a. occipital
a. facial
glándula submaxilar
v. yugular int.
n. hipogloso
n. accesorio
a. lingual
rama ventral C_II
a. carótida ext.
a. carótida int.
a. tiroidea sup.
rama ventral C_III
a. carótida primitiva dcha.
rama ventral C_IV
n. vago
ganglio cervical
n. frénico
plexo braquial
n. frénico accesorio
a. subclavia
n. laríngeo recurrente
tronco braquiocefálico
a. torácica int.
cayado aórtico
v. cava sup.
corazón
n. frénico accesorio
pulmón dcho.
rama frénico-abdominal
rama pericárdica del n. frénico
pleura
plexo intermuscular del n. frénico

► **Inervación profunda del tronco costal**
Vista frontal

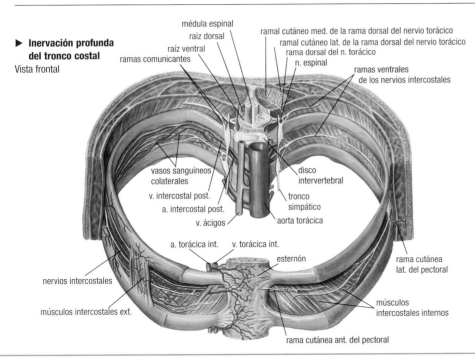

médula espinal
raíz dorsal
raíz ventral
ramas comunicantes
ramal cutáneo med. de la rama dorsal del nervio torácico
ramal cutáneo lat. de la rama dorsal del nervio torácico
rama dorsal del n. torácico
n. espinal
ramas ventrales de los nervios intercostales
vasos sanguíneos colaterales
v. intercostal post.
a. intercostal post.
v. ácigos
a. torácica int.   v. torácica int.
nervios intercostales
músculos intercostales ext.
disco intervertebral
tronco simpático
aorta torácica
esternón
rama cutánea lat. del pectoral
músculos intercostales internos
rama cutánea ant. del pectoral

de nervios intercostales porque atraviesan el espacio intercostal correspondiente: inervan la musculatura intermedia del tórax, la pared torácicoabdominal y la piel.

Llegados al esternón, los seis primeros atraviesan la pared torácica hacia el exterior y, con el nombre de ramas cutáneas anteriores, se distribuyen por la región anterolateral del tórax. Las ramas cutáneas anteriores 2ª, 3ª y 4ª reciben el nombre de ramas mamarias mediales porque inervan la parte medial de la mama.

Los últimos seis nervios intercostales se adentran en la pared abdominal, atravesando los músculos oblicuo interno y transverso del abdomen hasta el músculo recto del abdomen. También terminan con ramales cutáneos anteriores.

► **Nervios torácico-abdominales superficiales masculinos**
1. Vista frontal
2. Vista dorsal

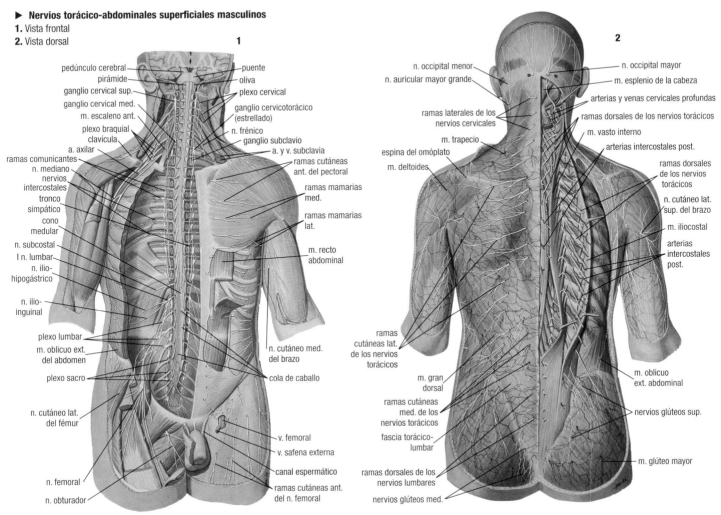

1

pedúnculo cerebral
pirámide
ganglio cervical sup.
ganglio cervical med.
m. escaleno ant.
plexo braquial
clavícula
a. axilar
ramas comunicantes
n. mediano
nervios intercostales
tronco simpático
cono medular
n. subcostal
I n. lumbar
n. ilio-hipogástrico
n. ilio-inguinal
plexo lumbar
m. oblicuo ext. del abdomen
plexo sacro
n. cutáneo lat. del fémur
n. femoral
n. obturador

puente
oliva
plexo cervical
ganglio cervicotorácico (estrellado)
n. frénico
ganglio subclavio
a. y v. subclavia
ramas cutáneas ant. del pectoral
ramas mamarias med.
ramas mamarias lat.
m. recto abdominal
n. cutáneo med. del brazo
cola de caballo
v. femoral
v. safena externa
canal espermático
ramas cutáneas ant. del n. femoral

2

n. occipital menor
n. auricular mayor grande
ramas laterales de los nervios cervicales
m. trapecio
espina del omóplato
m. deltoides
ramas cutáneas lat. de los nervios torácicos
m. gran dorsal
ramas cutáneas med. de los nervios torácicos
fascia torácico-lumbar
ramas dorsales de los nervios lumbares
nervios glúteos med.

n. occipital mayor
m. esplenio de la cabeza
arterias y venas cervicales profundas
ramas dorsales de los nervios torácicos
m. vasto interno
arterias intercostales post.
ramas dorsales de los nervios torácicos
n. cutáneo lat. sup. del brazo
m. iliocostal
arterias intercostales post.
m. oblicuo ext. abdominal
nervios glúteos sup.
m. glúteo mayor

El 12º nervio discurre por debajo de la 12ª costilla y por eso se denomina intercostal.

Los nervios torácicos emiten ramas anastomosantes de enlace y ramas colaterales musculares y cutáneas;

- cinco pares de *nervios lumbares:* el primer par emerge entre la 1ª y la 2ª vértebra lumbar; el último, entre la 5ª lumbar y el sacro.

La rama anterior del primer nervio lumbar, más fina, da origen al nervio iliohipogástrico y al nervio ilioinguinal; la del 2º nervio lumbar

se divide en nervio cutáneo lateral del fémur y nervio genitofemoral, y de la 2ª rama anastomosante se originan las raíces superiores del nervio obturador y del nervio femoral.

La rama anterior del tercer nervio lumbar da origen a las raíces medias de los nervios obturador y femoral, y en la del 4º nervio lumbar se originan las raíces inferiores de los mismos nervios.

La rama anastomosante que parte de este nervio lumbar se une con la rama anterior del 5º nervio lumbar formando el tronco lum-

bar que participa en la formación del plexo sacro.

A su vez, las ramas anteriores de los nervios lumbares 1º, 2º, 3º y 4º y una rama del 12º nervio torácico forman el plexo lumbar: de forma triangular, tiene la base coincidiendo con la columna vertebral y el vértice en la confluencia de las raíces del nervio femoral.

De este plexo emergen:
- *ramas anastomosantes* de enlace;
- *ramas colaterales cortas* con función motora: nervios de los músculos del tronco transversos laterales, del músculo psoas mayor, del músculo psoas menor y del músculo cuadrado de los lomos;

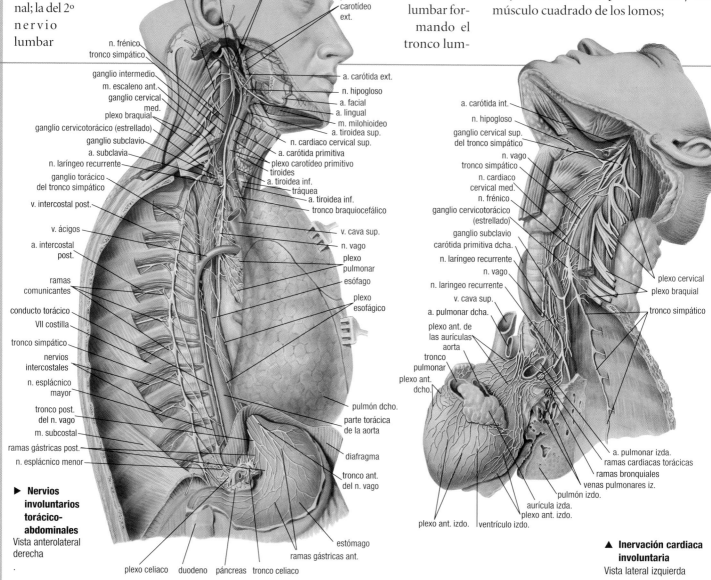

▶ **Nervios involuntarios torácico-abdominales**
Vista anterolateral derecha

▲ **Inervación cardiaca involuntaria**
Vista lateral izquierda

- ramas colaterales largas ➤122-123, generalmente de carácter mixto, que llegan a la parte inferior de la pared abdominal, a los genitales y a la extremidad inferior: los nervios iliohipogástrico, ilioinguinal, genitofemoral y cutáneo lateral del fémur;

- *ramas terminales* ➤122-123, que salen de la pelvis y se extienden por la piel y los músculos de la extremidad inferior: nervio obturador y nervio femoral;

- cinco pares de **nervios sacros:** salen por los orificios del sacro.

La unión de las ramas anteriores de los nervios sacros 1º, 2º y 3º con el tronco sacrolumbar que recoge fibras de la rama anterior del 4º nervio lumbar y todo el 5º nervio lumbar da origen al plexo sacro, un conjunto de nervios aplanado, de forma triangular, con base en el hueso sacro y vértice en el contorno inferior del agujero isquiático. Ahí tienen origen una gruesa rama terminal (el nervio isquiático ➤122, más conocido como nervio ciático) y las ramas colaterales anteriores y posteriores.

Las ramas colaterales anteriores son todas motoras e inervan los músculos gemelo superior e inferior, obturador interno y cuadrado del fémur; las ramas colaterales posteriores comprenden tres nervios motores que inervan los músculos glúteos, tensor de la fascia lata y piriforme, y un nervio sensitivo: el nervio cutáneo posterior del fémur, que llega a la cara posterior de muslo y pierna y a la región perineal.

Los nervios sacros 2º, 4º y, sobre todo, 3º forman el **plexo pudendo,** que inerva los órganos genitales y una parte del intestino, de las vías urinarias y de los músculos y la piel del perineo. De él parten ramas viscerales (parasimpáticas), ramas somáticas musculares y somáticas cutáneas.

- tres pares de *nervios coccígeos:* sólo el primer par mantiene su individualidad; los otros se funden con el filamento terminal de la médula.

A los lados del cóxis, las ramas anteriores del primer nervio coccígeo y del 5º nervio sacro y algunas fibras del 4º nervio sacro forman el plexo coccígeo.

Las ramas anteriores viscerales son fibras del parasimpático que llegan al plexo hipogástrico ➤116; las ramas posteriores somáticas llegan al músculo coccígeo y a la piel.

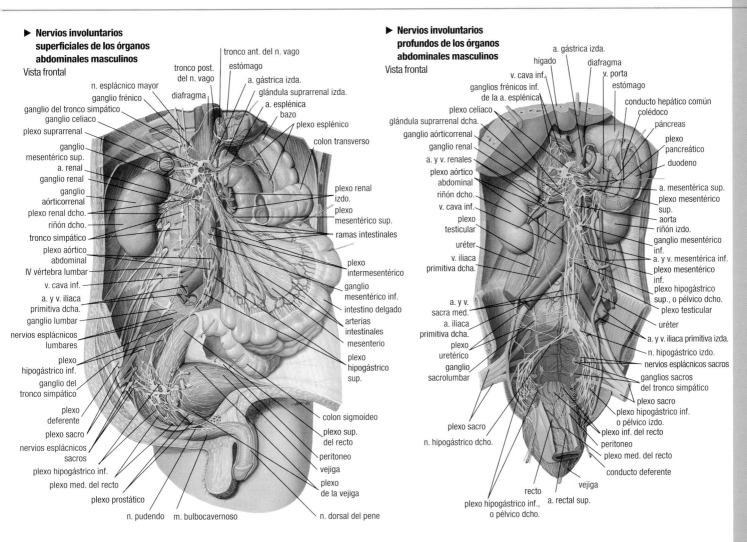

► **Nervios involuntarios superficiales de los órganos abdominales masculinos**
Vista frontal

tronco ant. del n. vago
estómago
tronco post. del n. vago
a. gástrica izda.
n. esplácnico mayor
glándula suprarrenal izda.
ganglio frénico
a. esplénica
diafragma
bazo
ganglio del tronco simpático
plexo esplénico
ganglio celíaco
colon transverso
plexo suprarrenal
ganglio mesentérico sup.
a. renal
ganglio renal
ganglio aórticorrenal
plexo renal izdo.
plexo renal dcho.
plexo mesentérico sup.
riñón dcho.
ramas intestinales
tronco simpático
plexo aórtico abdominal
plexo intermesentérico
IV vértebra lumbar
ganglio mesentérico inf.
v. cava inf.
intestino delgado
a. y v. iliaca primitiva dcha.
arterias intestinales
ganglio lumbar
mesenterio
nervios esplácnicos lumbares
plexo hipogástrico sup.
plexo hipogástrico inf.
ganglio del tronco simpático
plexo deferente
colon sigmoideo
plexo sacro
plexo sup. del recto
nervios esplácnicos sacros
peritoneo
plexo hipogástrico inf.
vejiga
plexo med. del recto
plexo de la vejiga
plexo prostático
n. pudendo   m. bulbocavernoso
n. dorsal del pene

► **Nervios involuntarios profundos de los órganos abdominales masculinos**
Vista frontal

a. gástrica izda.
hígado
diafragma
v. cava inf.
v. porta
ganglios frénicos inf. de la a. esplénica
estómago
plexo celiaco
conducto hepático común
glándula suprarrenal dcha.
colédoco
ganglio aórticorrenal
páncreas
ganglio renal
plexo pancreático
a. y v. renales
duodeno
plexo aórtico abdominal
a. mesentérica sup.
riñón dcho.
plexo mesentérico sup.
v. cava inf.
aorta
plexo testicular
riñón izdo.
uréter
ganglio mesentérico inf.
v. iliaca primitiva dcha.
a. y v. mesentérica inf.
plexo mesentérico inf.
a. y v. sacra med.
plexo hipogástrico sup., o pélvico dcho.
a. iliaca primitiva dcha.
plexo testicular
plexo uretérico
uréter
ganglio sacrolumbar
a. y v. iliaca primitiva izda.
n. hipogástrico izdo.
nervios esplácnicos sacros
ganglios sacros del tronco simpático
plexo sacro
plexo sacro
plexo hipogástrico inf. o pélvico izdo.
n. hipogástrico dcho.
plexo inf. del recto
peritoneo
plexo med. del recto
conducto deferente
recto
vejiga
plexo hipogástrico inf., o pélvico dcho.
a. rectal sup.

NERVIOS DE LAS EXTREMIDADES SUPERIORES

Son los nervios que, a partir del plexo braquial ➤115, atraviesan el brazo y el antebrazo hasta la mano. En el hombro, saliendo del plexo braquial, se distinguen tres **troncos primarios:**

- el *tronco primario superior,* formado por las ramas anteriores de los nervios cervicales 4º, 5º y 6º;

- el *tronco primario medio,* formado por el 7º nervio cervical, que es un nervio independiente;

- el *tronco primario inferior,* formado por las ramas anteriores del 1º y el 2º nervio torácico, que se unen a la del 8º nervio cervical.

En proximidad a la cavidad axilar, los tres troncos primarios se dividen, cada uno, en una rama anterior y una posterior. A su vez, las ramas anteriores y las posteriores forman tres **troncos secundarios:**

- el *tronco secundario posterior,* formado por las ramas posteriores de los tres troncos primarios,

de donde se originan el nervio radial y el nervio axilar;

- el *tronco secundario lateral,* formado por las ramas anteriores de los tres troncos primarios superiores y de los tres troncos primarios medios. Allí tienen su origen el nervio musculocutáneo y la raíz lateral del nervio mediano;

- el *tronco secundario medial,* formado por la rama anterior del tronco primario inferior, que es independiente; allí nacen la raíz medial del nervio mediano, el nervio cubital, el nervio cutáneo medial del brazo y el nervio cutáneo medial del antebrazo.

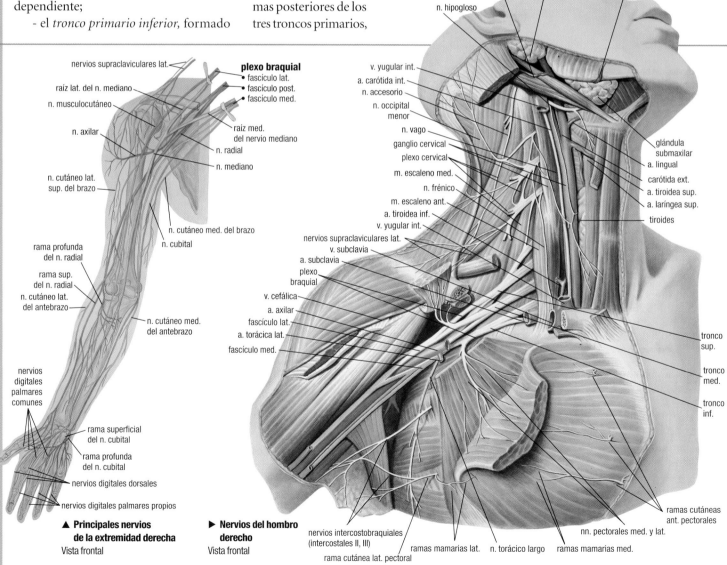

▲ **Principales nervios de la extremidad derecha**
Vista frontal

▶ **Nervios del hombro derecho**
Vista frontal

Todos estos nervios son *ramas terminales del plexo braquial,* largos nervios que se distribuyen por las partes terminales de la extremidad. A ellas se añaden numerosas *ramas anastomosantes* de interconexión entre nervios diversos, y *ramas colaterales,* que llegan a los distintos músculos dorsales y torácicos.

Las principales terminaciones nerviosas de la mano proceden del nervio mediano y del nervio cubital, que se ramifican en nervios cada vez más delgados hasta llegar a la punta de los dedos.

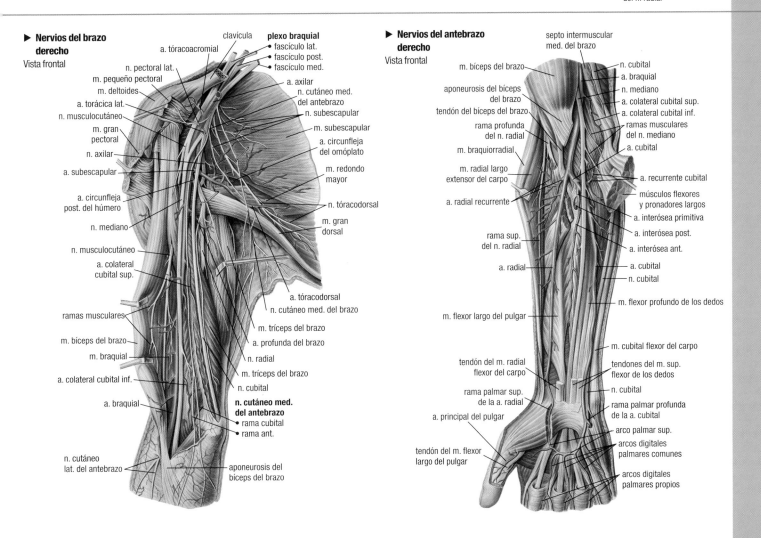

▼ Nervios de la mano derecha
Vista lateral izquierda

- rama comunicante
- a. radial del índice
- a. dorsal del metacarpo
- n. digital dorsal
- red venosa dorsal
- m. intercostal dorsal I
- tendón del m. extensor largo del pulgar
- rama carpiana dorsal de la a. radial
- red de los extensores
- v. cefálica
- n. digital palmar propio (n. mediano)
- m. abductor del pulgar
- nervios digitales dorsales
- tendón del m. extensor corto del pulgar
- tendón del m. abductor largo del pulgar
- a. radial
- rama sup. del n. radial

► Nervios del brazo derecho
Vista frontal

- clavícula
- a. tóracoacromial
- n. pectoral lat.
- m. pequeño pectoral
- m. deltoides
- a. torácica lat.
- n. musculocutáneo
- m. gran pectoral
- n. axilar
- a. subescapular
- a. circunfleja post. del húmero
- n. mediano
- n. musculocutáneo
- a. colateral cubital sup.
- ramas musculares
- m. bíceps del brazo
- m. braquial
- a. colateral cubital inf.
- a. braquial
- n. cutáneo lat. del antebrazo
- **plexo braquial**
  - fascículo lat.
  - fascículo post.
  - fascículo med.
- a. axilar
- n. cutáneo med. del antebrazo
- n. subescapular
- m. subescapular
- a. circunfleja del omóplato
- m. redondo mayor
- n. tóracodorsal
- m. gran dorsal
- a. tóracodorsal
- n. cutáneo med. del brazo
- m. tríceps del brazo
- a. profunda del brazo
- n. radial
- m. tríceps del brazo
- n. cubital
- **n. cutáneo med. del antebrazo**
  - rama cubital
  - rama ant.
- aponeurosis del bíceps del brazo

► Nervios del antebrazo derecho
Vista frontal

- septo intermuscular med. del brazo
- m. bíceps del brazo
- aponeurosis del bíceps del brazo
- tendón del bíceps del brazo
- rama profunda del n. radial
- m. braquiorradial
- m. radial largo extensor del carpo
- a. radial recurrente
- rama sup. del n. radial
- a. radial
- m. flexor largo del pulgar
- tendón del m. radial flexor del carpo
- rama palmar sup. de la a. radial
- a. principal del pulgar
- tendón del m. flexor largo del pulgar
- n. cubital
- a. braquial
- n. mediano
- a. colateral cubital sup.
- a. colateral cubital inf.
- ramas musculares del n. mediano
- a. cubital
- a. recurrente cubital
- músculos flexores y pronadores largos
- a. interósea primitiva
- a. interósea post.
- a. interósea ant.
- a. cubital
- n. cubital
- m. flexor profundo de los dedos
- m. cubital flexor del carpo
- tendones del m. sup. flexor de los dedos
- n. cubital
- rama palmar profunda de la a. cubital
- arco palmar sup.
- arcos digitales palmares comunes
- arcos digitales palmares propios

NERVIOS DE LAS EXTREMIDADES INFERIORES

L os nervios que se distribuyen por las extremidades inferiores tienen su origen en el plexo sacro ►119 y en el plexo lumbar ►118: son el nervio isquiático, la única prolongación del plexo sacro, las **ramas colaterales largas** y las **ramas terminales** del plexo lumbar.

A excepción de los nervios safeno interno y cutáneo lateral del muslo, son todos

nervios mixtos: tienen funciones sensitivas y motoras, a menudo compartimentadas en ramas cutáneas (sensitivas) y ramas musculares (motoras) en cada nervio.

NERVIO ISQUIÁTICO
O ciático. Es el más grande y largo del cuerpo; arranca de las ramas anteriores de los nervios lumbares 4º y 5º y de los nervios sacros 1º, 2º y 3º. Sus ramas colaterales y terminales inervan los músculos

posteriores del muslo, de la pierna y del pie, la piel de la pierna y del pie, y las articulaciones de la cadera y de la rodilla. Las *ramas colaterales musculares* están constituidas por los nervios del cabo largo del músculo bíceps del fémur, del cabo corto del bíceps del fémur, del semitendinoso, del semimembranoso y del abductor.

El nervio isquiático, que se forma junto al hueso sacro, sale de la pelvis y, tras atravesar la nalga, discurre en paralelo a la arteria isquiática por detrás de los músculos gemelo superior e inferior y cuadrado del fémur, hasta llegar al ángulo superior del poplíteo, donde se vuelve superficial y se divide en dos *ramas terminales:*

- el *nervio tibial* se dirige al maléolo y se divide en dos ramas: el nervio plantar

▶ **Principales nervios de la extremidad inferior derecha**
Vista frontal.
❶ n. femoral
❷ n. obturador
❸ n. isquiático o ciático
❹ n. cutáneo post. del fémur
❺ n. tibial
❻ n. cutáneo med. de la pantorrilla
❼ n. safeno
❽ n. plantar med.
❾ n. plantar lat.
❿ nervios digitales dorsales del pie
⓫ n. cutáneo dorsal lat.
⓬ n. cutáneo intermedio dorsal
⓭ n. cutáneo med. dorsal
⓮ n. de la pantorrilla
⓯ n. cutáneo lat. de la pantorrilla
⓰ n. peroneo
⓱ n. cutáneo lat. del fémur
⓲ n. genitofemoral
⓳ n. ilioinguinal
⓴ n. iliohipogástrico

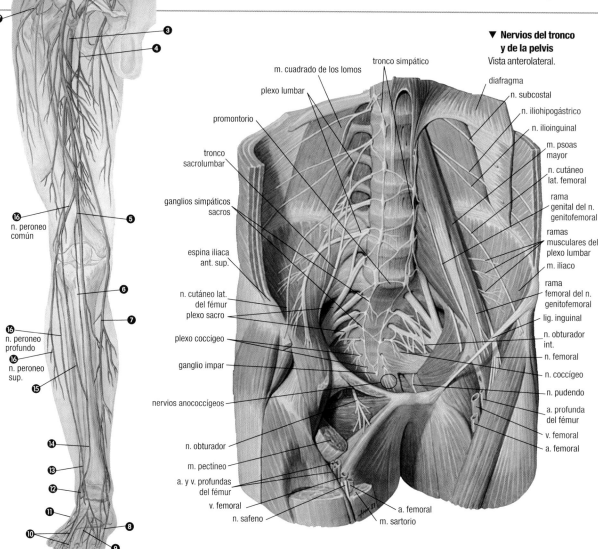

▼ **Nervios del tronco y de la pelvis**
Vista anterolateral.

m. cuadrado de los lomos
tronco simpático
plexo lumbar
diafragma
promontorio
n. subcostal
n. iliohipogástrico
n. ilioinguinal
tronco sacrolumbar
m. psoas mayor
n. cutáneo lat. femoral
ganglios simpáticos sacros
rama genital del n. genitofemoral
espina iliaca ant. sup.
ramas musculares del plexo lumbar
m. iliaco
n. cutáneo lat. del fémur
rama femoral del n. genitofemoral
plexo sacro
lig. inguinal
plexo coccígeo
n. obturador int.
n. femoral
ganglio impar
n. coccígeo
nervios anococcígeos
n. pudendo
a. profunda del fémur
n. obturador
v. femoral
m. pectíneo
a. femoral
a. y v. profundas del fémur
v. femoral
n. safeno
a. femoral
m. sartorio

n. peroneo común
n. peroneo profundo
n. peroneo sup.

medial y el nervio plantar lateral. Con sus *ramas colaterales musculares* y *sensitivas,* inerva los músculos poplíteo, posteriores y superficiales de la pierna (gemelos, sóleo, plantar, grácil), profundos posteriores de la pierna (tibial posterior, flexor largo de los dedos y flexor largo del dedo gordo) y del pie, la articulación de la rodilla y la del tobillo, y la piel del talón y del pie. El nervio cutáneo medial de la pantorrilla (o safeno externo) es una de sus ramas sensitivas, que da origen a los nervios de la pantorrilla, dorsal lateral del pie y cutáneo dorsal lateral del pie, que aportan sensibilidad a los dedos y a la piel posterolateral de la parte inferior de la extremidad;

- el *nervio peroneo* común discurre a lo largo del margen interno del bíceps del fémur hasta la cara externa de la pierna, donde se divide en 2 ramas terminales: el nervio peroneo superficial, que inerva los músculos peroneos y la piel inferolateral de la pierna (nervios cutáneo intermedio y cutáneo dorsal medial), y el nervio peroneo profundo, que inerva los músculos profundos de la pierna y, a través del pie, llega a los dos primeros dedos. Sus ramas colaterales musculares y cutáneas inervan los músculos superficiales y profundos de la pierna, la articulación de la rodilla y, con las ramas cutáneas del nervio tibial, forman el nervio de la pantorrilla.

RAMAS COLATERALES LARGAS

- Nervio *genitofemoral:* nace del 2º nervio lumbar y, a través del músculo psoas mayor, llega al ligamento inguinal, donde se divide en 2 ramas terminales: la rama genital y la rama femoral, que sale de la pelvis, al lado de la arteria iliaca externa, y se vuelve subcutánea, inervando la parte anterosuperior del muslo.

- *Nervio cutáneo lateral del fémur:* sólo es sensitivo, nace de la rama anterior del 2º nervio lumbar, atraviesa el psoas mayor, recorre la fosa iliaca y sale por la pelvis, volviéndose subcutáneo y dividiéndose en la rama glútea y la rama femoral, que llega a la rodilla por la cara anterolateral del muslo.

RAMAS TERMINALES

- *Nervio obturador:* tiene origen en los nervios lumbares 2º, 3º y 4º: las 3 raíces se reúnen hacia abajo en un tronco único. Dicho

▼ **Nervios perineales femeninos**
Vista frontal

m. transverso sup. del perineo
abertura vaginal ext.
bulbo del vestíbulo
labios mayores
labios menores
nervios labiales post.
m. glúteo mayor
tuberosidad isquiática
n. dorsal clitorídeo
n. pudendo
a. pudenda int.
nervios perineales
m. elevador del ano
ano
venas profundas int.
nervios rectales inf.
arterias y venas rectales inf.
m. esfínter ext. del ano

▼ **Nervios perineales masculinos**
Vista frontal

escroto
cuerpo esponjoso del pene
nervios escrotales post.
m. isquiocavernoso
nervios perineales
m. transverso sup. del perineo
n. dorsal del pene
venas pudendas int.
n. pudendo
a. pudenda int.
m. elevador del ano
nervios rectales inf.
nervios anococcígeos
ano
m. esfínter ext. del ano
tuberosidad isquiática

tronco atraviesa el psoas mayor en dirección a la pelvis, pasa por encima de la articulación sacroiliaca y llega al canal obturador, donde da la única *rama colateral:* el nervio para el músculo obturador externo.

Tras salir por el canal obturador junto con los vasos principales, se divide en dos ramas:

- la *rama anterior,* más grande, que desciende a lo largo del músculo obturador externo, inerva los músculos aductores mayor y menor del muslo y el músculo grácil, y termina como rama cutánea en la región inferomedial del muslo;

- la *rama posterior,* la cual inerva el músculo obturador externo y el abductor mayor, y emite ramas articulares a la cadera y a la rodilla.

- *Nervio femoral:* es el más grueso del plexo lumbar; tiene tres raíces en las ramas anteriores de los nervios lumbares 2º, 3º y 4º y algunas fibras anteriores del primer nervio lumbar.

A nivel de la 5ª vértebra lumbar, las raíces se funden en un tronco único, y el nervio sale del psoas mayor en dirección a la pelvis. Llegado al ligamento inguinal, prosigue por el músculo iliopsoas para dividirse después en sus *ramas terminales,* que llegan al extremo del miembro.

En los tractos abdominal y pélvico, el nervio femoral tiene numerosas *ramas colaterales,* principalmente motoras:

- los nervios para el músculo psoas mayor;

- los nervios para el músculo iliaco;

- los nervios para el músculo pectíneo;

- los nervios para la arteria femoral, que siguen el recorrido del vaso hasta la mitad del muslo.

Entre los nervios terminales están:

- el *nervio musculocutáneo lateral,* con ramas musculares de fibras motoras del músculo sartorio y ramas cutáneas sensitivas de la superficie anterior del muslo, que se dividen en nervios perforante anterior y medio, y accesorio del safeno interno;

- el *nervio musculocutáneo medial,* con *ramas cutáneas* y *musculares* que inervan el músculo pectíneo, el abductor mayor y la cara superomedial del muslo;

- el *nervio del músculo cuádriceps del fémur,* el más profundo, casi totalmente motor, dividido en cuatro *ramas musculares* que

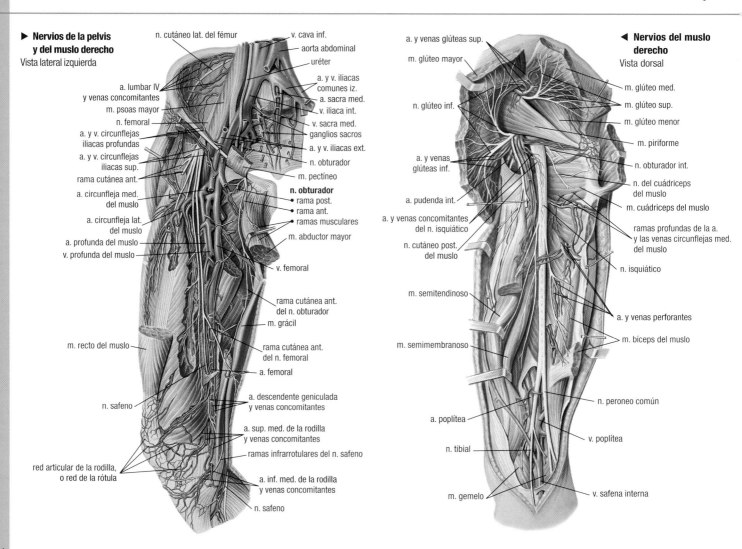

▶ **Nervios de la pelvis y del muslo derecho**
Vista lateral izquierda

n. cutáneo lat. del fémur
v. cava inf.
aorta abdominal
uréter
a. lumbar IV y venas concomitantes
a. y v. iliacas comunes iz.
m. psoas mayor
a. sacra med.
n. femoral
v. iliaca int.
a. y v. circunflejas iliacas profundas
v. sacra med.
ganglios sacros
a. y v. circunflejas iliacas sup.
a. y v. iliacas ext.
rama cutánea ant.
n. obturador
a. circunfleja med. del muslo
m. pectíneo
n. obturador
rama post.
a. circunfleja lat. del muslo
rama ant.
ramas musculares
a. profunda del muslo
m. abductor mayor
v. profunda del muslo
v. femoral
rama cutánea ant. del n. obturador
m. grácil
m. recto del muslo
rama cutánea ant. del n. femoral
a. femoral
n. safeno
a. descendente geniculada y venas concomitantes
a. sup. med. de la rodilla y venas concomitantes
ramas infrarrotulares del n. safeno
red articular de la rodilla, o red de la rótula
a. inf. med. de la rodilla y venas concomitantes
n. safeno

◀ **Nervios del muslo derecho**
Vista dorsal

a. y venas glúteas sup.
m. glúteo mayor
m. glúteo med.
m. glúteo sup.
n. glúteo inf.
m. glúteo menor
m. piriforme
a. y venas glúteas inf.
n. obturador int.
n. del cuádriceps del muslo
a. pudenda int.
m. cuádriceps del muslo
a. y venas concomitantes del n. isquiático
ramas profundas de la a. y las venas circunflejas med. del muslo
n. cutáneo post. del muslo
n. isquiático
m. semitendinoso
a. y venas perforantes
m. bíceps del muslo
m. semimembranoso
a. poplítea
n. peroneo común
n. tibial
v. poplítea
m. gemelo
v. safena interna

inervan los músculos recto anterior, vasto lateral, medio e intermedio del cuádriceps.

Las pocas ramas sensitivas inervan el periostio del fémur, la rótula y la articulación de la rodilla;

- el *nervio safeno interno,* sensitivo, llega al pie.

Algunas ramas colaterales inervan la piel de la cara interna del muslo, de la rodilla y de la pierna. Atravesando el músculo sartorio, el nervio safeno se divide en dos ramas terminales:

- la *rama rotular* (o *infrarrotular),* que inerva la piel de la rodilla;

- la r*ama tibial,* que, con sus ramas colaterales, inerva las caras medial y posteromedial de la pierna, así como el maléolo y el borde medial del pie.

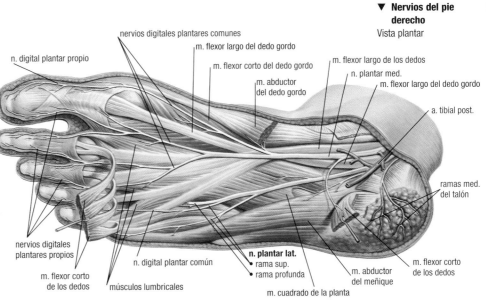

▼ **Nervios del pie derecho**
Vista plantar

- nervios digitales plantares comunes
- n. digital plantar propio
- m. flexor largo del dedo gordo
- m. flexor corto del dedo gordo
- m. abductor del dedo gordo
- m. flexor largo de los dedos
- n. plantar med.
- m. flexor largo del dedo gordo
- a. tibial post.
- ramas med. del talón
- nervios digitales plantares propios
- m. flexor corto de los dedos
- músculos lumbricales
- n. digital plantar común
- **n. plantar lat.**
  - rama sup.
  - rama profunda
- m. cuadrado de la planta
- m. abductor del meñique
- m. flexor corto de los dedos

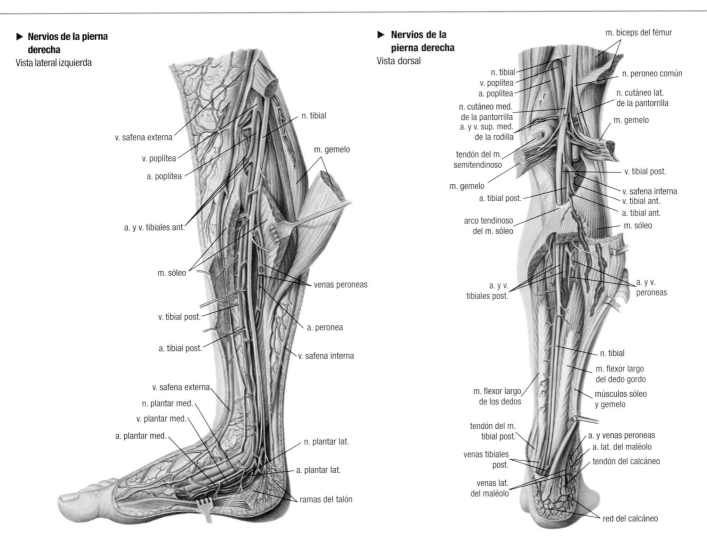

▶ **Nervios de la pierna derecha**
Vista lateral izquierda

- v. safena externa
- v. poplítea
- a. poplítea
- n. tibial
- m. gemelo
- a. y v. tibiales ant.
- m. sóleo
- venas peroneas
- v. tibial post.
- a. peronea
- a. tibial post.
- v. safena interna
- v. safena externa
- n. plantar med.
- v. plantar med.
- a. plantar med.
- n. plantar lat.
- a. plantar lat.
- ramas del talón

▶ **Nervios de la pierna derecha**
Vista dorsal

- m. bíceps del fémur
- n. tibial
- v. poplítea
- a. poplítea
- n. peroneo común
- n. cutáneo lat. de la pantorrilla
- n. cutáneo med. de la pantorrilla
- a. y v. sup. med. de la rodilla
- m. gemelo
- tendón del m. semitendinoso
- m. gemelo
- a. tibial post.
- v. tibial post.
- v. safena interna
- v. tibial ant.
- a. tibial ant.
- m. sóleo
- arco tendinoso del m. sóleo
- a. y v. tibiales post.
- a. y v. peroneas
- n. tibial
- m. flexor largo del dedo gordo
- músculos sóleo y gemelo
- m. flexor largo de los dedos
- tendón del m. tibial post.
- a. y venas peroneas
- a. lat. del maléolo
- tendón del calcáneo
- venas tibiales post.
- venas lat. del maléolo
- red del calcáneo

125

Es el sistema más heterogéneo, y se compone de numerosos órganos glandulares que se localizan en diferentes zonas del cuerpo. De maneras diversas, estas glándulas ejercen un estricto control químico de todas las partes del organismo.

EL SISTEMA ENDOCRINO

Como se puede apreciar en la imagen contigua, los órganos que componen este sistema anatómico son muy diversos entre sí, y no sólo en la forma: también en la estructura y en los elementos, al igual que las sustancias que producen.

Entonces, ¿por qué se consideran partes de un único sistema? No sólo los aúna el hecho de ser glándulas desprovistas de conductos excretores y recorridas por una tupida red de capilares sanguíneos, ni que su actividad fundamental sea producir sustancias (las hormonas) que van directamente a la circulación sanguínea ➤176.

Dichas glándulas, aunque están anatómicamente separadas y tienen un origen embrionario y características morfológicas y funcionales muy diversas, mantienen importantes relaciones funcionales entre sí: constituyen una «red química» de señales que, en un continuo equilibrarse de acciones y retroacciones, controla el funcionamiento «básico» del cuerpo. Al igual que sucede, a nivel macroscópico, en el caso de la red neuronal, que regula, mediante señales antagónicas, las actividades de órganos y músculos, interviniendo rápidamente allí donde es necesario, la «red» de mensajes químicos producidos por los órganos endocrinos equilibra y regula, a nivel celular, todas las actividades metabólicas vitales.

A diferencia de la acción nerviosa, la hormonal ➤180-181 es más lenta (aunque también hay excepciones: por ejemplo, la adrenali-

na producida por las glándulas suprarrenales tiene una acción casi inmediata sobre todos los órganos interesados), pero puede constituir un estímulo continuado, que deja sentir su influencia durante largos periodos.

De hecho, el cuerpo no sólo necesita estímulos y reacciones rápidos y eficaces: también requiere equilibrados precisos, un crecimiento lento y constante, la regeneración y la destrucción de tejidos, la asimilación de sustancias y la eliminación de desechos…, es decir, procesos ininterrumpidos, en constante equilibrio, que son regulados y mantenidos bajo control.

Además, del mismo modo que el control nervioso ejercido sobre la actividad muscular varía continuamente en respuesta a las informaciones que llegan al sistema central desde la periferia, también la actividad de las glándulas endocrinas es continuamente modulada según las informaciones de carácter nervioso, hormonal y químico que reciben, respectivamente, del hipotálamo, de las otras glándulas endocrinas y de los órganos del cuerpo.

Pero el sistema nervioso y el endocrino no sólo son muy similares, sino que colaboran continuamente en el control de las actividades corporales. Basta pensar, por ejemplo, en la digestión: mientras el sistema nervioso autónomo gestiona los aspectos musculares del movimiento involuntario del aparato digestivo y del circulatorio, el sistema nervioso centralizado coordina sus actividades y regula en parte la secreción gástrica, cooperando, para ello, con el sistema endocrino, que organiza directamente la absorción de las sustancias nu-

Formado por elementos muy heterogéneos (coloreados), aunque constituidos todos ellos por tejido epitelial endocrino, contribuye a regular las actividades vitales.
❶ hipófisis
❷ tiroides
■ glándula suprarrenal
 ❸ médula
 ❹ corteza
❺ testículo
❻ ovillo aórtico
❼ páncreas
❽ glándula suprarrenal
❾ hígado
❿ cuerpos paraaórticos
⓫ timo
■ parótida
 ⓬ inf.
 ⓭ sup.
⓮ ovillo carotídeo
⓯ cuerpo pineal

tritivas, determina las actividades secretoras y de asimilación de las células de los distintos órganos y condiciona los intercambios entre los tejidos. Esta «colaboración» se produce en todos los procesos vitales: en todo momento, cualquier actividad corporal es mantenida bajo control por el sistema nervioso central, gestionada autónomamente por el sistema nervioso periférico y continuamente estimulada y regulada por las glándulas endocrinas.

UN SISTEMA QUE INVOLUCRA A TODO EL CUERPO

En cierto sentido, se podría considerar que todas las células de nuestro organismo forman parte del sistema endocrino: sus productos metabólicos terminan en la sangre y, a menudo, tienen una función reguladora de la actividad de otras células (por ejemplo, el aumento de la concentración de anhídrido carbónico estimula las neuronas del centro respiratorio y los quimioceptores del cayado aórtico y del ovillo carotídeo, y ejerce una acción directa sobre la musculatura lisa de los vasos sanguíneos). Además, todas las células del cuerpo producen «mensajes químicos» (como el interferón o las leucinas) que inducen reacciones específicas en las células circundantes y, a parte de desempeñar importantes papeles en diversas actividades celulares, modulan la respuesta inmunitaria ➤180-181.

▼ **Insulina**
Mientras las nuevas tecnologías biomédicas no consigan elaborar un método seguro y preciso para dosificar la insulina alternativo a la inyección, los diabéticos tendrán que seguir dependiendo de las jeringuillas para sobrevivir.

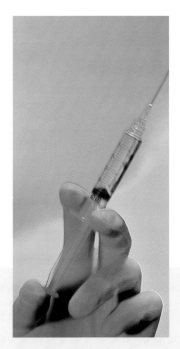

✚ PROBLEMAS ENDOCRINOS: DIABETES Y SÍNDROME PREMENSTRUAL

*Muchas glándulas endocrinas permanecen activas toda la vida : son **las glándulas endocrinas perennes,** como la hipófisis, el tiroides y las glándulas suprarrenales. Otras, como las gónadas femeninas, cumplen su función durante un periodo de tiempo determinado, son **glándulas endocrinas transitorias.***

El mal funcionamiento de las glándulas endocrinas (es decir, la excesiva producción de hormonas o su fabricación insuficiente) y las variaciones naturales de la actividad endocrina determinan evidentes cambios físicos y psíquicos

y, a menudo, causan enfermedades y disfunciones.

Los problemas debidos a la falta de una hormona son más fáciles de resolver: introduciendo en el organismo la hormona ausente en dosis adecuadas se reducen mucho los síntomas y las complicaciones. Es un ejemplo de ello la diabetes (o diabetes mellitus), cada vez más extendida en los países industrializados, causada por el mal funcionamiento del páncreas ➤176 que produce una cantidad de insulina insuficiente para metabolizar la glucosa presente en la san-

gre, es decir, el azúcar derivado de los alimentos. Esta sustancia se acumula en la sangre, lo cual ocasiona muchos problemas: aunque el coma sólo se produce en casos extremos, son frecuentes las náuseas, el malestar general, la inapetencia, la deshidratación de la piel, la restricción de la pupila y el aliento con un característico olor a acetona.

Esto puede repercutir en muchos órganos: se puede perder la visión; los riñones, el corazón, los vasos sanguíneos y el sistema nervioso pueden ver alteradas sus funciones: a nefropatías y a afecciones coronarias se asocian graves trastornos, como la gangrena de las extremidades inferiores y la alteración de la sensibilidad táctil y de la capacidad motora.

Dichas complicaciones se pueden evitar o reducir siguiendo un tratamiento adecuado.

*El **síndrome premenstrual** es un claro ejemplo de cómo influyen los cambios fisiológicos de la actividad endocrina en el cuerpo y en la mente. Aunque forma parte del ciclo fisiológico normal de la mujer, la intensidad de los síntomas puede variar considerablemente. Hacia la mitad del ciclo ovárico se manifiestan estados de ansiedad y emotividad, cuya intensidad aumenta a medida que se acerca la menstruación. Aparte de cambios de carácter (irritabilidad acentuada, inestabilidad emocional, crisis de llanto, agresividad), también aparecen síntomas físicos: jaqueca, calambres abdominales, aumento del volumen de los pechos e hinchazón de las piernas.*

ACTIVIDAD ENDOCRINA DE LAS GLÁNDULAS PRINCIPALES

GLANDULAS	HORMONAS	EFECTOS
hipófisis anterior o adenohipófisis	hormona tireotropa (**TSH**) o tireotropina	estimula la actividad hormonal tiroidea
	hormona adenocorticotropa (**ACTH**)	activa la secreción hormonal de la corteza suprarrenal
	prolan **A** u hormona folículo-estimulante (**FSH**)	estimula la maduración de los folículos ováricos y controla la espermatogénesis
	prolan **B** o gonadotropina luteinizante (**LH**)	estimula: ovulación, formación del cuerpo lúteo, producción de gametos; síntesis y secreción de testosterona
	prolactina (*luteotropic hormone*, **LSH** o **LTH**)	estimula la subida de la leche
	hormona somatotropa (**STH** o **GH**), o del crecimiento, o somatotropina	interviene en el crecimiento de los tejidos óseos y musculares
	melanocyte stimulating hormone (**MSH**)	estimula a los melanocitos activados por los rayos ultravioleta o las hormonas sexuales a producir melanina
hipófisis posterior o neurohipófisis	oxitocina	estimula las contracciones musculares (en particular, las uterinas del parto) y la producción de leche
	hormona antidiurética (**ADH**) o vasopresina	induce la retención de líquido por parte de los riñones
	prolacting inhibiting factor (**PIF**)	neurohormona (tal vez dopamina) que induce la secreción de prolactina
epífisis o glándula pineal	melatonina	actúa sobre el hipotálamo, contribuyendo a determinar el ciclo del sueño y la vigilia, el del reposo y la actividad, y el ciclo menstrual
tiroides	tiroxina (T_4)	interviene en el recambio energético, la termorregulación, el crecimiento, etc., acelerando el metabolismo
	triyodotironina (T_3)	regula el metabolismo basal, mantiene la homeotermia e influye en el crecimiento
	calcitonina u hormona hipocalcémica	reduce el calcio en el torrente sanguíneo, con acción opuesta a la parathormona (**PTH**)
paratiroides	parathormona (**PTH**)	aumenta el nivel de calcio en sangre
páncreas	insulina	reduce el nivel de glucosa en sangre
	glucagón	eleva el nivel de glucosa en sangre
glándula suprarrenal, corteza corticosteroides	glucocorticoides (hidrocortisona, cortisol, cortisona, deshidrocorticosterona)	regulan y dirigen el metabolismo de las proteínas, los carbohidratos
	mineralcorticoides (aldosterona y desoxicorticosterona)	regulan y dirigen el metabolismo de los electrolitos y del agua (concentración de líquidos en los tejidos)
glándula suprarrenal, médula	adrenalina o epinefrina	actúa sobre la musculatura de los vasos sanguíneos
	noradrenalina	aumenta los ritmos cardiaco y respiratorio, moviliza las reservas energéticas (reacciones de fuga)
gónadas masculinas	hormonas esteroides andrógenas (testosterona, androsterona, androstenediona, deshidroepiandrosterona)	regulan el desarrollo de las gónadas masculinas, inducen los caracteres secundarios masculinos
gónadas femeninas	progesterona o luteína	favorece la implantación del cigoto, modificando la estructura del endometrio uterino
	hormonas esteroides estrógenas u hormonas foliculares	producen los fenómenos que preceden, acompañan y siguen a la ovulación, preparan el útero para el embarazo, inducen los caracteres secundarios femeninos

ÓRGANOS CON ACTIVIDAD ENDOCRINA

ORGANOS	HORMONAS	EFECTOS
riñón	eritropoyetina	estimula la maduración de los glóbulos rojos en la médula ósea
estómago	gastrina	estimula la producción de los jugos gástricos de las glándulas gástricas
hipotálamo hormonas pépticas	*releasing hormone* (**RH**)	estimula la actividad de la glándula hipofisaria
	releasing factors (**RF**)	estimulan la adenohipófisis a producir y/o poner en circulación determinadas hormonas
	tireotropin releasing hormone (**TRH**)	controla la secreción de la hormona tireotropa (**TSH**) por parte de la adenohipófisis
	releasing inhibiting hormones (**RIH**)	inhiben la actividad de la glándula hipofisaria (como la somatoestatina)
	growth hormone releasing factor (**GHRF**) o *somatotropic releasing factor* (**SRF**)	regula la actividad adenohipofisaria
	luteinizing hormone releasing factor (**LRF**, o **LHRH** o **Gn-RH**)	induce la síntesis y la excreción en la adenohipófisis de la gonadotropina luteinizante (**LH**)
cavidad pilórica	gastrina	estimula principalmente la secreción del ácido clorhídrico del estómago
duodeno	secretina	estimula la secreción en el páncreas de bicarbonatos y agua, inhibe la producción de gastrina
	pancreozimina	estimula la secreción de las enzimas pancreáticas
	colecistoquinina	estimula: secreción de las enzimas pancreáticas, contracción de la vesícula biliar y movilidad intestinal
duodeno	*gastric inhibitory polypeptide* (**GIP**)	inhibe: movilidad gástrica y excreción cloropéptica; estimula la secreción endocrina de intestino y páncreas
y yeyuno	*vasoactive intestinal polypeptide* (**VIP**)	poderoso vasodilatador, facilita la secreción de agua y electrolitos a nivel intestinal
placenta	hormona somatotropa coriónica (*human chorionic somatotropic hormone*, **HCS**)	hormona del crecimiento
	gonadotropinas coriónicas (*human chorionic gonadotropin*, **HCG**)	estimulan el desarrollo de la placenta
	lactógeno placentario, o somatotropina mamaria, u hormona somatotropa placentaria (*human placental lactogen*, **HPL**)	tiene función galactógena, luteotropa y estimula el crecimiento fetal

En su mayoría, estas sustancias ejercen su acción en un área relativamente restringida en las inmediaciones de la célula que las ha producido: por eso se denominan también «hormonas localizadas». Algunas células producen sustancias específicas, con una intensa actividad fisiológica: son las *parahormonas,* como la histamina (que provoca la dilatación de los capilares sanguíneos y el aumento de la permeabilidad de los tejidos y de las secreciones gástrica, salival y sudorípara) o la serotonina (con numerosas funciones antagónicas), ambas activas en las respuestas alérgicas ➤181.

CÓMO FUNCIONAN LAS HORMONAS

Una hormona es una molécula (una proteína, una cadena de aminoácidos o un compuesto del colesterol) producida por **células secretoras** especializadas que se suelen reunir en glándulas endocrinas, aunque a menudo están repartidas por los distintos órganos (cerebro, riñón, tubo digestivo, etc.).

La hormona liberada por la célula secretora llega, por difusión directa o a través del torrente sanguíneo, a células especiales que forman parte de los órganos a los que está destinado el estímulo hormonal: de hecho, sólo en la membrana de esas células se encuentran receptores capaces de enlazarse específicamente con esa determinada hormona.

La interacción entre hormona y membrana desencadena en la célula receptora una reacción que puede tener efectos energéticos, productivos o plásticos: es decir, la interacción puede modificar el metabolismo de la célula, su actividad de síntesis protéica y su estructura.

Esto sucede también si la hormona se encuentra en concentraciones infinitesimales (**acción oligodinámica**). En ese caso, la hormona hace las veces de «mensajero químico» que provoca reacciones específicas.

En la imagen aparece, esquematizado, dicho proceso.

① Por la sangre circulan hormonas diversas, producidas por glándulas que tienen distintas funciones de regulación. Cada hormona está «destinada» sólo a cierto tipo de célula. De hecho, ella consigue interactuar exclusivamente con receptores específicos.

② Cuando los receptores de la membrana de la célula interesada no interactúan con la hormona, la célula permanece inactiva.

③ Apenas se establece la interacción, se suele producir una «reacción en cadena» dentro de la célula, que implica la producción de AMP por parte del ATP: este proceso pone a disposición inmediatamente una notable cantidad de energía química que es utilizada por la célula para desarrollar las diferentes funciones metabólicas.

④ La hormona es desactivada después por la célula o, si permanece en circulación, por el hígado. Los productos de su descomposición son excretados o utilizados de nuevo en la síntesis de las sustancias vitales.

¿Pero cómo puede una hormona inducir una reacción en cadena en una célula, simplemente uniéndose a su superficie? Ésta puede desarrollar acciones diferentes según las características químicas que posea y según el tipo de interacción que establezca con la célula receptora. En la imagen inferior aparece el esquema simplificado de una membrana celular plasmática. El espesor de la doble capa de fosfolípidos es atravesado e interrumpido por proteínas y conjuntos protéicos que desempeñan papeles diversos: al enlazarse con una de esas proteínas, la hormona modifica su forma y, por lo tanto, su actividad. Por ejemplo, puede cambiar la permeabilidad de la membrana a ciertas sustancias, o su estructura. También puede suceder que el conjunto hormona-receptor «se hunda» dentro de la célula, activando (o inhibiendo) funciones y procesos concretos.

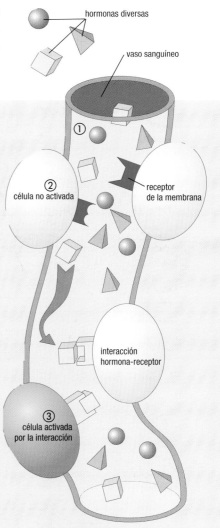

hormonas diversas

vaso sanguíneo

①

② célula no activada

receptor de la membrana

interacción hormona-receptor

③ célula activada por la interacción

▼ **Esquema del funcionamiento de una hormona**

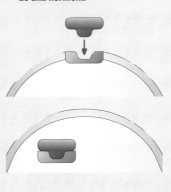

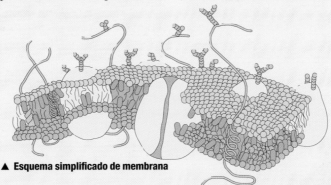

▲ **Esquema simplificado de membrana**

LA ACTIVIDAD ENDOCRINA DEL ENCÉFALO: HIPOTÁLAMO, HIPÓFISIS Y EPÍFISIS

La actividad endocrina cerebral se circunscribe a los tres cuerpos del hipotálamo, la hipófisis y el cuerpo pineal, que desarrollan actividades y segregan hormonas diversas.

EL HIPOTÁLAMO

Esta parte del encéfalo sirve de enlace entre el sistema nervioso central y el sistema endocrino ➤126. Su actividad neurosecretora se circunscribe a los núcleos supraóptico y paraventricular, y a la eminencia mediana.

Las células neurosecretoras localizadas en estas zonas producen, respectivamente, vasopresina, oxitocina y **RF** (*releasing factors,* moléculas que activan la fabricación específica de hormonas por parte de la hipófisis y del tiroides). Estas sustancias son transportadas a través de los axones del haz hipotálamo-hipofisario hasta la neurohipófisis: allí son acumuladas para ser vertidas posteriormente en el torrente sanguíneo, estimulando o inhibiendo la actividad del tiroides.

FUNCIONES DE ÁREAS HIPOTALÁMICAS ESPECÍFICAS	
región talámica	
núcleo hipotalámico anterior y zona preóptica	regulación de la temperatura corporal, de la sudoración, y de la actividad respiratoria, producción de **RF-TSH** y **RF-LH**
núcleo supraóptico	producción de vasopresina
núcleo paraventricular	producción de oxitocina, centro de la sed
región infíbulotuberal	
núcleo ventromedial	centro de la sed, centro de la saciedad
núcleo dorsomedial	estimulación de las funciones gastrointestinales
núcleo posterior	aumento de la presión sanguínea, dilatación de las pupilas, centro del escalofrío, producción de **RF-ACHT**
núcleo perifornígeo	centro del hambre, aumento de la presión sanguínea, centro de la ira
núcleo infundibular	producción de **RF-ACHT** y de **RF-FSH**
núcleo hipotalámico lateral	centro del hambre
núcleos tuberculares	producción de **RF**
región mamilar	
núcleo mamilar	actividades vegetativas reflejas y actividades emotivas e instintivas

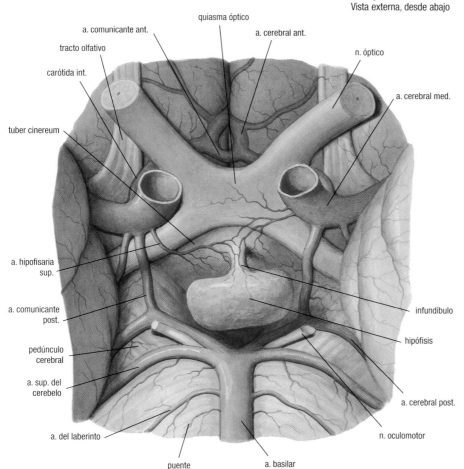

◀ **Hipófisis**
Vista externa, desde abajo

quiasma óptico
a. comunicante ant.
a. cerebral ant.
tracto olfativo
n. óptico
carótida int.
a. cerebral med.
tuber cinereum
a. hipofisaria sup.
a. comunicante post.
infundíbulo
hipófisis
pedúnculo cerebral
a. sup. del cerebelo
a. cerebral post.
a. del laberinto
n. oculomotor
puente
a. basilar

▶ **Formación de la hipófisis**
Se forma durante el desarrollo embrionario, y se puede dividir en tres fases principales. Las dos partes (adenohipófisis y neurohipófisis) se unen a partir de tejidos diversos: la primera se origina del ectodermo que forma la cavidad bucal del embrión; la segunda, de la vesícula diacefálica que dará lugar al cerebro, con el que permanece en contacto la hipófisis.
1 Vesícula diacefálica y cavidad bucal están sólo esbozadas;
2 una parte replegada del ectodermo bucal se desprende y emigra hacia arriba;
3 los dos tipos de tejido forman la hipófisis.

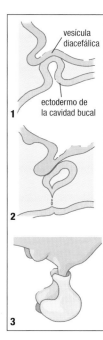

vesícula diacefálica
ectodermo de la cavidad bucal
1
2
3

LA HIPÓFISIS O GLÁNDULA PITUITARIA

Es una glándula de poco más de 1 cm de diámetro que se encuentra en la base del cerebro, alojada en la silla turca del cráneo. Se divide en dos partes o *lóbulos* que tienen un origen embrionario y una estructura y una función endocrina diferentes: la hipófisis posterior, o neurohipófisis, y la hipófisis anterior, o adenohipófisis.

La ***neurohipófisis,*** o ***hipófisis posterior,*** se origina a partir de los mismos tejidos que, en el embrión, van a formar el encéfalo. Está constituida por *pituicitos,* un tipo especial de glía cuyas prolongaciones forman una tupida red de fibras nerviosas. Muchas de ellas provienen del hipotálamo, y presentan engrosamientos irregulares a lo largo de su recorrido: son los gránulos de secreción, que se forman en los núcleos hipotalámicos y se dirigen hacia la hipófisis, hasta descargarse en proximidad a los abundantes vasos sanguíneos que la irrigan. La actividad de esta parte de la hipófisis se limita a la de depósito y distribución de oxitocina y hormona antidiurética (**ADH**), o vasopresina, ambas polipéptidos producidos por el hipotálamo.

La ***adenohipófisis,*** o ***hipófisis anterior***, deriva de tejidos que, en el embrión, van a formar el epitelio de la boca, y no recibe fibras nerviosas del hipotálamo: está conectada a él por una tupida red sanguínea (el *sistema porta-hipofisario*) que garantiza la afluencia a la hipófisis de los *releasing factors* (**RF**) producidos por el hipotálamo. Por cada hormona segregada por la adenohipófisis existe un **RF** producido por el hipotálamo y neurohormonas que tienen función antagónica. La actividad de la adenohipófisis es el resultado de un continuo equilibrio entre neurohormonas de origen hipotalámico. Está formada por células diversas (acidófilas, basófilas, cromófobas), que producen siete hormonas, todas ellas de naturaleza proteica:

- la *hormona somatotropa* (**STH**), o somatotropina, u hormona del crecimiento (**GH**), estimula la actividad tiroidea y la síntesis de las proteínas, reduce el empleo de glucosa por parte de las células e influye en el crecimiento y el desarrollo de los tejidos óseos y musculares;

- la *hormona tireotropa* (**TSH**), o *tireotro-*

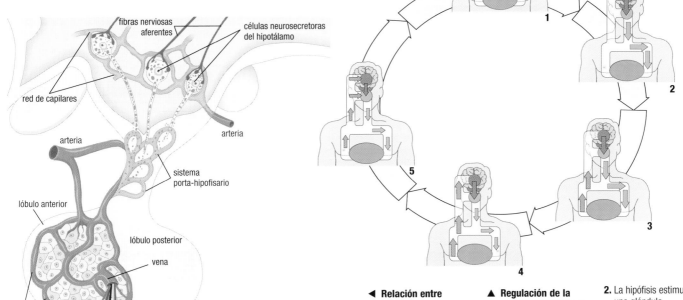

fibras nerviosas aferentes

células neurosecretoras del hipotálamo

red de capilares

arteria

arteria

sistema porta-hipofisario

lóbulo anterior

lóbulo posterior

vena

red de capilares

tiroides

glándula suprarrenal

testículo

ovario

hueso

hígado

insulina

páncreas

tiroxina

hormonas corticales

testosterona

estrógeno progesterona

◀ **Relación entre hipotálamo y adenohipófisis. Acción de las hormonas hipofisarias**
La adenohipófisis, aunque se mantiene bajo el control del hipotálamo, representa el centro de coordinación y dirección de todo el sistema endocrino.
= TSH; = ACTH; = FSH; = LH; = LTH; = STH

▲ **Regulación de la actividad hipofisaria**
La producción de hormonas hipofisarias está regulada por la presencia de otras hormonas y sustancias en la circulación sanguínea ➤176. Por ejemplo, la secreción de la adenohipófisis está controlada tanto por el hipotálamo como por las glándulas interesadas por las hormonas adenohipofisarias en un equilibrio de retroacción.
1. El hipotálamo produce una hormona que estimula la actividad hipofisaria.

2. La hipófisis estimula una glándula.
3. La glándula libera una hormona en la sangre.
4. Esta hormona actúa no sólo sobre el cuerpo, sino también en el hipotálamo y la hipófisis.
5. Estos disminuyen su actividad.

⬤ hipófisis
⬤ hipotálamo
⬤ glándula

⇒ actividad secretora
⇒ hormonal

► **Estructura
de la hipófisis**
Sección lateral izquierda

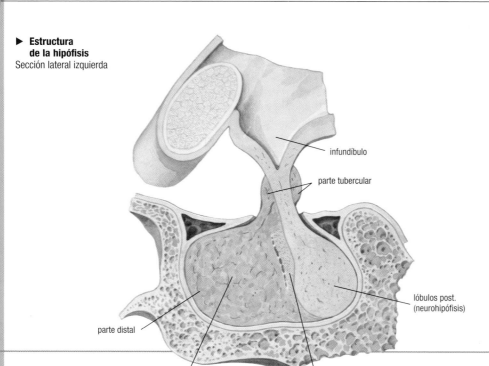

infundíbulo

parte tubercular

lóbulos post.
(neurohipófisis)

parte distal

lóbulo ant. (adenohipófisis)

parte intermedia

▼ **Relación entre
hipotálamo y
neurohipófisis**
La neurohipófisis
desempeña el papel
de órgano de depósito
que recibe materiales
elaborados por neuronas
particulares (oxitocina
y hormona antidiurética,
o **ADH**) y los distribuye
por todo el organismo
vertiéndolos en la sangre.

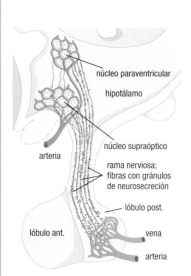

núcleo paraventricular

hipotálamo

núcleo supraóptico

arteria

rama nerviosa;
fibras con gránulos
de neurosecreción

lóbulo post.

lóbulo ant.

vena

arteria

pina, estimula la elaboración y la secreción de las hormonas tiroideas. Si se produce la carencia de esta hormona, el tiroides se atrofia. Su nivel está regulado por el *feedback* negativo de la tiroxina (un producto de la actividad tiroidea ►[134]);

- la *hormona adrenocorticotropa* (**ACTH**) estimula el desarrollo y la secreción de la corteza de la glándula suprarrenal; en este caso, un producto suprarrenal (el *cortisol*) inhibe el **RF** hipotalámico que induce la secreción de la hormona hipofisaria;

- la *hormona folículo-estimulante* (**FSH**) o *prolan A,* es una gonadotropina que estimula la maduración de los folículos ováricos y controla la espermatogénesis;

- la *hormona luteinizante* (**LH**)*,* o *prolan B,* es una gonadotropina que estimula la ro-

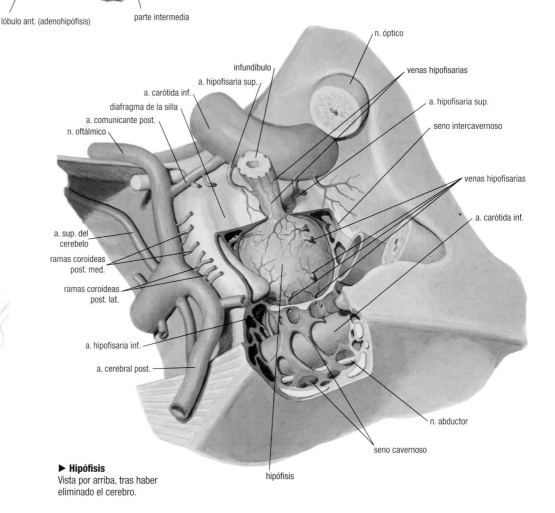

n. óptico

infundíbulo

venas hipofisarias

a. hipofisaria sup.

a. carótida inf.

a. hipofisaria sup.

diafragma de la silla

seno intercavernoso

a. comunicante post.

n. oftálmico

venas hipofisarias

a. sup. del
cerebelo

a. carótida inf.

ramas coroideas
post. med.

ramas coroideas
post. lat.

a. hipofisaria inf.

a. cerebral post.

n. abductor

seno cavernoso

► **Hipófisis**
Vista por arriba, tras haber
eliminado el cerebro.

hipófisis

tura del folículo y la liberación del óvulo maduro, la transformación en cuerpo lúteo del folículo si hay fecundación y la secreción de testosterona por parte de las células intersticiales del testículo. Asociada al prolan A, estimula la secreción de estrógenos;

- *prolactina o luteotropic hormone* (**LSH** o **LTH**) estimula la subida de la leche;

- *melanocyte stimulating hormone* (**MSH**) estimula los melanocitos activados por rayos ultravioleta o por hormonas sexuales a producir melanina.

La zona intermedia, entre la hipófisis anterior y la hipófisis posterior (y también llamada «lóbulo intermedio» de la hipófisis), segrega el *prolactin inhibiting factor* (**PIF**): se trata, quizá, de dopamina, que inhibe la secreción de prolactina.

LA EPÍFISIS, CUERPO LINEAL O GLÁNDULA PINEAL

Es una pequeña glándula con forma similar a la de una piña (de ahí el calificativo «pineal»).

No sabemos mucho sobre su actividad endocrina: con seguridad, produce la melatonina, que actúa sobre el hipotálamo. La producción de esta hormona es estimulada por la noradrenalina (producida por las glándulas suprarrenales ➤138) y controlada por el sistema nervioso simpático, activado, a su vez, por estímulos visuales. La actividad de esta hormona contribuye a regular el ciclo del sueño y la vigilia, el del reposo y la actividad, así como el ciclo ovárico.

El mal funcionamiento de esta glándula ha sido relacionado con ciertas formas de depresión y con el desorden afectivo estacional (SAD).

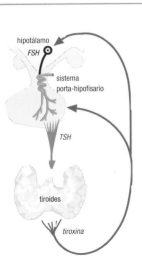

▲ *Feedback* **entre adenohipófisis y tiroides**
La hormona tireotropa, o tireotropina **(TSH)**, producida por la adenohipófisis estimula la acción del tiroides. A su vez, la tiroxina (una de las hormonas producidas por el tiroides) ralentiza la actividad adenohipofisaria.
━ estímulo
━ inhibición

▶ **Cuerpo pineal**
Sección lateral izquierda

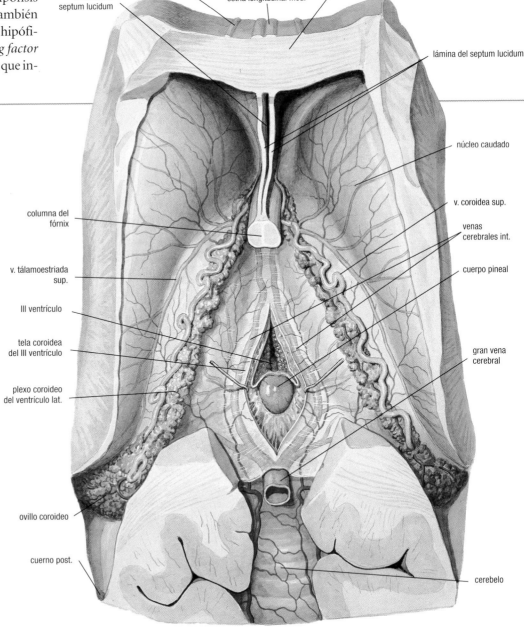

TIROIDES Y PARATIROIDES

Estas glándulas se encuentran en el cuello: la primera, dividida en dos lóbulos (de unos 5 x 2,5 cm y 15 g cada uno) conectados por un istmo que se extiende transversalmente, está situada delante de la tráquea; las segundas, cuatro pequeñas glándulas del tamaño de un guisante, están en la cara posterior de los lóbulos del tiroides: dos arriba (paratiroides superiores) y dos abajo (paratiroides inferiores). Están incluidas, más o menos profundamente, en el tejido tiroideo.

EL TIROIDES

Es una de las glándulas endocrinas más importantes porque, a través de la actividad de las hormonas que produce, regula todos los procesos metabólicos del organismo.

El tiroides está formado por células epiteliales cúbicas, dispuestas formando un conjunto de cavidades llamadas folículos que se llenan de coloide ➤ 27, una proteína yodada que da origen, por hidrólisis, a las tres hormonas producidas por esta glándula:

- *la tiroxina*, o *tetraiodotironina* (T_4), es una hormona que participa en el recambio energético, la termorregulación, el crecimiento, etc., acelerando el metabolismo basal;

- *la triiodotironina* (T_3) es una hormona que contribuye a regular el metabolismo basal, mantiene la homeotermia e influye en el crecimiento;

- *la calcitonina*, u *hormona hipocalcémica*, reduce el calcio en sangre con una acción opuesta a la de la parathormona (**PTH**) producida por las glándulas paratiroides:

dificulta la absorción del calcio a nivel intestinal, detiene su reabsorción a nivel de los huesos y facilita su excreción a nivel renal.

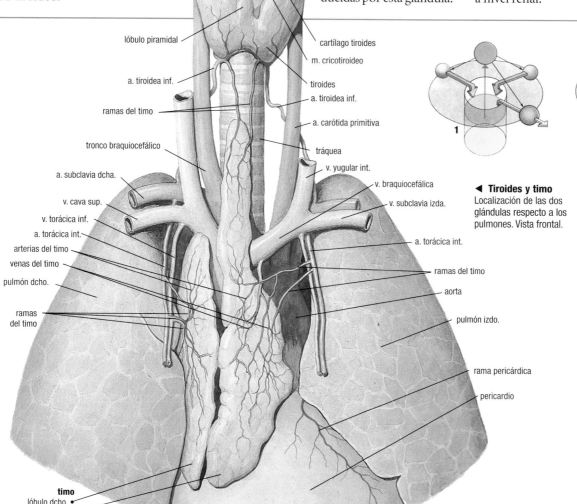

lóbulo piramidal

a. tiroidea inf.

ramas del timo

tronco braquiocefálico

a. subclavia dcha.

v. cava sup.

v. torácica inf.

a. torácica int.

arterias del timo

venas del timo

pulmón dcho.

ramas del timo

timo
lóbulo dcho.
lóbulo izdo.

cartílago tiroides

m. cricotiroideo

tiroides

a. tiroidea inf.

a. carótida primitiva

tráquea

v. yugular int.

v. braquiocefálica

v. subclavia izda.

a. torácica int.

ramas del timo

aorta

pulmón izdo.

rama pericárdica

pericardio

◀ **Tiroides y timo**
Localización de las dos glándulas respecto a los pulmones. Vista frontal.

▲ **Acción de las paratiroides**
Estas glándulas segregan la parathormona (PTH), que contribuye a regular el nivel de calcio en la sangre e, indirectamente, de fósforo.
1. El bajo nivel de calcio (columna central naranja) aumenta la producción de PTH que elimina el calcio del tejido óseo (en azul) y estimula su absorción a nivel intestinal (en verde) y renal (en rosa). El calcio en circulación aumenta.
2. Un alto nivel de calcio en circulación inhibe la secreción de PTH. El calcio se deposita en los huesos, y disminuye la reabsorción intestinal y renal.

LAS PARATIROIDES

Producen una sola hormona, la *parathormona* (**PTH**), u *hormona paratiroidea*, que desempeña esencialmente una función de control de los procesos metabólicos que regulan el nivel de calcio y fósforo en el cuerpo.

En particular, la *parathormona* aumenta el nivel de calcio en la sangre, favoreciendo su absorción a nivel intestinal y su reabsorción a nivel óseo, e impidiendo su excreción a nivel renal, al ejercer una acción contraria a la de la calcitonina. Esta hormona es segregada siempre que desciende el nivel de calcio en sangre.

Su falta provoca graves problemas neuromusculares y óseos.

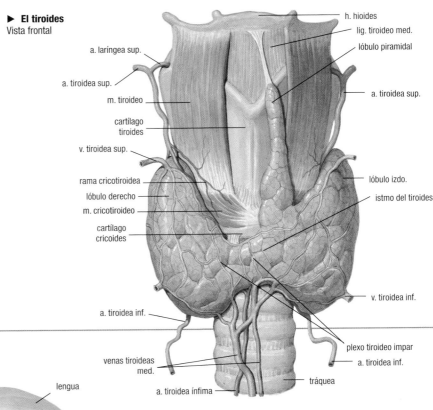

▶ **El tiroides**
Vista frontal

h. hioides
lig. tiroideo med.
lóbulo piramidal
a. laríngea sup.
a. tiroidea sup.
m. tiroideo
a. tiroidea sup.
cartílago tiroides
v. tiroidea sup.
rama cricotiroidea
lóbulo derecho
lóbulo izdo.
istmo del tiroides
m. cricotiroideo
cartílago cricoides
v. tiroidea inf.
a. tiroidea inf.
plexo tiroideo impar
venas tiroideas med.
a. tiroidea inf.
a. tiroidea ínfima
tráquea

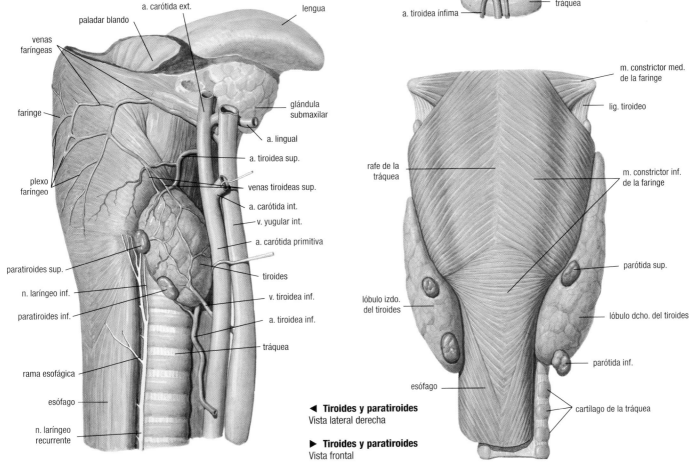

a. carótida ext.
paladar blando
lengua
venas faríngeas
faringe
glándula submaxilar
a. lingual
a. tiroidea sup.
plexo faríngeo
venas tiroideas sup.
a. carótida int.
v. yugular int.
a. carótida primitiva
paratiroides sup.
tiroides
n. laríngeo inf.
v. tiroidea inf.
paratiroides inf.
a. tiroidea inf.
tráquea
rama esofágica
esófago
n. laríngeo recurrente

m. constrictor med. de la faringe
lig. tiroideo
rafe de la tráquea
m. constrictor inf. de la faringe
parótida sup.
lóbulo izdo. del tiroides
lóbulo dcho. del tiroides
parótida inf.
esófago
cartílago de la tráquea

◀ **Tiroides y paratiroides**
Vista lateral derecha

▶ **Tiroides y paratiroides**
Vista frontal

EL PÁNCREAS

Dispersas en el interior del tejido exocrino del páncreas, que segrega el jugo pancreático necesario para la digestión de las grasas ➤155, se encuentran las irregulares agrupaciones de células de tamaño variable, que cumplen una función endocrina. Éstas reciben el nombre del científico que las identificó: llamadas «islas de Langerhans», están rodeadas de capilares sanguíneos en los que vierten sus productos hormonales. Las islas de Langerhans están formadas por tres tipos de células «productoras»:

- las *células alfa*, que segregan *glucógeno*, una hormona protéica, antagonista de la *insulina*, que aumenta la concentración de glucosa en la sangre, estimulando el sistema enzimático del hígado que transforma el glucógeno en glucosa, y reduciendo el consumo de glucosa por parte de las células;

- las *células beta*, que segregan insulina, una hormona protéica que ejerce una acción esencial en el metabolismo de los azúcares. Hace que se reduzca el nivel de glucosa en sangre *(glucemia o tasa glucémica)*, permitiendo a este azúcar «entrar» en las células de todo el cuerpo, estimulando su utilización (oxidación) y favoreciendo su transformación en glucógeno. En condiciones normales, la cantidad de glucosa en circulación se mantiene constante gracias a la acción de la insulina y de

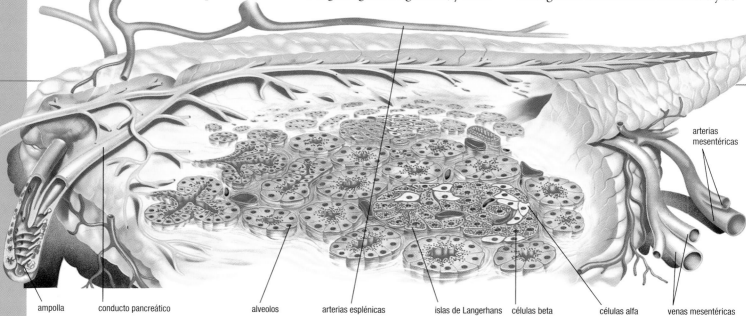

ampolla   conducto pancreático   alveolos   arterias esplénicas   islas de Langerhans   células beta   células alfa   venas mesentéricas

arterias mesentéricas

▲ Estructuras y funciones

El 99% del tejido pancreático está formado por tejido epitelial glandular exocrino, que segrega un jugo digestivo alcalino que, a través del conducto pancreático, llega al intestino delgado ➤156-157.
Las restantes zonas con función endocrina, cerca de un millón de agregados celulares llamados islas de Langerhans (del nombre del investigador que las identificó), están formadas por dos tipos de células: las alfa, que fabrican glucógeno, y las beta, que producen insulina. Estas dos hormonas tienen funciones antagónicas en la regulación del nivel de glucosa (un azúcar) en sangre. La insulina reduce la producción de glucosa por parte del hígado y promueve la absorción y el empleo de la glucosa por parte de los tejidos (en especial, del tejido adiposo y del muscular esquelético).
El glucógeno ejerce una acción contraria en el hígado, favoreciendo la secreción de glucosa.

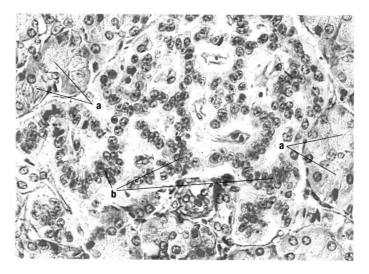

◄ Páncreas endocrino

En el interior del tejido epitelial glandular exocrino (a), se distingue un islote endocrino de Langerhans, constituido por células dispuestas en cordones (b).

otros mecanismos en los cuales también intervienen el hígado y el sistema nervioso periférico, así como otras glándulas endocrinas;

- las *células delta,* que segregan somatoestatina, una hormona que regula la secreción de las otras dos, inhibiendo su producción.

La producción de somatoestatina no es el único mecanismo que regula la actividad endocrina del páncreas. De hecho, la producción de insulina se mantiene constantemente bajo control mediante un *feedback positivo:* el aumento de glucosa en sangre estimula su producción, y su disminución la inhibe. La producción de insulina debe equilibrar continuamente la acción de otras hormonas hiperglucemi-

zantes (como la **STH,** la *adrenalina,* etc.). Las descompensaciones en la producción de insulina dan lugar, entre otras enfermedades, a la diabetes mellitus, que puede surgir por causas diversas:

- la *diabetes insulino-dependiente (tipo I),* que afecta principalmente a los jóvenes, es debida a la total ausencia de células beta;

- la *diabetes no insulino-dependiente (tipo II),* que ataca sobre todo a los adultos, está causada por una insuficiente producción de insulina por parte de las células beta;

- la *diabetes gestacional,* que surge durante el embarazo, está provocada por una mayor demanda de insulina debida a la gestación;

- la *diabetes secundaria* se debe a cualquier agente que deteriore el páncreas, reduciendo sus capacidades endocrinas.

La carencia más o menos considerable de insulina impide que los glúcidos (los azúcares) alimenten las células, se oxiden y se transformen en glucógeno; las reservas de esta sustancia (en el hígado y en los músculos) se agotan rápidamente, y esto altera también de manera más o menos grave el metabolismo de las proteínas y las grasas.

Como sucede en las otras glándulas endocrinas, una excesiva producción hormonal del páncreas puede causar graves trastornos: el hiperinsulinismo, o síndrome hipoglucémico, surge cuando las células beta producen insulina en grandes cantidades.

▼ **Páncreas**
Vistra frontal

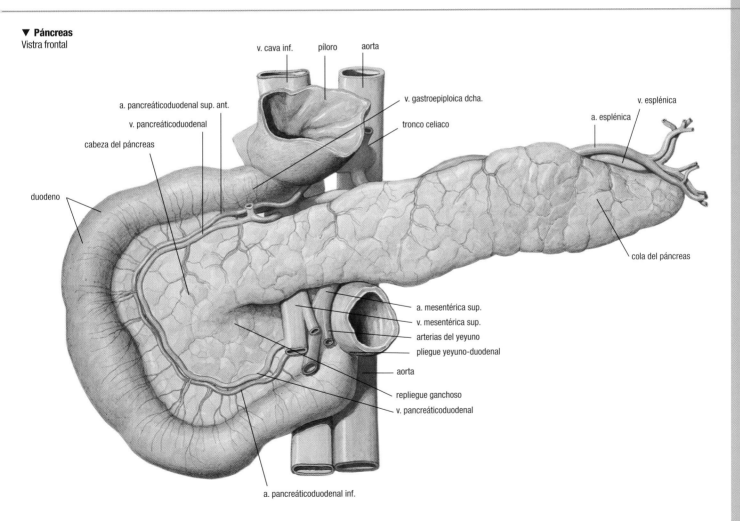

LAS CAPSULAS SUPRARRENALES

También llamadas glándulas suprarrenales por su posición respecto a estos órganos (se encuentran encima de los riñones), miden 5 x 2,5 cm aproximadamente. Cada cápsula se compone de dos partes, que se distinguen fácilmente tanto por su estructura como por las funciones endocrinas que desempeñan: la *corteza suprarrenal,* o *porción cortical (externa),* y la *porción* o *sustancia medular (interna).*

LA CORTEZA SUPRARRENAL

A su vez, esta parte de la glándula suprarrenal se divide en tres capas concéntricas,

que se diferencian en cuanto a aspecto, agrupaciones y actividad endocrina:

- la más exterior es la *zona glomerular,* que segrega la *aldosterona,* un mineral corticoide que regula el metabolismo del sodio y del potasio, estimulando la reabsorción del sodio por parte de los túbulos renales e incrementando la secreción de potasio en la orina.

La secreción de aldosterona está regulada principalmente por el sistema renina-angiotensina ➤128, la hormona hipofisaria **ACTH** y un *feedback* positivo del potasio presente en la circulación sanguínea;

- la segunda capa es la *zona fascicular:* las células están dispuestas en anchos cordones orientados radialmente. En esta capa, bajo la influencia de la hormona hipofisaria **ATCH** ➤130, se producen los glucocorticoides (cortisona y cortisol): estas hormonas ejercen una importante acción en el metabolismo de los hidratos de carbono, acelerando la síntesis de la glucosa; además, activan el metabolismo protéico y eliminan las grasas de sus depósitos. El cortisol, en particular, tiene propiedades que previenen las reacciones inflamatorias;

- la parte más profunda de la corteza suprarrenal se denomina *zona reticular* y constituye sólo una zona de paso entre la corteza y la porción medular: de hecho, limita con esta última a través de un siste-

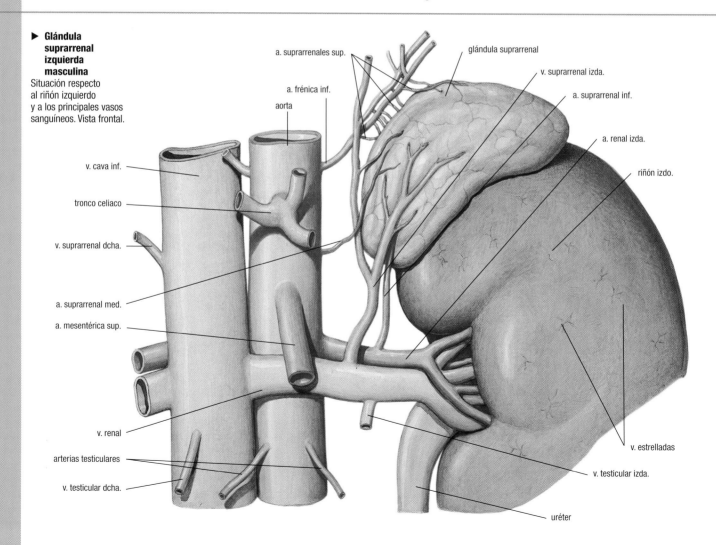

▶ **Glándula suprarrenal izquierda masculina**
Situación respecto al riñón izquierdo y a los principales vasos sanguíneos. Vista frontal.

a. suprarrenales sup.
a. frénica inf.
aorta
glándula suprarrenal
v. suprarrenal izda.
a. suprarrenal inf.
a. renal izda.
riñón izdo.
v. cava inf.
tronco celiaco
v. suprarrenal dcha.
a. suprarrenal med.
a. mesentérica sup.
v. renal
arterias testiculares
v. testicular dcha.
v. estrelladas
v. testicular izda.
uréter

ma de trabéculas, y no tiene actividad endocrina.

LA PORCIÓN MEDULAR

Está formada por células que contienen gránulos que se colorean fácilmente con sustancias oxidantes que contengan cromo:

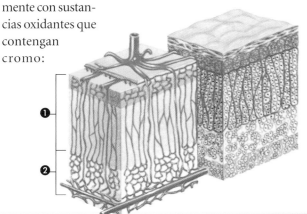

❶
❷

por este motivo, el tejido que forman se llama *cromófilo.*

Esta parte de la glándula suprarrenal produce dos hormonas: la *adrenalina* y la *noradrenalina,* que tienen funciones similares. Ambas son segregadas en respuesta a estímulos procedentes de fibras pregangliares del simpático ➤[111]. De hecho, las fibras nerviosas simpáticas que inervan las glándulas suprarrenales son numerosas. La adrenalina y la noradrenalina ejercen una potente acción vasoconstrictora en las arterias periféricas del aparato circulatorio ➤[182], determinando un aumento de la presión sistólica ➤[187]; influyen en el metabolismo de los glúcidos, estimulando la degradación del glucógeno y elevando la glucemia; además, modifican el funcionamiento de la mayoría de los órganos viscerales: estimulan el ritmo cardiaco ➤[185], inhiben la actividad peristáltica del intestino ➤[156-157], relajan los músculos bronquiales ➤[168], aceleran los movimientos respiratorios ➤[163], etc.

Estas modificaciones, en conjunto, se denominan «reacciones de fuga», ya que a menudo se estimulan en situaciones de miedo o sobresalto repentino, y predisponen al cuerpo a un rápido empleo de energía y a una reducida sensibilidad periférica.

▲ **Corteza y porción medular**
En las glándulas suprarrenales, abundantemente vascularizadas e inervadas por las terminaciones del simpático, se distinguen dos zonas: la corteza ❶, sensible a la hormona hipofisaria ACTH, y la porción medular ❷, que actúa como una glándula en sí misma bajo los estímulos del sistema nervioso autónomo simpático.

▶ **Glándulas suprarrenales**
1. Cara anterior
2. Cara posterior

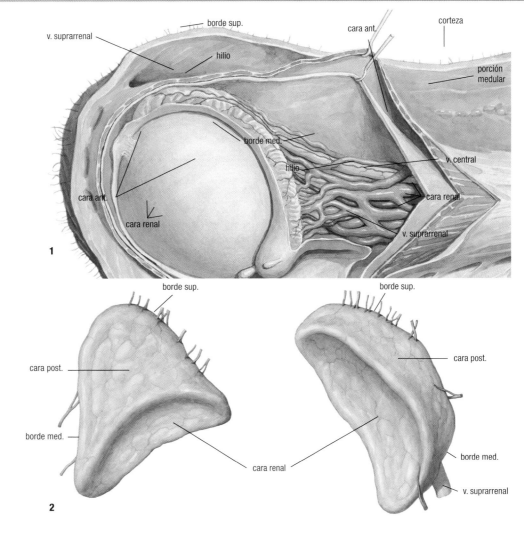

borde sup.
v. suprarrenal
hilio
cara ant.
corteza
porción medular
borde med.
v. central
hilio
cara ant.
cara renal
cara renal
v. suprarrenal
1

borde sup.
borde sup.
cara post.
cara post.
borde med.
cara renal
borde med.
v. suprarrenal
2

LAS GONADAS

n los órganos que producen las células reproductoras (masculinas y
femeninas), algunas células especializadas elaboran hormonas que ejercen
una acción específica en determinados órganos que participan en la reproducción.

EN EL HOMBRE

Las células intersticiales esparcidas en el tejido conjuntivo del testículo *(células de Leydig)* no constituyen una glándula propiamente dicha, pero segregan, bajo el control
directo de la hormona hipofisaria **LH,**
varias **hormonas esteroides andrógenas,**

como la *testosterona* (la hormona con más
actividad andrógena), la *androsterona* y la
deshidroepiandrosterona. Mientras que la
testosterona influye en el metabolismo
(concretamente, en el anabolismo de las
proteínas), a todas estas hormonas, en conjunto, se deben el funcionamiento y el desarrollo de los órganos genitales masculinos, y la aparición y el mantenimiento de
los caracteres masculinos secundarios ➤222.

EN LA MUJER

Las células granulosas de los folículos ováricos en crecimiento segregan **hormonas**

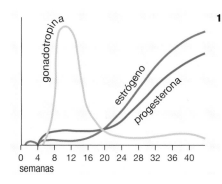

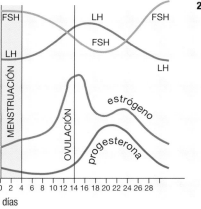

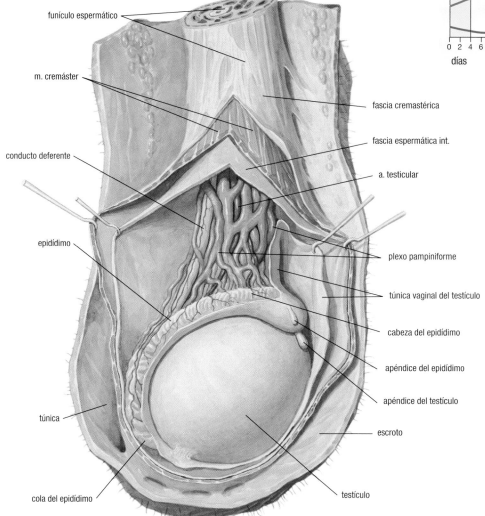

funículo espermático

m. cremáster

conducto deferente

epidídimo

túnica

cola del epidídimo

fascia cremastérica

fascia espermática int.

a. testicular

plexo pampiniforme

túnica vaginal del testículo

cabeza del epidídimo

apéndice del epidídimo

apéndice del testículo

escroto

testículo

▲ **Ciclo hormonal**
Variaciones recíprocas
en las concentraciones
medias en sangre
de algunas hormonas
sexuales femeninas
durante el embarazo **(1)**
y la ovulación **(2)**.
En este último gráfico,
la franja rosa indica el
periodo de menstruación.

◄ **Gónada masculina
derecha**
Vista frontal

esteroides estrógenas (u ***hormonas foliculares)***, como el *estradiol,* la *estrona,* el *estriol* y la *foliculina.*

Bajo el control de la hipófisis, dichas hormonas inducen todos los fenómenos del ciclo ovárico; además, preparan y mantienen las características del útero en el embarazo, e influyen (sobre todo el *estradiol)* en los caracteres secundarios femeninos.

Inmediatamente después de la ovulación, el folículo se transforma en tejido endocrino provisional que segrega *progesterona* (o *luteína),* otra hormona que favorece la implantación del cigoto, modificando la estructura del endometrio uterino, y determina cambios estructurales en las glándulas mamarias, que hacen posible la lactancia.

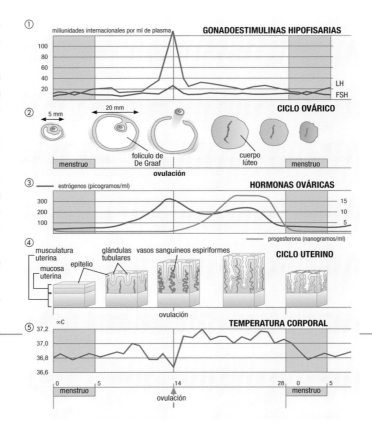

◀ **Actividad hipofisaria y ciclo menstrual**
① Fluctuación de la producción hormonal hipofisaria
② desarrollo y dehiscencia del folículo ovárico
③ fluctuación de la producción hormonal ovárica
④ desarrollo y degeneración del endometrio uterino
⑤ evolución de la temperatura corporal media

▼ **Gónada femenina izquierda**
Vista frontal

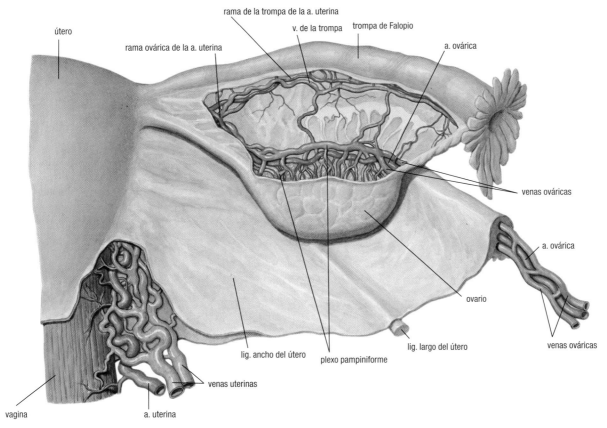

✛ LA BIOPSICOLOGÍA

En los últimos años se ha confirmado científicamente la sospecha de que existe una estrecha relación entre nuestra condición psíquica y nuestro bienestar físico. La estadística ha sido la que ha despertado el interés por la biopsicología, una disciplina que, aun adoptando el método de investigación de la medicina, intenta identificar o cuantificar la influencia de la mente en las funciones orgánicas (y viceversa), prestando especial atención a los componentes inmunitarios [180]. Por ejemplo, se ha visto que los individuos que han perdido recientemente a una persona querida acuden con más frecuencia al médico y presentan una incidencia significativamente más alta de tumores y enfermedades circulatorias, como si tuvieran deprimida no sólo la psique, sino también las defensas inmunitarias.

Una intensa investigación de laboratorio ha demostrado que en ese grupo de personas la cantidad de linfocitos [178-179] es claramente

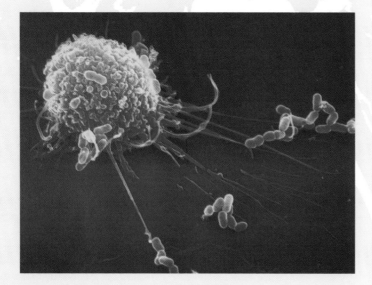

inferior a la normal: por eso son más sensibles al ataque de bacterias, virus y células tumorales.

El vínculo entre «mente» y «cuerpo» es muy complejo, e implica a un conjunto de factores tan heterogéneo que su investigación resulta muy complicada. Pese a ello, ya conocemos algunos datos. Por ejemplo, se ha descubierto que algunas hormonas producidas por el hipotálamo (los CRF [128, 130-132]) pueden influir directamente en el sistema defensivo del cuerpo: al unirse a receptores de la membrana de los glóbulos blancos, los atravesarían, predisponiéndolos a reaccionar al primer contacto con un antígeno. Pero en la defensa del cuerpo puede influir de forma directa, aparte de las hormonas producidas por las células nerviosas hipotalámicas e hipofisarias, el sistema nervioso central: los órganos linfáticos [202] están en conexión neuronal directa con el cerebro y la médula espinal, y, a través de las fibras nerviosas, son estimuladas por sustancias activas segregadas in situ. Es lo que sucede, por ejemplo, en el intestino, donde las neuronas producen un péptido que, al unirse a los glóbulos blancos presentes en las linfoglándulas, regula su distribución y su actividad.

Por otra parte, la actividad inmunitaria de nuestro cuerpo también ejerce una clara influencia en la psique: por ejemplo, se ha aclarado que la producción de interleuquina-I (una especie de mensajero químico que coordina la actividad defensiva de los glóbulos blancos) estimula una serie de cambios funcionales y bioquímicos en el cerebro, determinando pérdida de apetito, somnolencia y

tendencia a la irascibilidad. Del mismo modo que los factores psicológicos pueden activar o estimular las defensas del organismo, las actividades de defensa pueden influir en el bienestar psicológico.

◀ **Macrófago fagocitando un grupo de bacterias**
Estas células inmunitarias son las menos selectivas, y engloban células «extrañas», células del cuerpo «degradadas» y materiales diversos de desecho. En esta imagen se distinguen algunos seudópodos (los «tentáculos») que atraen al interior de la célula las bacterias capturadas (fotografía al microscopio electrónico).

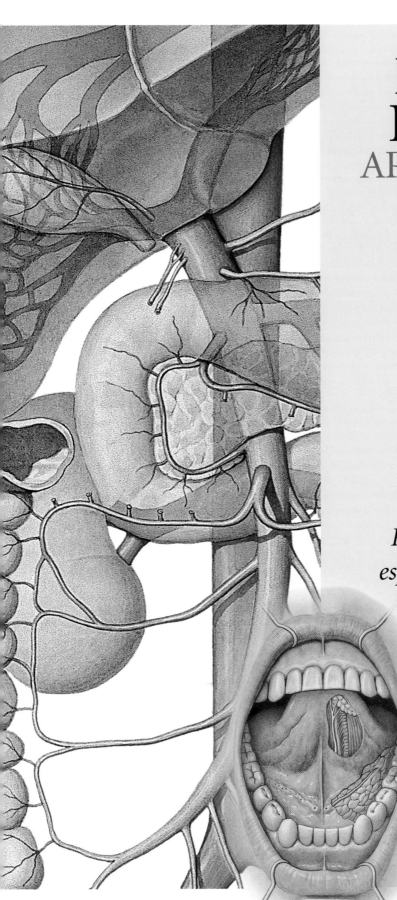

DIGESTIÓN Y RESPIRACIÓN
APROVISIONAMIENTO DE MATERIALES Y DE ENERGÍA

Por la boca, a través de dos sistemas
especializados, llegan a nuestro cuerpo
los «materiales de construcción»,
las sustancias energéticas,
el oxígeno y el agua
indispensables
para la vida.

DOCE METROS DE TUBO MUSCULAR EN MOVIMIENTO, HUMEDECIDOS POR SECRECIONES
MUCOSAS, ÁCIDAS Y ENZIMÁTICAS DE GLÁNDULAS TAN GRANDES COMO EL HÍGADO
O TAN PEQUEÑAS COMO CÉLULAS, UNA ALFOMBRA DE VELLOSIDADES QUE ABSORBEN
AGUA Y SUSTANCIAS NUTRITIVAS… ESO ES EL APARATO DIGESTIVO, MEDIANTE EL CUAL
EL CUERPO SE ABASTECE DE ENERGÍA Y DE MATERIAS PRIMAS.

EL APARATO DIGESTIVO

Para sobrevivir, nuestro cuerpo debe renovar continuamente las células que se van destruyendo, reponer las energías gastadas por el funcionamiento de los distintos órganos, mantener constantes los niveles de las sustancias que necesita el organismo e ingerir nuevos materiales para desarrollarse o crecer (incluso el crecimiento del cabello o de las uñas requiere «materiales» adicionales).

Lo que comemos y bebemos se encarga de todo eso: la alimentación, es decir, la ingestión de alimentos, se combina con la digestión, ese conjunto de procesos fisicoquímicos que lleva a la transformación de la comida en «materias primas» asimilables por las células de nuestro cuerpo. La digestión tiene lugar en el aparato digestivo, un tubo muscular en el que numerosas glándulas y órganos glandulares hacen fluir las sustancias que han producido, logrando «demoler» las complejas estructuras químicas que componen los alimentos y transformándolas en estructuras elementales, fáciles de asimilar a nivel celular.

La comida, introducida en la boca, atraviesa el istmo de las fauces y la faringe para llegar al esófago y después al estómago, la zona más dilatada del aparato digestivo. Allí se desarrolla la parte más «laboriosa» de la digestión; a continuación, la comida, enormemente modificada ya, pasa a través del esfínter pilórico y llega al intestino. Éste se divide en dos partes con longitudes y funcio-

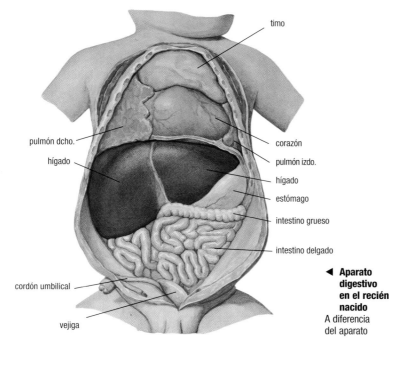

ENZIMAS DIGESTIVAS			
SECRECIÓN	**ENZIMA**	**SUSTRATO**	**PRODUCTO**
saliva	ptialina	almidón	dextrina
			maltosa
jugo gástrico	pepsina	proteínas	proteasas
			peptonas
	cuajo	caseinógeno	caseína
jugo pancreático	tripsina	proteínas	aminoácidos
	lipasa	grasas	ácidos grasos
			glicerina
jugo intestinal	amilasa	almidón	maltosa
	disacarasa	disacáridos	monosacáridos
	enteroquinasa	tripsinógeno	tripsina
	peptidasa	polipéptidos	aminoácidos
	amilasa	almidón	maltosa
	lipasa	grasas	ácidos grasos
			glicerina

timo

pulmón dcho.

hígado

corazón

pulmón izdo.

hígado

estómago

intestino grueso

intestino delgado

cordón umbilical

vejiga

◄ **Aparato digestivo en el recién nacido**
A diferencia del aparato digestivo del adulto, el del feto no desempeña funciones de digestión hasta el momento del nacimiento. El estómago y el intestino son bastante reducidos, y, en proporción, el hígado (que tiene funciones hematopoyéticas) está más desarrollado.

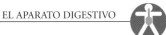

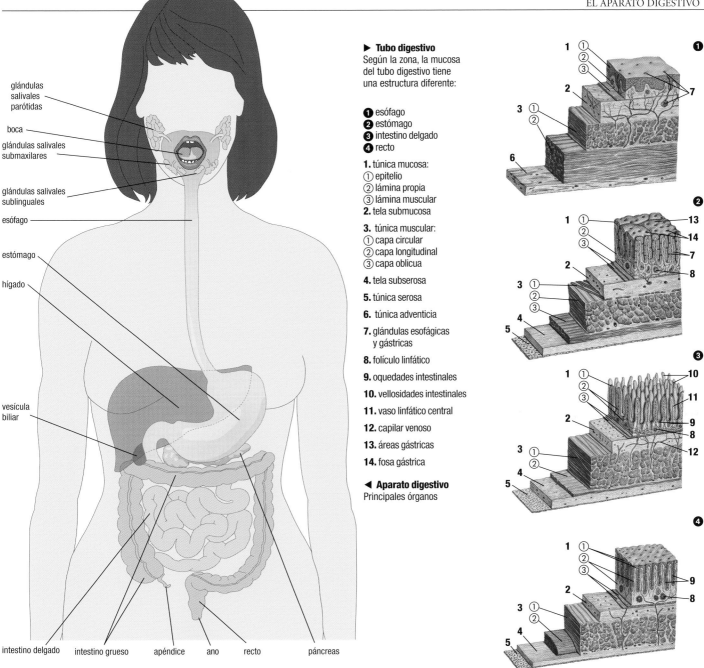

glándulas salivales parótidas

boca

glándulas salivales submaxilares

glándulas salivales sublinguales

esófago

estómago

hígado

vesícula biliar

intestino delgado   intestino grueso   apéndice   ano   recto   páncreas

▶ **Tubo digestivo**
Según la zona, la mucosa del tubo digestivo tiene una estructura diferente:

❶ esófago
❷ estómago
❸ intestino delgado
❹ recto

1. túnica mucosa:
① epitelio
② lámina propia
③ lámina muscular
2. tela submucosa

3. túnica muscular:
① capa circular
② capa longitudinal
③ capa oblicua

4. tela subserosa

5. túnica serosa

6. túnica adventicia

7. glándulas esofágicas y gástricas

8. folículo linfático

9. oquedades intestinales

10. vellosidades intestinales

11. vaso linfático central

12. capilar venoso

13. áreas gástricas

14. fosa gástrica

◀ **Aparato digestivo**
Principales órganos

nes diferentes: el intestino delgado (unos 6,80 m) y el intestino grueso (1,80 m aprox.). A su vez, el intestino delgado se divide en tres secciones: duodeno, que recibe el jugo pancreático y la bilis producida por el hígado, el yeyuno y el íleon, que comunica con el intestino grueso a través de la válvula ileocecal.

El intestino grueso se divide también en tres partes: colon ascendente, colon descendente y recto, que se abre al exterior mediante el esfínter anal. Aunque el colon tiene poca importancia desde el punto de vista digestivo, su papel es fundamental para la producción de vitaminas (gracias a la flora bacteriana que lo puebla) y la reabsorción de líquidos.

LA BOCA

Es la cavidad en la que se encuentra la lengua, comprendida entre las arcadas dentales y entre éstas y las mejillas. Tiene paredes óseas y musculares, y se abre al exterior mediante los labios. El istmo de las fauces es el límite que la separa posteriormente de la faringe. En la parte anterior del istmo se encuentran las amígdalas palatinas, y en el centro cuelga la úvula (o campanilla). La boca tritura la comida (masticación), la empasta con la saliva producida por las glándulas salivales (parótidas, situadas en la parte superior del cuello, debajo del oído; submaxilares, en la cara interna del hueso maxilar; sublinguales, un poco más arriba) y la deglute (la envia a la faringe). Una vez masticados e insalivados, los alimentos adoptan el aspecto de una masa que recibe el nombre de *bolo alimenticio*. La masticación es un acto voluntario, dirigido por los centros de la corteza cerebral temporal y del bulbo, y la deglución está «pilotada» por una serie de señales reflejas que provocan la contracción de los músculos de la faringe, la elevación del velo palatino, el descenso de la epiglotis y la elevación simultánea del hueso hioides; al mismo tiempo, se interrumpe automáticamente la respiración (apnea de deglución).

De esta manera se evita que pasen a la laringe líquidos o partículas sólidas destinados al estómago, lo cual podría dificultar o incluso impedir respirar.

◄ La boca
1. frenillo del labio sup.
2. encía sup.
3. glándula lingual ant.
4. borde de la lengua
5. n. lingual
6. m. longitudinal inf.
7. frenillo de la lengua
8. glándula salival sublingual
9. conducto submaxilar
10. encía inf.
11. frenillo del labio inf.
12. carúncula sublingual
13. pliegue sublingual
14. cara inf. de la lengua
15. comisura de los labios
16. pliegue anterior
17. dorso de la lengua

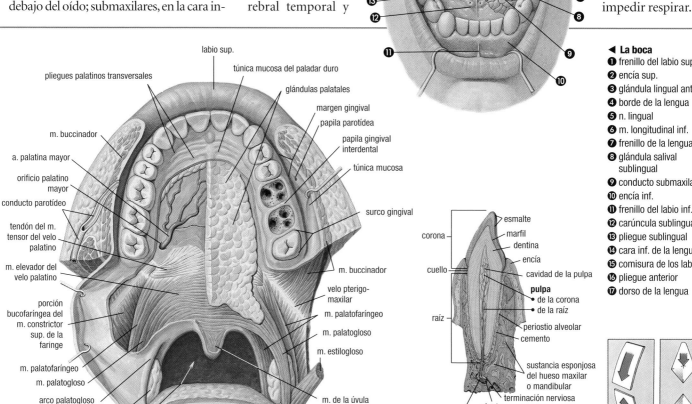

► La boca
Elementos anatómicos internos

labio sup.
pliegues palatinos transversales
túnica mucosa del paladar duro
glándulas palatales
margen gingival
papila parotídea
papila gingival interdental
túnica mucosa
m. buccinador
a. palatina mayor
orificio palatino mayor
conducto parotídeo
tendón del m. tensor del velo palatino
m. elevador del velo palatino
porción bucofaríngea del m. constrictor sup. de la faringe
m. palatofaríngeo
m. palatogloso
arco palatogloso
amígdala palatina
istmo de las fauces
m. longitudinal sup.
m. longitudinal inf.
m. transversal de la lengua
surco gingival
m. buccinador
velo pterigo-maxilar
m. palatofaríngeo
m. palatogloso
m. estilogloso
m. de la úvula
aponeurosis lingual
m. longitudinal sup.
m. vertical de la lengua

►▲ Diente
Elementos anatómicos

corona
cuello
raíz
esmalte
marfil
dentina
encía
cavidad de la pulpa
pulpa
• de la corona
• de la raíz
periostio alveolar
cemento
sustancia esponjosa del hueso maxilar o mandibular
terminación nerviosa
vénula
arteriola

► Dentadura
Para cada función, una forma específica.
1. Incisivos, partir
2. Caninos, desgarrar
3. Premolares, romper
4. Molares, moler

1   2   3   4

LA DIGESTIÓN DE LOS CARBOHIDRATOS COMPLEJOS

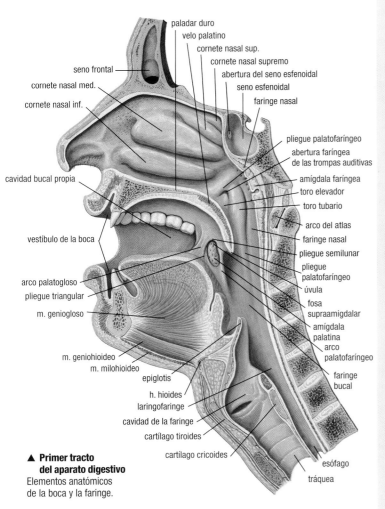

▲ Primer tracto del aparato digestivo
Elementos anatómicos de la boca y la faringe.

▼ Los movimientos de la masticación

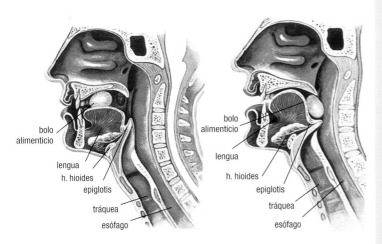

*En la boca tiene lugar una primera e importante elaboración enzimática de los alimentos por obra de la **saliva.***

Esta sustancia es producto de las glándulas salivales, cuya localización está indicada en la imagen de la derecha. No todas estas glándulas producen el mismo tipo de saliva: las parótidas tienen una secreción muy rica en ptialina, la enzima más activa en la descomposición del almidón; las glándulas sublinguales producen una saliva muy viscosa, rica en mucina y carente de ptialina; las glándulas submaxilares segregan saliva de tipo mixto.

*Sin embargo, estos componentes se reducen a menos del 0,5% del peso de la saliva, que se basa esencialmente en agua (98,7%). Las sustancias orgánicas (**mucina y amilasa,** las enzimas salivales que descomponen el **almidón)** constituyen tan sólo el 0,5%, y el 0,8% está representado por sales minerales (bicarbonatos, fosfatos y, sobre todo, cloruros), indispensables para activar las amilasas y mantener constante el pH de la saliva.*

El almidón, un polímero de la glucosa, es un carbohidrato complejo en el que las plantas «depositan» energía química, y es el más empleado en la alimentación. La actividad enzimática de las amilasas rompe los enlaces que mantienen unidas entre sí numerosas moléculas de carbohidratos. El proceso puede continuar hasta que todas las submoléculas del almidón sean reducidas a dextrina o maltosa: de hecho, con esas moléculas la enzima no tiene posibilidad de romper otros enlaces, y deja de estar activa.

Este proceso de descomposición del almidón es desarrollado por todas las amilasas; la ptialina, en particular, continúa su acción hasta que llega al estómago, donde se desactiva a causa de la alta acidez.

La hidrólisis del almidón desarrollada por las enzimas de la saliva resulta más fácil si el almidón está cocido: en esas condiciones, los gránulos de almidón dejan de estar protegidos por su envoltorio natural de celulosa (imposible de destruir por nosotros) y dejan de obstaculizar el ataque enzimático.

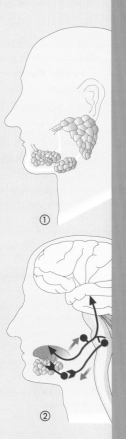

① Localización anatómica de los principales grupos de glándulas salivales. ② Mecanismos nerviosos en la producción de saliva. La saliva es producida continuamente, pero su cantidad varía según la presencia de comida o su naturaleza. La secreción salival está regulada por un reflejo producido por los estímulos mecánicos de la masticación y químicos del gusto y el olfato, así como de la vista o del recuerdo de alimentos. De hecho, las glándulas están inervadas por fibras del parasimpático y del simpático, en conexión con el bulbo raquídeo.

EL ESÓFAGO

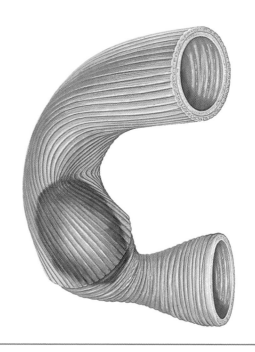

De unos 25-26 cm de longitud, es el canal muscular que discurre casi verticalmente desde la faringe, a la altura de la 6ª vértebra cervical, hasta el estómago, tras haber atravesado el diafragma. Se divide en cuatro regiones que reciben el nombre del tracto del cuerpo en el que se encuentran: porción cervical (4-5 cm), porción torácica (16 cm), porción diafragmática (1-2 cm) y porción abdominal (3 cm). Muestra cuatro estrechamientos: el cricoideo, en el inicio del esófago; el aórtico y el bronquial, próximo al cayado aórtico y al bronquio izquierdo; y el diafrag-

mático, a la altura del diafragma. Entre los estrechamientos, el esófago está ligeramente dilatado y tiene aspecto fusiforme. Este órgano, rico en glándulas mucíparas (función lubricante) e inervado abundantemente por el nervio vago y el simpático ➤110-111, empuja la comida hasta el estómago mediante una contracción rítmica de la túnica muscular (movimientos peristálticos). Mientras el tracto que precede al bolo alimenticio permanece contraído, el que le sigue se relaja, así la comida avanza rápidamente. Luego, los movimientos peristálticos se propagan por el tubo digestivo.

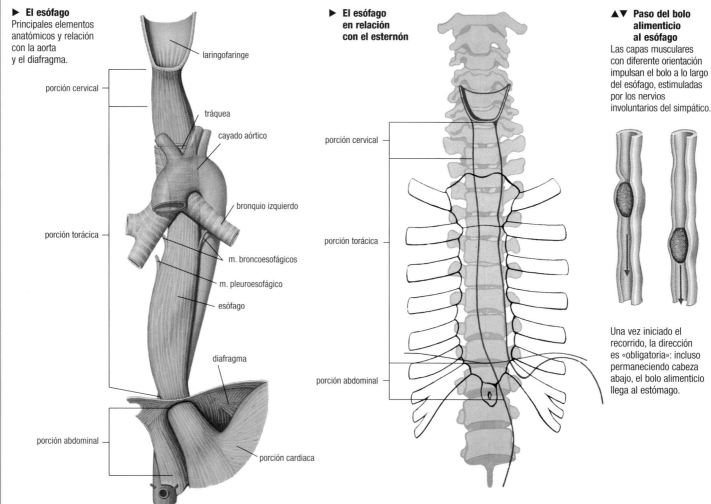

▶ **El esófago**
Principales elementos anatómicos y relación con la aorta y el diafragma.

laringofaringe

porción cervical

tráquea

cayado aórtico

porción torácica

bronquio izquierdo

m. broncoesofágicos

m. pleuroesofágico

esófago

diafragma

porción abdominal

porción cardiaca

▶ **El esófago en relación con el esternón**

porción cervical

porción torácica

porción abdominal

▲▼ **Paso del bolo alimenticio al esófago**
Las capas musculares con diferente orientación impulsan el bolo a lo largo del esófago, estimuladas por los nervios involuntarios del simpático.

Una vez iniciado el recorrido, la dirección es «obligatoria»: incluso permaneciendo cabeza abajo, el bolo alimenticio llega al estómago.

EL ESTÓMAGO

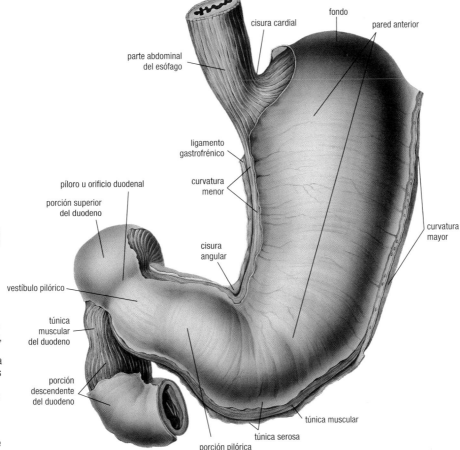

Situado en la cavidad abdominal, justo debajo del diafragma, el estómago del adulto tiene una capacidad media de 1.200 cm³, aunque se puede dilatar con arreglo a los hábitos alimenticios de cada individuo (por ejemplo, los vegetarianos tienen el estómago más grande). De hecho, allí se acumulan los alimentos de toda una comida, y permanecen durante un cierto tiempo sometidos a la acción digestiva de los jugos gástricos: deben transcurrir 3-4 horas para digerir una comida normal, y si contiene muchas grasas, la digestión es aún más lenta. Las paredes del estómago están constituidas por varias túnicas superpuestas; la *túnica muscular,* que sigue los movimientos peristálticos del esófago asegurando tanto la mezcla de los alimentos con los jugos gástricos como el paso del bolo alimenticio al intestino, está constituida por tres capas, una externa de fibras longitudinales, una intermedia de fibras circulares concéntricas al eje longitudinal del estómago, y una más profunda de fibras oblicuas. De este modo, los movimientos realizados por el estómago son muy diversos, y el bolo alimenticio queda bien amasado. Además, a medida que avanza la digestión, el cambio de forma del estómago empuja progresivamente los alimentos hacia el intestino, donde serán

▲ Estímulos que intervienen en la secreción de los jugos gástricos

Estímulos visuales y gustativos activan el centro secretor del bulbo raquídeo, y dan comienzo a la secreción gástrica gracias a las terminaciones nerviosas del nervio vago. Llegado al píloro, el bolo alimenticio estimula la producción de jugos gástricos: de hecho, la mucosa pilórica secreta una hormona (gastrina) que mantiene en actividad las glándulas del estómago.

parte abdominal del esófago

cisura cardial

fondo

pared anterior

píloro u orificio duodenal

porción superior del duodeno

ligamento gastrofrénico

curvatura menor

vestíbulo pilórico

cisura angular

túnica muscular del duodeno

curvatura mayor

porción descendente del duodeno

túnica muscular

túnica serosa

porción pilórica

▲▲ El estómago en actividad

El estómago funciona como un depósito de aproximadamente un litro y medio de comida, que se mezcla con los jugos gástricos a lo largo de unos 3 cm, transformándose en una masa semilíquida que recibe el nombre de quimo. Cuando el estómago se llena, su pared se empieza a contraer de forma ondulatoria hacia abajo. Una vez que el quimo ha sido suficientemente digerido, el esfínter que cierra distalmente el estómago se abre para que el quimo pase al duodeno.

▲ La musculatura del estómago

Las paredes del estómago están recubiertas por tres capas musculares:
1. capa externa longitudinal;
2. capa intermedia circular;
3. capa interna oblicua.

◄ El estómago

Elementos anatómicos superficiales

✚ LA ÚLCERA GÁSTRICA

Se suele asignar este nombre a una interrupción de la mucosa del estómago: las paredes de la zona afectada, expuestas a la acción erosiva del ácido clorhídrico y de las enzimas digestivas, se alteran profundamente. En la mucosa desprovista de protección se crea un área inflamada que puede abarcar una superficie de varios centímetros de diámetro.

Los síntomas de esta extendida dolencia son náuseas, vómitos, anorexia, sensación de estómago lleno y de tensión gástrica, calambres estomacales y espasmos.

*Hasta hace poco tiempo se creía que la úlcera se debía principalmente a causas psicosomáticas, pero actualmente se considera que está causada por la infección de una cepa agresiva de la bacteria **Helicobacter pylori,** normalmente presente en la flora intestinal, propiciada por el simultáneo debilitamiento de las defensas naturales. Por ejemplo, la temporal disminución de moco gástrico, de ácido clorhídrico o de las enzimas gástricas podría facilitar que se extendiera el hábitat de estos microorganismos.*

Existen otros factores irritantes de la mucosa gástrica que pueden favorecer la aparición de la úlcera: entre otros, recordamos el reflujo de enzimas pancreáticas y de la bilis del duodeno al estómago, el retardo en el vaciado del estómago, el abuso de alcohol y café, la adicción al tabaco y el uso de fármacos (sobre todo, de antiinflamatorios ingeridos con el estómago vacío o de preparados esteroides tomados durante periodos de tiempo prolongados).

También el estrés, que a menudo contribuye a empeorar el estado de las defensas naturales y las condiciones de vida generales, es causante de la aparición de úlceras.

Una vez diagnosticada, la úlcera puede ser tratada con antibióticos específicos, una correcta alimentación, la eliminación del uso de sustancias irritantes (tabaco, alcohol, comidas picantes, café, fármacos, etc.) y una adecuada terapia con medicamentos específicos que aumentan las defensas de la mucosa y reducen la secreción gástrica agresiva.

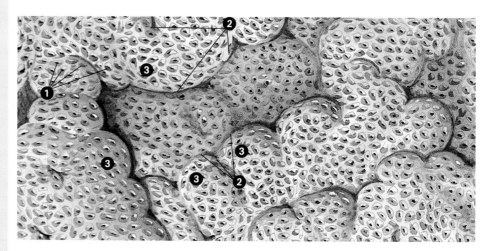

degradados definitivamente por jugos digestivos de otro tipo. La *mucosa gástrica,* que tapiza la superficie interna del estómago, es muy rica en *glándulas gástricas:* tubulares, sencillas o ramificadas, desembocan en la parte más deprimida de las *fosas gástricas* ❶, en el interior de las *áreas gástricas* ❷ delimitadas por los

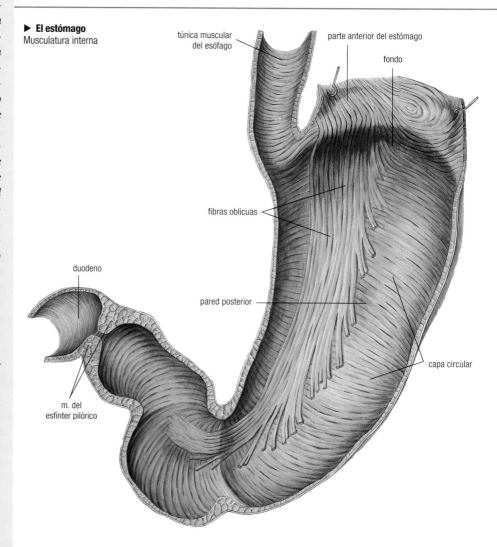

▶ **El estómago**
Musculatura interna

túnica muscular del esófago

parte anterior del estómago

fondo

fibras oblicuas

duodeno

pared posterior

m. del esfínter pilórico

capa circular

pliegues ❸ de la mucosa. Las glándulas están formadas por células caliciformes mucíparas, células principales o alelomorfas, que producen *pepsinógeno* (un precursor inactivo de la enzima *pepsina),* y células parietales o delomorfas, que segregan ácido clorhídrico bajo el estímulo de la *gastrina.* Esta hormona, producida por las *células G* repartidas en la mucosa gástrica, no es secretada únicamente por el estómago: las células A producen *glucagón,* que moviliza el glucógeno hepático, y las células enterocromoafines producen *serotonina,* que estimula la contracción de la musculatura lisa.

Los casi dos litros al día de jugo gástrico producido por las glándulas gástricas son una mezcla en proporciones variables de sustancias diversas: las enzimas capaces de descomponer las proteínas (como la *pepsina)* y las grasas *(lipasas)* funcionan a la perfección con el pH garantizado por el ácido clorhídrico, que también ejerce una acción capaz de alterar las proteínas y transformar el pepsinógeno en pepsina.

La fina capa de moco gástrico que recubre toda la superficie interna del estómago impide que la mucosa se «autodigiera». El estómago, ricamente vascularizado e inervado por las fibras del nervio vago y del simpático del 5º-8º segmento torácico, está rodeado de plexos parasimpáticos y simpáticos (gástrico anterior, posterior, superior e inferior, celiaco y mesentérico) que regulan tanto la actividad motora muscular como la actividad secretora.

LA DIGESTIÓN EN EL ESTÓMAGO

En el estómago tiene lugar una primera digestión de las proteínas por obra de la **pepsina,** *una enzima que cataliza la hidrólisis de los enlaces pépticos existentes entre aminoácidos aromáticos. Las moléculas proteicas, grandes e insolubles, son transformadas en moléculas solubles mucho más pequeñas, llamadas peptonas.*

Excretada bajo forma de pepsinógeno por las células principales de las glándulas gástricas, la pepsina se vuelve rápidamente activa por obra del ácido clorhídrico, y una vez que se ha formado, ella misma activa otro pepsinógeno.

Esta enzima es especialmente eficiente: en condiciones normales (37ºC y pH 1,5), puede digerir en una hora una cantidad de proteínas equivalente a mil veces su peso.

El ácido clorhídrico tiene una función esencial en toda la digestión gástrica. Es fundamental para activar las primeras moléculas de pepsina y mantener el pH del jugo gástrico dentro de límites óptimos de acción enzimática, y tiene propiedades antisépticas, impidiendo la invasión del cuerpo por parte de agentes patógenos por vía oral. Por último, es capaz de desnaturalizar las moléculas proteicas: al «desenrollar» los ovillos proteicos, facilita la acción de la pepsina.

En el estómago de los lactantes, participa en la digestión de las proteínas otra enzima: la **quimasa,** *o* **quimosina,** *que provoca la coagulación de la leche. Para ello, permanece mucho más tiempo en el jugo gástrico, y eso permite que la pepsina ejerza fácilmente su acción de descomposición de las proteínas de la leche.*

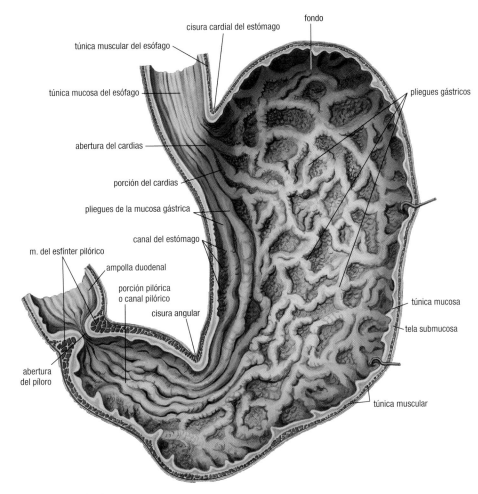

cisura cardial del estómago
fondo
túnica muscular del esófago
túnica mucosa del esófago
pliegues gástricos
abertura del cardias
porción del cardias
pliegues de la mucosa gástrica
canal del estómago
m. del esfínter pilórico
ampolla duodenal
porción pilórica o canal pilórico
cisura angular
túnica mucosa
tela submucosa
abertura del píloro
túnica muscular

▲ **La mucosa gástrica**

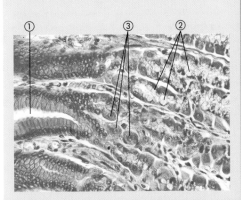

Mucosa gástrica al microscopio: ① fosa gástrica, ② células principales, ③ células parietales.

EL HÍGADO

Es la glándula más grande: de color rojo pardusco, está en la parte superior de la cavidad abdominal, bajo el diafragma, a la derecha. Pesa cerca de 1,5 kg, y se divide en dos *lóbulos (derecho e izquierdo)*, uno de los cuales es tres veces más grande que el otro y presenta las huellas de los órganos que lo rodean.

Tiene una rica vascularización y se conecta con el tubo digestivo a la altura del duodeno mediante sus conductos excretores: las vías biliares extrahepáticas. Es un órgano indispensable: involucrado en la regulación del metabolismo, desempeña numerosas funciones, algunas muy comple-

jas. Además de segregar la *bilis,* un jugo digestivo de gran importancia para la absorción de los alimentos, produce y almacena proteínas, regula y controla la formación de la mayoría de los subproductos del metabolismo proteico determinando la formación de la urea, almacena y utiliza las grasas y la glucosa (bajo forma de glucógeno) regulando el nivel glucémico, «filtra» la sangre para eliminar las posibles sustancias tó-

xicas y desintoxicar el cuerpo, produce protrombina y otros factores que regulan la coagulación de la sangre, y sintetiza y almacena numerosas sustancias importantes para la formación de glóbulos rojos y otros componentes sanguíneos.

La microestructura del hígado se basa en los *lóbulos hepáticos:* delimitados por una fina capa de tejido conjuntivo, están formados por muchas *láminas celulares* que rodean un sistema de espacios recorridos por abundantes canales que constituyen una tupida red de capilares sanguíneos y biliares. Los primeros tienen un

▲ **Posición del hígado respecto a los órganos internos limítrofes**
Vista dorsal
❶ colon, ❷ estómago,
❸ esófago, ❹ v. cava inf.,
❺ cápsula suprarrenal dcha.,❻ riñón dcho.,
❼ duodeno,
❽ vesícula biliar

▼ **Estructura microscópica del hígado**
En verde, conductos biliares.
En azul, venas.
En rosa, vasos interlobulares.
En rojo, arterias.

1

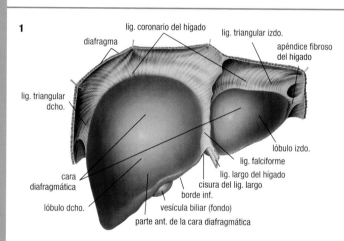

lig. coronario del hígado
diafragma
lig. triangular izdo.
apéndice fibroso del hígado
lig. triangular dcho.
lóbulo izdo.
lig. falciforme
lig. largo del hígado
cisura del lig. largo
borde inf.
vesícula biliar (fondo)
cara diafragmática
lóbulo dcho.
parte ant. de la cara diafragmática

2

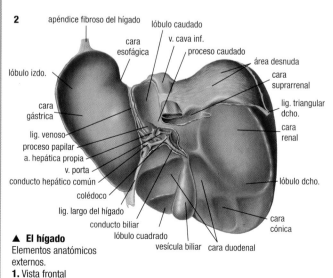

apéndice fibroso del hígado
lóbulo caudado
cara esofágica
v. cava inf.
proceso caudado
área desnuda
cara suprarrenal
lóbulo izdo.
cara gástrica
lig. triangular dcho.
cara renal
lig. venoso
proceso papilar
a. hepática propia
v. porta
conducto hepático común
colédoco
lig. largo del hígado
conducto biliar
lóbulo cuadrado
lóbulo dcho.
vesícula biliar
cara duodenal
cara cónica

▲ **El hígado**
Elementos anatómicos externos.
1. Vista frontal
2. Vista dorsal

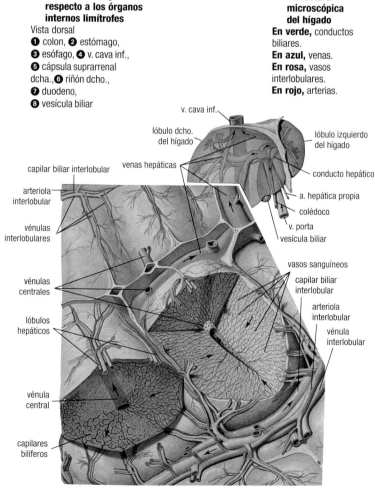

v. cava inf.
lóbulo dcho. del hígado
venas hepáticas
lóbulo izquierdo del hígado
conducto hepático
a. hepática propia
colédoco
v. porta
vesícula biliar
capilar biliar interlobular
arteriola interlobular
vénulas interlobulares
vénulas centrales
lóbulos hepáticos
vénula central
capilares bilíferos
vasos sanguíneos
capilar biliar interlobular
arteriola interlobular
vénula interlobular

recorrido tortuoso (sinuosidades) y una disposición radial, de la periferia hacia el centro del lóbulo, donde se encuentra un vaso venoso. En la confluencia de varios lobulillos (espacios portales o porto-biliares) se encuentran las ramificaciones de la vena porta y las de la arteria hepática, los canalículos biliares interlobulares, los vasos linfáticos y los nervios hepáticos. La bilis, segregada por las células hepáticas en los canales biliares que forman una red laberíntica tridimensional en el interior de cada

lobulillo, confluye en los canalículos biliares que desembocan en conductos de un diámetro cada vez mayor, hasta formar los dos grandes conductos intrahepáticos del lóbulo derecho y del lóbulo izquierdo. Estos desembocan en el conducto hepático común, que confluye con el conducto biliar procedente de la vesícula en el colédoco. Éste se comunica con el duodeno por una diminuta fisura muscular y una abertura circular en la mucosa a través de la cual pasa también el conducto pancreático.

✚ LOS CÁLCULOS BILIARES

*La bilis segregada por el hígado es indispensable para efectuar la digestión: activa la lipasa pancreática acentuando la acción digestiva del páncreas, neutraliza el ácido clorhídrico procedente del estómago, facilita la absorción intestinal de las grasas, estimula los movimientos peristálticos del intestino y ejerce una acción antiséptica en la flora intestinal. En la **vesícula biliar**, o **vejiga de la hiel**, se acumula aproximadamente un litro de bilis al día. Allí se enriquece de moco segregado por la mucosa biliar, y se concentran, por la reabsorción de gran parte del agua y las sales minerales, la bilirrubina (un pigmento biliar derivado de la transformación de la hemoglobina ➤180), las sales biliares (sales sódicas de los ácidos glucólico y taurocólico), las enzimas y las sustancias grasas que forman la bilis.*

*Las disfunciones biliares provocan problemas de digestión: son muy frecuentes las inflamaciones, las infecciones bacterianas, los trastornos funcionales de la vesícula o el mal funcionamiento del esfínter del colédoco, que al no contraerse impide la salida de la bilis, y la colecistectomía es la intervención quirúrgica más común. Pero el problema más extendido son los **cálculos biliares:** de origen químico o formados por acumulaciones de colesterol, surgidos espontáneamente o debidos a una infección, afectan al 25% de las mujeres y al 12% de los hombres menores de 60 años. Su presencia no siempre tiene consecuencias relevantes: muchas personas padecen esta afección sin presentar ninguna sintomatología. Pero a veces, un cálculo puede obstruir un conducto biliar o bloquear el esfínter de la vesícula, impidiendo que la bilis o el jugo pancreático lleguen al duodeno. En este caso, y si aparecen náuseas, ictericia, inflamación aguda y otros síntomas, están indicadas la intervención quirúrgica o la litotricia (fragmentación del cálculo mediante ultrasonidos).*

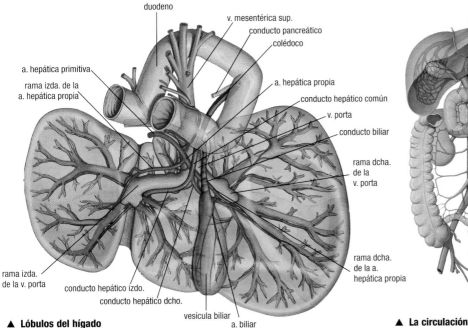

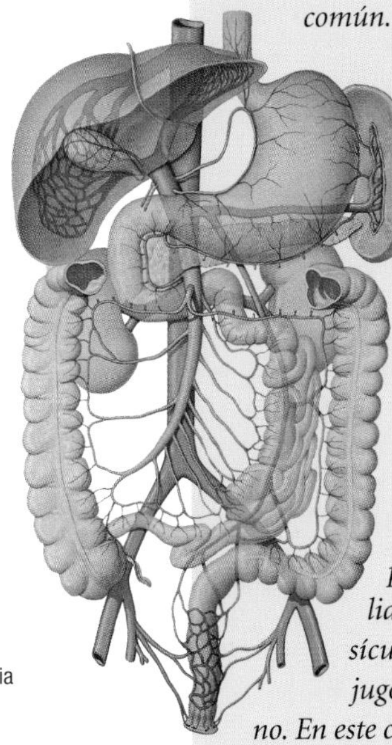

Figura 1 (etiquetas):
cuello
túnica serosa
conducto biliar
conducto hepático común
fondo
colédoco
m. del esfínter del colédoco
m. del esfínter del conducto pancreático
m. del esfínter de la ampolla hepatopancreática
conducto pancreático

1

Figura 2 (etiquetas):
túnica mucosa
túnica muscular
cuello
conducto hepático común
conducto biliar
pliegue espiral
colédoco
pliegues de la túnica mucosa
conducto pancreático
ampolla hepatopancreática
duodeno

2

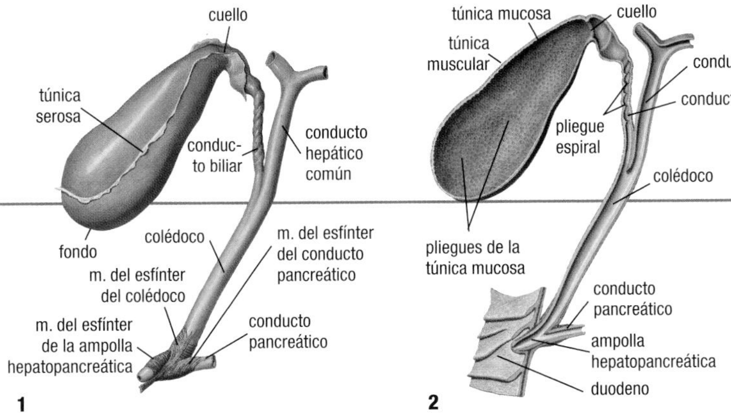

◀ **Vesícula y conducto biliar**
Este depósito anejo a las vías biliares acumula y concentra la bilis, reabsorbiendo su agua.
1. Elementos anatómicos externos
2. Sección

Lóbulos del hígado e irrigación sanguínea (etiquetas):
duodeno
v. mesentérica sup.
conducto pancreático
colédoco
a. hepática primitiva
rama izda. de la a. hepática propia
a. hepática propia
conducto hepático común
v. porta
conducto biliar
rama dcha. de la v. porta
rama dcha. de la a. hepática propia
rama izda. de la v. porta
conducto hepático izdo.
conducto hepático dcho.
vesícula biliar
a. biliar

▲ **Lóbulos del hígado e irrigación sanguínea**
Vista dorsal con duodeno contrapuesto

▲ **La circulación porta**
Esquema frontal

EL PÁNCREAS

Es una glándula mixta: exocrina (con túbulos y racimos de secreción serosa) y endocrina. Es largo y aplanado, está dispuesto transversalmente en la parte superior del abdomen y se divide en:

- *cabeza,* más voluminosa, en contacto con el asa duodenal y «separada» del cuerpo del páncreas por un istmo, una zona restringida limitada por dos cisuras;

- *cuerpo,* ligeramente oblicuo de abajo arriba y dispuesto frontalmente a la aorta y a la vena cava inferior;

- *cola,* en contacto con el bazo y revestida por el peritoneo parietal.

Inervado por fibras que derivan del plexo celiaco, el páncreas tiene una estructura distinta según la función desarrollada por cada una de sus partes.

De la secreción endocrina se encargan los *islotes de Langerhans,* que producen las hormonas que regulan el metabolismo de los azúcares ➤147. Estos no tienen conexión alguna con los conductos excretores, a los que llegan, en cambio, los racimos pancreáticos, las áreas de producción exocrina.

Estimulados por mecanismos nerviosos y por dos hormonas (la *secretina* y la *pancreocimina-colecistoquinina)* produci-

das por la mucosa duodenal, los racimos pancreáticos vierten sus secreciones en canales que desembocan en dos conductos:

- el *conducto principal* o *de Wirsung,* que atraviesa el páncreas longitudinalmente y desemboca en la papila mayor del duodeno *(papila de Vater),* junto al colédoco, con el que se une distalmente;

- el *conducto accesorio,* o *canal de Santorini,* que desemboca en la papila menor del duodeno.

El *jugo pancreático,* producido continuamente por el páncreas en pequeñas cantidades o en abundancia a raíz de estímulos neuroendocrinos (vago, hormonas duodenales), llega al duodeno y ejerce una importantísima acción digestiva. Aparte de ser rico en iones bicarbonato, que contribu-

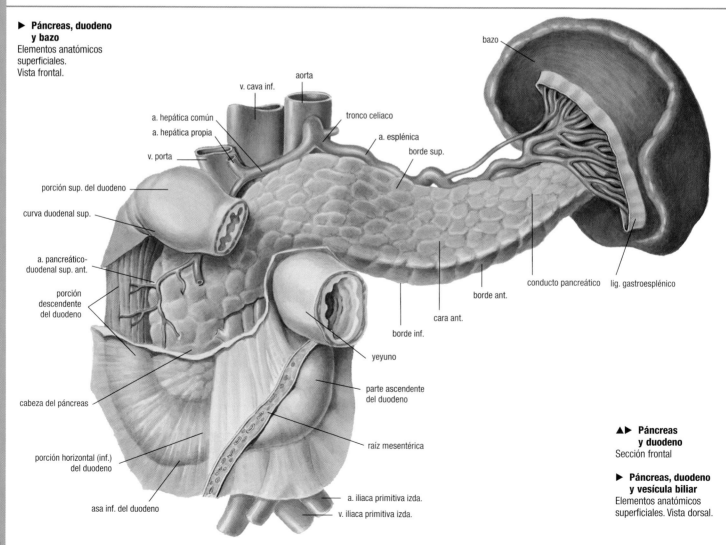

▶ **Páncreas, duodeno y bazo**
Elementos anatómicos superficiales. Vista frontal.

bazo

aorta

v. cava inf.

a. hepática común

a. hepática propia

tronco celiaco

a. esplénica

v. porta

borde sup.

porción sup. del duodeno

curva duodenal sup.

a. pancreático-duodenal sup. ant.

porción descendente del duodeno

conducto pancreático

lig. gastroesplénico

borde ant.

cara ant.

borde inf.

yeyuno

cabeza del páncreas

parte ascendente del duodeno

raíz mesentérica

porción horizontal (inf.) del duodeno

a. iliaca primitiva izda.

asa inf. del duodeno

v. iliaca primitiva izda.

▲▶ **Páncreas y duodeno**
Sección frontal

▶ **Páncreas, duodeno y vesícula biliar**
Elementos anatómicos superficiales. Vista dorsal.

yen, junto con la bilis, a absorber la acidez del bolo alimenticio procedente del estómago, el jugo pancreático contiene varias enzimas. Las más importantes son el *tripsinógeno*, la *amilasa* y la *lipasa*: el primero, transformado en tripsina por la enteroquinasa intestinal, actúa sobre las proteínas y las peptonas, reduciéndolas a aminoácidos; la segunda ataca los hidratos de carbono que aún no hayan sido transformados por la ptialina de la saliva ➤147 y los convierte en disacáridos; la tercera, ayudada por la bilis,

actúa sobre las grasas neutras y las escinde en sus componentes (ácidos grasos y glicerina). La bilis es indispensable para la acción de la lipasa: de hecho, las sales biliares se enlazan a las grasas constituyendo las llamadas *micelas,* que presentan una cara graso-acuosa sobre la cual puede actuar la enzima pancreática.

La acción de estas enzimas se ve facilitada por los movimientos del intestino delgado, que no provoca el avance del bolo alimenticio, pero lo remezcla continuamente.

LAS ENZIMAS DEL JUGO PANCREÁTICO

Las células racimosas del páncreas contienen numerosos **gránulos cimógenos** *formados por enzimas que sólo se activan cuando llegan al tubo digestivo. Dichas enzimas, excretadas en la luz de los conductos pancreáticos, llegan al duodeno, donde son activadas por otras enzimas y sustancias duodenales, dando inicio a su acción química específica.*

Amilasa: cataliza la hidrólisis de los enlaces alfa en la cadena de glúcidos, y transforma todos los carbohidratos que llegan al duodeno en una mezcla de azúcares elementales (glucosa y maltosa) que atraviesan fácilmente la mucosa intestinal y pasan a la circulación sanguínea.

Lipasa: cataliza la hidrólisis de las grasas que forman las micelas, transformándolas en ácidos grasos libres y glicerol, fácil de asimilar por las células.

Ribo- y desoxirribonucleasa: son enzimas de dos tipos (α y β), que descomponen los ácidos desoxirribonucleicos (DNA) y ribonucleicos (RNA), catalizando la hidrólisis de los puentes fosfolípidos presentes en estas macromoléculas.

Tripsina: cataliza la hidrólisis de los enlaces peptídicos en los que un residuo de lisina o de arginina facilita la función carbonílica: cuanto mayor es la cantidad de estos aminoácidos en la estructura de una proteína, más alto es el grado de fragmentación de la proteína.

Quimotripsina: cataliza la hidrólisis de los enlaces peptídicos en los que un residuo de fenilalanina, tiroxina o triptófano facilita la función carbonílica. También en este caso, cuanto mayor es la cantidad de estos aminoácidos, mayor es la fragmentación.

Carboxipeptidasa: cataliza la hidrólisis de los enlaces peptídicos del aminoácido COOH-terminal. A diferencia de la tripsina y la quimotripsina, la carboxipeptidasa continúa «digiriendo» la proteína, separando un aminoácido terminal tras otro.

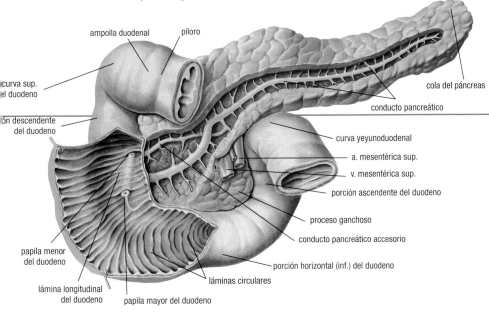

ampolla duodenal
píloro
curva sup. del duodeno
porción descendente del duodeno
cola del páncreas
conducto pancreático
curva yeyunoduodenal
a. mesentérica sup.
v. mesentérica sup.
porción ascendente del duodeno
proceso ganchoso
conducto pancreático accesorio
porción horizontal (inf.) del duodeno
papila menor del duodeno
láminas circulares
lámina longitudinal del duodeno
papila mayor del duodeno

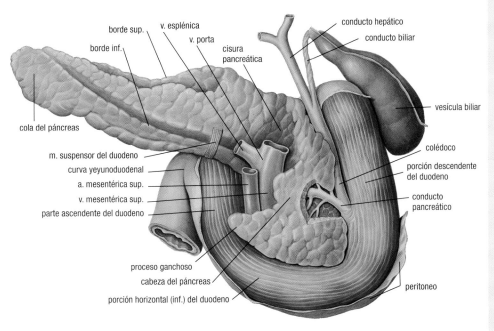

borde sup.
v. esplénica
v. porta
cisura pancreática
conducto hepático
conducto biliar
borde inf.
vesícula biliar
cola del páncreas
colédoco
m. suspensor del duodeno
curva yeyunoduodenal
a. mesentérica sup.
v. mesentérica sup.
parte ascendente del duodeno
porción descendente del duodeno
conducto pancreático
proceso ganchoso
cabeza del páncreas
porción horizontal (inf.) del duodeno
peritoneo

155

EL INTESTINO

Se divide en seis partes con estructura y función diversas, que se agrupan de tres en tres en dos partes principales:
- el **intestino delgado** (de unos 6,80 m de longitud) presenta una superficie interna con abundantes repliegues y vellosidades intestinales, cuya densidad aumenta progresivamente a medida que se acercan al intestino grueso (donde están ausentes). Comprende:

- el *duodeno* (de 25-30 cm de largo) es la primera parte del intestino inmediatamente después del píloro. Tiene forma de anillo incompleto que abraza la cabeza del páncreas, y se divide en cuatro partes: *superior, descendente, horizontal* y *ascendente*. La parte descendente recibe el vertido de jugo pancreático ➤155 y bilis ➤152-153, que llevan a término la digestión de la comida en colaboración con las secreciones de la mucosa duodenal (sobre todo, de las glándulas mucosas de Brunner y de las entéricas de Galeazzi-Lieberkühn). El jugo entérico segregado por la mucosa duodenal es alcalino y contiene nu-

merosas enzimas; una de ellas, la *enteroquinasa,* es indispensable para activar las enzimas pancreáticas y la producción de una enorme cantidad de moco. La mucosa duodenal, estimulada por el *quimo ácido* procedente del estómago, secreta dos hormonas: la *secretina,* que estimula la producción pancreática de bicarbonatos y agua, inhibiendo la acción de la gastrina (gástrica), y la *pancreocimina-colecistoquinina,* que estimula la producción de enzimas pancreáticas, la contracción de la vesícula biliar y el peristaltismo intestinal;

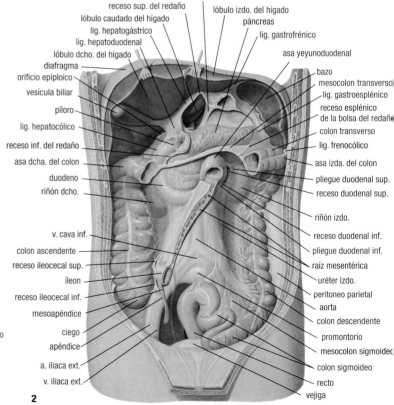

▼ **Intestino**
1. Elementos anatómicos superficiales
2. Elementos anatómicos profundos

▶ **Intestino delgado**
Elementos anatómicos superficiales.
❶ a. y v. yeyunales
❷ nódulos linfáticos
❸ tela submucosa
❹ túnica mucosa

❺ capa circular de la túnica muscular
❻ capa longitudinal de la túnica mucosa
❼ tela subserosa
❽ túnica serosa

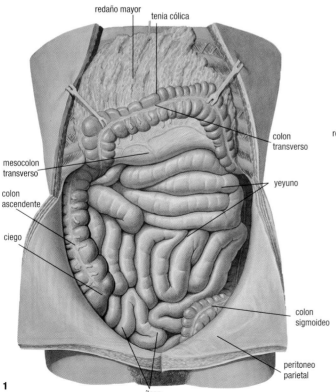

redaño mayor
tenia cólica
colon transverso
mesocolon transverso
yeyuno
colon ascendente
ciego
colon sigmoideo
peritoneo parietal
íleon

1

pliegue gastropancreático
receso sup. del redaño
lóbulo caudado del hígado
lig. hepatogástrico
lig. hepatoduodenal
lóbulo dcho. del hígado
diafragma
orificio epiploico
vesícula biliar
píloro
lig. hepatocólico
receso inf. del redaño
asa dcha. del colon
duodeno
riñón dcho.
v. cava inf.
colon ascendente
receso ileocecal sup.
íleon
receso ileocecal inf.
mesoapéndice
ciego
apéndice
a. iliaca ext.
v. iliaca ext.

lóbulo izdo. del hígado
páncreas
lig. gastrofrénico
asa yeyunoduodenal
bazo
mesocolon transverso
lig. gastroesplénico
receso esplénico de la bolsa del redaño
colon transverso
lig. frenocólico
asa izda. del colon
pliegue duodenal sup.
receso duodenal sup.
riñón izdo.
receso duodenal inf.
pliegue duodenal inf.
raíz mesentérica
uréter izdo.
peritoneo parietal
aorta
colon descendente
promontorio
mesocolon sigmoideo
colon sigmoideo
recto
vejiga

2

- el *yeyuno,* con abundantes vellosidades intestinales que absorben los nutrientes;
- el *íleon,* más rico aún en vellosidades con funciones de asimilación: contiene unas 1.000 por cm², y su acción está regulada por las leyes fisicoquímicas y por la actividad selectiva del epitelio especial que las recubre. Dicho epitelio está constituido por células dotadas, a su vez, de microvellosi-

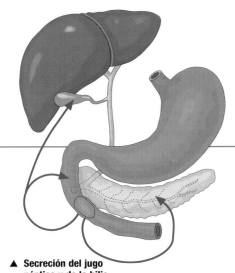

▲ **Secreción del jugo péptico y de la bilis**
Cuando la comida parcialmente digerida transita por el duodeno, la mucosa duodenal produce secretina, una hormona que estimula la secreción de jugos gástricos por parte del páncreas y el hígado: respectivamente, el jugo pancreático y la bilis. La secretina fue una de las primeras hormonas que se descubrieron.

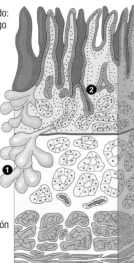

▶ **Duodeno**
Esquema de una sección tridimensional.
❶ Glándulas de Brunner
❷ Glándulas de Lieberkühn

La absorción de nutrientes

A través del intestino delgado, absorbemos azúcares, ácidos grasos, aminoácidos, agua, sales minerales, vitaminas y demás sustancias indispensables para el crecimiento y la supervivencia de todas nuestras células. Para aumentar al máximo las posibilidades de absorción, las paredes del intestino presentan numerosos repliegues que agrandan la superficie de contacto entre cuerpo y alimentos digeridos disponible para los intercambios. Además de presentar grandes **repliegues** *de la mucosa, el interior del intestino está cubierto de* **vellosidades** *rodeadas, a su vez, por un epitelio cilíndrico de células provistas de* **vellosidades microscópicas.**

Un cm² de pared intestinal está tapizado por unas 1.000 vellosidades y más de mil millones y medio de microvellosidades: esto permite desarrollar, en el interior del recorrido intestinal, una superficie de absorción de más de 300 m²: cerca de 200 veces más extensa que la piel.

Las vellosidades intestinales, casi inapreciables a simple vista (tienen una altura aproximada de 1 mm), poseen una estructura particular que permite el paso inmediato de los nutrientes absorbidos a la circulación sanguínea y linfática. Cada una de ellas contiene una red de capilares sanguíneos y un vaso linfático (va-so quilífero): aminoácidos, glucosa, vitaminas,

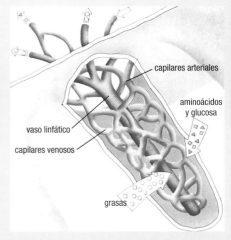

sales minerales y demás sustancias hidrófilas pasan directamente a los vasos sanguíneos, y desde allí llegan a las venas mesentéricas, la vena porta y, por último, el hígado. La mayor parte de los ácidos grasos, algunas vitaminas y el glicerol, insolubles en agua, pasan al vaso linfático y, posteriormente, a la circulación sanguínea.

El proceso de absorción de sustancias nutritivas por parte de las vellosidades es muy complejo, y tiene lugar con la participación de las membranas celulares tanto en el transporte activo de algunos nutrientes como en la difusión pasiva (ósmosis) de otras. También contribuye el movimiento rítmico de alargamiento y acortamiento de las vellosidades estimulado por la **ve-lloquinina,** *una hormona que se forma en la mucosa intestinal durante la digestión y estimula la circulación linfática intestinal a nivel de los vasos.*

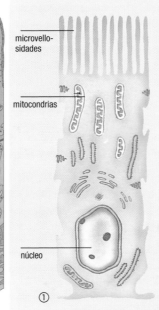
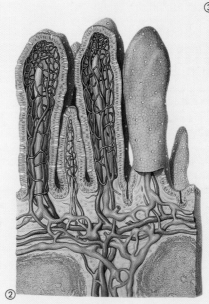
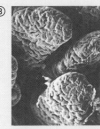

① Esquema de la estructura de una célula epitelial de una vellosidad intestinal con las características microvellosidades en su superficie, en la luz del intestino.

② Esquema de mucosa intestinal en sección: se puede ver la red de capilares sanguíneos y linfáticos.

③ Microfotografía de vellosidades: están aumentadas 300 veces.

dades con movimientos propios (las vellosidades intestinales se alargan y se acortan rítmicamente) que contribuyen a hacer pasar los nutrientes a los vasos subyacentes. El íleon se comunica con el intestino grueso a través de la *válvula ileocecal;*

- el **intestino grueso** (de 1,80 m de largo aproximadamente) tiene funciones de absorción del agua de la masa fluida (quilo) procedente del intestino delgado, y de empuje peristáltico de los desechos hacia el exterior. La flora bacteriana presente en él provoca procesos de putrefacción y fermentación. El intestino grueso carece de vellosidades, y consta de:

- el *ciego,* que representa la zona inmediatamente siguiente a la válvula ileocecal, de la que parte el apéndice;

- el *colon ascendente,* que sube desde el ciego hacia la cara inferior del hígado;

- el *colon transverso,* que se extiende a lo largo de la cara inferior del hígado, hasta llegar al borde inferior del bazo;

- el *colon descendente,* que desciende desde el borde inferior del bazo hasta la cresta iliaca;

- el *colon ileo-pélvico o sigmoideo,* que une el colon descendente con el recto mediante una pequeña curva;

- el *recto,* situado en profundidad a nivel ileogástrico en posición retro-subperineal, que se abre al exterior con el *esfínter anal.* En su interior termina la reabsorción del agua y se produce la acumulación de las heces. Los movimientos peristálticos del recto, regulados por estímulos procedentes tanto del parasimpático como del simpático, contribuyen a la defecación.

El *peritoneo* recubre casi por completo el intestino, así como otros órganos internos, facilita los movimientos de los órganos aun manteniéndolos en su sitio, y protege la cavidad abdominal de agentes patógenos gracias a las propiedades secretora y absorbente de su epitelio.

Ricamente vascularizado, el intestino permite el paso a la circulación sanguínea mesentérica de aminoácidos, monosacáridos, glicerina, vitaminas, agua y sales minerales; los ácidos grasos van a parar a los vasos linfáticos.

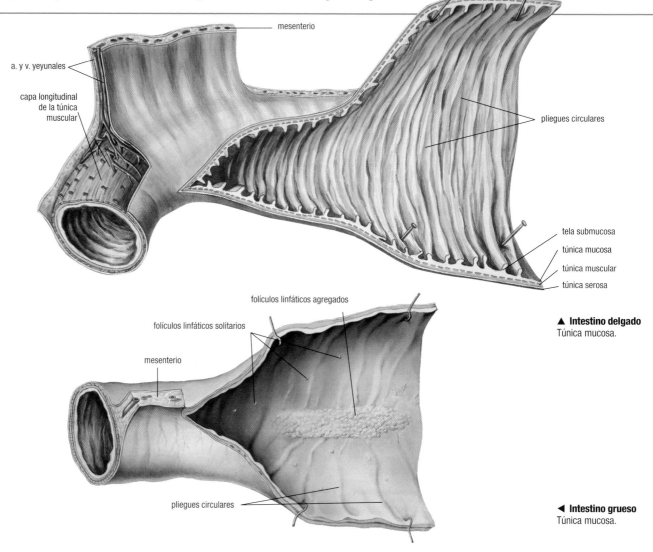

mesenterio

a. y v. yeyunales

capa longitudinal de la túnica muscular

pliegues circulares

tela submucosa

túnica mucosa

túnica muscular

túnica serosa

▲ **Intestino delgado**
Túnica mucosa.

folículos linfáticos agregados

folículos linfáticos solitarios

mesenterio

pliegues circulares

◄ **Intestino grueso**
Túnica mucosa.

▼ **Intestino ciego, apéndice y colon ascendente**
Elementos anatómicos superficiales y musculares.
Vista frontal.

tenia cólica

pliegue semilunar del colon

tenia mesentérica

tenia mesocólica

haustra del colon

colon ascendente

válvula ileocecal

íleon

ciego

apéndice

mesoapéndice

peritoneo

▼ **Intestino ciego, apéndice y colon ascendente**
Elementos anatómicos superficiales.
Vista dorsal y sección.

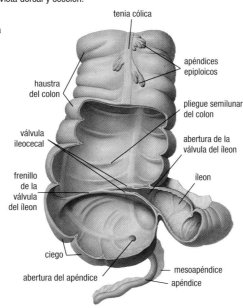

tenia cólica

apéndices epiploicos

haustra del colon

pliegue semilunar del colon

válvula ileocecal

abertura de la válvula del íleon

frenillo de la válvula del íleon

íleon

ciego

mesoapéndice

abertura del apéndice

apéndice

▼ **Intestino recto**
1. Musculatura
2. Sección

1

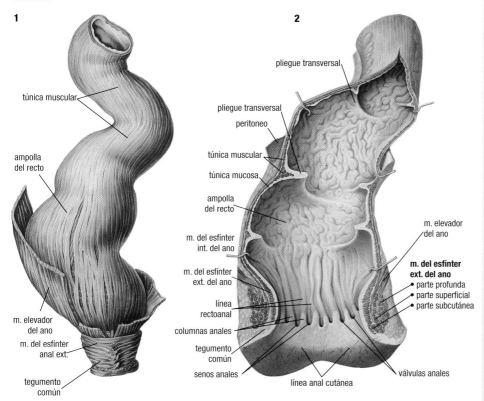

túnica muscular

ampolla del recto

m. elevador del ano

m. del esfínter anal ext.

tegumento común

2

pliegue transversal

pliegue transversal

peritoneo

túnica muscular

túnica mucosa

ampolla del recto

m. del esfínter int. del ano

m. del esfínter ext. del ano

línea rectoanal

columnas anales

tegumento común

senos anales

línea anal cutánea

m. elevador del ano

m. del esfínter ext. del ano
• parte profunda
• parte superficial
• parte subcutánea

válvulas anales

✚ ÚLCERA DUODENAL Y COLITIS

Aunque la terapia es muy similar, y recientemente se ha descubierto el importante papel que desempeña la Helicobacter pylori, *la* **úlcera duodenal,** *a diferencia de la úlcera gástrica* ➤150, *se debe principalmente a una hipersecreción de ácido clorhídrico por parte del estómago.*

La úlcera duodenal, unas 10 veces más frecuente que la gástrica, afecta más a los hombres que a las mujeres y puede aparecer en torno a los 30 años. Los componentes psicosomáticos de este trastorno están demostrados: las personas más expuestas son enérgicas, dinámicas, muy emotivas, insatisfechas, frustradas, sometidas a estrés social y cargadas de responsabilidades.

La **colitis** *es una inflamación del colon. Puede estar provocada por el ataque de virus, bacterias o parásitos* **(colitis disentérica),** *una disminución del aporte hemático al intestino* **(colitis isquémica),** *una excesiva exposición a radiaciones ionizantes* **(colitis radioterápica)** *o la ingesta de fármacos, que alteran la flora bacteriana intestinal, propiciando el desarrollo anormal de la bacteria* Clostridium difficile, *que produce una toxina capaz de provocar graves necrobiosis localizadas* **(enterocolitis seudomembranosa).**

A veces, la causa de la inflamación es desconocida, como sucede en el colon irritable, estrechamente relacionado con un problema psicosomático, y recurrente en individuos inseguros o sometidos a estrés. También es éste el caso de la colitis ulcerosa, una inflamación crónica de la mucosa y la submucosa del colon descendente, el sigmoideo y el recto, que provoca hemorragias, diarrea, dolores y calambres abdominales, pérdida de peso y fiebre. A menudo se ven afectadas otras partes del cuerpo, como la piel, el hueso sacro y otras articulaciones periféricas, los riñones, el hígado e incluso los ojos (se desarrollan conjuntivitis).

Los tratamientos son tan diversos como los tipos de colitis y sus causas.

UNOS 400 ALVEOLOS CONFORMANDO UNA SUPERFICIE EFICAZ DE INTERCAMBIO
DE 100-150 METROS CUADRADOS... EL APARATO RESPIRATORIO ES, SUSTANCIALMENTE,
LA ZONA DE CONTACTO MÁS EXTENSA DEL CUERPO CON EL MUNDO EXTERIOR,
MÁS ESPACIOSA INCLUSO QUE LA PIEL.

EL APARATO RESPIRATORIO

Casi sin darnos cuenta, respiramos unas 15 veces cada minuto (un recién nacido respira hasta 70 veces por minuto) y, por término medio, en un día inspiramos y espiramos unos 13.500 litros de aire: el objetivo es expulsar del cuerpo el anhídrido carbónico, la sustancia de desecho (y, por tanto, tóxica) del metabolismo celular, reemplazándolo por oxígeno, la sustancia indispensable para llevar a término los procesos celulares que permiten extraer la energía química contenida en las sustancias nutritivas.

El aparato respiratorio cumple la función principal de este importante intercambio gaseoso, colaborando estrechamente con el aparato circulatorio ➤[176], que se encarga tanto de recoger del cuerpo el anhídrido carbónico, llevarlo a los pulmones y expulsarlo al exterior, como de distribuir a todo el cuerpo el oxígeno que recarga en los pulmones. Además, gracias a algunas estructuras especializadas de las vías aéreas, desempeña funciones de fonación.

LAS ESTRUCTURAS DEL APARATO RESPIRATORIO

El aparato respiratorio se compone de un conjunto de órganos huecos (boca y nariz, laringe y faringe, pulmones) y canales (tráquea, bronquios, bronquiolos) por los que circula el aire, permitiendo al cuerpo efectuar continuos intercambios gaseosos con el medio circundante. Se divide en:

- vías aéreas o respiratorias, formadas por las cavidades nasales, los senos paranasales, la boca, la faringe, la laringe, la tráquea y las vías bronquiales (bronquios y bronquiolos), que se ramifican y se extienden por los pulmones; todas estas estructuras tienen un esqueleto óseo o cartilaginoso que garantiza su accesibilidad y facilita el paso del aire. La mucosa que tapiza las paredes de estos órganos huecos tiene varias funciones: calienta el aire inspirado gracias a su abundante vascularización, lo humidifica con la secreción de las glándulas distribuidas en altas concentraciones en su interior, y lo filtra gracias a la presencia de moco, al que se «adhiere» el polvillo inspirado, que es expulsado al exterior por el continuo movimiento de células ciliadas;

- pulmones: tienen un aspecto esponjoso porque se componen de muchas pequeñas cavidades (alveolos pulmonares o celdas respiratorias) a las que llega el aire inspirado a través de las vías pulmonares.

La pared de los alveolos es muy delgada, al igual que la de los capilares sanguíneos procedentes de la arteria y las venas pulmonares que los envuelven: esto facilita la difusión pasiva (según gradientes de concentración) de los gases respiratorios.

Los pulmones son órganos muy elásticos, capaces de dilatarse y contraerse, cada uno de ellos está envuelto por una pleura, una membrana serosa dividida en una hoja visceral, que se adhiere a la superficie externa del pulmón, y una hoja parietal, que se extiende sobre las paredes de la cavidad pulmonar en estrecho contacto con la caja torácica y la cara superior del diafragma.

Cada pulmón está rodeado de un espacio (cavidad pleural) lleno de una fina capa de líquido (líquido pleural) a una presión inferior a la atmosférica. Aparte de lubricar las hojas pleurales facilitando los movimientos de escurrimiento, garantiza directamente la adhesión entre las hojas, e indirectamente, aquélla entre pulmón, caja torácica y diafragma: de este modo, permite la transmisión de los movimientos torácicos al pulmón. Si por una razón cualquiera penetra aire en la cavidad pleural (neumotórax), la elasticidad del tejido pulmonar provoca su colapso, y el volumen del pulmón se reduce, con una pérdida casi total de la capacidad respiratoria.

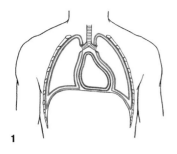

1

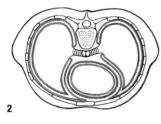

2

▲ **Las dos pleuras pulmonares**
1. Vista frontal
2. Sección por arriba

▶ **Aparato respiratorio
en el adulto**

cornete nasal sup.

seno esfenoidal

cornete nasal med.

cornete nasal inf.

paladar duro

abertura faríngea de las
trompas auditivas

paladar blando

faringe bucal

pliegue vestibular

cuerda vocal

cartílago cricoides

nariz externa
• raíz
• dorso
• punta
• aleta

maxilar

labio sup.

cavidad bucal

lengua

labio inf.

mandíbula

epiglotis

h. hioides

lig. hioepiglótico

lig. hiotiroideo med.

ventrículo de la laringe

cartílago tiroides

cavidad de la laringe

bifurcación de la tráquea

tronco bronquial dcho.

a. pulmonar dcha.

venas pulmonares dchas.

lóbulo sup.

bronquios interlobulares
y extralobulares

tráquea

tronco bronquial izdo.

a. pulmonar izda.

lóbulo izdo.

venas pulmonares izdas.

▼ **Neumotórax artificial
unilateral derecho**

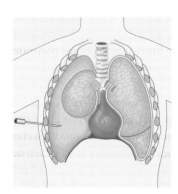

lóbulo inf.

lóbulo inf.

pulmón dcho.

lóbulo med.

pulmón izdo.

161

▼ **Los movimientos respiratorios**
1. Relaciones entre pulmones (en azul) y diafragma (en rojo) dentro de la caja torácica; **2.** durante la inspiración; **3.** durante la espiración.

LA INSPIRACIÓN

Los pulmones se encuentran encerrados en la caja torácica ➤⁴⁶, una estructura extensible y muy articulada: costillas, esternón y vértebras pueden moverse recíprocamente gracias a la actividad de la musculatura torácica ➤⁶⁰⁻⁶². Inferiormente, los pulmones están en contacto con el diafragma ➤⁶³, que se contrae rítmicamente bajo el estímulo del nervio vago ➤¹¹⁰. Puesto que la contracción del diafragma se produce en concomitancia con la dilatación de la caja torácica, los pulmones se expanden: gracias a las pleuras, que garantizan su adhesión a la cavidad pulmonar, ellos son estirados hacia abajo por el diafragma y hacia el exterior por la caja torácica.

Así pues, en los pulmones se crea una presión inferior a la exterior, que se equilibra con la inspiración de aire a través de la boca y la nariz. Desde allí, el aire pasa a la faringe (la cavidad donde desembocan tanto las fosas nasales como la cavidad bucal), atraviesa la laringe y llega a los bronquios y a los alveolos más recónditos.

La inspiración está determinada por los impulsos nerviosos elaborados en el centro inspiratorio del bulbo raquídeo y transmitidos a través de la red parasimpática del nervio vago y la simpática torácicolumbar (plexo pulmonar) ➤¹¹⁶.

Mientras el nervio vago lleva estímulos broncoconstrictores y vasodilatadores, los nervios del simpático transmiten estímulos broncodilatadores y vasoconstrictores: en la inspiración, la acción del vago prevalece a nivel de los vasos y la del simpático lo hace a nivel de los bronquios.

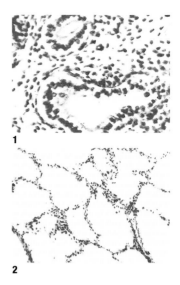

▲ **Tejido pulmonar fetal y adulto**
En el feto, que no ha respirado aún, los pulmones están llenos de líquido amniótico y los alveolos no se han expandido todavía.
1. Sección de pulmón fetal: el epitelio cúbico simple no se ha distendido aún;
2. sección de pulmón adulto: el epitelio cúbico simple se ha distendido, transformándose en epitelio pavimentoso simple.

LA ESPIRACIÓN

A diferencia de la inspiración, este movimiento es pasivo: la musculatura torácica y el diafragma se relajan, y los pulmones, al ser elásticos, se vacían espontáneamente volviendo a su estado inicial. El aire contenido en ellos, ya pobre en oxígeno y rico en anhídrido carbónico debido a los intercambios ocurridos a nivel alveolo-capilar durante la inspiración, es empujado hacia el exterior y sigue una trayectoria contraria a la de la inspiración. La espiración también está determinada por los impulsos nerviosos elaborados en el bulbo raquídeo *(centro espiratorio)* transmitidos por el nervio vago y por la red simpática torácicolumbar ➤¹¹⁶, ¹²²: en la espiración, la acción del vago prevalece a nivel de los bronquios *(broncoconstricción)* y la del simpático a nivel de los vasos sanguíneos *(vasodilatación).*

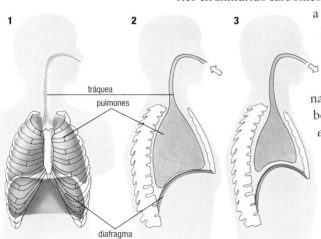

1   2   3

tráquea

pulmones

diafragma

► **Esquema respiratorio
de recién nacido**
❶ meato superior de la nariz; ❷ meato
medio de la nariz; ❸ meato inferior
de la nariz; ❹ faringe; ❺ lengua; ❻
tiroides; ❼ tráquea; ❽ pulmón izquierdo;
❾ corazón; ❿ diafragma; ⓫ pulmón
derecho; ⓬ timo; ⓭ cavidad bucal;
⓮ paladar; ⓯ cavidad nasal.

▼ **Movimientos involuntarios**
1. Estornudo **2.** Hipo

LA RESPIRACIÓN

La *frecuencia respiratoria* depende principalmente de la concentración de anhídrido carbónico y de oxígeno en la sangre: en efecto, el aumento de anhídrido carbónico o la disminución de oxígeno estimulan los centros respiratorios cerebrales, glosofaríngeos y vagos, provocando la aceleración de la respiración; la disminución de anhídrido carbónico, por el contrario, provoca su ralentización. La acción respiratoria espontánea puede ser modificada voluntariamente, actuando sobre los músculos torácicos: esto da lugar a la clasificación de las cantidades de aire en tres categorías:

- *aire corriente:* se obtiene con la inspiración y la espiración normal, dirigidas autónomamente por el sistema nervioso secundario;

- *aire complementario de reserva:* se obtiene con la inspiración y la espiración forzada;

- *aire residual:* está constituido por el aire que queda dentro del pulmón después de la espiración forzada.

Sumando el aire corriente, el aire complementario y el aire residual, se obtiene la *capacidad anatómica del pulmón* (por término medio, 1.600 cm³ en el hombre y 1.300 cm³ en la mujer); la suma del aire corriente y el complementario da la *capacidad vital del pulmón.*

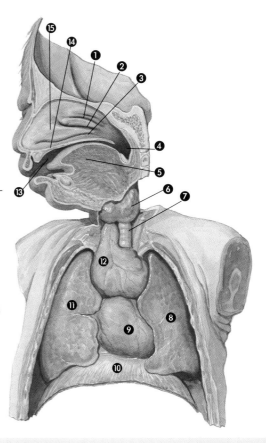

HIPO, RISA, LLANTO, TOS, BOSTEZO Y ESTORNUDO

Son formas excepcionales de respiración provocadas por estímulos tanto físicos como psíquicos. Corpúsculos, olores intensos y humo son factores físicos que, al irritar las fosas nasales o los bronquios, pueden provocar estornudos y tos. En el primer caso, la irritación del revestimiento de las fosas nasales estimula un movimiento reflejo que hace que se cierre la glotis (en la imagen, en rojo) y se contraigan los pulmones. De ese modo, el aire se comprime y se expulsa con fuerza en el momento de abrirse la glotis: a menudo, la lengua bloquea la parte posterior de la boca, y el aire sale violentamente por la nariz. La tos está producida por movimientos similares causados por un cuerpo extraño o por una excesiva producción de moco: la irritación de la tráquea o de los bronquios estimula el reflejo que hace que se cierre la glotis, se contraigan los pulmones y se expulse el aire con fuerza (golpe de tos).

El bostezo tiene orígenes diversos: los vinculados al hambre o al sueño son de origen físico, mientras que los producidos por el aburrimiento o la contemplación de otra persona bostezando son de origen psicosomático. Lo mismo sucede con la risa y el llanto, que consisten en una inspiración normal seguida de una ráfaga de espiraciones breves.

El hipo es el efecto de una contracción espasmódica del diafragma estimulada por el nervio vago. Distendido inicialmente (en verde en la imagen), el diafragma se contrae de repente, provocando al mismo tiempo una inspiración forzada y el cierre de la glotis.

1

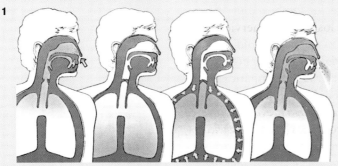

2

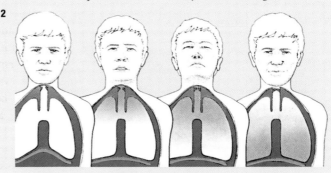

BOCA Y NARIZ

mbas son las cavidades de las vías aéreas en contacto directo con el medio exterior. Mientras que la boca se usa para respirar sólo de forma ocasional, la nariz es la vía de inspiración preferente. A la entrada de las cavidades nasales (dos vías paralelas, separadas por un tabique óseo y cartilaginoso) se encuentran las fosas nasales, cubiertas de pelos *(vibrisas)* que atrapan las partículas de polvo más grandes.

La membrana respiratoria está caracterizada por un epitelio rico en células ciliadas intercaladas por glándulas de secre-

ción en parte serosa y en parte mucosa, el cual, además de retener las partículas más pequeñas, ejerce una acción antiinfecciosa por su alto contenido de lisozima e inmunoglobulina ➤[178, 199].

Las fosas nasales se ensanchan hacia detrás con una bóveda, un pavimento, una pared medial y una lateral, para abrirse

posteriormente en la parte anterior de la faringe con los *cornetes.* En cada fosa nasal se encuentran también las cavidades paranasales, que cumplen, supuestamente, una función de caja de resonancia para los sonidos y de aligeramiento del cráneo, más que de respiración. De hecho, alivian el peso de numerosos huesos del macizo facial: el esfenoides, el frontal, el etmoides, el lagrimal, el maxilar superior y el palatino. De estas cavidades principales parten otras cavidades secundarias menores.

▼ **Cavidad nasal**
Sección lateral izquierda

▶ **Vestíbulo bucal**
Sección lateral izquierda

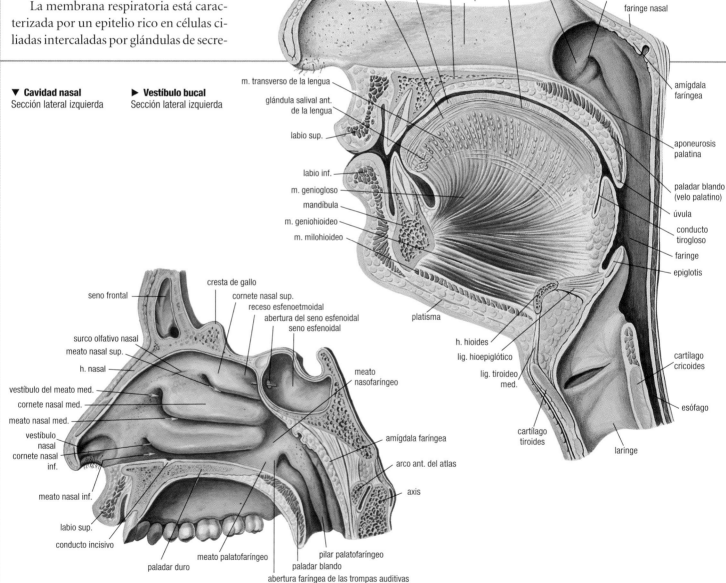

FARINGE Y LARINGE

Se trata de conductos impares y medianos del cuello que discurren convergentes.

La faringe está conectada frontalmente con las cavidades nasales (delimitadas por los cornetes) y la boca (delimitada por el istmo de las fauces), la laringe (a través del orificio faríngeo) y las trompas auditivas (que, a través de los orificios faríngeos, comunican la caja del tímpano con el exterior: por este motivo, tragando o variando la presión respiratoria se puede compensar la sensación provocada en el oído por cambios de la presión ambiental (como al entrar en un túnel a gran velocidad, en los aviones o durante una inmersión).

Aunque la faringe está incompleta anteriormente debido a las numerosas aberturas que la caracterizan, se divide en una parte nasal *(rinofaringe)*, una bucal *(orofaringe)* y una laríngea *(laringofaringe)*, una *bóveda* (el extremo superior), una pared anterior y una posterior, dos paredes laterales que delimitan el espacio maxilofaríngeo por el que discurren las arterias, las venas y las principales fibras nerviosas del cuello, un extremo superior o fórnix en relación con la base del cráneo, y un extremo inferior que coincide dorsalmente con la 6ª vértebra cervical.

La faringe cumple una importante función: es el órgano que determina si un bocado de comida continúa hacia el esófago (hasta el cual se prolonga ➤[148]) o una bocanada de aire se dirige a la laringe. Rodeada de músculos, la faringe está inervada por las ramas del plexo faríngeo del simpático y las fibras del nervio vago (parasimpático), que dirigen de manera sincronizada y progresiva todos los movimientos de la deglución. En la mucosa faríngea se encuentran abundantes vasos linfáticos, muchos de ellos comunican con las *amígdalas,* que ejercen una acción preventiva de infecciones en las primeras vías aéreas y digestivas.

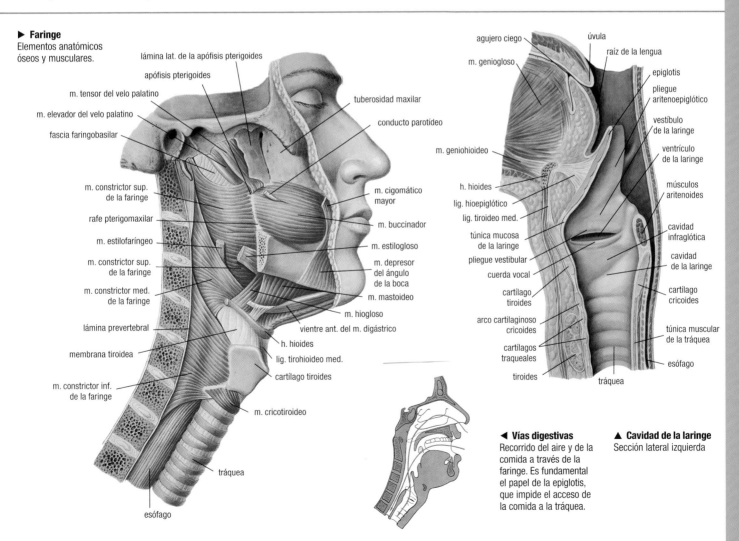

▶ **Faringe**
Elementos anatómicos óseos y musculares.

◀ **Vías digestivas**
Recorrido del aire y de la comida a través de la faringe. Es fundamental el papel de la epiglotis, que impide el acceso de la comida a la tráquea.

▲ **Cavidad de la laringe**
Sección lateral izquierda

A esta acción contribuyen también las amígdalas palatinas, las linguales y las faríngeas. La laringe tiene origen en la parte anterior de la faringe, por detrás de la lengua, y continúa en la tráquea. La abertura del orificio faríngeo de este órgano está regulada por un cartílago específico: la epiglotis, que al cerrarse impide la inhalación de la comida durante la deglución, y, según el espacio que deja abierto, contribuye a producir los sonidos.

La laringe, además de constituir el medio de acceso a las vías respiratorias más profundas, es el órgano encargado de la producción de sonidos. Formada por numerosos huesecillos cartilaginosos unidos por ligamentos y fuertes músculos, la laringe está tapizada por una túnica mucosa y puede elevarse o descender activa y pasivamente durante la deglución, la respiración y la fonación, según las señales nerviosas que le lleguen del sistema nervioso central ➤80 (estímulos voluntarios) o del periférico ➤110 (estímulos involuntarios del nervio vago y del simpático).

Los cartílagos que forman la laringe son: el *cartílago tiroides* (el más grande), el *cricoides* (que sostiene a los otros y al que se unen los músculos más importantes), los *aritenoides* (que tensan las cuerdas vocales), la *epiglotis* (en forma de hoja oval con la parte convexa dirigida a la faringe) y los *cartílagos accesorios cor-* *niculados* (o de Santorini) y *cuneiformes* (de Wrisberg o de Morgagni).

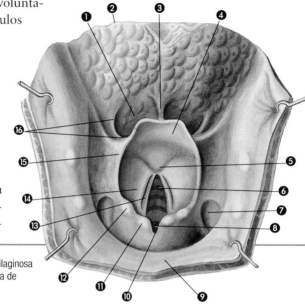

▶ **Epiglotis**
Vista frontal

cartílago epiglótico

tubérculo epiglótico

▼ **Ligamentos y articulaciones de la laringe**
1. Vista por detrás
2. Vista frontal
3. Vista lateral derecha

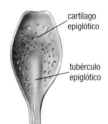

▶ **Abertura de la laringe**
Vista por arriba.
❶ repliegue epiglótico
❷ raíz de la lengua
❸ pilar glosoepiglótico
❹ epiglotis
❺ tubérculo epiglótico
❻ parte intermembranosa de la hendidura de la glotis
❼ receso piriforme
❽ parte intercartilaginosa de la hendidura de la glotis
❾ faringe
❿ cisura interaritenoides
⓫ tubérculo corniculado
⓬ tubérculo cuneiforme
⓭ pliegue vocal
⓮ pliegue vestibular
⓯ pliegue aritenoepiglótico
⓰ pliegue glosoepiglótico lat.

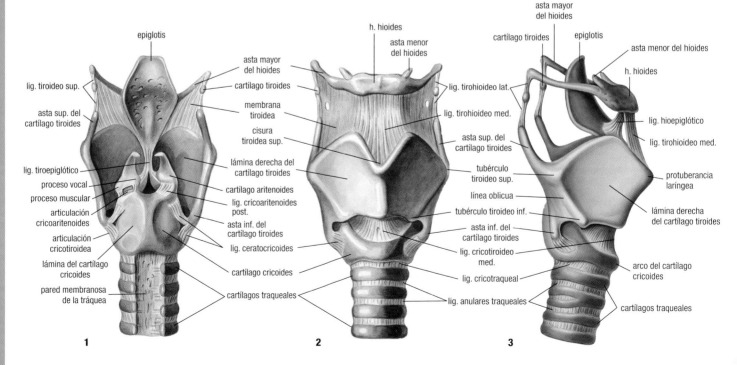

1
epiglotis
lig. tiroideo sup.
asta sup. del cartílago tiroides
lig. tiroepiglótico
proceso vocal
proceso muscular
articulación cricoaritenoides
articulación cricotiroidea
lámina del cartílago cricoides
pared membranosa de la tráquea

asta mayor del hioides
cartílago tiroides
membrana tiroidea
cisura tiroidea sup.
lámina derecha del cartílago tiroides
cartílago aritenoides
lig. cricoaritenoides post.
asta inf. del cartílago tiroides
lig. ceratocricoides
cartílago cricoides
cartílagos traqueales

2
h. hioides
asta menor del hioides
lig. tirohioideo lat.
lig. tirohioideo med.
asta sup. del cartílago tiroides
tubérculo tiroideo sup.
línea oblicua
tubérculo tiroideo inf.
asta inf. del cartílago tiroides
lig. cricotiroideo med.
lig. cricotraqueal
lig. anulares traqueales

3
asta mayor del hioides
cartílago tiroides
epiglotis
asta menor del hioides
h. hioides
lig. hioepiglótico
lig. tirohioideo med.
protuberancia laríngea
lámina derecha del cartílago tiroides
arco del cartílago cricoides
cartílagos traqueales

Hablar

Si consideramos que el lenguaje es un sistema de comunicación, podemos afirmar que muchos animales hablan. Pero ningún animal es, ni podrá ser jamás, capaz de conversar con nosotros, ni siquiera el chimpancé, que logra usar símbolos abstractos para comunicarse con los científicos que lo estudian.

Todo se debe a la anatomía. De hecho, la laringe cumple funciones fundamentales de producción de sonidos y modulación de la caja de resonancia que los modifica (faringe).

La cavidad interna de la laringe, delimitada por cartílagos, ligamentos y músculos, tiene dimensiones muy reducidas respecto a la circunferencia externa. Dos relieves horizontales antero-posteriores, llamados **pliegues (ventricular** o superior, y vocal o inferior) o **cuerdas vocales,** la dividen en tres segmentos:

- el **segmento superior** o **vestíbulo,** que limita con la cara posterior de la epiglotis y comunica con la faringe;

- el **segmento medio** (la parte más estrecha), que comprende los pliegues: en el interior del pliegue ventricular se encuentra la hendidura del vestíbulo, y dentro de los pliegues vocales está la hendidura de la **glotis.** La amplitud y la forma de la hendidura de la glotis varían según el sexo del individuo y las fases de respiración y fonación;

- el **segmento inferior,** que se prolonga hacia abajo adoptando una forma cilíndrica.

De la longitud, el grosor y la tensión de las cuerdas vocales (y, por tanto, de la hendidura de la glotis) dependen la calidad y la altura de la voz; la intensidad está determinada por la presión de la corriente de aire, y el timbre es debido casi exclusivamente a las vías aéreas supralaríngeas: la **lengua,** el **paladar blando** y los **labios** son esenciales para articular el lenguaje, mientras que la **faringe** constituye una auténtica caja de resonancia. Al cambiar la posición del cuello (alzándolo o bajándolo), la laringe varía la amplitud de dicha caja, modificando la emisión sonora de forma radical.

La posición de la laringe en el cuello influye también en la manera de respirar y de deglutir: en un animal como el mono, o en un lactante humano, está muy alta en el cuello y bloquea la rinofaringe, permitiendo beber y respirar al mismo tiempo. Pero una laringe tan alta reduce la «caja de resonancia» faríngea hasta el punto de hacer imposible hablar: para articular sonidos diversos, el mono usa principalmente los labios y la boca.

En el lactante, la situación es igual, pero con el crecimiento la laringe se desplaza progresivamente hacia abajo: en un plazo de dos años, la manera de deglutir y de respirar cambian radicalmente, y se adquiere la capacidad de vocalizar. Es un proceso aún misterioso en el que participan, además de las estructuras laríngeas y faríngeas, las otras estructuras vitales: el lenguaje hablado es tan esencial para el hombre que, para hablar, se altera incluso la frecuencia respiratoria ➤163; el anhídrido carbónico es expulsado a un ritmo tan distinto del normal que si respirásemos de este modo cuando estamos callados, nos encontraríamos rápidamente en situación de hiperventilación. Además, cuando variamos el ritmo del discurso, no nos percatamos siquiera: nadie se «cansa» de hablar.

Y hay más. El lenguaje articulado, como el nuestro, es, fundamentalmente, un hecho mental. Si observamos a un niño de pocos meses mientras le hablamos, veremos que, en respuesta a nuestras palabras, y con independencia del idioma empleado, agita los brazos, nos mira fijamente, balbucea y mueve los labios inconscientemente. Su cuerpo es sacudido por ligerísimos movimientos musculares coordinados, claro indicio de la intensa actividad cerebral que requiere el lenguaje verbal.

Las actividades cerebral, motora y verbal están estrechamente ligadas también en el adulto: todos solemos presionar la lengua contra los dientes al hacer algo difícil, o traducir en palabras y describir las acciones que estamos desarrollando manualmente, aunque estemos solos.

➤163

◀ **Fonación**
Durante la respiración ①, las cuerdas vocales están separadas; para hablar ②, los cartílagos laríngeos movidos por músculos voluntarios se acercan y crean una fisura o modifican la inclinación de las cuerdas: las notas altas son emitidas por cuerdas bien tensadas ③, y las cuerdas poco tirantes ④ emiten notas bajas.

▼ **Cono elástico**
Son pocos los elementos de la laringe involucrados en el lenguaje hablado:
❶ cartílago tiroides;
❷ hendidura de la glotis;
❸ proceso vocal;
❹ cartílago aritenoides;
❺ lig. cricoaritenoides post.; ❻ cartílago cricoides; ❼ cono elástico; ❽ lig. vocal.

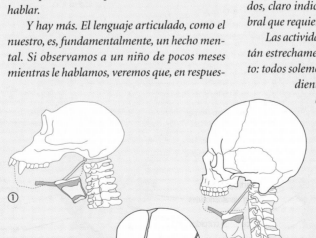

◀ **Posición de la laringe y capacidad de hablar**
La posición de la laringe difiere en el mono ①, el niño ②, y el hombre ③, al igual que sus posibilidades de vocalizar.

 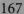

TRÁQUEA Y BRONQUIOS

De 10-12 cm de longitud y 16-18 mm de diámetro, la tráquea, el canal casi vertical que sigue a la laringe y se bifurca en los troncos bronquiales, es un tubo elástico y extensible, fijo en el punto de bifurcación (unido al centro frénico del diafragma) y móvil en su extremo superior, que sigue los movimientos de la deglución y la fonación de la laringe. Su accesibilidad está garantizada por una sucesión de anillos cartilaginosos, llamados *anillos traqueales,* intercalados con ligamentos anulares que se unen posteriormente a la pared membranosa de la tráquea. La tráquea se divide en cervical,

que comprende los primeros 5-6 anillos traqueales y contiene los ganglios linfáticos (linfoglándulas) pretraqueales [200], y torácica, que contiene los ganglios linfáticos traqueales [200].

A la altura de la 4ª-5ª vértebra torácica, la tráquea se divide en dos ramas, una con eje inclinado unos 20º y otra con inclinación de 40-50º: son, respectivamente, el bronquio derecho y el bronquio izquierdo. Con una estructura característica de anillos cartilaginosos análoga a la de la tráquea, tienen diámetros diferentes: el del primero es de unos 15 mm y el del segundo ronda los 11 mm. Esto es porque el pul-

món derecho ocupa más espacio que el izquierdo y tiene mayor capacidad respiratoria. Su longitud también difiere: antes de bifurcarse, el bronquio derecho mide 2 cm de largo y el izquierdo 5 cm. Después de la primera bifurcación, los bronquios se ramifican formando un árbol que, en su mayor parte, está contenido en los pulmones: las ramas «secundarias» se denominan bronquios intrapulmonares y adoptan la denominación de la zona del pulmón en la que se encuentran. Los bronquios están tapizados de una mucosa rica en glándulas mucíparas y células ciliadas que producen una continua corriente de moco hacia el exterior. Los músculos involuntarios que los envuelven están bajo el control del plexo pulmonar [116] y del vago.

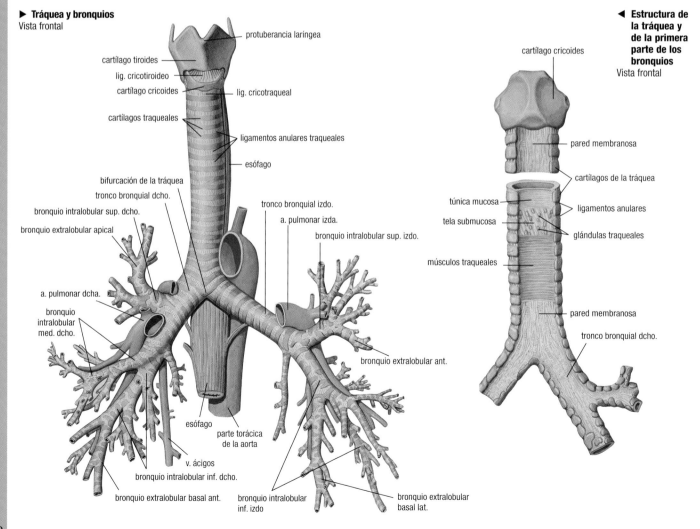

LOS PULMONES

En ellos se producen los intercambios gaseosos entre aire y sangre: la estructura particular de estos órganos, repletos de cavidades altamente vascularizadas, está relacionada con esta función precisamente. El pulmón derecho, más voluminoso, se divide en tres lóbulos, y el izquierdo consta de dos; ambos están alojados en la caja torácica, separados por un espacio comprendido entre el esternón y la columna vertebral (llamado *mediastino*), en el que se encuentran el corazón, el timo, la tráquea, los bronquios, el esófago y los vasos sanguíneos mayores (como la aorta). Cada pulmón está envuelto por la

pleura, una membrana serosa formada por dos hojas (visceral, adherida a la superficie del pulmón, y parietal, en contacto con la superficie interna de la caja torácica), que delimitan la cavidad pleural, en cuyo interior se produce una presión negativa que determina la expansión de los pulmones durante la respiración ➤163.

En cada pulmón se distinguen:
- una *base*, o *cara diafragmática*, inclinada hacia abajo y atrás, de forma semilunar y cóncava, amoldándose a la convexidad del diafragma;
- una *cara lateral* o *costoventral* de forma convexa, con numerosas huellas costales;

- una *cara medial* o *mediastínica*, cóncava y vertical, comprendida entre el borde anterior y el posterior, que presenta una zona hundida llamada *hilio*, por donde los nervios y los bronquios penetran en el pulmón, y los vasos sanguíneos salen de él. En el hilio se encuentran también algunos ganglios linfáticos (llamados *hilarios*) ➤199. Delante y debajo del hilio está la superficie hundida de la fosa cardiaca, más pronunciada en el pulmón izquierdo. En proximidad al borde posterior están impresas las huellas de los grandes vasos: la vena ácigos, la aorta, la vena cava superior y la vena anónima izquierda;
- un *vértice*, constituido por toda la parte redondeada del pulmón que está por encima del borde superior de la 2ª

▶ **Tráquea y pulmones**
Vista frontal, elementos anatómicos superficiales.

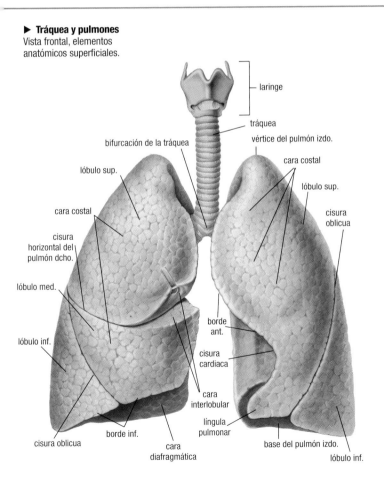

▶ **Pulmones y otros elementos del tórax**
Vista frontal: la parte anterior de la caja torácica ha sido suprimida.

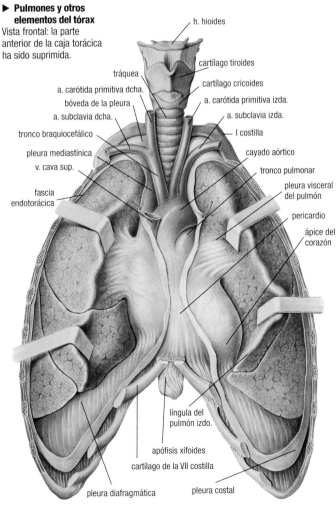

costilla; a la derecha, el vértice está curvado hacia adelante y medialmente, y a la izquierda se distingue menos del resto del órgano. Marcado por la huella de la arteria subclavia, el vértice está en conexión con la arteria intercostal suprema y con la membrana interna, y posteriormente establece contacto con el ganglio cervical inferior del simpático ➤111.

La superficie de cada pulmón está atravesada por *cisuras* que llegan al hilio y delimitan los lóbulos. En el pulmón derecho, las cisuras son dos: la *principal,* que llega a la base cruzando el órgano oblicuamente de arriba abajo, y la *secundaria,* que se separa de la principal a nivel de la 6ª costilla y atraviesa la cara lateral horizontalmente, llegando al hilio en dirección oblicua ha-

cia arriba. En el pulmón izquierdo, la única cisura existente es similar a la principal del pulmón derecho. Cada lóbulo está atravesado por una rama del tronco bronquial, llamada *bronquio de primer orden.*

Cada *lóbulo* se divide también en territorios, llamados *zonas* o *segmentos pulmonares,* de forma piramidal con la base hacia el exterior y el vértice hacia el hilio, y está estructurado alrededor de un *bronquio extralobular* (o *zonal,* o de *segundo orden)* y de una arteria extralobular, y drenado por una vena perisegmentaria.

Cada segmento comprende cientos de lobulillos pulmonares que se aprecian incluso en el exterior, delimitados por finas líneas poligonales de conjuntivo pigmentado y provistos de bronquios lobulares

(1 mm de diámetro). En el interior del lóbulo, cada bronquio se ramifica en bronquios interlobulares (0,3 mm), ramificados a su vez en 10-15 bronquios terminales o mínimos que culminan con una *vesícula pulmonar.*

En cada vesícula, el bronquio terminal da origen a dos bronquiolos *respiratorios* o *alveolares* que, a lo largo de su recorrido, presentan algunos repliegues hemisféricos llamados *alveolos pulmonares.* Estos se hacen cada vez más numerosos a medida que se avanza hacia el extremo distal del bronquiolo, que termina dividiéndose en dos o diez *conductos alveolares.*

Su pared está formada por una sucesión de alveolos y termina en un alveolo. Esta parte terminal de las vías respiratorias

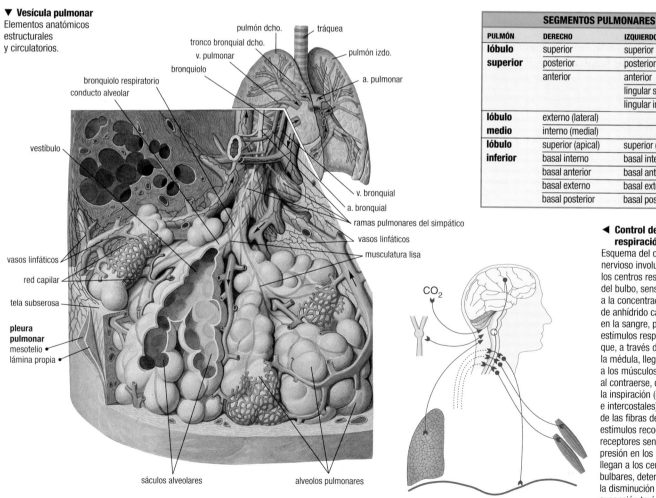

▼ **Vesícula pulmonar**
Elementos anatómicos
estructurales
y circulatorios.

pulmón dcho.
tráquea
tronco bronquial dcho.
v. pulmonar
bronquiolo
pulmón izdo.
a. pulmonar

bronquiolo respiratorio
conducto alveolar

vestíbulo

v. bronquial
a. bronquial
ramas pulmonares del simpático
vasos linfáticos
musculatura lisa

vasos linfáticos
red capilar
tela subserosa

pleura pulmonar
mesotelio
lámina propia

sáculos alveolares
alveolos pulmonares

SEGMENTOS PULMONARES		
PULMÓN	**DERECHO**	**IZQUIERDO**
lóbulo superior	superior	superior
	posterior	posterior
	anterior	anterior
		lingular superior
		lingular inferior
lóbulo medio	externo (lateral)	
	interno (medial)	
lóbulo inferior	superior (apical)	superior (apical)
	basal interno	basal interno
	basal anterior	basal anterior
	basal externo	basal externo
	basal posterior	basal posterior

◀ **Control de la respiración**
Esquema del control nervioso involuntario. De los centros respiratorios del bulbo, sensibles a la concentración de anhídrido carbónico en la sangre, parten los estímulos respiratorios que, a través de la médula, llegan a los músculos. Estos, al contraerse, determinan la inspiración (diafragma e intercostales). A través de las fibras del vago, los estímulos recogidos por receptores sensibles a la presión en los pulmones llegan a los centros bulbares, determinando la disminución de la expansión torácica.

CO_2

LOS INTERCAMBIOS GASEOSOS

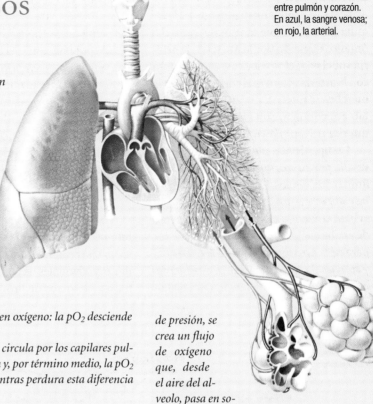

▼ Relaciones anatómicas entre pulmón y corazón. En azul, la sangre venosa; en rojo, la arterial.

La superficie alveolar útil para el intercambio gaseoso equivale a unas 40 veces la superficie externa de nuestro cuerpo: allí tiene lugar el continuo paso de gases (nos interesan los respiratorios: el oxígeno, O_2, y el anhídrido carbónico, CO_2, que siguen las mismas reglas que todos los gases, incluidos los contaminantes) de los líquidos fisiológicos (como la sangre, el interior de las células y el moco) al aire, y viceversa. En general, el paso de un gas a través de una membrana depende tanto de la permeabilidad de la misma como de la presión parcial del gas a un lado y a otro de la membrana. La permeabilidad de las dos membranas (el epitelio alveolar y el endotelio capilar) que separan la sangre del aire que llega al alveolo es lo bastante grande para no representar un factor que limite la difusión de los gases. Así pues, todos los intercambios están regulados por las distintas presiones parciales de los gases ejercidas, en todo momento, a un lado y a otro de las membranas alveolares.

EL OXÍGENO

En la atmósfera, en condiciones normales (presión y temperatura ambiente), la presión parcial del oxígeno (pO_2) es de 21,2 kPa. Pero al entrar en los pulmones, este aire se mezcla con aire «ya respirado», más pobre en oxígeno: la pO_2 desciende a 13,5 kPa.

La sangre que circula por los capilares pulmonares es venosa y, por término medio, la pO_2 es de 5,3 kPa. Mientras perdura esta diferencia de presión, se crea un flujo de oxígeno que, desde el aire del alveolo, pasa en solución a la sangre. La duración de la inspiración permite, generalmente, intercambios suficientes para elevar la pO_2 sanguínea casi hasta el nivel que se registra en el alveolo: 13,3 kPa (sangre arterial recién oxigenada).

EL ANHÍDRIDO CARBÓNICO

En la atmósfera, en condiciones normales (1 atm y 37 °C), la presión parcial del anhídrido carbónico (pCO_2) es de 0,04 kPa. Al entrar en los pulmones, este aire se mezcla con aire «ya respirado», más rico en anhídrido carbónico: la pCO_2 asciende a 5,2 kPa aproximadamente.

La sangre que circula por los capilares pulmonares es venosa y, por término medio, la pCO_2 es de 6,1 kPa. Mientras se mantiene esta diferencia de presión, se crea un flujo de anhídrido carbónico que, desde la solución sanguínea, pasa al aire del alveolo. La duración de la inspiración permite, normalmente, intercambios suficientes para reducir la pCO_2 sanguínea casi hasta el nivel que se registra en el alveolo: 5,3 kPa (sangre arterial recién oxigenada).

▶ Intercambios gaseosos a nivel de los alveolos pulmonares.

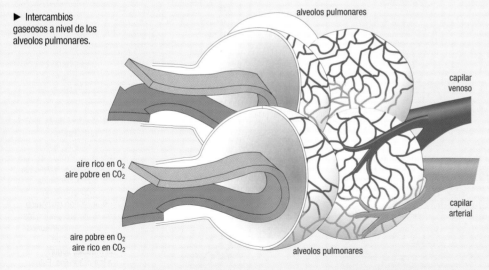

alveolos pulmonares

capilar venoso

aire rico en O_2
aire pobre en CO_2

aire pobre en O_2
aire rico en CO_2

capilar arterial

alveolos pulmonares

PRESIONES PARCIALES DE LOS GASES RESPIRATORIOS						
GAS	AIRE ATMOSFÉRICO		ALVEOLAR		SANGRE VENOSA	SANGRE ARTERIAL
	%	kPa	%	kPa	kPa	kPa
O_2	20,94	21,2	14,2	13,5	5,3	13,3
CO_2	0,04	0,04	5,5	5,2	6,1	5,3
N_2	79,02	80,0	80,3	76,4	76,4	76,4
TOTAL	100,00	101,24	100,0	95,1	87,8	95,0

▶ kPa = kilopascal

recibe el nombre de *infundíbulo* o *saco alveolar*. En el punto de unión de cada alveolo, la pared de los bronquiolos está envuelta por hacecillos musculares que forman una especie de vaina reguladora del flujo de aire entrante y se mueven por impulsos involuntarios procedentes de los *plexos pulmonares anterior* y *posterior* del vago y de los nervios torácico-lumbares ➤116 del simpático: como los bronquios, también se ramifican hasta los alveolos nervios, vasos sanguíneos y vasos linfáticos.

LA CIRCULACIÓN PULMONAR Y LA CIRCULACIÓN BRONQUIAL

Las dos ramas de la arteria pulmonar, por ejemplo, entran en los pulmones a nivel del hilio y, siguiendo la ramificación bron-

quial, se dividen hasta convertirse en *arteriolas alveolares*. La tupida red de capilares que forman atraviesa la pared de los alveolos, confluyendo en las *vénulas* que discurren por los *septos interlobulares* y reuniéndose en ramas venosas. Estas, siguiendo la trayectoria de los bronquios (generalmente, por el lado opuesto a las arterias), constituyen las dos *venas pulmonares* que, al salir por el hilio, confluyen en la aurícula izquierda del corazón ➤185.

Pero los vasos sanguíneos que entran en los pulmones constituyen dos sistemas distintos: uno *funcional* (**circulación menor**), que acabamos de describir y permite el intercambio gaseoso entre sangre y aire, y otro *nutritivo* (**circulación mayor**), que lleva sustancias nu-

▲ **Circulación**
Esquema de la circulación menor y mayor. A diferencia de las venas corporales, por las venas pulmonares corre sangre rica en oxígeno. Al contrario que en las arterias del cuerpo, por las pulmonares fluye sangre pobre en oxígeno. Por este motivo, los colores que indican los vasos pulmonares están invertidos respecto a los empleados para indicar los vasos corporales.

◀ **Pulmón derecho**
Principales vasos sanguíneos y elementos anatómicos.

tráquea
bronquio extralobular apical
rama apical
parte intrasegmentaria
rama apical
bronquio extralobular ant.
rama ant. descendente
a. pulmonar
rama ant. ascendente
parte intrasegmentaria
rama ant.
parte intersegmentaria
v. pulmonar sup. dcha.
rama del lóbulo med.
parte intersegmentaria
rama post.
bronquio del lóbulo med. dcho.
bronquio extralobular lat.
bronquio extralobular med.
rama lat.
rama medial
v. pulmonar inf. dcha.
v. basal primitiva
rama basal med. (cardiaca)
bronquio extralobular basal med. (cardiaco)
rama basal ant.

bronquio extralobular post.
rama post. ascendente
bronquio del lóbulo sup. dcho.
parte intralobular
rama post.
bronquio del lóbulo inf. dcho.
rama apical (sup.) del lóbulo inf.
bronquio extralobular apical (sup.)
parte basal
parte intersegmentaria
rama apical
bronquio extralobular basal post.
rama basal post.
parte intersegmentaria
rama basal ant.
bronquio extralobular basal lat.
rama basal lat.
v. basal sup.
v. basal inf.
parte intrasegmentaria
bronquio extralobular basal ant.

tritivas a las estructuras celulares de pulmones y bronquios. Está formado por las arterias bronquiales que arrancan de la aorta y se ramifican por la pared de los bronquios en dos redes capilares (una profunda, para músculos y glándulas, y una superficial para la mucosa). A su vez, las arteriolas confluyen hasta constituir las venas bronquiales, que salen por el hilio y desembocan en las venas ácigos y hemiácigos. Sin embargo, los dos sistemas circulatorios pulmonares no son totalmente independientes: algunas venas bronquiales desembocan en las venas pulmonares, y algunas ramas de las arterias pulmonares están unidas a las de las arterias bronquiales mediante pequeñas ramas transversales, a veces conectadas también con las venas bronquiales.

Por último, la sangre que circula por los capilares alveolares puede fluir por las vénulas bronquiales y por las pulmonares.

LOS ALVEOLOS

La pared alveolar constituye la barrera entre aire y sangre. Está formada por varias capas celulares:

- el *epitelio alveolar*, constituido por neumocitos de 1º y 2º tipo y por macrófagos. En particular, los neumocitos de 2º tipo tienen microvellosidades dirigidas hacia la luz del alveolo, y producen lipoproteínas de acción tensoactiva que son segregadas y se estratifican en la superficie interna del alveolo. Los macrófagos ➤178-179 alveolares, dotados de movimientos ameboides, se encuentran en los sep-

tos intraalveolares, en el epitelio o libres, en la luz alveolar: ellos cumplen funciones de defensa y de limpieza (contienen gránulos fagocitados, generalmente de carbón);
- la *lámina basal del epitelio alveolar;*
- la *lámina basal del endotelio capilar;*
- el *endotelio del capilar sanguíneo*. Los capilares son muy delgados: tienen una luz de 5-6 µm, por la que puede pasar un solo glóbulo rojo. El endotelio que los delimita es continuo, carece de poros o ventanas, y el estroma pericapilar es mínimo y está formado por fibras elásticas y de colágeno, y por células conjuntivas. En algunos puntos, las láminas basales están fundidas, y en otros están separadas por fibras y células conjuntivas: el espesor total de la pared alveolar puede variar de 0,2 a 0,7 µm.

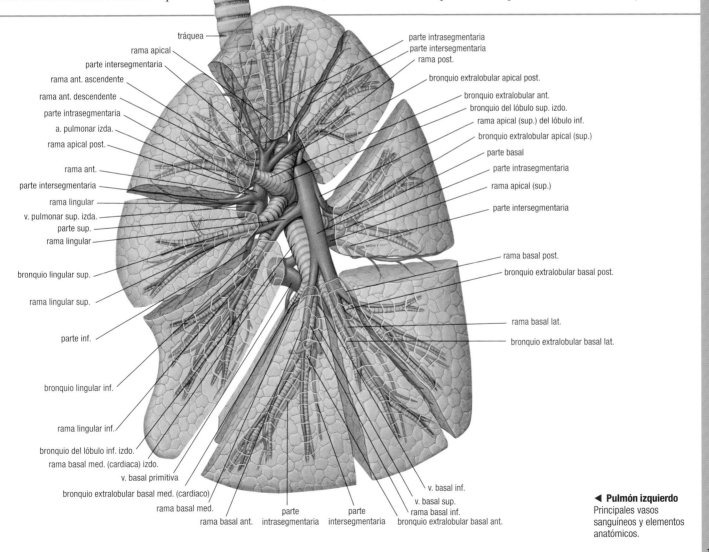

◄ **Pulmón izquierdo**
Principales vasos sanguíneos y elementos anatómicos.

✦ La dentición

Se entiende por dentición el proceso que lleva al nacimiento de los primeros dientes (de reemplazo o de leche) en el bebé. Su desarrollo comienza hacia la 7ª semana de gestación, y cuando nace el bebé, los esbozos de los dientes de leche y de los permanentes están ya presentes en los alveolos dentarios. La dentición da comienzo, generalmente, en torno a los 6-7 meses, aunque el momento de aparición del primer diente puede variar de una familia a otra.

Cuando despunta un diente, aumenta la salivación, y el bebé babea abundantemente; la intensa salivación va acompañada de una frenética necesidad de morder (el bebé se lleva a la boca todo lo que puede, mordiéndolo con fuerza), una mayor irritabilidad y agitación, y una mayor tendencia a llorar. A veces, también se producen trastornos del sueño. Todos estos síntomas se manifiestan de forma evidente pocos días antes de que

despunte un nuevo diente, y en torno a los 18 meses, por término medio, ya han salido todos los dientes de leche.

Sin embargo, la dentición es un proceso normal. Por ello, los trastornos y las enfermedades que surjan en este periodo deben atribuirse a otras causas y han de ser analizados.

Posteriormente, hacia el 5º-6º año de edad tiene lugar, en varias fases, una nueva dentición que provoca el reemplazo de los dientes de leche por los definitivos. En el interior de los huesos de las arcadas maxilar y mandibular de un niño de esta edad se aprecian ya, además de los 20 dientes de leche, los esbozos de los 20 dientes permanentes que los sustituirán, y los de ocho nuevos dientes que no tienen correspondencia con los de leche: son los premolares (1º y 2º) y los molares (1º y 2º).

Este proceso, que lleva a la implantación en la boca de un mayor número de dientes de dimensiones

más grandes, está ligado al desarrollo del cráneo y al consiguiente crecimiento progresivo del espacio bucal disponible. Los dientes definitivos ocupan el lugar de los de leche. De hecho, la raíz de estos últimos es lentamente reabsorbida por la presión ejercida por los esbozos de los dientes definitivos correspondientes, mientras que la corona se debilita y cae. Por lo general, esto ocurre cuando el nuevo diente está ya despuntando.

▼ **Dientes fetales**
Al nacer, sólo un porcentaje muy bajo de niños muestra dientes ya formados (normalmente, los dos incisivos inferiores). En esta imagen se aprecia el desarrollo de los esbozos dentarios que lleva a la dentición primaria (o «de leche»).

▼ **Dientes en un niño de seis años**
El lado exterior de las arcadas dentales ha sido suprimido parcialmente para mostrar la colocación de los dientes definitivos que no han despuntado aún.

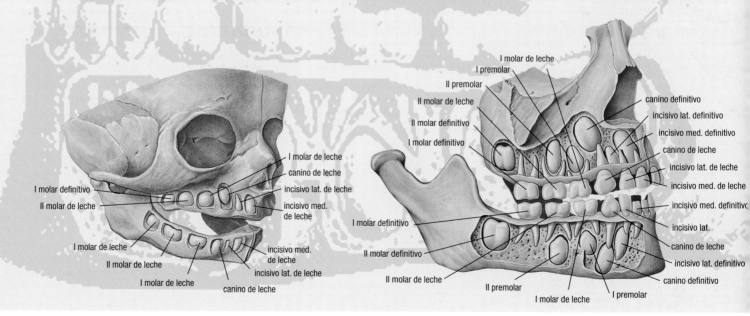

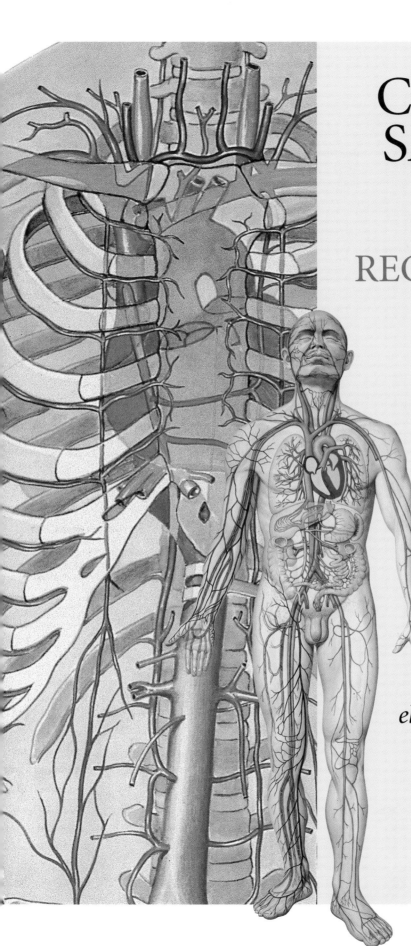

CIRCULACIÓN SANGUÍNEA Y LINFÁTICA
DISTRIBUCIÓN, RECOGIDA Y DEFENSA

Miles de millones de células circulando por dos redes de vasos, transportadas por un fluido rico en sustancias nutrientes: son los sistemas encargados de defender el cuerpo, distribuir las sustancias vitales y recoger los desechos.

CORAZÓN, ARTERIAS, VENAS, ABUNDANTES CAPILARES, VASOS Y LINFOGLÁNDULAS...
MILES DE MILLONES DE CÉLULAS TRANSPORTADAS POR UN TEJIDO CONJUNTIVO FLUIDO
(EL PLASMA O LA LINFA) CONSTITUYEN LOS DOS SISTEMAS (CIRCULATORIO Y LINFÁTICO)
QUE CUMPLEN NUMEROSAS FUNCIONES VITALES.

EL APARATO CIRCULATORIO
Y EL SISTEMA LINFÁTICO

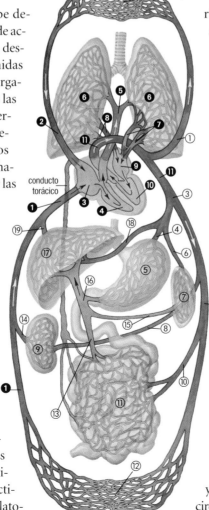

Para sobrevivir, nuestro cuerpo debe desempeñar continuamente una serie de actividades: renovar las células que se van destruyendo, reponer las energías consumidas por el funcionamiento de los distintos órganos, mantener constantes los niveles de las sustancias que caracterizan el medio interno, incorporar nuevos materiales para desarrollarse o crecer y eliminar todos los «desechos» que no pueden ser aprovechados y que, al acumularse, podrían dañar las funciones metabólicas normales.

Puesto que las funciones de aprovisionamiento de materiales y energía y la de excreción las cumplen principalmente órganos y sistemas especializados (digestivo, respiratorio, excretor, etc.), resulta necesario un aparato que recoja y distribuya a todo el cuerpo los materiales vitales, y que transporte los desechos inutilizables desde todas las partes del cuerpo hasta los órganos excretores.

Esta función de recogida y distribución la cumplen el *aparato circulatorio* y el *sistema linfático:* dos complejas redes de canales de diferente calibre (los *vasos),* por los que circulan dos fluidos ricos en células (la *sangre* y la *linfa,* respectivamente). Mientras que el aparato circulato-

rio es un circuito cerrado en el que la sangre es impulsada a circular continuamente por las contracciones de un órgano hueco (el *corazón),* el sistema linfático es un circuito abierto que drena «pasivamente» el líquido intersticial de los tejidos: la linfa, empujada por los movimientos musculares del cuerpo, recorre los vasos linfáticos desde la periferia hacia los conductos principales, que desembocan en las grandes venas de la base del cuello.

Además, mientras que el aparato circulatorio está constituido por el corazón y por vasos de calibre y funciones diversos *(arterias* y *venas, capilares),* el sistema linfático presenta, a lo largo del recorrido de los vasos, los *ganglios linfáticos* o *linfoglándulas,* unos órganos muy pequeños (a veces microscópicos, sobre todo en la periferia, llamados *linfoglándulas interruptoras)* o muy grandes, a menudo agrupados en centros linfáticos a los que afluye la linfa de extensas regiones del cuerpo.

Otros órganos estrechamente relacionados con el aparato circulatorio y el sistema linfático son los huesos, el timo y el bazo: de la médula ósea se originan los distintos tipos de células que pueblan la linfa y la sangre (glóbulos blancos, linfocitos, glóbulos rojos o eritrocitos o hematíes, micrófagos), y en el timo tiene lugar una primera diferenciación de los linfocitos, que adquieren particulares características morfológicas y funcionales *(linfocitos T).* El bazo contribuye a regular el volumen de la masa sanguínea en circulación (aquí comienzan su proceso de destrucción los

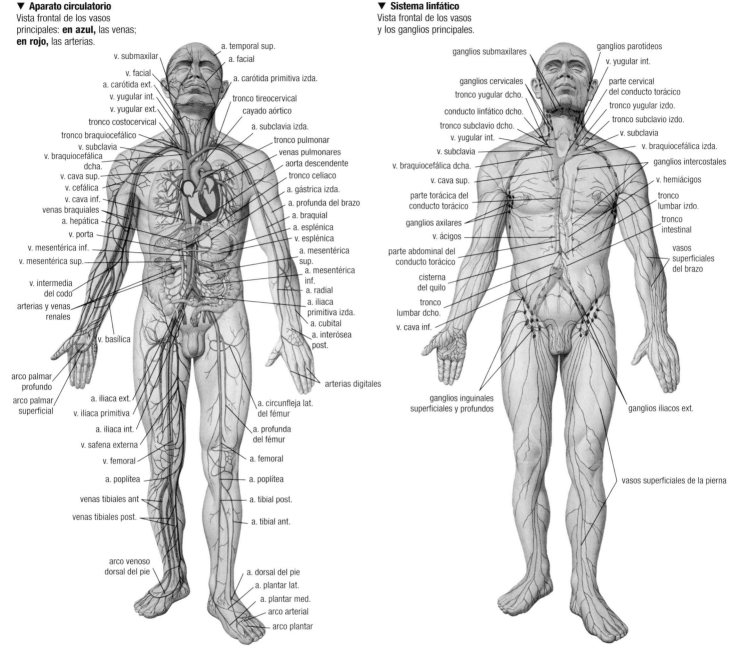

▼ Aparato circulatorio
Vista frontal de los vasos principales: **en azul,** las venas; **en rojo,** las arterias.

- v. submaxilar
- v. facial
- a. carótida ext.
- v. yugular int.
- v. yugular ext.
- tronco costocervical
- tronco braquiocefálico
- v. subclavia
- v. braquiocefálica dcha.
- v. cava sup.
- v. cefálica
- v. cava inf.
- venas braquiales
- a. hepática
- v. porta
- v. mesentérica inf.
- v. mesentérica sup.
- v. intermedia del codo
- arterias y venas renales
- v. basílica
- arco palmar profundo
- arco palmar superficial
- a. iliaca ext.
- v. iliaca primitiva
- a. iliaca int.
- v. safena externa
- v. femoral
- a. poplítea
- venas tibiales ant
- venas tibiales post.
- arco venoso dorsal del pie

- a. temporal sup.
- a. facial
- a. carótida primitiva izda.
- tronco tireocervical
- cayado aórtico
- a. subclavia izda.
- tronco pulmonar
- venas pulmonares
- aorta descendente
- tronco celiaco
- a. gástrica izda.
- a. profunda del brazo
- a. braquial
- a. esplénica
- v. esplénica
- a. mesentérica sup.
- a. mesentérica inf.
- a. radial
- a. iliaca primitiva izda.
- a. cubital
- a. interósea post.
- arterias digitales
- a. circunfleja lat. del fémur
- a. profunda del fémur
- a. femoral
- a. poplítea
- a. tibial post.
- a. tibial ant.
- a. dorsal del pie
- a. plantar lat.
- a. plantar med.
- arco arterial
- arco plantar

▼ Sistema linfático
Vista frontal de los vasos y los ganglios principales.

- ganglios submaxilares
- ganglios cervicales
- tronco yugular dcho.
- conducto linfático dcho.
- tronco subclavio dcho.
- v. yugular int.
- v. subclavia
- v. braquiocefálica dcha.
- v. cava sup.
- parte torácica del conducto torácico
- ganglios axilares
- v. ácigos
- parte abdominal del conducto torácico
- cisterna del quilo
- tronco lumbar dcho.
- v. cava inf.
- ganglios inguinales superficiales y profundos

- ganglios parotídeos
- v. yugular int.
- parte cervical del conducto torácico
- tronco yugular izdo.
- tronco subclavio izdo.
- v. subclavia
- v. braquiocefálica izda.
- ganglios intercostales
- v. hemiácigos
- tronco lumbar izdo.
- tronco intestinal
- vasos superficiales del brazo
- ganglios iliacos ext.
- vasos superficiales de la pierna

◀ Circulación mayor y circulación menor
La primera tiene origen en la parte izquierda del corazón, y la segunda en la parte derecha. **Azul:** sangre pobre en oxígeno; rojo: sangre oxigenada; **lila:** el sistema porta; **amarillo:** los conductos linfáticos. Circulación menor (o pulmonar): ❶ vena cava inf.; ❷ vena cava sup.; ❸ aurícula dcha.; ❹ ventrículo dcho.; ❺ tronco pulmonar; ❻ ramificaciones pulmonares; ❼ venas pulmonares izdas.; ❽ venas pulmonares dchas.; ❾ aurícula izda.; ❿ ventrículo izdo.; ⓫ aorta.

glóbulos rojos «envejecidos») y a desarrollar las defensas del organismo, promoviendo la proliferación y diferenciación de *linfocitos B.*

El aparato circulatorio y el sistema linfático no están relacionados exclusivamente por su función de recogida y distribución, sino también por la función de defensa: varios componentes celulares (macrófagos, linfocitos T y B, plaquetas, etc.) y numerosas sustancias dispersas en la sangre y en la linfa (anticuerpos, complementos, etc.) son indispensables para las reacciones de cicatrización de las heridas y protección contra las infecciones provocadas por protozoos, bacterias y virus.

Circulación mayor (o corporal):
① a. carótida primitiva; ② ramificaciones cerebrales; ③ tronco celiaco; ④ a. gástrica; ⑤ ramificaciones gástricas; ⑥ a. esplénica; ⑦ ramificaciones esplénicas; ⑧ a. renal; ⑨ ramificaciones renales; ⑩ a. mesentérica; ⑪ ramificaciones intestinales; ⑫ ramificaciones periféricas; ⑬ v. mesentérica; ⑭ v. renal; ⑮ v. esplénica; ⑯ v. porta; ⑰ a. hepática primitiva; ⑱ ramificaciones hepáticas; ⑲ venas hepáticas.

LA SANGRE Y LA LINFA

Son los dos fluidos que circulan por nuestro cuerpo a través de los vasos sanguíneos y linfáticos. Están formados por una parte celular y una líquida, que tienen funciones diversificadas.

LA PARTE LÍQUIDA

Llamada *plasma* en el caso de la sangre, es una solución acuosa de proteínas, sales y otras sustancias (azúcares, grasas, urea, aminoácidos, vitaminas, hormonas, etc.).

En el plasma, el porcentaje de proteínas es del 7% y el de grasas es inferior al 1%, y en la linfa se invierten las propor-ciones: hay menos proteínas y más grasas. La concentración de sustancias presentes varía según la actividad metabólica, la zona del cuerpo, la funcionalidad celular, las condiciones generales, etc. De ahí que del análisis morfológico y químico de la sangre se pueda obtener abundante información sobre el estado de salud.

ELEMENTOS CELULARES DE LA SANGRE

Se compone de células propiamente dichas y partes de células, que representan el 45% del volumen de sangre en circula-ción. Se dividen en grupos, con características, funciones y orígenes distintos:

- los *leucocitos*, o *glóbulos blancos* (o *granulocitos* porque a menudo tienen el núcleo lobulado y coloreado con gránulos oscuros) derivan de mieloblastos de la médula ósea y se dividen, según sus características histológicas, en neutrófilos (cerca del 65% por mm^3), eosinófilos (3% por mm^3) y basófilos (1% por mm). Tienen capacidad de moverse autónomamente (movimientos ameboides) y de fagocitar partículas y células que digieren: así participan activamente en la defensa del organismo;

- los *monocitos* y *macrófagos* o *histiocitos* (en total, el 6% por mm^3) tienen un gran núcleo esférico en forma de herradura y, al parecer, son producidos en el sistema en-

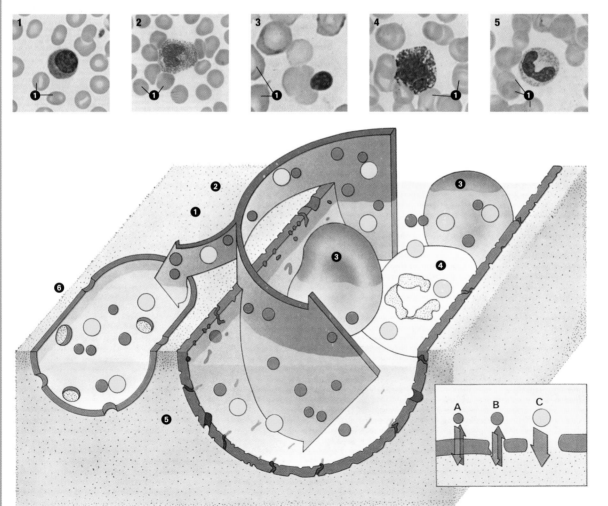

◄ **Elementos celulares de sangre y linfa**
1. Linfocito
2. Eosinófilo
3. Formación de un eritrocito: el núcleo (violeta) es expulsado
4. Basófilo
5. Neutrófilo
En todas las imágenes se ven eritrocitos maduros ❶.

◄ **Formación de la linfa**
La presión sanguínea empuja una parte del plasma a través de las paredes de los capilares (❶) hacia los espacios intersticiales del tejido circundante (❷), mientras los eritrocitos (❸) y otros elementos celulares (❹) quedan en el interior de los vasos sanguíneos. Algunas sustancias, como por ejemplo, el agua (**A**), atraviesan libremente el endotelio; otras, en cambio, pasan a través de poros (❺) de diferentes tamaños (**B**, **C**) que interrumpen las paredes de los vasos sanguíneos; pero cada sustancia se ajusta al gradiente de presión. La mayor parte del líquido intersticial en exceso es reabsorbida allí donde disminuye la presión en los vasos; el resto es drenado por los vasos linfáticos (❻).

dotelial diseminado por todo el organismo. Pueden moverse de un tejido a otro pasando por los espacios intercelulares, y también son capaces de fagocitar y digerir partículas y células, tanto extrañas como defectuosas: desempeñan un papel fundamental de defensa y «limpieza» del cuerpo;

- los *linfocitos* (cerca del 25% por mm³) tienen un gran núcleo esférico y poco citoplasma, y se forman a partir de los linfoblastos presentes en el tejido linfoide y en el bazo. Son depositarios de la memoria inmunológica y se ocupan de la producción masiva de *anticuerpos,* con los que el organismo consigue eliminar sustancias extrañas *(antígenos)* y elementos agresivos.

Las partes de células que se encuentran en circulación en la sangre son:

- los *eritrocitos,* o *glóbulos rojos,* o *hematíes,* células producidas por la médula ósea que, tras haberse llenado de hemoglobina, expelen el núcleo; se encargan del transporte de oxígeno y anhídrido carbónico;

- las *plaquetas* son fragmentos citoplasmáticos irregulares, de aproximadamente dos mm de longitud, que se desprenden de células de la médula ósea y participan en el proceso de coagulación de la sangre.

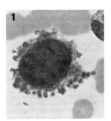

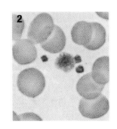

ELEMENTOS CELULARES DE LA LINFA
Aparte de *macrófagos,* en la linfa hay numerosos *linfocitos* de origen ganglionar, es decir, producidos por los ganglios linfáticos.

Estos sufren complejas transformaciones durante su permanencia en los órganos linfáticos (timo y bazo ➤²⁰²), convirtiéndose en los principales protagonistas de las defensas activas del organismo (linfocitos T y B).

◀ **1. Un megacariocito da origen a numerosas plaquetas**

◀ **2. Plaquetas de dos dimensiones**

ORIGEN Y FIN DE LAS CÉLULAS SANGUÍNEAS Y LINFÁTICAS

Las células sanguíneas, en su mayoría, se originan en células embrionarias alojadas en la médula ósea; por eso, las zonas más «productivas» corresponden a las áreas donde abunda la médula ósea roja ➤³²,³⁸⁻³⁹*: en el adulto, principalmente los huesos craneales, las vértebras, las costillas, la pelvis, el esternón y los fémures; durante toda la infancia, se encuentra en todos los tipos de hueso, y en el periodo fetal, incluso en el hígado y el bazo.*

Allí, a través de largas series de división celular y posterior diferenciación, se forman continuamente los glóbulos blancos basófilos, neutrófilos y eosinófilos, abundantes linfocitos, numerosos monocitos y macrófagos.

Allí se forman también y alcanzan su completa «maduración» los glóbulos rojos y las plaquetas, los elementos celulares que, en la sangre, cumplen precisas y específicas funciones de transporte de gases y coagulación. Los linfocitos, especialmente abundantes en la linfa, son producidos también en el hígado, el bazo y los ganglios linfáticos.

Todas las células de la sangre y de la linfa tienen una «duración» determinada: por ejemplo, un glóbulo rojo tiene una vida media, tras su paso de la médula espinal a la circulación sanguínea, de unos 120 días. En ese tiempo, recorre 1.500 km a través del aparato circulatorio, para terminar destruyéndose, normalmente, en el hígado o el bazo, que permite reciclar el hierro contenido en la hemoglobina ➤¹⁸⁰*.*

Si se considera que, por término medio, en un adulto circulan cuatro millones y medio de hematíes, y que cada 120 días el «parque de glóbulos rojos» está renovado, resulta fácil suponer lo rápidos y eficaces que son los procesos de reproducción celular que tienen lugar continuamente en la médula ósea, y hasta qué punto este tejido puede estar expuesto a los daños producidos por las sustancias mutágenas.

Los otros componentes celulares también tienen una vida limitada: después de una existencia relativamente corta (más aún si intervienen procesos infecciosos, inflamatorios u otras patologías), son fagocitados por los macrófagos presentes en el bazo, el hígado y los ganglios linfáticos, digeridos por sus enzimas y «reciclados» como materia prima.

▲ **Formación de las células linfático-sanguíneas y de las partes celulares en circulación**
A partir de células embrionarias no diferenciadas presentes en la médula ósea ①, se desarrollan las células embrionarias totipotentes ②, que dan lugar a las dos líneas, linfoide y mieloide. La primera genera linfocitos ③ y plasmocitos; la segunda produce hematíes ④, megacariocitos productores de plaquetas ⑤, glóbulos blancos basófilos ⑥, neutrófilos ⑦, eosinófilos ⑧ y monocitos ⑨. De estos últimos se originan los macrófagos.

◀ **Zonas de formación de los componentes celulares de sangre y linfa**
Punteado negro: principal distribución de la médula ósea roja.
En rojo: el hígado
En violeta: el bazo
En amarillo: los linfocitos principales

TRANSPORTE DE GASES Y DEFENSAS DEL CUERPO

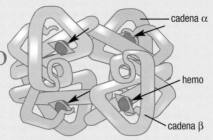

◀ **Una molécula de hemoglobina**
De distintos colores, las dos cadenas

(α y β); las flechas indican el sitio de enlace con el oxígeno.

cadena α
hemo
cadena β

Estas dos actividades fundamentales del sistema linfocirculatorio se basan en las características particulares de algunas proteínas «especiales»: la **hemoglobina** y los **anticuerpos**.

La hemoglobina, formada por dos pares de cadenas proteicas distintas y cuatro grupos prostéticos llamados «hemo» y que contienen, cada uno de ellos, un átomo de hierro bivalente, es el pigmento que da el color rojo a los hematíes. El hierro tiene fuerte afinidad por el oxígeno (O_2) y una afinidad algo menor por el anhídrido carbónico (CO_2): cuando la presión parcial del oxígeno (ppO_2) es mayor que la del anhídrido carbónico ($ppCO_2$), una condición que se da en los alveolos pulmonares, el hierro de la hemoglobina se enlaza al O_2, abandonando el CO_2 al que estaba enlazado. Y viceversa, si la $ppCO_2$ es mayor que la del O_2, una condición propia de los canales periféricos, el hierro se enlaza preferiblemente al CO_2 y abandona el O_2, que pasa a las células circundantes.

También los anticuerpos (gammaglobulina) están formados por cuatro cadenas proteicas, dos largas y dos cortas, dispuestas en espiral una alrededor de la otra en forma de «Y».

Al contrario que las cuatro cadenas de la hemoglobina, que difieren dos a dos por pocos aminoácidos, los anticuerpos tienen una zona de altísima variabilidad en las cadenas cortas y en las largas. Ésta está localizada en todas las cadenas, en la parte terminal de los «brazos» de la Y: es la zona en la que cada anticuerpo «reconoce» químicamente la sustancia a la que se enlaza de forma específica, su propio **antígeno**.

El cuerpo, principalmente gracias a la actividad de los linfocitos B y T, produce una infinidad de tipos distintos de anticuerpos, cada uno de los cuales es capaz de enlazarse —mediante los brazos de la Y– a una sustancia en particular, a una proteína, a una toxina o a un elemento de la superficie de una célula.

Los anticuerpos, que «afloran» en la superficie de los linfocitos que los producen, pasan también al torrente sanguíneo. En todo momento, circulando por la sangre o el sistema linfático, unos dos trillones de linfocitos están listos para producir anticuerpos específicos para las sustancias más dispares. Mientras los anticuerpos en circulación se enlazan a los antígenos, permitiendo a las otras defensas del cuerpo (a los macrófagos, fagocitar y digerir las sustancias extrañas, y a los complementos de la sangre, deteriorar y destruir las células de organismos hostiles), los que se encuentran en la superficie de los linfocitos ejercen una acción de «memoria inmunitaria», activando estas células a producir grandes cantidades de globulinas en caso de necesidad.

Los procesos implicados en la defensa específica del cuerpo, en la que intervienen a distintos niveles los tipos de anticuerpos, son enormemente complejos: cómo se crea la «memoria inmunitaria», cómo logra el cuerpo distinguir sus propias células de las extrañas, y cómo se puede modular una respuesta inmunitaria «ilimitada» (cada tipo de sustancia consigue estimular la producción de anticuerpos) son algunas de las preguntas a las que la investigación científica está intentando dar una respuesta definitiva.

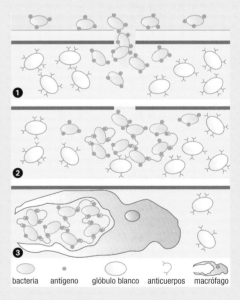

bacteria   antígeno   glóbulo blanco   anticuerpos   macrófago

▶ **Un anticuerpo**
Esta reconstrucción, realizada a partir de un análisis de la secuencia de aminoácidos, muestra la característica forma en «Y». En rojo, el antígeno enlazado al anticuerpo.

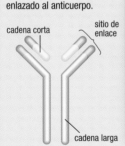

cadena corta
sitio de enlace
cadena larga

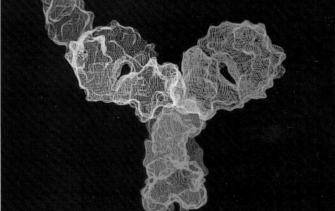

▲ **Esquema estructural de un anticuerpo**

▶ **Especificidad para los antígenos**
Un anticuerpo puede reaccionar específicamente con:

a. un elemento de la superficie de una célula particular
b. una zona de una proteína particular
c. una pequeña parte de una proteína, incluso fuera de su contexto químico

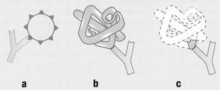

a   b   c

▲ **Esquema de una defensa mediada por anticuerpos**
❶ Invasión bacteriana.
❷ Reconocimiento de los antígenos por parte de los anticuerpos presentes en la membrana de los linfocitos B, activación de la producción masiva de anticuerpos y aglutinamiento de las bacterias por obra de los anticuerpos libres en el plasma.
❸ Intervención de los macrófagos y destrucción de las bacterias.

GRUPOS SANGUÍNEOS

La reacción de defensa del cuerpo también se produce cuando éste entra en íntimo contacto con un tejido extraño, aunque sea humano: de hecho, cada persona es distinta de las demás no sólo por la apariencia y la psicología, sino también por la estructura de las células que la forman. En particular, en la membrana de los glóbulos rojos se pueden encontrar, aparte de las glucoproteínas y los fosfolípidos normalmente presentes en las membranas celulares, también algunas moléculas que el cuerpo puede reconocer como antígenos y que inducen la producción de anticuerpos específicos. Las «variantes» de estas proteínas identificadas por ahora son más de 20 y están determinadas genéticamente. Las más conocidas e importantes desde el punto de vista de las transfusiones son las variantes A y B del sistema AB0 y las del sistema Rh. Si nos hacen

una transfusión, a menos que tengamos el mismo grupo sanguíneo que el donante, produciremos anticuerpos específicos para los hematíes que hemos recibido: al adherirse a los glóbulos rojos «extraños», nuestros anticuerpos determinan su aglutinamiento y su fagocitosis por parte de los macrófagos, lo cual puede ocasionar graves problemas que pueden provocar la muerte.

El sistema AB0, descrito por primera vez en 1900 por el austriaco Karl Landsteiner, distingue cuatro posibilidades relacionadas con la presencia de antígenos en los eritrocitos: A, B, AB y 0. Puesto que cada individuo puede producir sólo anticuerpos específicos para antígenos distintos de los propios, la persona que posee el antígeno A reacciona exclusivamente a la sangre que contenga antígenos B, y así sucesivamente (ver tabla). Las personas cuyo grupo sanguíneo es el 0 son donantes universales porque sus hematíes carecen de antígenos, y quienes pertenecen al grupo AB son receptores universales porque poseen todos los antígenos y no producen anticuerpos.

En el sistema Rh (de Rhesus, género de monos en el que se encontró por primera vez este

tipo de antígeno), los hematíes tienen o no el factor Rh. Análogamente a lo que sucede en el sistema AB0, la presencia del antígeno Rh en los hematíes procedentes de una transfusión determina la producción de anticuerpos por parte de los individuos que carecen de ellos (Rh⁻).

DONANTE		RECEPTOR	
GRUPO SANGUÍNEO	**ANTÍGENOS PRESENTES**	**GRUPO SANGUÍNEO**	**ANTICUERPOS PRODUCIDOS**
A	A	A	ninguno
B	B	A	anti-B
AB	A y B	A	anti-B
0	ninguno	A	ninguno
A	A	B	anti-A
B	B	B	ninguno
AB	A y B	B	anti-A
0	ninguno	B	ninguno
A	A	AB	ninguno
B	B	AB	ninguno
AB	A y B	AB	ninguno
0	ninguno	AB	ninguno
A	A	0	anti-A
B	B	0	anti-B
AB	A y B	0	anti-A y anti-B
0	ninguno	0	ninguno

VACUNACIÓN Y ALERGIAS

La reacción del cuerpo a elementos extraños a él siempre está garantizada, aunque no siempre sea eficaz. Para estar seguros de una reacción eficiente y positiva incluso al primer encuentro con los agentes patógenos de enfermedades para las cuales no existen tratamientos médicos específicos (virales) o que pueden conllevar otros riesgos, se recurre a la **vacunación.** *Con esta técnica se «entrena» a nuestro cuerpo a reconocer los virus y las bacterias que sabemos peligrosos, poniéndolo en contacto con dichos organismos (inactivos o muertos) o con partes de ellos. Gracias a las nuevas técnicas de ingeniería genética, se pueden producir organismos artificiales que presentan una serie de antígenos característicos de diferentes organismos patógenos: estas «bacterias inexistentes», una vez inyectadas en el cuerpo, provocan una respuesta inmunitaria diversificada que determina la inmunidad a una amplia gama de enfermedades sin poner en peligro la salud (como sucede, en bajos porcentajes, al usar patógenos inactivos).*

En algunos casos, en cambio, es necesario frenar la reacción inmunitaria: el cuerpo reacciona de manera exagerada a la presencia de una sustancia extraña, aunque ésta no sea necesariamente perjudicial para el cuerpo y esté presente en concentraciones mínimas. En tales casos se produce una **alergia** *a esa sustancia (alérgeno). La* **reacción alérgica,** *que puede llegar a tener con-*

secuencias mortales (shock anafiláctico), se desarrolla en cuatro fases principales:

a. el alérgeno penetra en el cuerpo por contacto, inhalación, ingestión o inyección;

b. se enlaza al anticuerpo específico presente en la superficie de algunos linfocitos B;

c. esto estimula la inmediata producción de histamina por parte de los linfocitos;

d. la histamina determina la aparición de los síntomas de la alergia: según el modo de penetración, serán prurito, asma, urticaria, secreciones lagrimales y mucosas, etc.

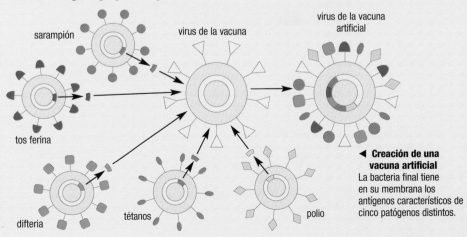

◄ **Creación de una vacuna artificial**
La bacteria final tiene en su membrana los antígenos característicos de cinco patógenos distintos.

ARTERIAS, VENAS Y VASOS LINFÁTICOS

S on las «tuberías» del aparato circulatorio y del sistema linfático, por las que discurren, respectivamente, la sangre y la linfa, fluidos corporales de composición y contenido celular.

LAS ARTERIAS

Son los vasos que transportan la sangre en movimiento centrífugo desde el corazón: por eso, exceptuando las *arterias pulmonares* (que transportan sangre pobre en oxígeno del ventrículo derecho del corazón a los pulmones), todas las arterias llevan sangre rica en oxígeno. En las arterias, la sangre está sometida a una fuerte presión, y es sostenida y trasladada a la periferia gracias a las paredes de estos vasos, ligeramente elásticas al componerse de tejido muscular liso. La onda de presión que sigue a cada contracción del corazón se propaga fácilmente: las paredes ceden levemente al paso de la sangre, contribuyendo a mantenerla en movimiento.

La arteria más grande es la *aorta:* de unos 2,5 cm de diámetro, sale del ventrículo izquierdo, arqueándose en dirección al dorso (cayado aórtico). Se ramifica en las grandes arterias que llevan sangre a la cabeza *(carótidas)* y a los brazos *(subclavias, subclaviculares* y *braquiales).* Desciende después por delante de la columna vertebral hasta el abdomen, dividiéndose en ramas que alimentan los riñones, el hígado, los intestinos y las extremidades inferiores.

Todas las arterias se dividen en ramificaciones de diámetros cada vez más pequeños, dando lugar a una tupida red de arteriolas que aportan sangre rica en oxígeno.

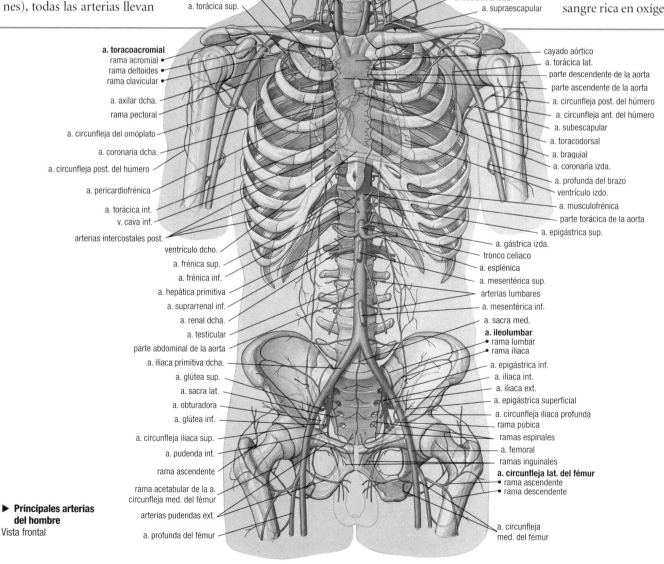

a. carótida primitiva dcha.
tronco braquiocefálico
a. transversal del cuello
rama superficial
a. escapular dorsal
a. intercostal sup.
a. torácica sup.

a. cervical ascendente
a. tiroidea inf.
a. cervical profunda
a. vertebral
tronco tireocervical
a. subclavia izda.
a. supraescapular

a. toracoacromial
rama acromial
rama deltoides
rama clavicular

a. axilar dcha.
rama pectoral

a. circunfleja del omóplato

a. coronaria dcha.

a. circunfleja post. del húmero

a. pericardiofrénica

a. torácica int.
v. cava inf.

arterias intercostales post.

ventrículo dcho.
a. frénica sup.
a. frénica inf.
a. hepática primitiva
a. suprarrenal inf.
a. renal dcha.
a. testicular
parte abdominal de la aorta
a. iliaca primitiva dcha.
a. glútea sup.
a. sacra lat.
a. obturadora
a. glútea inf.

a. circunfleja iliaca sup.
a. pudenda int.
rama ascendente

rama acetabular de la a.
circunfleja med. del fémur
arterias pudendas ext.
a. profunda del fémur

cayado aórtico
a. torácica lat.
parte descendente de la aorta
parte ascendente de la aorta
a. circunfleja post. del húmero
a. circunfleja ant. del húmero
a. subescapular
a. toracodorsal
a. braquial
a. coronaria izda.
a. profunda del brazo
ventrículo izdo.
a. musculofrénica
parte torácica de la aorta
a. epigástrica sup.
a. gástrica izda.
tronco celiaco
a. esplénica
a. mesentérica sup.
arterias lumbares
a. mesentérica inf.
a. sacra med.
a. ileolumbar
rama lumbar
rama iliaca
a. epigástrica inf.
a. iliaca int.
a. iliaca ext.
a. epigástrica superficial
a. circunfleja iliaca profunda
rama púbica
ramas espinales
a. femoral
ramas inguinales
a. circunfleja lat. del fémur
rama ascendente
rama descendente

a. circunfleja
med. del fémur

▶ **Principales arterias
del hombre**
Vista frontal

Las arteriolas terminan en una red de *capilares arteriales*. A través de las paredes de estos capilares se producen los intercambios de sustancias y gases desde la sangre a las células y viceversa. Las fibras musculares que forman las paredes de las arteriolas se contraen y se relajan con independencia de las pulsaciones cardiacas, contribuyendo a regular la afluencia de sangre a las distintas zonas del cuerpo, según las necesidades: su actividad la regula el sistema nervioso periférico y algunas hormonas, como la adrenalina producida por las glándulas suprarrenales ➤[138].

LAS VENAS

Son los vasos que transportan la sangre al corazón: por eso, exceptuando las *venas pulmonares* (que transportan sangre rica en oxígeno desde los pulmones a la aurícula derecha del corazón), todas las venas llevan sangre pobre en oxígeno.

Por las venas fluye entre el 50% y el 60% del volumen de la sangre: aquí la presión es menor a la que hay en las arterias, y el flujo sanguíneo hacia el corazón lo provocan sobre todo los movimientos de los músculos y las arterias adyacentes a los vasos venosos. Las venas están compartimentadas por *válvulas semilunares* que permiten que la sangre corra en una sola dirección, y tienen una pared muscular más fina y dilatable que las arterias. Las venas también se dilatan y se contraen al pasar la sangre.

La circulación venosa tiene lugar a través de una sucesión de vasos de un diámetro cada vez mayor: los *capilares venosos*, que se anastomosan con los capilares arteriales, recogen sangre pobre en oxígeno y nutrientes y rica en sustancias de desecho.

Estos capilares confluyen en las *vénulas*, que forman venas cada vez más grandes, hasta constituir las venas princi-

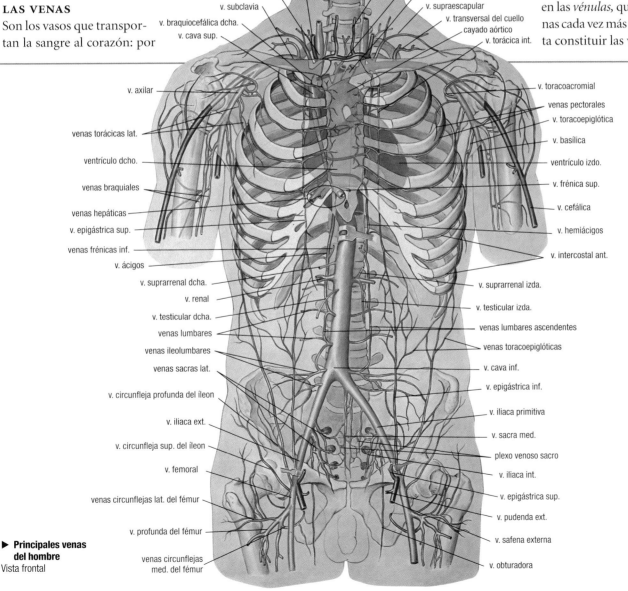

▶ **Principales venas del hombre**
Vista frontal

pales que llevan la sangre al corazón. La vena cava, por ejemplo, recoge la sangre venosa procedente del tronco, las yugulares la de la cabeza y las subclavias la de los brazos.

LOS VASOS LINFÁTICOS

Transportan la linfa desde la periferia del cuerpo hasta la confluencia entre vena yugular y vena subclavicular.

A diferencia de los vasos sanguíneos, los linfáticos presentan un diámetro bastante similar entre sí. Además, no están distribuidos uniformemente por el cuerpo, como los vasos sanguíneos: están ausentes en el hígado, alrededor de los túbulos renales, en los septos de los alveolos pulmonares, etc.; y son especialmente numerosos en el intestino y alrededor de las arterias.

Los *capilares linfáticos,* de un diámetro similar al de los capilares sanguíneos, tienen una pared más delgada que estos. Comienzan drenando los líquidos de los tejidos, y confluyen en los precolectores, finos y cortos troncos de unión entre redes periféricas absorbentes y sistema de reflujo de las vías linfáticas. Los precolectores se dividen en preganagliares y posgangliares, según lleguen a un ganglio linfático o salgan de él.

Los *ganglios linfáticos* (o *linfoglándulas*) son órganos linfoides repartidos en la red linfática: conectados entre sí, desempeñan un papel importantísimo en la maduración de los linfocitos ➤178-179. Los colectores eferentes de los grupos de linfoglándulas más importantes confluyen en

los *troncos linfáticos principales,* que vierten la linfa en el aparato circulatorio a través del *conducto torácico.*

Los vasos linfáticos tienen una pared más flexible que las venas (la túnica muscular es muy reducida): la linfa es empujada hacia la confluencia sanguínea por los movimientos de los músculos por los que pasan los vasos linfáticos. Contribuyen a facilitar este movimiento unidireccional unas *válvulas semilunares* semejantes a las de las venas, pero distribuidas con una frecuencia mayor a lo largo de los vasos linfáticos. En su recorrido hacia la circulación sanguínea, la linfa atraviesa algunos *órganos linfoides* (timo, bazo ➤202) que participan en la maduración de las células linfáticas.

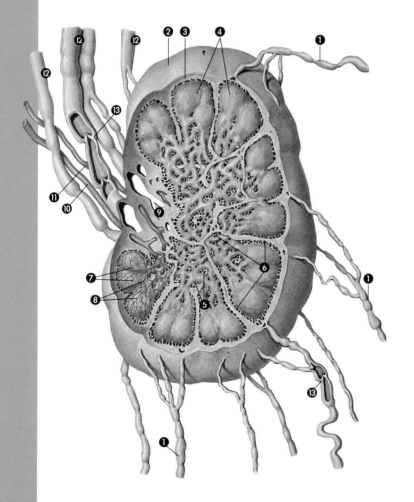

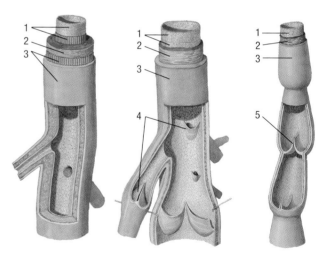

◀ **Estructura de una linfoglándula y conexión con los vasos linfáticos y sanguíneos**
❶ vasos aferentes
❷ cápsula
❸ seno linfático marginal
❹ folículo de la zona cortical
❺ cordones medulares
❻ trabéculas
❼ capilares arteriales
❽ capilares venosos
❾ hilio
❿ vénula
⓫ arteriola
⓬ vaso eferente
⓭ válvula semilunar

▲ **Estructuras comparadas de una arteria, una vena y un vaso linfático**
1. Túnica interna
2. Túnica media
3. Túnica externa
4. Válvula venosa
5. Válvula linfática

EL CORAZÓN

Es un músculo hueco que bombea la sangre. En 24 horas pasan por él unos 4.000 litros; por término medio, en 70 años de vida, se contrae y relaja 2.500 millones de veces, bombeando los 5'5 litros de sangre corporal a través de unos 96.000 km de vasos sanguíneos.

Su estructura es perfecta para esta función: el tejido cardiaco ➤28-29 tiene aspectos del tejido muscular (tanto estriado como liso), una peculiaridad que garantiza esa continua, duradera y cansada actividad.

Situado en el centro de un circuito en forma de «8», está compartimentado estructural y funcionalmente de manera que constituye una doble bomba: la mitad izquierda empuja al interior de la *aorta* y al cuerpo la sangre oxigenada procedente de las venas pulmonares; la mitad derecha impulsa la sangre pobre en oxígeno que llega por las venas cavas hacia las arterias pulmonares y los pulmones.

Cada mitad del corazón se divide en dos cámaras: la superior, la *aurícula*, recoge la sangre que llega; la inferior, el *ventrículo,* da a la sangre el impulso necesario para seguir, en cada ocasión, la circulación general o la pulmonar. Como la circulación general está más desarrollada que la pulmonar, el ventrículo izquierdo tiene una masa muscular mayor: su contracción es la que imprime el latido apical al corazón. De cada ventrículo parte una arteria, cuyo acceso está regulado por una válvula semilunar que impide el reflujo de la sangre.

Las dos mitades cardiacas (derecha e izquierda) están separadas por un tabique que en la parte superior se llama *septo interauricular* y en la inferior *septo interventricular.* Aurícula

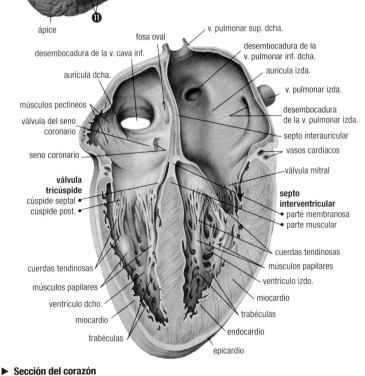

▶ Corazón
Vista frontal
❶ a. carótida primitiva izda.
❷ tronco braquiocefálico
❸ cayado aórtico
❹ v. cava sup.
❺ a. pulmonar dcha.
❻ venas pulmonares sup. e inf. dchas.
❼ aurícula dcha.
❽ v. cava inf.
❾ surco coronario
❿ ventrículo dcho.
⓫ cara diafragmática o inf.
⓬ ventrículo izdo.
⓭ seno coronario
⓮ aurícula izda.
⓯ venas pulmonares sup. e inf. izdas.
⓰ a. pulmonar izda.
⓱ lig. arterial
⓲ aorta
⓳ a. subclavia izda.

base

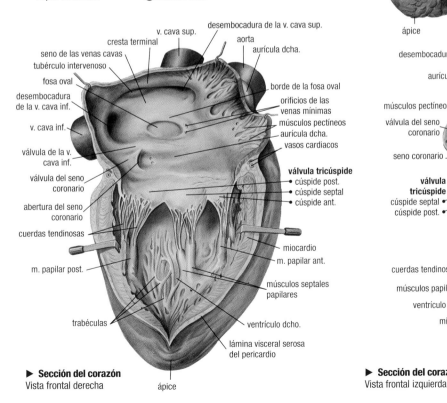

▶ Sección del corazón
Vista frontal derecha

v. cava sup.
cresta terminal
seno de las venas cavas
tubérculo intervenoso
fosa oval
desembocadura de la v. cava inf.
v. cava inf.
válvula de la v. cava inf.
válvula del seno coronario
abertura del seno coronario
cuerdas tendinosas
m. papilar post.
trabéculas

desembocadura de la v. cava sup.
aorta
aurícula dcha.
borde de la fosa oval
orificios de las venas mínimas
músculos pectíneos aurícula dcha.
vasos cardiacos
válvula tricúspide
• cúspide post.
• cúspide septal
• cúspide ant.
miocardio
m. papilar ant.
músculos septales papilares
ventrículo dcho.
lámina visceral serosa del pericardio
ápice

▶ Sección del corazón
Vista frontal izquierda

ápice
fosa oval
desembocadura de la v. cava inf.
aurícula dcha.
músculos pectíneos
válvula del seno coronario
seno coronario
válvula tricúspide
cúspide septal
cúspide post.
cuerdas tendinosas
músculos papilares
ventrículo dcho.
miocardio
trabéculas

v. pulmonar sup. dcha.
desembocadura de la v. pulmonar inf. dcha.
aurícula izda.
v. pulmonar izda.
desembocadura de la v. pulmonar izda.
septo interauricular
vasos cardiacos
válvula mitral
septo interventricular
• parte membranosa
• parte muscular
cuerdas tendinosas
músculos papilares
ventrículo izdo.
miocardio
trabéculas
endocardio
epicardio

y ventrículo están separados por una *válvula auriculoventricular*: un tabique membranoso anclado a *cuerdas tendinosas* no elásticas que lo mantienen en posición y son ramificaciones de *músculos papilares,* constituidos por una extensión de las paredes del ventrículo. En el momento de contraerse el ventrículo, los músculos papilares se contraen, cerrando las válvulas e impidiendo el reflujo de una cámara a otra.

EL CICLO CARDIACO

Es la sucesión de eventos que se repite en el corazón y caracteriza su actividad. A cada latido le corresponde una sucesión de fases de contracción *(sístole)* o relajación *(diástole)* de las cuatro porciones del músculo cardiaco según una secuencia:

1. las aurículas, relajadas, se llenan de sangre;

2. la presión dentro de las aurículas aumenta a medida que se llenan, lo cual abre las válvulas auriculoventriculares;

3. las aurículas se contraen, y se llenan los ventrículos de inmediato;

4. los ventrículos empiezan a contraerse, provocando el cierre de las válvulas auriculoventriculares;

5. la presión dentro de los ventrículos aumenta considerablemente en relación a la presión sanguínea existente en las arterias;

6. eso hace que se abran las válvulas semilunares: la sangre sale de los ventrículos, que se vacían, relajándose, y pasa a las arterias;

7. las aurículas, ya relajadas, se vuelven a llenar de sangre, y el ciclo continúa.

La contracción de las células musculares cardiacas es espontánea: aunque se interrumpan todos los nervios que llegan al corazón, él continúa contrayéndose. La contracción coordinada y progresiva de todas las células está regulada por el nudo senoauricular, un grupo de células cardiacas situadas en la zona superior de la aurícula derecha, que «dan inicio» al ciclo cardiaco. Ellas producen una «onda de excitación» que se propaga por las dos aurículas, provocando su contracción simultánea; al llegar al nudo auriculoventricular, la onda se atenúa y permite a las aurículas contraerse totalmente antes de que empiecen a contraerse los ventrículos.

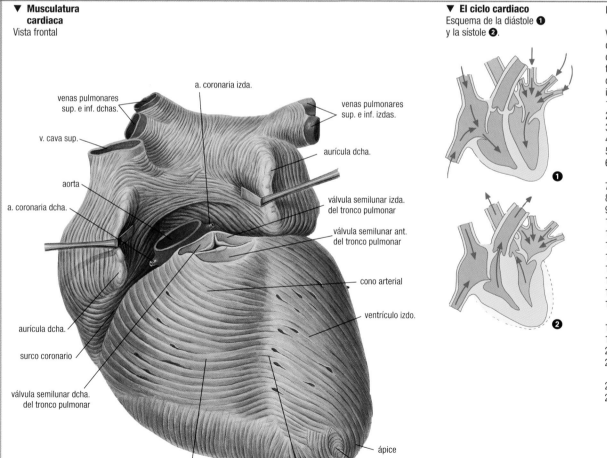

▼ **Musculatura cardiaca**
Vista frontal

a. coronaria izda.

venas pulmonares
sup. e inf. dchas.

v. cava sup.

aorta

a. coronaria dcha.

aurícula dcha.

surco coronario

válvula semilunar dcha.
del tronco pulmonar

ventrículo dcho.

venas pulmonares
sup. e inf. izdas.

aurícula dcha.

válvula semilunar izda.
del tronco pulmonar

válvula semilunar ant.
del tronco pulmonar

cono arterial

ventrículo izdo.

ápice

vórtice

surco interventricular ant.

▼ **El ciclo cardiaco**
Esquema de la diástole ❶
y la sístole ❷.

❶

❷

▶ **Secciones del corazón**
Vista axial desde arriba de las sucesivas secciones obtenidas cortando transversalmente el corazón según las líneas indicadas en el detalle.
1. Tronco pulmonar;
2. Aorta;
3. Coronaria derecha;
4. Coronaria izquierda;
5. Aurícula;
6. Vena pulmonar superior izquierda;
7. Válvula mitral;
8. Ventrículo izquierdo;
9. Ápice;
10. Septo interventricular;
11. Ventrículo derecho;
12. Válvula tricúspide;
13. Vena cava inferior;
14. Vena cava superior;
15. Aurícula derecha;
16. Septo interauricular;
17. Vena pulmonar superior derecha;
18. Cono arterial;
19. Válvula de la aorta;
20. Cara anterior;
21. Cara pulmonar o lateral;
22. Borde derecho;
23. Cara diafragmática o inferior.

LA PRESIÓN SANGUÍNEA

La presión que ejerce la sangre en el interior de los vasos por los que fluye no es igual en todo el aparato circulatorio, variando de una máxima al principio de las arterias (a la salida de los ventrículos) a la mínima de los vasos capilares.

También cambia según el ciclo cardiaco: es máxima durante la sístole (presión sistólica o **«máxima»**) y mínima durante la diástole (presión diastólica o **«mínima»**): la diferencia entre estos dos valores se denomina presión diferencial o del pulso.

El valor de la presión sanguínea, por tanto, es proporcional a la fuerza imprimida por la sístole cardiaca, y depende de otros factores, como el estado de elasticidad de las arterias, su calibre, la cantidad total de sangre y su composición. El estado de las arterias (su elasticidad y su grosor) es el factor que más influye en la presión sanguínea: es fácil intuir que si las arterias fueran totalmente rígidas (como un tubo metálico), la presión ascendería rápidamente al nivel máximo durante la sístole, para caer de forma instantánea durante la diástole, exactamente igual que cuando se abre o se cierra un grifo. También es evidente que cuando se estrecha la luz de un vaso (por un proceso patológico o por la normal ramificación de una arteria), la presión «por encima» de la restricción es más alta que «por debajo». Así pues, la presión que se mide en el sistema venoso es muy inferior a la presente en el sistema arterial.

La cantidad total de fluido sanguíneo en circulación (volemia) también es importante: de hecho, en igualdad de extensión de la red circulatoria, cuanto mayor es el volumen de líquidos presentes, más alta es la presión; cuanto menor es el volumen, menor es la presión.

La dilatación y constricción de los vasos sanguíneos es mantenida constantemente bajo control por el sistema nervioso involuntario, y la volemia es controlada continuamente por el sistema endocrino, que regula la secreción y la excreción de agua ➤212.

En particular, en caso de hemorragia (reducción de volumen), las células renales reaccionan produciendo una enzima que provoca la «maduración» de angiotensina, una hormona con funciones vasoconstrictora y estimulante de la secreción de aldosterona ➤128, que estimula la reabsorción renal de sodio y agua.

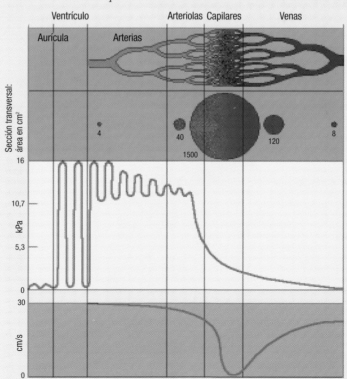

◄ **Presión y velocidad de la sangre**
Dimensiones de los vasos sanguíneos y variaciones de presión y velocidad de la sangre a diferentes niveles de la circulación general.

LA CIRCULACIÓN EN LA CABEZA

Las arterias y las venas de la cabeza, como las del resto del cuerpo, tienen desarrollo paralelo. A menudo, los movimientos activos de las arterias contribuyen a hacer fluir la sangre por las venas adyacentes. Estos vasos reciben con frecuencia el nombre de las zonas del cuerpo por las que se ramifican.

LAS ARTERIAS

Arteria braquiocefálica o *anatómica:* es la rama más grande de la aorta, y se dirige obliucuamente hacia arriba, atrás y a la derecha, pasando primero de frente a la tráquea y después sobre su lado derecho. Se divide en las arterias carótidas primitivas derechas (externa e interna) y en la arteria subclavia derecha. De las carótidas, que se dirigen a la cabeza y al cuello, parten la arteria tiroidea superior (que se ramifica en el cuello), la arteria faríngea ascendente (larga y delgada, que se ramifica en la alta faringe y llega a las meninges), la arteria lingual y la facial, que da origen, entre otras,

a la arteria occipital, y las arterias auricular posterior, temporal superficial, maxilar (que constituye la rama más voluminosa de las dos terminales de la carótida externa), oftálmica, lagrimal, etmoidal, coroidea, cerebrales y otras muchas.

La *arteria subclavia izquierda* se origina en la aorta y se ramifica a nivel del tronco y de los brazos formando las arterias vertebral, torácica (o mamaria) interna, transversa del cuello y los troncos (arterias cortas y gruesas) tireocervical y costocervical.

La *arteria axilar* se extiende desde la 1ª costilla al músculo gran pectoral (donde se convierte en arteria braquial) y después al brazo, donde da origen a muchas ramas colaterales ➤[193-194]. De ella parten también las arterias torácicas y la arteria subescapular.

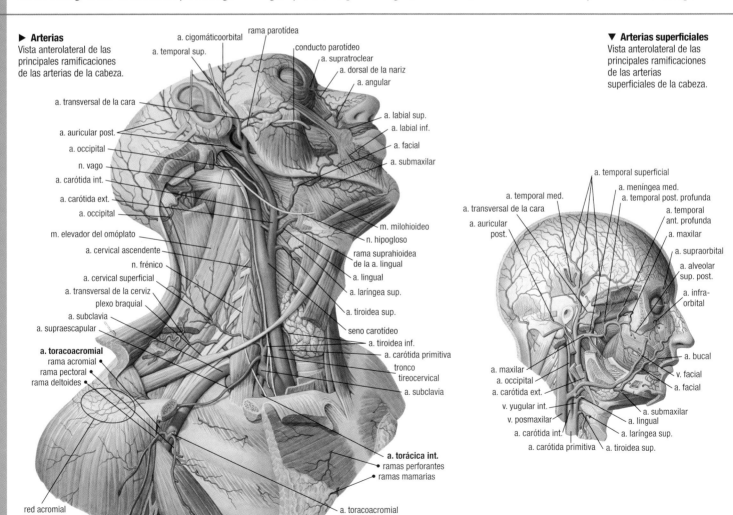

▶ **Arterias**
Vista anterolateral de las principales ramificaciones de las arterias de la cabeza.

a. transversal de la cara
a. auricular post.
a. occipital
n. vago
a. carótida int.
a. carótida ext.
a. occipital
m. elevador del omóplato
a. cervical ascendente
n. frénico
a. cervical superficial
a. transversal de la cerviz
plexo braquial
a. subclavia
a. supraescapular
a. toracoacromial
rama acromial
rama pectoral
rama deltoides
red acromial

a. cigomáticoorbital
a. temporal sup.
rama parotídea
conducto parotídeo
a. supratroclear
a. dorsal de la nariz
a. angular
a. labial sup.
a. labial inf.
a. facial
a. submaxilar
m. milohioideo
n. hipogloso
rama suprahioidea de la a. lingual
a. lingual
a. laríngea sup.
a. tiroidea sup.
seno carotídeo
a. tiroidea inf.
a. carótida primitiva
tronco tireocervical
a. subclavia
a. torácica int.
ramas perforantes
ramas mamarias
a. toracoacromial
glándula mamaria

▼ **Arterias superficiales**
Vista anterolateral de las principales ramificaciones de las arterias superficiales de la cabeza.

a. temporal superficial
a. meníngea med.
a. temporal post. profunda
a. temporal med.
a. transversal de la cara
a. auricular post.
a. temporal ant. profunda
a. maxilar
a. supraorbital
a. alveolar sup. post.
a. infra-orbital
a. maxilar
a. occipital
a. carótida ext.
v. yugular int.
v. posmaxilar
a. carótida int.
a. carótida primitiva
a. bucal
v. facial
a. facial
a. submaxilar
a. lingual
a. laríngea sup.
a. tiroidea sup.

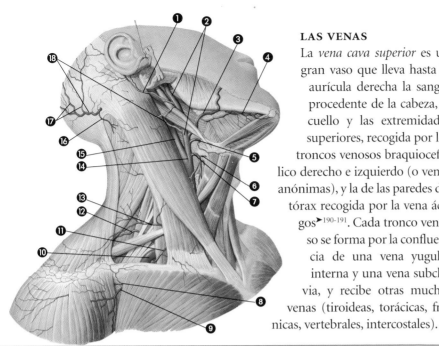

LAS VENAS

La *vena cava superior* es un gran vaso que lleva hasta la aurícula derecha la sangre procedente de la cabeza, el cuello y las extremidades superiores, recogida por los troncos venosos braquiocefálico derecho e izquierdo (o venas anónimas), y la de las paredes del tórax recogida por la vena ácigos➤190-191. Cada tronco venoso se forma por la confluencia de una vena yugular interna y una vena subclavia, y recibe otras muchas venas (tiroideas, torácicas, frénicas, vertebrales, intercostales).

El sistema venoso está formado también por numerosos *plexos* y *senos*.

Los plexos son formaciones de vasos anastomosados y cisternas que recogen sangre venosa procedente de diferentes zonas del cuerpo y que fluye hacia las grandes venas (yugulares, ácigos, hemiácigos, lumbares, etc.). Los senos son canales de sección triangular, circular o semicircular, con lagunas irregulares (lagos sanguíneos o lagunas venosas) que discurren por el espesor de la duramadre encefálica ➤106.

Los principales plexos son posteriores (plexos vertebrales externos e internos y plexo faríngeo); a los senos, que reciben el nombre de los huesos craneales bajo los que se encuentran, llegan las venas del cerebro, el cerebelo, el puente y el bulbo raquídeo.

▲ **Arterias de la cabeza**
Vista lateral derecha.
❶ a. auricular post.
❷ a. carótida ext.
❸ a. facial
❹ a. submaxilar
❺ a. lingual
❻ a. laríngea sup.
❼ a. tiroidea sup.
❽ rama acromial de la a. toracoacromial
❾ rama deltoides de la a. toracoacromial
❿ a. subclavia
⓫ a. supraescapular
⓬ a. transversal de la cerviz
⓭ a. cervical superficial
⓮ bifurcación de la carótida
⓯ a. cárotida int.
⓰ rama descendente de la a. occipital
⓱ ramas occipitales de la a. occipital
⓲ a. occipital

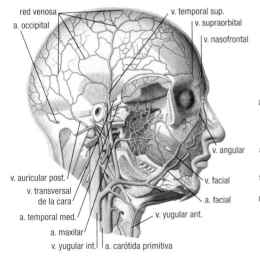

▲ **Venas de la cabeza**
Vista lateral derecha

red venosa
a. occipital
v. temporal sup.
v. supraorbital
v. nasofrontal
v. angular
v. auricular post.
v. transversal de la cara
a. temporal med.
a. maxilar
v. yugular int.
v. facial
a. facial
v. yugular ant.
a. carótida primitiva

▶ **Venas**
Vista anterolateral de las principales ramificaciones de las venas de la cabeza.

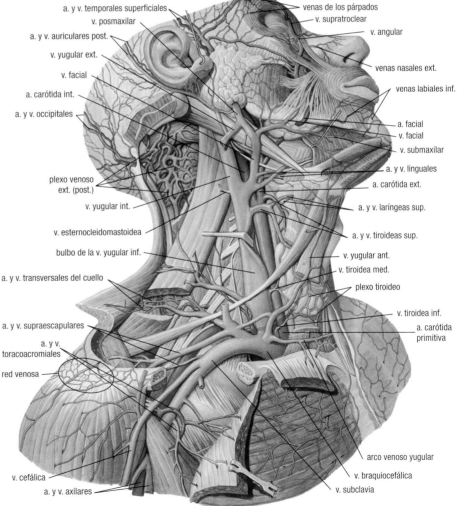

a. y v. temporales superficiales
v. posmaxilar
a. y v. auriculares post.
v. yugular ext.
v. facial
a. carótida int.
a. y v. occipitales
plexo venoso ext. (post.)
v. yugular int.
v. esternocleidomastoidea
bulbo de la v. yugular inf.
a. y v. transversales del cuello
a. y v. supraescapulares
a. y v. toracoacromiales
red venosa
v. cefálica
a. y v. axilares
venas de los párpados
v. supratroclear
v. angular
venas nasales ext.
venas labiales inf.
a. facial
v. facial
v. submaxilar
a. y v. linguales
a. carótida ext.
a. y v. laríngeas sup.
a. y v. tiroideas sup.
v. yugular ant.
v. tiroidea med.
plexo tiroideo
v. tiroidea inf.
a. carótida primitiva
arco venoso yugular
v. braquiocefálica
v. subclavia

LA CIRCULACIÓN EN TÓRAX Y ABDOMEN

E n la zona torácicoabdominal se en-cuentran los vasos más grandes e importantes del aparato circulato-rio: los que participan en la circulación pul-monar (responsable de la oxigenación de toda la sangre), los que conectan los prin-cipales órganos internos (hígado, riñones, intestino, páncreas, bazo) con el corazón, y los que dan origen a todas las ramifica-ciones que se dirigen a la cabeza ➤188, las ex-tremidades superiores ➤193 y las inferiores ➤195. Veamos los principales.

LA CIRCULACIÓN PULMONAR

Está formada por arterias que transpor-tan sangre venosa (pobre en oxíge-no) y venas que transportan san-gre arterial (rica en oxígeno). El *tronco pulmonar* lleva sangre venosa del ventrículo derecho a los pulmones: de unos 5 cm de longitud, se divide en las arterias pulmonares derecha e izquierda, que se ramifican en el pulmón correspon-diente, discurriendo en paralelo a las venas pulmonares y al tronco bronquial. Tras ha-berse oxigenado en los capilares pulmona-res, la sangre pasa a las venas pulmonares, que la llevan a la aurí-cula izquierda del corazón.

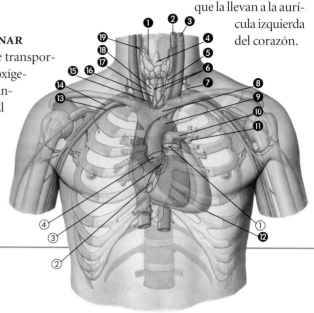

▲ **Vasos torácicos y corazón**
Vista frontal.
Se distinguen las relaciones anatómicas con las principales partes óseas del tórax.
❶ a. tiroidea sup. dcha.
❷ a. carótida ext.
❸ v. yugular int.
❹ tiroides
❺ a. tiroidea inf.
❻ plexo tiroideo impar
❼ tronco tireocervical
❽ v. braquiocefálica izda.
❾ cayado aórtico
❿ tronco bronquial izdo.
⓫ tronco pulmonar
⓬ ápice cardiaco
⓭ v. subclavia dcha.
⓮ a. subclavia dcha.
⓯ tronco braquiocefálico
⓰ a. tiroidea ínfima
⓱ a. carótida primitiva dcha.
⓲ tráquea
⓳ v. tiroidea sup. dcha.
① válvula del tronco pulmonar
② válvula mitral
③ válvula tricúspide
④ válvula de la aorta

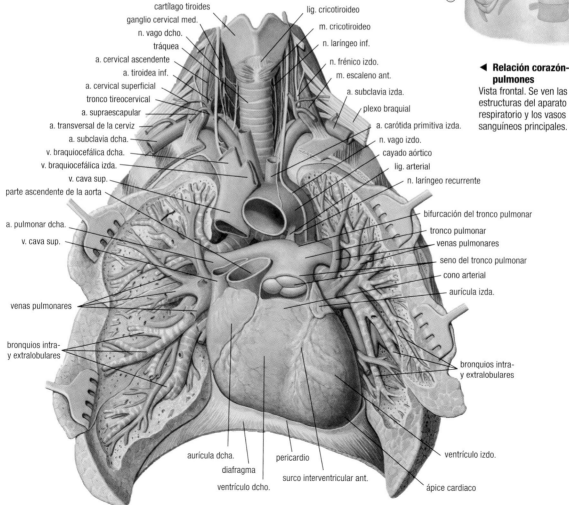

◀ **Relación corazón-pulmones**
Vista frontal. Se ven las estructuras del aparato respiratorio y los vasos sanguíneos principales.

cartílago tiroides
ganglio cervical med.
n. vago dcho.
tráquea
a. cervical ascendente
a. tiroidea inf.
a. cervical superficial
tronco tireocervical
a. supraescapular
a. transversal de la cerviz
a. subclavia dcha.
v. braquiocefálica dcha.
v. braquiocefálica izda.
v. cava sup.
parte ascendente de la aorta
a. pulmonar dcha.
v. cava sup.
venas pulmonares
bronquios intra- y extralobulares

lig. cricotiroideo
m. cricotiroideo
n. laríngeo inf.
n. frénico izdo.
m. escaleno ant.
a. subclavia izda.
plexo braquial
a. carótida primitiva izda.
n. vago izdo.
cayado aórtico
lig. arterial
n. laríngeo recurrente
bifurcación del tronco pulmonar
tronco pulmonar
venas pulmonares
seno del tronco pulmonar
cono arterial
aurícula izda.
bronquios intra- y extralobulares

aurícula dcha.
diafragma
ventrículo dcho.
pericardio
surco interventricular ant.
ventrículo izdo.
ápice cardiaco

EL SISTEMA DE LA VENA PORTA

La vena porta es un gran tronco venoso que lleva al hígado toda la sangre procedente de la porción subdiafragmática del tubo digestivo, del bazo, del páncreas y de la vesícula biliar, gracias al aporte de las venas gástricas izquierda y derecha, las císticas, las mesentéricas y la esplénica.

De ella parten las ramificaciones de la red venosa que atraviesa el hígado ➤152-153 y desemboca en la vena cava inferior.

OTRAS VENAS IMPORTANTES

Aparte de la *vena cava superior,* de la que arrancan las venas braquiocefálicas (hacia las extremidades superiores), las yugulares (hacia el cuello y la cabeza) y las cardiacas (hacia el corazón), recordamos:

- la *vena ácigos* recoge la sangre venosa de las paredes del tórax en la confluencia de las venas torácicas, hemiácigos, bronquiales, intercostales, esofágicas y frénicas superiores;

- la *vena subclavia* comienza como continuación directa de la vena axilar y da origen, al unirse con la yugular interna, al tronco venoso braquiocefálico;

- la *vena cava inferior,* la más voluminosa del cuerpo, en la que confluyen todos los vasos venosos de las zonas subdiafragmáticas: las venas iliacas primitivas procedentes de las extremidades inferiores, las venas lumbares y las venas frénicas inferiores (llamadas *parietales),* y las venas renales, suprarrenales, sacras, ileolumbares, obturadoras, glúteas, pudendas, espermá-

ticas y hepáticas (llamadas *viscerales).* Son numerosos los *plexos.*

LAS ARTERIAS

La *aorta* es, ciertamente, el vaso principal: atraviesa todo el tórax y desciende por el abdomen hasta la altura de la 4ª lumbar, donde se divide formando las arterias iliaca derecha e izquierda, prolongándose a las extremidades inferiores.

De la aorta parten también todas las demás arterias principales: las que se dirigen al cuello y a la cabeza (carótidas y subclavias), las del brazo (braquiocefálicas), las de los órganos abdominales (coronarias, mesentéricas, renales, hepáticas, gástricas, esplénicas, genitales, costales, lumbares y sacras).

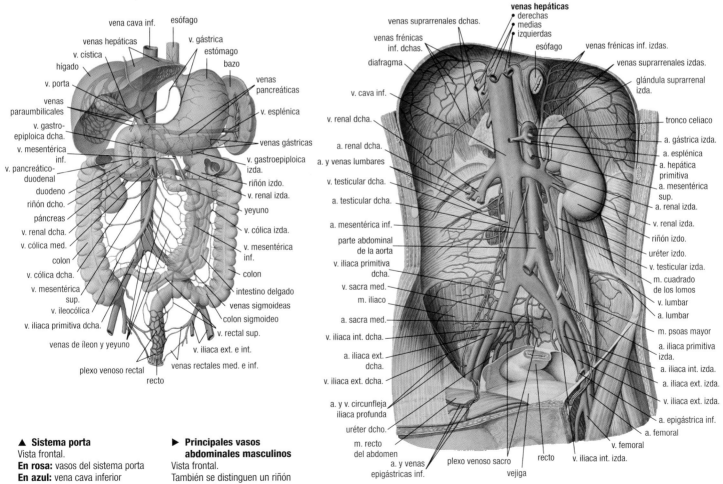

▲ **Sistema porta**
Vista frontal.
En rosa: vasos del sistema porta
En azul: vena cava inferior
y sus ramificaciones.

▶ **Principales vasos abdominales masculinos**
Vista frontal.
También se distinguen un riñón
y las dos cápsulas suprarrenales.

LOS VASOS VISCERALES

Son los que irrigan y drenan los órganos abdominales, las ramificaciones de la aorta y las venas que confluyen en la vena cava inferior. Se denominan:

- el *tronco celiaco:* es una gruesa rama de la aorta que se divide en la arteria gástrica izquierda, la arteria hepática y la arteria esplénica. Se dirige al extremo inferior del esófago, al estómago, al duodeno, al páncreas, al hígado y al bazo;

- la *arteria mesentérica superior* irriga el intestino delgado, la mitad derecha del grueso, la cabeza del páncreas, el duodeno, el yeyuno y el íleon;

- la *arteria mesentérica inferior* vasculariza la porción izquierda del colon transverso, el descendente, el ileopélvico y el recto;

- las *ramas de la aorta abdominal* irrigan las glándulas suprarrenales, los riñones y los genitales, y dan origen a las arterias lumbares, sacras e iliacas;

- la *vena renal,* en la que desembocan las venas suprarrenales inferiores y medias, las uretrales y, en el varón, las espermáticas internas;

- las v*enas hepáticas,* de 15 a 20 venas que recogen la sangre venosa del hígado, se dividen en mayores (2-3), o troncos, y menores (10-15) y carecen de válvulas.

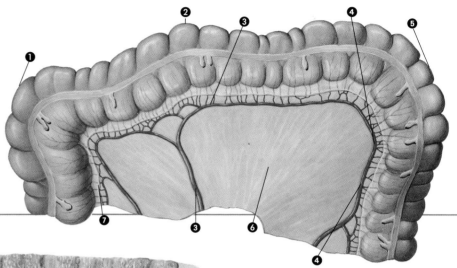

▲ **Circulación en el intestino**
Los vasos sanguíneos llegan al intestino pasando a través de las membranas peritoneales.
❶ asa derecha del colon
❷ colon transverso
❸ a. cólica med.
❹ a. cólica izda.
❺ asa izda. del colon
❻ mesocolon transverso
❼ peritoneo visceral

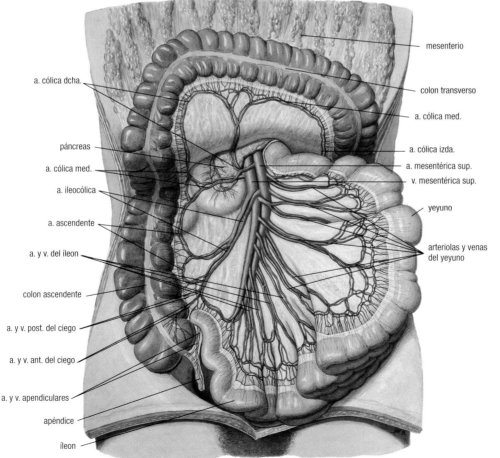

mesenterio

colon transverso

a. cólica med.

a. cólica izda.

a. mesentérica sup.

v. mesentérica sup.

yeyuno

arteriolas y venas del yeyuno

a. cólica dcha.

páncreas

a. cólica med.

a. ileocólica

a. ascendente

a. y v. del íleon

colon ascendente

a. y v. post. del ciego

a. y v. ant. del ciego

a. y v. apendiculares

apéndice

íleon

◀ **Vasos viscerales**
Vista frontal

LA CIRCULACIÓN EN LAS EXTREMIDADES SUPERIORES

Los vasos que conforman la circulación de las extremidades superiores derivan de cuatro vasos principales: las arterias subclavia derecha e izquierda y las venas subclavia derecha e izquierda.

LAS ARTERIAS

Las arterias subclavia derecha e izquierda, que llevan oxígeno y alimento a huesos, músculos, nervios y articulaciones de las extremidades superiores, se dividen en numerosas e importantes ramificaciones, cuyo número y zona de origen pueden variar.

Entre las más constantes, las que irrigan la extremidad superior son los *troncos tireocervicales*, de los que parten, entre otras, las arterias transversales del omóplato (o escapulares superiores): llegadas al borde superior del omóplato, y tras sobrepasarlo, se dirigen a la piel que recubre el acromion.

Cada arteria subclavia continúa en la arteria axilar, que, en el brazo, da origen a:
- la *arteria toracoacromial*, que se divide en las ramas pectoral, acromial, deltoides y clavicular, correspondientes a las zonas del cuerpo que irrigan;

- la *arteria torácica lateral,* que llega a los músculos pectorales, los músculos serratos anteriores, los ganglios linfáticos axilares y las glándulas mamarias;
- la *arteria subescapular* da origen a las arterias circunfleja del omóplato y toracodorsal, irrigando los músculos tríceps del brazo, serrato menor y serrato mayor, y el borde axilar del omóplato;
- la *arteria circunfleja posterior del húmero*, que se dirige a la cabeza del húmero y a la articulación omóplato-humeral.

Cada arteria axilar sigue en la *arteria humeral*, o *braquial*, sus ramas principales son:
- la arteria profunda del brazo, que da lugar a las arterias colateral radial y colateral media, irrigando, entre otras, la articulación del codo;

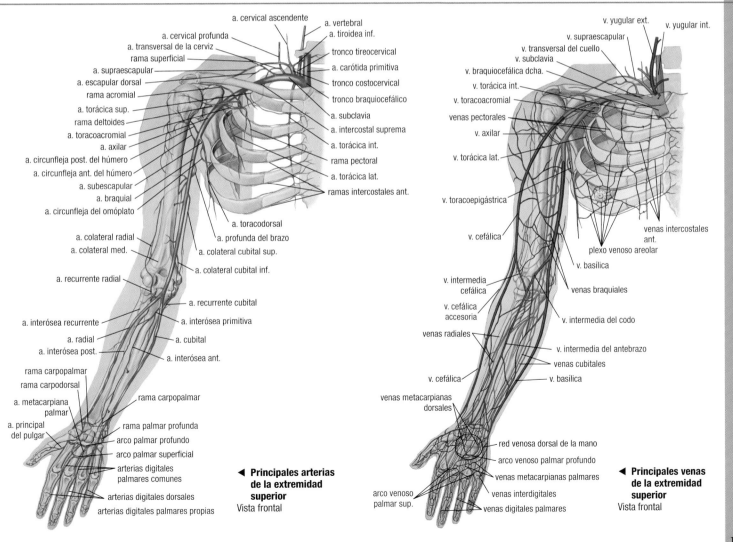

◄ **Principales arterias de la extremidad superior**
Vista frontal

◄ **Principales venas de la extremidad superior**
Vista frontal

- las *arterias colateral cubital superior* e *inferior,* las principales abastecedoras de la articulación del codo;

- las *arterias radial* y *cubital,* que se ramifican en la mano: lo que se percibe al tomar el pulso a una persona es el movimiento de la arteria radial.

LAS VENAS

Por lo general, discurren paralelas a las arterias: la sangre, drenada por los numerosos vasos de la mano, confluye tanto en las venas cefálica, cefálica accesoria y basílica (profundas y superficiales) como en las venas braquiales, algunas de las cuales desembocan en la vena cefálica, por encima del codo. Ellas constituyen los principales vasos venosos que drenan

el antebrazo y el brazo. Más arriba, otras venas braquiales se unen a la vena basílica, formando la vena axilar. A la altura de la 1ª costilla, las venas cefálica y axilar procedentes del brazo y la toracodorsal proveniente de la zona torácico-axilar

convergen constituyendo la vena subclavia. A su vez, ésta confluye, junto con la vena yugular interna procedente del cuello y la vena supraescapular, en la vena braquiocefálica, una de las ramas más gruesas de la vena cava superior.

▶ **Vasos del hombro**
Vista frontal

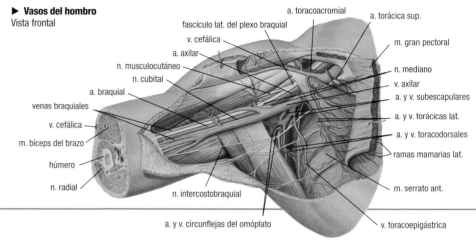

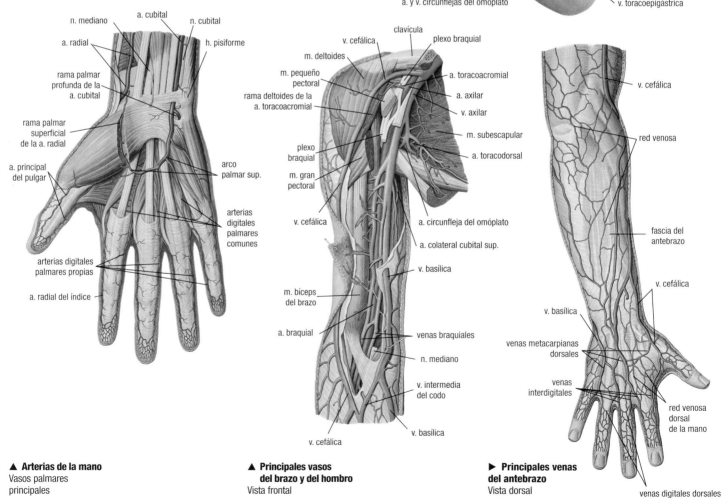

▲ **Arterias de la mano**
Vasos palmares principales

▲ **Principales vasos del brazo y del hombro**
Vista frontal

▶ **Principales venas del antebrazo**
Vista dorsal

LA CIRCULACIÓN EN LAS EXTREMIDADES INFERIORES

os vasos sanguíneos de las extremidades inferiores derivan de los principales vasos abdominales: las arterias, de la aorta abdominal y sus ramificaciones derecha e izquierda , y las venas, de la vena cava inferior, que se ramifica en las venas iliaca primitiva derecha e izquierda.

LAS ARTERIAS

Las arterias iliaca primitiva derecha e izquierda (externa e interna) y sus numerosas ramificaciones irrigan la pelvis, las vísceras pélvicas (órganos reproductores, vejiga y otros elementos del aparato urinario, intestino recto), los huesos, las articulaciones, los nervios y los músculos del bajo abdomen, del fondo de la pelvis y de las extremidades inferiores.

Sus principales ramas en la zona pélvica son las arterias vesicales superiores, la arteria vesico-diferencial (en el hombre) o la arteria uterina (en la mujer), la arteria rectal media y la arteria vaginal (en ambos), de la que se originan las arterias obturadora, pudenda interna y glútea inferior o isquiática.

Las principales ramas sanguíneas que irrigan la zona de la pelvis y el muslo están constituidas por las ramificaciones musculares de la arteria glútea inferior, que llevan sangre al músculo glúteo mayor, los músculos y la región coccígeos, el cuadrado del fémur y el aductor mayor, y las arterias ileolumbar, sacra lateral, glútea superior, femorales, circunflejas y perforantes.

Las arterias principales de la pierna son la poplítea, que irriga todos los músculos posteriores y la articulación de la rodilla, y la tibial anterior, que continúa en la arteria dorsal del pie (o pedia), de la que parten todos los vasos menores que garantizan la irrigación de la sangre al pie.

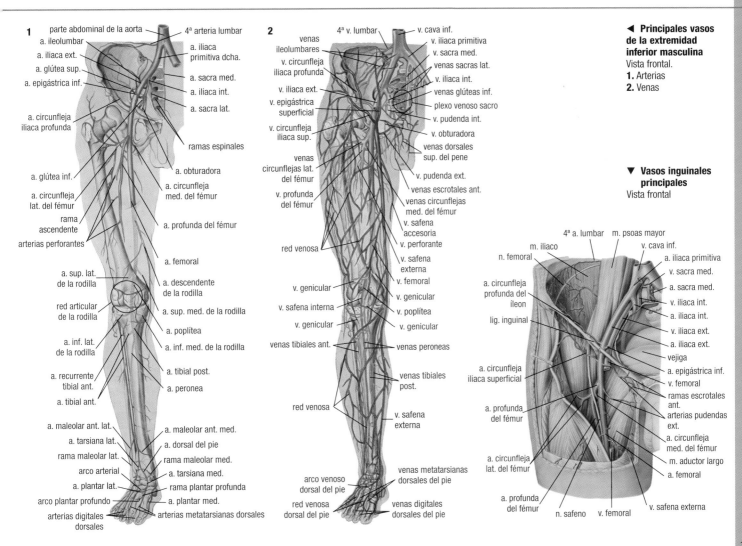

1
parte abdominal de la aorta
a. ileolumbar
a. iliaca ext.
a. glútea sup.
a. epigástrica inf.
a. circunfleja iliaca profunda
a. glútea inf.
a. circunfleja lat. del fémur
rama ascendente
arterias perforantes
a. sup. lat. de la rodilla
red articular de la rodilla
a. inf. lat. de la rodilla
a. recurrente tibial ant.
a. tibial ant.
a. maleolar ant. lat.
a. tarsiana lat.
rama maleolar lat.
arco arterial
a. plantar lat.
arco plantar profundo
arterias digitales dorsales

4ª arteria lumbar
a. iliaca primitiva dcha.
a. sacra med.
a. iliaca int.
a. sacra lat.
ramas espinales
a. obturadora
a. circunfleja med. del fémur
a. profunda del fémur
a. femoral
a. descendente de la rodilla
a. sup. med. de la rodilla
a. poplítea
a. inf. med. de la rodilla
a. tibial post.
a. peronea
a. maleolar ant. med.
a. dorsal del pie
rama maleolar med.
a. tarsiana med.
rama plantar profunda
a. plantar med.
arterias metatarsianas dorsales

2
4ª v. lumbar
venas ileolumbares
v. circunfleja iliaca profunda
v. iliaca ext.
v. epigástrica superficial
v. circunfleja iliaca sup.
venas circunflejas lat. del fémur
v. profunda del fémur
red venosa
v. genicular
v. safena interna
v. genicular
venas tibiales ant.
red venosa
arco venoso dorsal del pie
red venosa dorsal del pie

v. cava inf.
v. iliaca primitiva
v. sacra med.
venas sacras lat.
v. iliaca int.
venas glúteas inf.
plexo venoso sacro
v. pudenda int.
v. obturadora
venas dorsales sup. del pene
v. pudenda ext.
venas escrotales ant.
venas circunflejas med. del fémur
v. safena accesoria
v. perforante
v. safena externa
v. femoral
v. genicular
v. poplítea
v. genicular
venas peroneas
venas tibiales post.
v. safena externa
venas metatarsianas dorsales del pie
venas digitales dorsales del pie

◄ **Principales vasos de la extremidad inferior masculina**
Vista frontal.
1. Arterias
2. Venas

▼ **Vasos inguinales principales**
Vista frontal

4ª a. lumbar   m. psoas mayor
m. iliaco
n. femoral
a. circunfleja profunda del íleon
lig. inguinal
a. circunfleja iliaca superficial
a. profunda del fémur
a. circunfleja lat. del fémur
a. profunda del fémur
n. safeno   v. femoral

v. cava inf.
a. iliaca primitiva
v. sacra med.
a. sacra med.
v. iliaca int.
a. iliaca int.
v. iliaca ext.
a. iliaca ext.
vejiga
a. epigástrica inf.
v. femoral
ramas escrotales ant.
arterias pudendas ext.
a. circunfleja med. del fémur
m. aductor largo
a. femoral
v. safena externa

CIRCULACIÓN SANGUÍNEA Y LINFÁTICA

LAS VENAS

La red venosa que drena el pie desemboca en los principales vasos de la pierna: las venas safena externa e interna y las peroneas y tibiales anteriores y posteriores, relativamente superficiales. En el muslo, las venas tibiales confluyen en la vena poplítea, que también recibe el aporte de las venas perforantes, que drenan la sangre de músculos y huesos circundantes.

En proximidad al íleon, la vena circunfleja lateral del fémur confluye con la vena circunfleja medial del fémur y con la vena safena externa en la vena femoral, que recoge toda la sangre procedente tanto de la circulación venosa de la extremidad inferior como de las regiones genital y abdominal (venas subcutáneas abdominales).

▶ **Arterias de la pierna**
1. Vista dorsal
2. Vista frontal

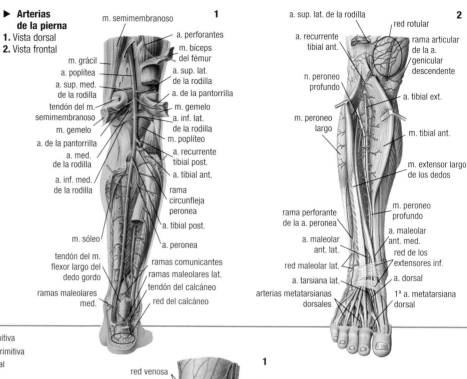

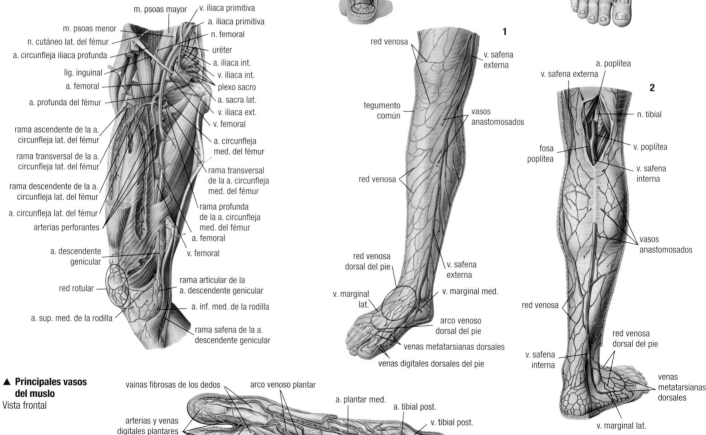

▲ **Principales vasos del muslo**
Vista frontal

▶ **Principales vasos del pie**
Vista plantar

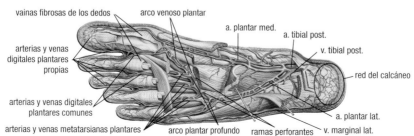

▲ **Venas de la pierna**
1. Vista frontal
2. Vista dorsal

LA CIRCULACIÓN FETAL

Merece una mención aparte la circulación en el feto, que no respira a través de los pulmones: por tanto, la circulación pulmonar no sirve para oxigenar la sangre. En el periodo fetal, la función de «pulmón», así como las de «intestino» y «riñón», la desempeña la *placenta,* el órgano materno ampliamente vascularizado por las arterias iliacas y circunflejas. Además de permitir el intercambio de gases, facilita que lleguen al feto sustancias nutritivas, agua, sales y anticuerpos. Al mismo tiempo, recoge los desechos metabólicos del futuro bebé: de hecho, en el feto, la actividad renal comienza en el 4º mes y es muy reducida hasta el nacimiento.

Debido a la presencia de la placenta y a la ausencia de circulación pulmonar (que no se activa hasta el nacimiento, al desplegarse el epitelio pulmonar ➤26, 162), el feto presenta una circulación general «mixta»: en efecto, mientras los septos cardiacos están incompletos, a nivel del corazón se produce una mezcla de sangre venosa y arterial.

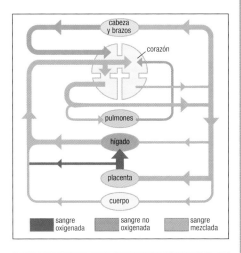

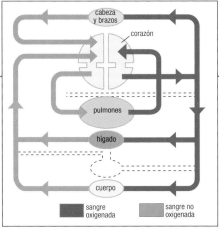

▲ **Esquema de la circulación fetal mixta (arriba)**   **comparado con el de la circulación neonatal (abajo)**

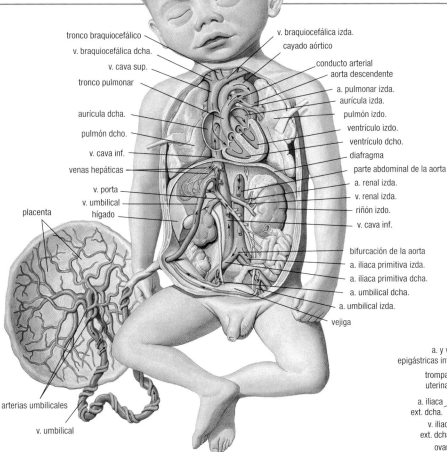

tronco braquiocefálico
v. braquiocefálica dcha.
v. cava sup.
tronco pulmonar
aurícula dcha.
pulmón dcho.
v. cava inf.
venas hepáticas
v. porta
v. umbilical
hígado
placenta

v. braquiocefálica izda.
cayado aórtico
conducto arterial
aorta descendente
a. pulmonar izda.
aurícula izda.
pulmón izdo.
ventrículo izdo.
ventrículo dcho.
diafragma
parte abdominal de la aorta
a. renal izda.
v. renal izda.
riñón izdo.
v. cava inf.
bifurcación de la aorta
a. iliaca primitiva izda.
a. iliaca primitiva dcha.
a. umbilical dcha.
a. umbilical izda.
vejiga

arterias umbilicales
v. umbilical

▲ **Circulación fetal**

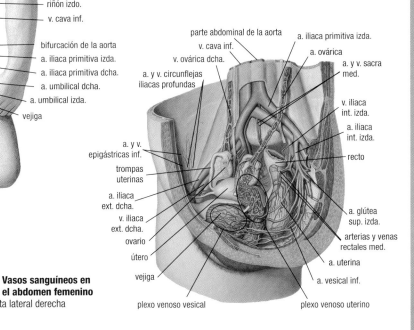

parte abdominal de la aorta
v. cava inf.
v. ovárica dcha.
a. y v. circunflejas iliacas profundas
a. y v. epigástricas inf.
trompas uterinas
a. iliaca ext. dcha.
v. iliaca ext. dcha.
ovario
útero
vejiga
plexo venoso vesical

a. iliaca primitiva izda.
a. ovárica
a. y v. sacra med.
v. iliaca int. izda.
a. iliaca int. izda.
recto
a. glútea sup. izda.
arterias y venas rectales med.
a. uterina
a. vesical inf.
plexo venoso uterino

▶ **Vasos sanguíneos en el abdomen femenino**
Vista lateral derecha

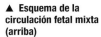

LA RED LINFÁTICA

Los capilares linfáticos son la parte «absorbente» del sistema linfático y, al anastomosarse entre sí, forman las redes de origen. Éstas desembocan en los precolectores, a menudo provistos de válvulas y de una débil musculatura lisa con desarrollo en espiral.

Los precolectores van a parar a los *colectores pre- y posganglares,* que se dividen en *superficiales* y *profundos* según discurran por los tejidos cutáneos o subcutáneos, o pertenezcan a distritos musculares viscerales. También ellos convergen a

menudo y se anastomosan: los colectores superficiales tienen un recorrido independiente de los vasos sanguíneos, mientras que los profundos acompañan casi siempre a venas y arterias. Estos llegan a numerosos ganglios linfáticos y a los órganos linfáticos (timo y bazo ➤202), y terminan en los *troncos linfáticos principales.* El más importante es el conducto torácico, que comienza a nivel de la 2ª vértebra lumbar y descarga la linfa en el sistema venoso.

Otros troncos linfáticos importantes son los yugulares derecho e izquierdo, que recogen el vertido de las vías linfáticas de la mitad correspondiente de cabeza y cuello; los troncos linfáticos subclavios derecho e izquierdo, que drenan las vías linfáticas de las extremidades superiores y de una parte del tórax; los troncos linfáticos broncomediastínicos derecho e izquierdo, que drenan vísceras y paredes de tórax, diafragma y también una parte del hígado.

El *conducto linfático derecho,* o *gran vena linfática de Galeno,* no está siempre presente: puede formarse por la confluencia de los troncos linfáticos yugular, subclavio y, a veces, broncomediastínico. Muy corto, desemboca en la confluencia de la vena yugular interna y la subclavia.

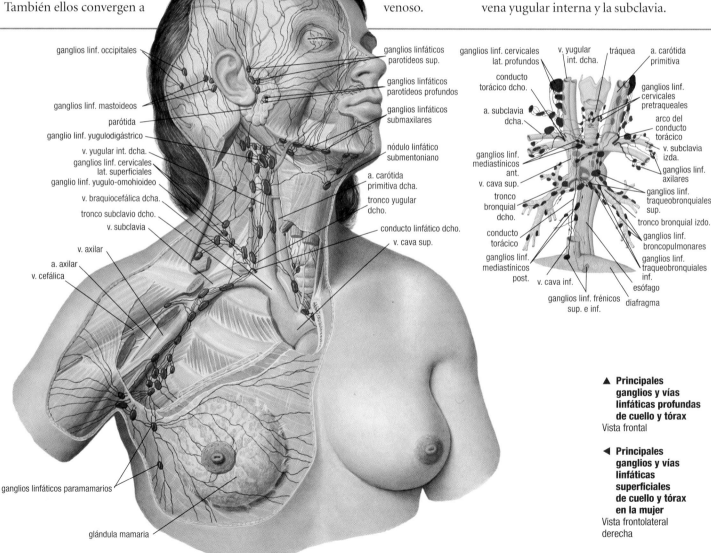

ganglios linf. occipitales

ganglios linf. mastoideos

parótida

ganglio linf. yugulodigástrico

v. yugular int. dcha.

ganglios linf. cervicales lat. superficiales

ganglio linf. yugulo-omohioideo

v. braquiocefálica dcha.

tronco subclavio dcho.

v. subclavia

v. axilar

a. axilar

v. cefálica

ganglios linfáticos paramamarios

glándula mamaria

ganglios linfáticos parotídeos sup.

ganglios linfáticos parotídeos profundos

ganglios linfáticos submaxilares

nódulo linfático submentoniano

a. carótida primitiva dcha.

tronco yugular dcho.

conducto linfático dcho.

v. cava sup.

ganglios linf. cervicales lat. profundos

v. yugular int. dcha.

tráquea

a. carótida primitiva

conducto torácico dcho.

a. subclavia dcha.

ganglios linf. mediastínicos ant.

v. cava sup.

tronco bronquial dcho.

conducto torácico

ganglios linf. mediastínicos post.

v. cava inf.

ganglios linf. frénicos sup. e inf.

ganglios linf. cervicales pretraqueales

arco del conducto torácico

v. subclavia izda.

ganglios linf. axilares

ganglios linf. traqueobronquiales sup.

tronco bronquial izdo.

ganglios linf. broncopulmonares

ganglios linf. traqueobronquiales inf.

esófago

diafragma

▲ **Principales ganglios y vías linfáticas profundas de cuello y tórax**
Vista frontal

◄ **Principales ganglios y vías linfáticas superficiales de cuello y tórax en la mujer**
Vista frontolateral derecha

VASOS Y GANGLIOS LINFÁTICOS EN LA CABEZA Y EL CUELLO

Los *colectores linfáticos superficiales* drenan las redes de origen que corresponden a párpados, labios, aletas y lóbulos nasales; a veces drena las redes linfáticas de los tejidos subyacentes (músculos del rostro). Están intercalados por pequeños *ganglios linfáticos* llamados *faciales* o *de la mejilla*.

Los *colectores linfáticos profundos* están ausentes en los órganos nerviosos, el globo ocular y el oído interno, mientras que abundan en la amígdala palatina, la nariz y la faringe, y son aferentes a los ganglios linfáticos cervicales profundos.

Los ganglios linfáticos, en su mayoría, están reunidos en grupos o en cadenas repartidas por los principales vasos sanguí-

neos. Reciben el nombre de las zonas del cráneo limítrofes: ganglios linfáticos occipitales, mastoideos (o auriculares posteriores), parotídeos, submaxilares, submentonianos, retrofaríngeos, cervicales superiores, cervicales profundos y cervicales anteriores.

VASOS Y GANGLIOS LINFÁTICOS EN LAS EXTREMIDADES SUPERIORES

Los *colectores linfáticos superficiales* están en comunicación con las redes superficiales de los territorios de abdomen, cuello, hombro y tórax: son los llamados *colectores linfáticos parietales,* que drenan glándulas mamarias, músculos torácicos e intercostales y diafragma, y desembocan en los vasos colectores de los ganglios linfáticos axilares.

Los *colectores linfáticos profundos* drenan huesos, articulaciones, músculos y aponeurosis, y son satélites de las venas y las arterias profundas. En el brazo, confluyen en los colectores braquiales que terminan en el grupo braquial de ganglios linfáticos axilares.

Las *linfoglándulas* están distribuidas en grupos a lo largo del brazo: las principales son los ganglios linfáticos de la palma de la mano, radiales, interóseos, cubitales y braquiales. Sin embargo, están reunidas mayoritariamente en el linfocentro axilar, constituido por un número de ganglios linfáticos variable (10-60) dispuestos en grupos y en cadenas: el grupo braquial (o lateral) drena el brazo; el grupo torácico (o pectoral) drena el tórax, y la glándula mamaria, los tegumentos y los músculos de la pared abdo-

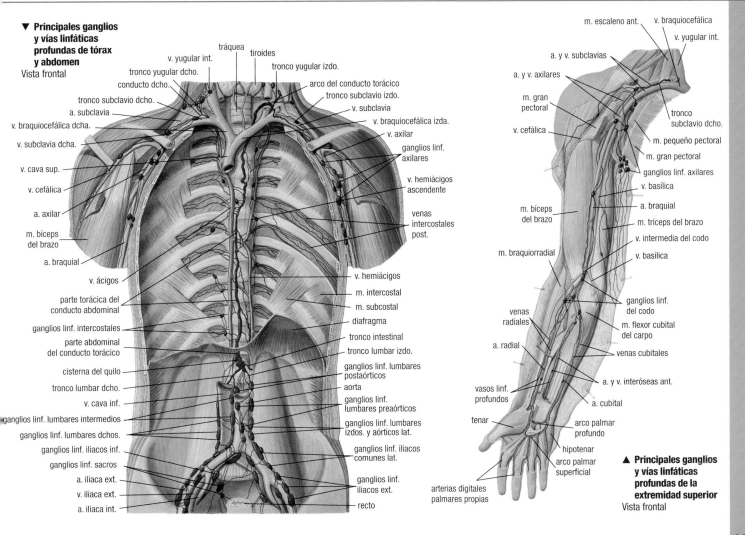

▼ **Principales ganglios y vías linfáticas profundas de tórax y abdomen**
Vista frontal

tráquea
tiroides
v. yugular int.
tronco yugular dcho.
conducto dcho.
tronco subclavio dcho.
a. subclavia
v. braquiocefálica dcha.
v. subclavia dcha.
v. cava sup.
v. cefálica
a. axilar
m. bíceps del brazo
a. braquial
v. ácigos
parte torácica del conducto abdominal
ganglios linf. intercostales
parte abdominal del conducto torácico
cisterna del quilo
tronco lumbar dcho.
v. cava inf.
ganglios linf. lumbares intermedios
ganglios linf. lumbares dchos.
ganglios linf. iliacos inf.
ganglios linf. sacros
a. iliaca ext.
v. iliaca ext.
a. iliaca int.

tronco yugular izdo.
arco del conducto torácico
tronco subclavio izdo.
v. subclavia
v. braquiocefálica izda.
v. axilar
ganglios linf. axilares
v. hemiácigos ascendente
venas intercostales post.
v. hemiácigos
m. intercostal
m. subcostal
diafragma
tronco intestinal
tronco lumbar izdo.
ganglios linf. lumbares postaórticos
aorta
ganglios linf. lumbares preaórticos
ganglios linf. lumbares izdos. y aórticos lat.
ganglios linf. iliacos comunes lat.
ganglios linf. iliacos ext.
recto

m. escaleno ant.
v. braquiocefálica
v. yugular int.
a. y v. subclavias
a. y v. axilares
m. gran pectoral
v. cefálica
tronco subclavio dcho.
m. pequeño pectoral
m. gran pectoral
ganglios linf. axilares
v. basílica
a. braquial
m. tríceps del brazo
v. intermedia del codo
v. basílica
ganglios linf. del codo
m. flexor cubital del carpo
venas cubitales
a. y v. interóseas ant.
a. cubital
arco palmar profundo
hipotenar
arco palmar superficial
m. bíceps del brazo
m. braquiorradial
venas radiales
a. radial
vasos linf. profundos
tenar
arterias digitales palmares propias

▲ **Principales ganglios y vías linfáticas profundas de la extremidad superior**
Vista frontal

minal y de la zona supraumbilical; el grupo subescapular drena la parte posterior del tórax; el central y el subclavicular (o apical), en conexión con todos los demás grupos, confluyen en el tronco linfático subclavio.

VASOS Y GANGLIOS LINFÁTICOS EN TÓRAX Y ABDOMEN

Los *colectores linfáticos superficiales* están en comunicación con las redes superficiales de los territorios de abdomen, cuello, hombro y tórax: son los colectores linfáticos parietales, que drenan glándulas mamarias, músculos torácicos e intercostales y diafragma, y desembocan en los vasos colectores de los ganglios linfáticos axilares.

Los *colectores linfáticos viscerales profundos* parten de los órganos y se dirigen a los

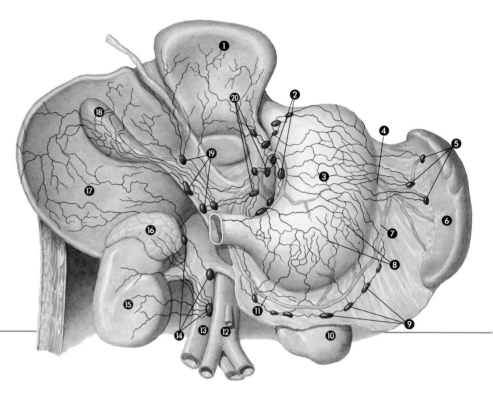

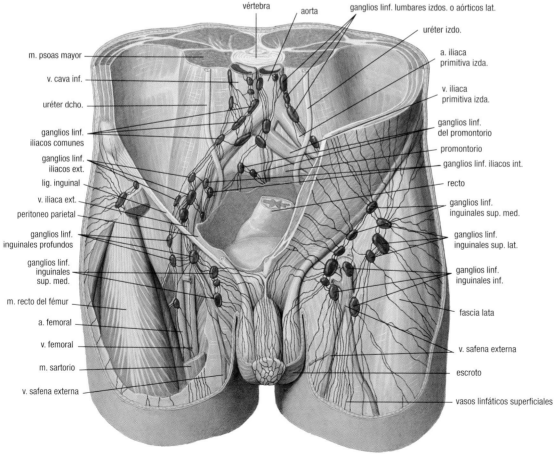

▲ **Principales ganglios y vías linfáticas del abdomen superior**
Vista frontal.
① lóbulo hepático izdo.
② ganglios linf. gástricos izdos.
③ estómago
④ a. esplénica
⑤ ganglios linf. esplénicos
⑥ bazo
⑦ a. gastroepiploica izda.
⑧ plexo linf. gástrico
⑨ ganglios linf. gastromesentéricos dchos.
⑩ riñón izquierdo
⑪ a. gastroepiploica dcha.
⑫ aorta
⑬ v. cava inf.
⑭ ganglios linf. lumbares
⑮ riñón derecho
⑯ glándula suprarrenal dcha.
⑰ lóbulo hepático dcho.
⑱ vesícula biliar
⑲ ganglios linf. hepáticos
⑳ ganglios linf. celiacos

◀ **Principales ganglios y vías linfáticas inguinales en el hombre**
Vista frontal

Labels on lower figure:
vértebra
aorta
ganglios linf. lumbares izdos. o aórticos lat.
uréter izdo.
a. iliaca primitiva izda.
v. iliaca primitiva izda.
ganglios linf. del promontorio
promontorio
ganglios linf. iliacos int.
recto
ganglios linf. inguinales sup. med.
ganglios linf. inguinales sup. lat.
ganglios linf. inguinales inf.
fascia lata
v. safena externa
escroto
vasos linfáticos superficiales

m. psoas mayor
v. cava inf.
uréter dcho.
ganglios linf. iliacos comunes
ganglios linf. iliacos ext.
lig. inguinal
v. iliaca ext.
peritoneo parietal
ganglios linf. inguinales profundos
ganglios linf. inguinales sup. med.
m. recto del fémur
a. femoral
v. femoral
m. sartorio
v. safena externa

grupos de ganglios linfáticos viscerales, tras haber drenado los plexos gangliares linfáticos que rodean todos los órganos viscera-les, adoptando su denominación: colectores viscerales del corazón, del pericardio, del pulmón, de la pleura, de la porción torácica del esófago, de la tráquea y del timo.

Los *ganglios linfáticos* se dividen en *parietales* y *viscerales*; todos reciben el nombre de la zona que drenan. Recordemos los ganglios linfáticos: *esternales, intercostales mediales* o *laterales, diafragmáticos anteriores, mediastínicos anteriores, mediastínicos posteriores, mediastínicos anteriores* y *bronquiales*.

Son numerosos e importantes los ganglios linfáticos de las vías intestinales: los *lumboaórticos,* que componen el plexo lumboaórtico, y cuyos vasos eferentes convergen en el tronco linfático intestinal; los *mesentéricos,* los *mesocólicos,* los *gástricos,* los *hepáticos* y los *pancreático-esplénicos*.

VASOS Y GANGLIOS LINFÁTICOS EN PELVIS Y EXTREMIDADES INFERIORES

Al igual que en el abdomen, en la pelvis los ganglios y los colectores linfáticos forman cadenas gangliares en forma de plexos que siguen el recorrido de los vasos sanguíneos. Se distinguen el plexo iliaco externo e interno, que afluyen al plexo iliaco común, en comunicación con al plexo lumboaórtico. En la pierna, los colectores son satélites de las venas que les dan nombre, y confluyen en los ganglios linfáticos inguinales.

▲ **Principales ganglios y vías linfáticas intestinales**
❶ ganglios linf. cólicos med.
❷ colon transverso
❸ a. mesentérica sup.
❹ glándula suprarrenal
❺ ganglios linf. cólicos izdos.
❻ aorta
❼ riñón izquierdo
❽ ganglios linf. iliacos comunes
■ ganglios linf. mesentéricos inf.
❾ ganglios linf. sigmoideos
❿ ganglios linf. rectales sup.
⓫ ovario
⓬ recto
⓭ vejiga
⓮ útero
⓯ v. cava inf.
⓰ ganglios linf. lumbares
⓱ riñón derecho
⓲ intestino delgado
⓳ ganglios linf. mesentéricos sup.
⓴ ganglios linf. cólicos dchos.

▶ **Principales ganglios y vías linfáticas de la extremidad inferior**
Se puede apreciar que los vasos sanguíneos y linfáticos discurren paralelos.
1. Vista frontal, elementos anatómicos superficiales.
2. Vista dorsal, elementos anatómicos profundos.

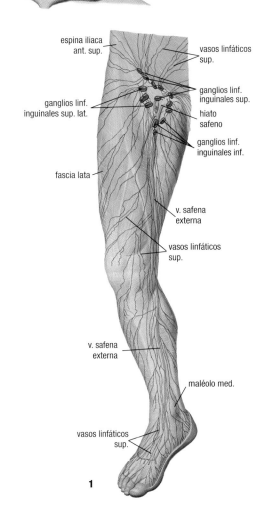

espina iliaca ant. sup.
vasos linfáticos sup.
ganglios linf. inguinales sup.
ganglios linf. inguinales sup. lat.
hiato safeno
ganglios linf. inguinales inf.
fascia lata
v. safena externa
vasos linfáticos sup.
v. safena externa
maléolo med.
vasos linfáticos sup.

1

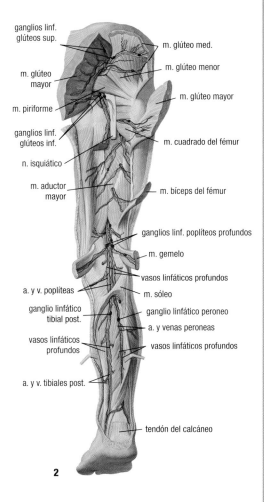

ganglios linf. glúteos sup.
m. glúteo med.
m. glúteo menor
m. glúteo mayor
m. glúteo mayor
m. piriforme
ganglios linf. glúteos inf.
m. cuadrado del fémur
n. isquiático
m. aductor mayor
m. bíceps del fémur
ganglios linf. poplíteos profundos
m. gemelo
vasos linfáticos profundos
a. y v. poplíteas
m. sóleo
ganglio linfático tibial post.
ganglio linfático peroneo
a. y venas peroneas
vasos linfáticos profundos
vasos linfáticos profundos
a. y v. tibiales post.
tendón del calcáneo

2

EL BAZO Y EL TIMO

Son los órganos internos más directamente implicados en la producción y la maduración funcional de los linfocitos, las células que circulan en la sangre y la linfa y son responsables de las reacciones inmunitarias. A la doble respuesta inmunológica (inmunidad humoral, debida a la presencia de anticuerpos ➤180 en el plasma sanguíneo, e inmunidad celular, debida a la existencia de células capaces de evocar una respuesta inmunitaria) le corresponde una duplicidad de poblaciones linfocitarias: los linfocitos B, que se diferencian en plasmocitos (capaces de segregar anticuerpos), y los linfocitos T, responsables de la «memoria inmunitaria».

Los linfocitos B derivan de células embrionarias que se encuentran principalmente en el bazo; los linfocitos T derivan de células embrionarias localizadas en el timo. En los órganos linfáticos periféricos (bazo, ganglios linfáticos), ambos coexisten aunque están en territorios diferentes.

EL BAZO

Regula la renovación celular y humoral de la sangre, y el volumen de la masa sanguínea en circulación, gracias a su particular estructura vascular y a la abundante existencia de tejido linfoide que lo caracteriza. En él se «destruyen» los glóbulos rojos viejos, y tienen lugar los procesos de proliferación y diferenciación de los linfocitos B, y las interacciones entre los linfocitos B y T que dan lugar a la respuesta inmunitaria. En el interior del bazo se distinguen la *pulpa roja* y la *pulpa blanca*, delimitados por trabéculas y ricamente vascularizados por la arteria y la vena esplénicas. La pulpa blanca está constituida por las arteriolas que, apenas emergen de las trabéculas, se revisten de

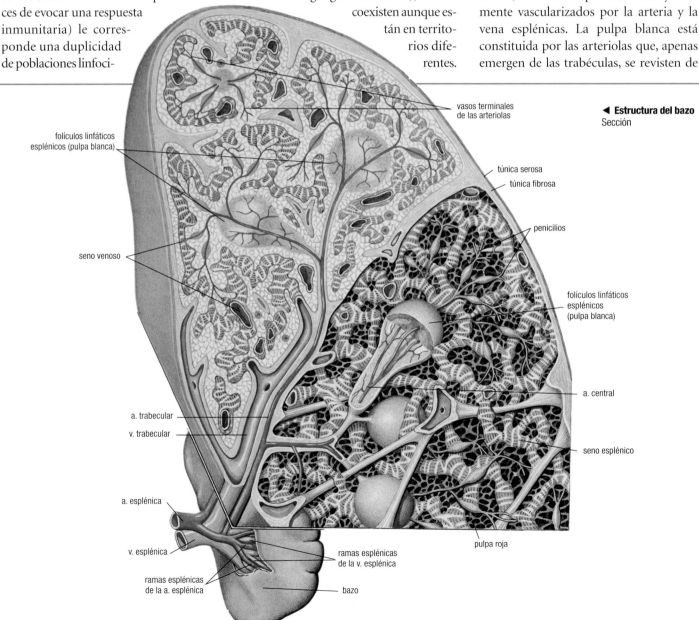

vasos terminales de las arteriolas

◀ **Estructura del bazo**
Sección

folículos linfáticos esplénicos (pulpa blanca)

seno venoso

a. trabecular

v. trabecular

a. esplénica

v. esplénica

ramas esplénicas de la a. esplénica

ramas esplénicas de la v. esplénica

bazo

túnica serosa

túnica fibrosa

penicilios

folículos linfáticos esplénicos (pulpa blanca)

a. central

seno esplénico

pulpa roja

una espesa vaina de tejido linfoide: aquí se pueden encontrar los centros germinativos con-tenidos en los *corpúsculos* o *nódulos de Malpighi,* constituidos por tejido linfoide. Aquí hay linfocitos B y T y macrófagos *(células dendríticas).* La pulpa roja, predominante en el bazo, está constituida por los cordones de la pulpa, que forman un estroma de malla tupida. Esta zona, atravesada por un conjunto de *arteriolas* aún más finas, que se dividen en penachos de *arteriolas terminales* y finalizan en los capilares con vaina, está encargada principalmente de la destrucción de hematíes, y en las vainas linfoides que envuelven los vasos de la pulpa roja tiene lugar la diferenciación de los plasmocitos. Desde allí, la sangre pasa a los *senos veno-*sos que confluyen en las venas de la *pulpa roja,* que van seguidas de las venas trabeculares, raíces de la *vena esplénica.*

EL TIMO

Es un órgano transitorio: muy desarrollado en el feto ➤[144], al avanzar la edad sufre una involución durante la cual se modifica profundamente su estructura. Esta progresiva atrofia del timo provoca un aumento de la vulnerabilidad del organismo.

El timo es el órgano en el que las células embrionarias totipotentes se diferencian en *linfocitos T:* aquí sufren modificaciones funcionales y morfológicas que las caracterizan de forma irreversible. La comple-ta maduración de los linfocitos T se produce en otros órganos linfáticos periféricos por la acción de la timosina, una hormona producida por la parte epitelial del timo. Este órgano, abundantemente vascularizado, se divide en varias partes: formado por dos lóbulos con prolongaciones llamadas *cuernos del timo,* en sección está constituido por numerosos lóbulos en cuyo interior se distingue una *parte cortical* y una *medular.* Cada lóbulo está formado por un cordón continuo de sustancia medular, más vascularizada y rica en vasos linfáticos y terminaciones nerviosas, constituida principalmente por células epiteliales, y por la sustancia cortical que los envuelve a modo de cápsula, constituida principalmente por células linfoides.

▼ **Bazo**
Vista frontal

cara diafragmática

extremidad post.

borde sup.

borde inf.

extremidad ant.

▼ **Bazo**
Vista dorsal

extremidad sup.

cara gástrica

arterias y venas gástricas breves

borde sup.

peritoneo

cara renal

hilio del bazo

borde inf.

a. esplénica

v. esplénica

cara visceral

cara cólica

extremidad ant.

◀ **Timo**
Vista frontal

a. tiroidea inf.

ramas del timo

tronco braquiocefálico

a. subclavia dcha.

v. cava sup.

v. torácica int.

venas del timo

pulmón dcho.

ramas del timo

a. carótida primitiva

a. tiroidea inf.

tráquea

v. yugular int.

v. braquiocefálica

v. subclavia izda.

a. torácica int.

ramas del timo

aorta

pulmón izdo.

rama pericárdica

pericardio

timo
lóbulo dcho.
lóbulo izdo.

✛ EL INFARTO

El corazón es un músculo que está trabajando continuamente, consumiendo una enorme cantidad de energía. Para su correcto funcionamiento necesita una buena irrigación sanguínea, garantizada normalmente por la adecuada actividad de las coronarias, los vasos arteriales y venosos que lo envuelven. Sin embargo, estos vasos pueden «envejecer»: la arteriosclerosis es la causa más común que provoca las insuficiencias coronarias, es decir, las deficiencias circulatorias que reducen considerablemente o impiden incluso su funcionamiento.

Si uno de los vasos coronarios se obstruye (debido, por ejemplo, a un depósito arteriosclerótico o, con más frecuencia, a un coágulo sanguíneo), el corazón deja de recibir un adecuado aporte de oxígeno y nutrientes, y no puede trabajar con una energía idónea ni mantener un ritmo uniforme. Esto provoca una «angina de pecho» que se manifiesta con un dolor que se extiende a varias zonas del cuerpo (del pecho a la espalda, de los brazos al cuello, de los maxilares a la zona supraumbilical o epigástrica) y una sensación de opresión, asfixia, sudores fríos, náuseas y vómitos.

En los casos más graves, la porción del miocardio que no recibe suficientes nutrientes se necrosa: las células musculares cardiacas empiezan a morirse, y el músculo pierde toda función vital en esa zona, produciéndose así el infarto de miocardio, también llamado «paro cardiaco».

Los efectos de esta repentina pérdida de funcionalidad varían según la extensión de la zona afectada de necrosis: se pasa del infarto llamado «silencioso», en el que no se manifiesta ningún síntoma, a un grado de invalidez permanente que puede ser muy variable, hasta la muerte, que se registra en un caso de cada tres.

Aunque cerca de la mitad de las personas que sufren un infarto reanuda su vida normal en poco tiempo, a menudo el infarto va acompañado de otras complicaciones que pueden tener serias consecuencias: la aparición de un ritmo anormal en las pulsaciones cardiacas, acelerado o irregular, que impide el correcto funcionamiento del corazón es la más frecuente. Los factores que contribuyen a determinar esta grave patología son muchos: la edad, los antecedentes familiares, el sexo masculino, la obesidad, la adicción al tabaco, la diabetes y la hipertensión, así como una escasa actividad física y una alimentación demasiado rica en grasas animales.

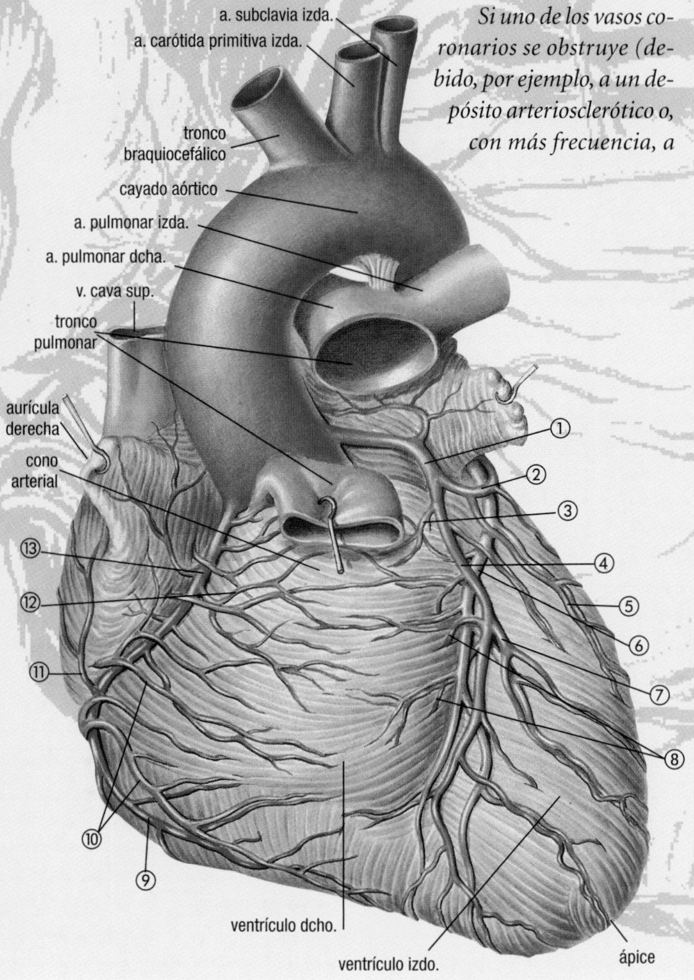

Labels on illustration:
- a. subclavia izda.
- a. carótida primitiva izda.
- tronco braquiocefálico
- cayado aórtico
- a. pulmonar izda.
- a. pulmonar dcha.
- v. cava sup.
- tronco pulmonar
- aurícula derecha
- cono arterial
- ventrículo dcho.
- ventrículo izdo.
- ápice

◀ **Las coronarias**
Principales vasos sanguíneos que alimentan el corazón.
① a. coronaria izda.
② rama circunfleja de la a. coronaria izda.
③ rama del cono arterial
④ rama interventricular ant. de la a. coronaria izda.
⑤ rama marginal izda. de la a. coronaria izda.
⑥ v. grande del corazón
⑦ rama lat.
⑧ ramas interventriculares septales
⑨ rama marginal dcha. de la a. coronaria dcha.
⑩ venas ant. del corazón
⑪ rama auricular intermedia
⑫ rama del cono arterial
⑬ a. coronaria dcha.

PIEL Y RIÑONES
EXPULSIÓN DE LOS DESECHOS Y HOMEOSTASIS

Eliminar todas aquellas sustancias cuya acumulación sería perjudicial para el organismo es tan vital como mantener constantes las condiciones internas del cuerpo.

LA DEPURACIÓN DE LA SANGRE DE LOS DESECHOS PRODUCIDOS POR LA ACTIVIDAD
CELULAR (EXCRECIÓN) Y EL MANTENIMIENTO DEL EQUILIBRIO HÍDRICO
(HOMEOSTASIS) SON LAS FUNCIONES FUNDAMENTALES DEL APARATO EXCRETOR.

EL APARATO EXCRETOR

Los procesos vitales que se desarrollan en las células de nuestro cuerpo aprovechan la energía y las materias primas cuyo abastecimiento está garantizado por la actividad de los aparatos digestivo ➤[144], respiratorio ➤[160] y circulatorio ➤[176].

El resultado de dichos procesos es la supervivencia de cada célula en particular, su reproducción y su actividad específica. Al mismo tiempo, la cadena de reacciones metabólicas celulares determina la producción de numerosas sustancias «residuales»: aunque muchos de los subproductos son reciclados con el fin de aprovechar al máximo la energía y los materiales disponibles, algunos de ellos son inútiles o incluso perjudiciales para las células. Para evitar su acumulación, el cuerpo recurre a sistemas distintos según las características de los desechos: el proceso que conduce a la expulsión del cuerpo de esas sustancias se denomina *excreción,* y los órganos encargados de cumplir esta función se denominan *emuntorios.*

Ya hemos hablado de algunos de ellos: los *pulmones,* por ejemplo, pueden ser considerados los órganos emuntorios de los desechos gaseosos (concretamente, del anhídrido carbónico), aunque este tipo de excreción forma parte del proceso, mucho más complejo, de la respiración.

También el intestino elimina algunas sustancias de desecho: por ejemplo, los pigmentos biliares ➤[152] producidos por la degradación de la hemoglobina➤[180]. Sin embargo, los órganos excretores propiamente dichos son la *piel* y, por excelencia, los *riñones:* tanto la piel, que produce el sudor, como los riñones, que producen la orina, contribuyen a eliminar continuamente y de forma considerable todo lo que queda de la degradación de proteínas, azúcares y grasas. Al mismo tiempo, mantienen bajo control constante el equilibrio hídrico y salino del cuerpo *(homeostasis).*

LA PIEL

Junto con sus *anexos* (pelo y uñas), constituye el *tegumento* (es decir, el revestimiento) que aísla y protege el cuerpo del medio exterior, y gracias a los receptores nerviosos ➤[104] que contiene, representa un importante órgano de percepción e interacción con el medio; además, por la presencia de numerosas *glándulas sudoríparas,* la piel puede ser considerada un gran órgano de excreción, homeostasis y termorregulación.

Diseminadas de forma irregular en los cerca de 2 m² que recubren nuestro cuerpo, las glándulas sudoríparas producen, por término medio, 20-50 cl de sudor al día.

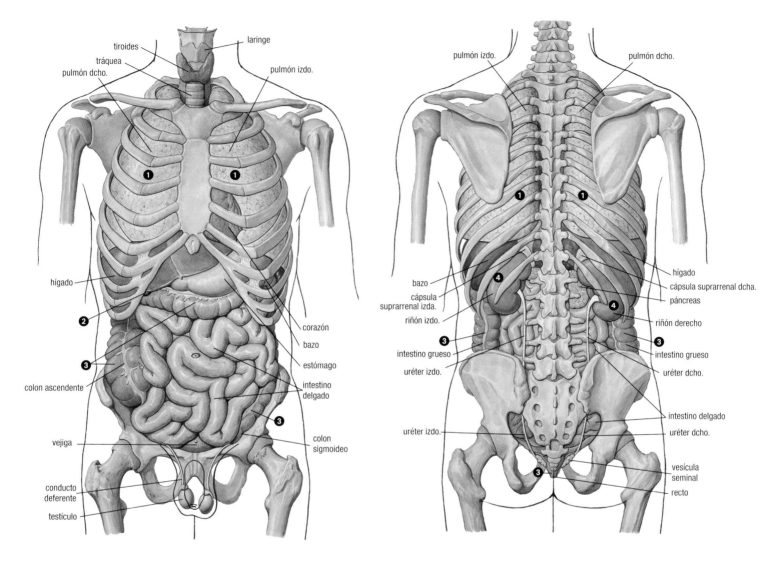

◄ Sudor
Una gota de sudor depositada en
el dedo pulgar, en una fotomicrografía
al microscopio electrónico. Aparte de
una función excretora, consistente
en la expulsión de sustancias
perjudiciales disueltas en el sudor,
la transpiración ejerce una acción
termorreguladora: al evaporarse,
el sudor enfría el cuerpo acalorado.

▲ Órganos internos
Vista anterior y posterior del abdomen
masculino. Se distinguen las relaciones
recíprocas de los distintos órganos y la
localización de los órganos emuntorios:
❶ pulmones; **❷** vesícula biliar;
❸ intestino; **❹** riñones.

RIÑONES Y VÍAS URINARIAS

Los *riñones,* órganos excretores por antonomasia, filtran
1.200 ml de sangre por minuto: por término medio, unos
1.700 litros de sangre son depurados en un día por estos órganos, que producen diariamente hasta un litro y medio de orina.

Las unidades excretoras de los riñones son los *nefrones,* que
conducen la orina recién producida a una *pelvis renal* común. A través del *uréter,* un largo conducto formado por musculatura lisa y
epitelio mucoso, la orina llega a la *vejiga* y allí se acumula: esta bolsa musculo-membranosa muy elástica contiene, en condiciones
normales, 250 cm³ de líquido, pero puede llegar a contener, excepcionalmente, hasta 450 cm³. La vejiga se comunica con el exterior
mediante la *uretra,* un conducto que termina con el *meato urinario,* envuelto por el anillo de músculos esfinterianos que al contraerse bloquean la salida al exterior de la orina.

LA PIEL Y EL SUDOR

L a piel, recorrida por abundantes capilares sanguíneos, es un importante órgano emuntorio. Las *glándulas sudoríparas* producen una excreción que contiene sustancias que suelen encontrarse también en la orina (urea, ácido úrico, fosfatos y sales de sodio, potasio, calcio, magnesio, etc.). Se dividen en:

- *glándulas apocrinas*, generalmente relacionadas con el pelo, son glándulas tubulares glomerulares constituidas por células cuya parte apical del citoplasma es expulsada junto con la excreción. Están distribuidas en zonas circunscritas del cuerpo, y a menudo su función está relacionada con la acción de hormonas sexuales: alcanzan su máximo desarrollo durante la pubertad y se atrofian a una edad avanzada;

- *glándulas ecrinas,* que no mantienen relación con el pelo y se hallan en casi todo el cuerpo. Son glándulas tubulares simples de tipo glomerular, y se pueden extender hasta la hipodermis, enroscándose sobre sí mismas. Las células que alcanzan la luz glandular presentan numerosas microvellosidades apicales, que se encargan de la reabsorción selectiva de electrolitos: así el sudor se vuelve hipotónico respecto al plasma.

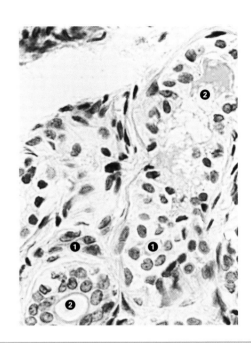

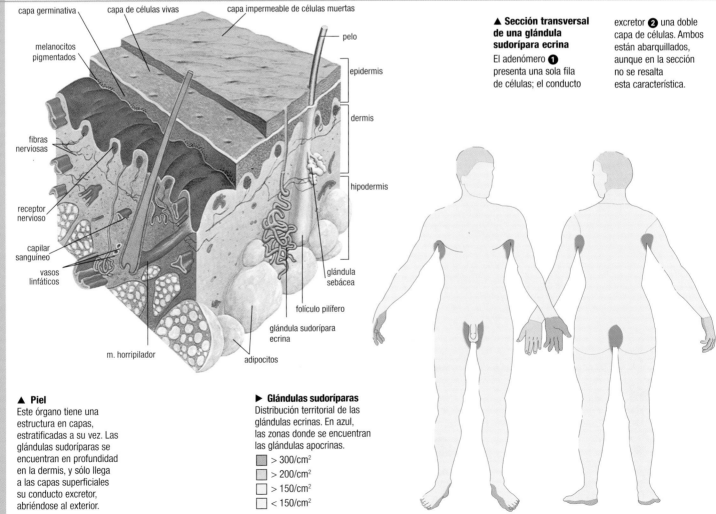

capa germinativa
capa de células vivas
capa impermeable de células muertas
pelo
melanocitos pigmentados
epidermis
dermis
fibras nerviosas
hipodermis
receptor nervioso
capilar sanguíneo
vasos linfáticos
glándula sebácea
folículo pilífero
glándula sudorípara ecrina
m. horripilador
adipocitos

▲ Piel
Este órgano tiene una estructura en capas, estratificadas a su vez. Las glándulas sudoríparas se encuentran en profundidad en la dermis, y sólo llega a las capas superficiales su conducto excretor, abriéndose al exterior.

▲ Sección transversal de una glándula sudorípara ecrina
El adenómero ❶ presenta una sola fila de células; el conducto excretor ❷ una doble capa de células. Ambos están abarquillados, aunque en la sección no se resalta esta característica.

▶ Glándulas sudoríparas
Distribución territorial de las glándulas ecrinas. En azul, las zonas donde se encuentran las glándulas apocrinas.

☐ > 300/cm²
☐ > 200/cm²
☐ > 150/cm²
☐ < 150/cm²

LOS LÍQUIDOS ORGÁNICOS Y LA SED

El 65% del peso corporal del adulto está constituido por agua, repartida en el interior (líquido intracelular) y el exterior de las células (líquido extracelular), y que representa, en ambos casos, el medio en el que están disueltas numerosas sustancias (sales minerales, proteínas, etc.).

El **líquido intracelular** representa el 63% del peso corporal, y tiene una composición química bastante constante. El **líquido extracelular,** en cambio, representa el 37% del peso del cuerpo y tiene una composición que varía, sobre todo en el contenido proteico, dependiendo de las funciones que desempeñe. Según sus características, se distingue un líquido intersticial, que ocupa todos los espacios que quedan entre las células e hidrata los tejidos; un líquido plasmático (o plasma), que circula por los vasos

sanguíneos; un líquido linfático (o linfa), que discurre por el sistema linfático; un líquido cefalorraquídeo, que se encuentra en el sistema nervioso; un líquido sinovial, localizado en las articulaciones, y así sucesivamente. La composición del líquido extracelular es muy distinta de la del líquido intracelular: esta diferencia es mantenida por los fenómenos de membrana y por los procesos metabólicos. La cantidad total de líquidos orgánicos es prácticamente constante gracias a precisos mecanismos de control que mantienen el equilibrio entre la cantidad de agua ingerida y la excretada.

La ingestión de agua está regulada por la sensación de sed percibida gracias a los centros nerviosos de la zona anterior del hipotálamo ➤[94]; en cambio, su excreción (principalmente la que se produce a través de los riñones) la regula la actividad hipofisaria mediante la acción de la hormona ADH ➤[130,128]. Pongamos un ejemplo. Cuando hace mucho calor, la piel produce abundante sudor, que, al evaporarse, mantiene el cuerpo dentro de valores de temperatura aceptables. El aumento de excreción de agua a través de la piel se compensa con una menor producción de orina: la hipófisis registra un «déficit» de agua y secreta la hormona antidiurética (ADH), que, al llegar a los túbulos renales a través del torrente sanguíneo, estimula la reabsorción del agua de la orina. Si la cantidad de agua que bebemos no compensa de manera adecuada las pérdidas por transpiración y respiración (recordemos que al respirar expulsamos también una cierta cantidad de vapor de agua), el ligero aumento de la concentración sanguínea es-

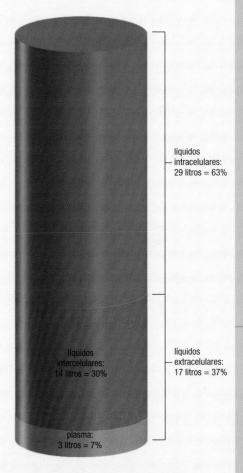

timula el lóbulo posterior de la hipófisis a segregar más ADH, reduciendo al máximo las pérdidas de agua en la orina.

Y viceversa, si la sangre está demasiado diluida (es decir, si hemos bebido «demasiada» agua), se inhibe la secreción de ADH, y el agua no es reabsorbida en los túbulos renales: la producción de orina es copiosa, y se restablece rápidamente el equilibrio hídrico óptimo.

COMPOSICIÓN QUÍMICA		
SUSTANCIAS	concentración en %	
	PLASMA	ORINA
AGUA	900-930	950
PROTEÍNAS GRASAS	70-90	0
GLUCOSA	1	0
UREA	0,3	20
ÁCIDO ÚRICO	0,03	0,5
CREATININA	< 0,01	1
SODIO	3,2	3,5
POTASIO	0,2	1,5
CALCIO	0,08	0,15
MAGNESIO	0,025	0,06
CLORO	3,7	6
ION FOSFATO (PO$_4$)	0,09	2,7
ION SULFATO (SO$_4$)	0,04	1,6

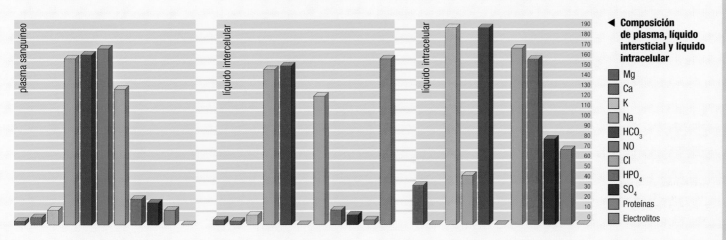

◄ Composición de plasma, líquido intersticial y líquido intracelular

RIÑONES Y VÍAS URINARIAS

Los riñones, dos órganos simétricos a los lados de la columna vertebral, se encuentran en la región postero-superior del abdomen (región lumbar). Su actividad no es exclusivamente la de depuración de la sangre: además de eliminar sustancias inútiles, en exceso o perjudiciales para el organismo (en particular, los compuestos nitrogenados que derivan de la degradación de las proteínas y muchos medicamentos), cumplen una delicada función reguladora del equilibrio hídrico del cuerpo, la proporción ácido-base y la composición electrolítica de la sangre. En especial, si el riñón no consigue mantener constante el nivel de sodio (uno de los electrolitos más importantes), se puede producir una retención de líquidos o, viceversa, una fuerte deshidratación por la pérdida de sal.

Esencialmente, los riñones son dos sistemas de vasos en estrecha conexión entre sí: por un lado, los capilares sanguíneos en los que se divide la arteria renal, con su carga de sustancias por depurar; por otro, las *cápsulas de Bowman* y los nefrones, en los que se vierten las sustancias que han de ser expulsadas. Las vías urinarias, que transportan al exterior el material de desecho, co-

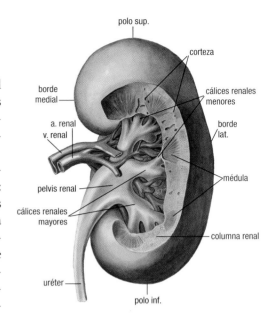

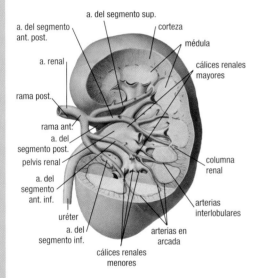

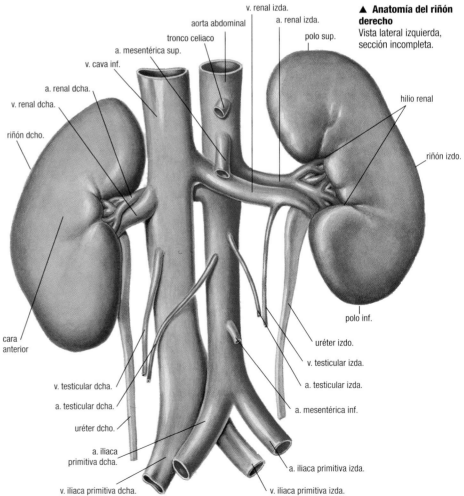

▲ **Arterias**
Sección frontal del riñón izquierdo, que muestra las principales ramificaciones de la arteria renal.

▶ **Riñones y vasos sanguíneos**
Esquema de las conexiones entre riñones, vena cava inferior y aorta abdominal en el hombre (vista frontal).

▲ **Anatomía del riñón derecho**
Vista lateral izquierda, sección incompleta.

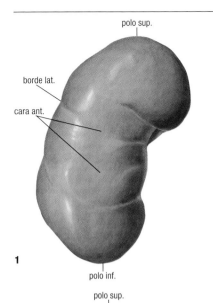

1

polo sup.

borde lat.

cara ant.

polo inf.

polo sup.

borde med.

borde lat.

hilio

seno

cara post.

2

polo inf.

polo sup.

borde med.

cara ant.

cara post.

seno

3

polo inf.

mienzan a la altura de los cálices renales y la pelvis renal. Después confluyen en los dos uréteres (uno por riñón: derecho e izquierdo), que desembocan en la vejiga de la orina, un órgano hueco e impar, en la cavidad pélvica, que comunica con el exterior mediante la uretra, un vaso más estrecho y corto en la mujer que en el hombre ➤[218].

Los dos riñones (150-160 g en el adulto) son distintos: el izquierdo suele ser algo más voluminoso que el derecho. Poseen una superficie lisa: el aspecto lobulado que caracteriza el riñón del feto tiende a desaparecer en los primeros años de vida.

Además de una fascia anterior convexa, una cara posterior plana y un poco curvada, un polo superior redondeado y uno inferior más puntiagudo, un borde lateral convexo y uno medial hundido, en cada riñón se encuentra el hilio renal: una fisura vertical de 3-4 cm de longitud, a través de la cual pasan los principales vasos sanguíneos y linfáticos, los nervios y las vías urinarias (*pelvis renal*). Los vasos venosos ocupan una posición anterior, y los arteriales están en una intermedia respecto a la pelvis renal, que se encuentra posteriormente. La cavidad aplastada a la que da paso el hilio renal se llama seno renal: allí se encuentran las primeras vías urinarias (las más altas: los cálices mayores y menores y la pelvis renal), las ramificaciones de la arteria renal, las raíces de la vena renal, los vasos linfáticos y los nervios, inmersos en tejido adiposo, que se extiende, desde el hilio, por toda la superficie renal (*cápsula adiposa*).

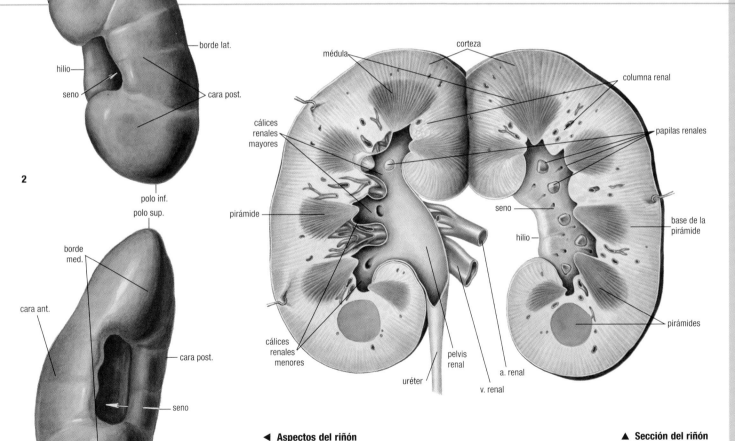

médula

corteza

columna renal

cálices renales mayores

papilas renales

pirámide

seno

hilio

base de la pirámide

cálices renales menores

pirámides

pelvis renal

uréter

a. renal

v. renal

◄ **Aspectos del riñón**
Vista superficial del riñón derecho, sin vasos sanguíneos ni uréteres.
1. Aspecto frontal
2. Aspecto dorsal
3. Aspecto lateral derecho

▲ **Sección del riñón derecho**
Elementos anatómicos principales

Las paredes del seno renal son irregulares debido a las papilas renales, que representan los vértices de las pirámides renales (o de Malpighi), intercaladas con las columnas renales (o de Bowman).

Los riñones son mantenidos en su sitio por la fascia renal (un espeso tejido conjuntivo modificado), por el pedúnculo vascular que los une a la aorta y a la vena cava inferior, y por la presión abdominal. Pese a todo, pueden desplazarse: descienden al inspirar y se elevan al espirar, y en condiciones patológicas pueden desplazarse hacia abajo, llegando a la fosa iliaca.

En su interior, cada riñón está revestido de una cápsula fibrosa que, en el hilio, se funde con la túnica adventicia de los cálices y de los vasos sanguíneos. Por debajo, el riñón está envuelto por una túnica muscular de fibras lisas entrecruzadas. Le sigue una *zona cortical,* dividida en:

- una *parte radiada,* constituida por los radios medulares (o de Ferrein): túbulos dispuestos en haces cónicos que, desde la base de las pirámides, llegan a la corteza adelgazándose y deteniéndose a escasa distancia de la superficie renal;

- una *parte abarquillada,* entre los radios medulares, forma las columnas renales y la fascia de sustancia cortical más externa. La forman los corpúsculos renales (o de Malpighi) y los túbulos contorneados.

Después está la zona medular, dividida en 8-18 formaciones cónicas (las pirámides) que van desde la sustancia cortical hasta las papilas renales, cuya extremidad libre tiene 15-30 orificios papilares correspondientes a la desembocadura de los conductos papilares (o de Bellini). Junto con los conductos colectores, recorren axialmente las pirámides. El riñón se divide también en:

- *lóbulos,* formados por una pirámide y la capa de sustancia cortical correspondiente;

- *lobulillos,* formados por un radio medular y la parte abarquillada que lo rodea. A cada uno lo delimitan los vasos sanguíneos que recorren radialmente la corteza.

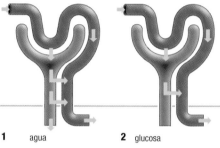

1   agua

2   glucosa

3   urea

4   sustancias de desecho

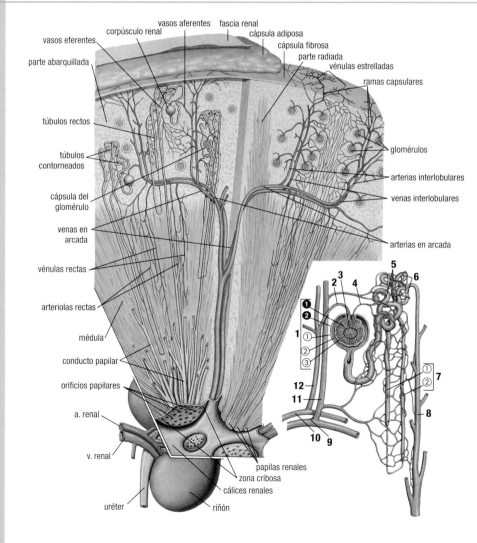

vasos eferentes
parte abarquillada
corpúsculo renal
vasos aferentes
fascia renal
cápsula adiposa
cápsula fibrosa
parte radiada
vénulas estrelladas
ramas capsulares
túbulos rectos
túbulos contorneados
cápsula del glomérulo
venas en arcada
vénulas rectas
arteriolas rectas
médula
conducto papilar
orificios papilares
a. renal
v. renal
uréter
papilas renales
zona cribosa
cálices renales
riñón
glomérulos
arterias interlobulares
venas interlobulares
arterias en arcada

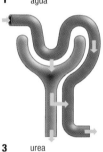

◀ **Estructura del riñón**
1. Corpúsculo renal:
   ❶ Glomérulo
   ❷ Cápsula del glomérulo:
      ① parte externa
      ② parte interna
      ③ luz
2. Arteriola glomerular aferente
3. Red capilar del glomérulo
4. Arteriola glomerular eferente
5. Parte proximal del túbulo del nefrón
6. Parte distal del túbulo del nefrón
7. Asa
   ① parte descendente
   ② parte ascendente
8. Túbulo renal de unión
9. Vena en arcada
10. Arteria en arcada
11. Vena interlobular
12. Arteria interlobular

▲ **Funciones del nefrón**
Según las sustancias, el nefrón desempeña distintas funciones.
1. El agua, en función de los estímulos hormonales, es reabsorbida activa y pasivamente (ósmosis).
2. La glucosa, que es excretada en el glomérulo, es reabsorbida completamente y vuelve a la circulación.
3. La urea es reabsorbida sólo en parte.
4. Las sustancias de desecho no son reabsorbidas.

■ vaso sanguíneo
■ túbulo renal

LA PRODUCCIÓN DE ORINA

Aproximadamente un millón de **nefrones,** las unidades funcionales del riñón, forman cada uno de estos órganos, produciendo orina. Cada uno de ellos se compone de:

- un corpúsculo renal (o de Malpighi) en forma de cáliz de 150-300 mm de diámetro, que está en contacto con los capilares sanguíneos y produce la preorina;

- un túbulo renal de 30-40 mm de longitud, en contacto con los vasos sanguíneos. Comienza en el corpúsculo renal y desemboca en los conductos colectores que llevan a las otras vías renales. Se distinguen un túbulo contorneado proximal, un asa del nefrón y un túbulo contorneado distal que se divide en una porción inicial rectilínea y una porción distal contorneada. Cada porción del túbulo desempeña funciones diversas, transformando la preorina en orina.

En los corpúsculos renales

Los corpúsculos renales se encuentran en la parte abarquillada de la corteza renal y están formados por un fino epitelio (cápsula glomerular o de Bowman) que encierra un espacio capsular donde se halla el glomérulo, un ovillo de 3-5 ramificaciones de un capilar arterial. Las células epiteliales de la cápsula de Bowman que establecen contacto con los capilares (podocitos) tienen características particulares: son ricas en pedículos, es decir, prolongaciones finas y cortas que se extienden hasta la superficie de los capilares y se entrelazan dejando fisuras de unos 250 Å de ancho (fisuras de filtración). Las fisuras están cerradas por membranas de filtración semipermeables de 60 Å de espesor. El epitelio de los capilares también está «horadado»: numerosos poros de 500-1.000 Å de diámetro

interrumpen la continuidad de las paredes de los vasos sanguíneos, permitiendo que todas las sustancias contenidas en la sangre pasen a la luz capsular.

La sangre entra en el glomérulo a alta presión (unos 9,3 kPa) porque llega a una arteria de diámetro inferior a la arteria de «entrada», que forma los capilares glomerulares.

Agua, glucosa, urea, sales minerales y otras sustancias «trasudan» en el espacio glomerular: la preorina, que tiene la misma constitución que el plasma sanguíneo ➤[209], se dirige hacia abajo por el túbulo.

En el túbulo

Gracias al íntimo contacto entre el epitelio tubular y el epitelio capilar, el túbulo renal no es un simple conducto que conduce al exterior, sino un eficaz aparato de reabsorción del agua y otras sustancias, así como de ulterior excreción.

En el túbulo proximal, aparte de producirse la excreción de sustancias como la creatinina, es reabsorbido más del 85% de agua, cloruro sódico y otras sustancias (glucosa, aminoácidos, ácido ascórbico, proteínas) presentes en el «filtrado glomerular». El ion sodio es reabsorbido activamente por las células del túbulo; el agua y el ion cloro siguen pasivamente la presión osmótica. En el asa del nefrón, la orina se concentra por la ulterior reabsorción de agua, que pasa a la porción rectilínea del túbulo distal gracias a la reabsorción activa del sodio, que provoca el aumento de la presión osmótica. En la porción distal contorneada, en cambio, la reabsorción de agua es facultativa, y tiene lugar por la acción de la ADH; la reabsorción del sodio prosigue, nivelada por la excreción de iones potasio, hidrógeno y amonio.

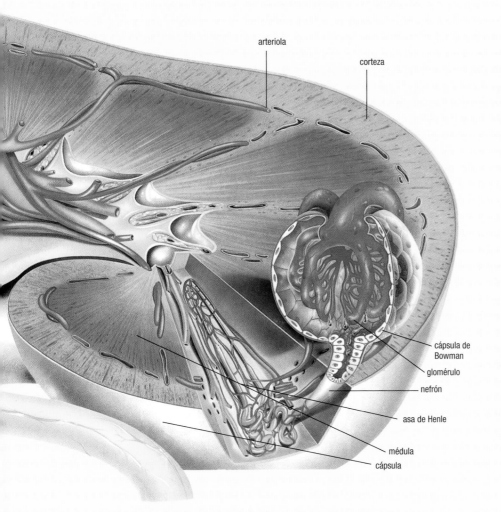

arteriola
corteza
cápsula de Bowman
glomérulo
nefrón
asa de Henle
médula
cápsula

◀ **Glomérulo**
Es un tupido nudo de capilares sanguíneos (a veces, más de 50) de 0,1 mm de diámetro, por los que se filtra un líquido rico en agua y otras sustancias que se recogen en la cápsula de Bowman y pasan después al nefrón (5 mm de diámetro y hasta 2,5 cm de largo). Cada riñón está formado por más de un millón de nefrones: situados alrededor de los vasos sanguíneos, permiten la reabsorción de sustancias útiles, como glucosa y agua. Los nefrones convergen en el canal colector que desemboca en la pelvis renal.

✣ LOS CÁLCULOS RENALES

Los cálculos se forman por la combinación de sales inorgánicas (como el calcio, el fósforo, el amonio, etc.) u orgánicas (como el ácido úrico). Todavía no se ha aclarado qué tipo de mecanismo lleva a su formación, aunque en algunos casos se conoce la causa precisa que puede determinarlos. Uno de estos casos es la gota. Esta enfermedad metabólica, provocada por un deficiente catabolismo de las purinas, con el consiguiente aumento de la concentración de ácido úrico en la sangre y en los tejidos (lo cual causa dolores, sobre todo en las piernas), era muy frecuente en las clases acomodadas de los siglos XVIII y XIX, por efecto de una dieta demasiado rica en proteínas animales. En la gota, la concentración de ácido úrico aumenta dramáticamente también en las excreciones renales: al concentrarse la orina en la parte terminal de las vías urinarias, esta sal precipita, dando lugar a los cálculos.

Un mecanismo análogo interviene constantemente en los casos en que se verifica la producción de cálculos de precipitación por la presencia de disfunciones metabólicas: los cálculos compuestos de calcio son de este tipo.

Sin embargo, las causas posibles (y teóricamente válidas) que explican la aparición de los cálculos renales son numerosas: disfunciones determinadas por una dieta inadecuada o con carencias vitamínicas; desequilibrios en la composición química de la orina provocados por alteraciones en los procesos renales, in-

fecciones o escaso drenaje de una o varias vías renales; trastornos endocrinos (sobre todo a cargo de las glándulas parótidas). También es posible que la formación de un cálculo renal se deba a un conjunto de causas: avalan esta hipótesis el hecho de ser más frecuente en los hombres que en las mujeres, y en los adultos de entre 40 y 60 años que en los jóvenes, y que exista una mayor tendencia a formarse cálculos solitarios, antes que múltiples, de dimensiones y formas muy variables.

La presencia de estos cuerpos extraños en el riñón provoca fuertes dolores (cólico nefrítico) y determina la presencia de sangre o pus en la orina, comprometiendo la actividad renal. A menudo se trasladan al uréter, provocando dolores aún más intensos hasta que son expulsados espontáneamente. Pero a veces, cuando el cálculo es demasiado grande para ser expulsado de forma espontánea, o provoca la obstrucción de una vía renal o una infección, o causa dolores recurrentes y ataques periódicos agudos, es necesario intervenir quirúrgicamente. En el pasado se empleaban instrumentos especiales para «agarrar» y extraer los cálculos (con mucho dolor para el paciente), pero hoy en día se recurre a la litotricia por vía endoscópica, a la litotricia extracorporal por ondas de choque (ESWL) o a la litotricia con láser, tres técnicas que reducen al mínimo la intervención quirúrgica.

En algunos casos se puede recurrir también a fármacos específicos: si el cálculo está constituido por sales del ácido úrico, una terapia oportuna puede conducir a su disgregación.

Cálculos renales
Algunos cálculos provenientes de distintos niveles de las vías urinarias. Con las nuevas técnicas por ultrasonidos, que destruyen los cálculos sin necesidad de operar, los residuos de los cálculos son expulsados sin dificultad, y la recuperación del paciente es mucho más rápida.

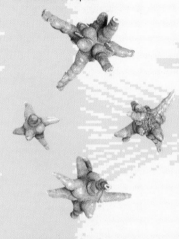
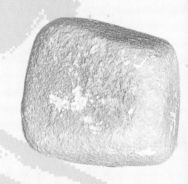
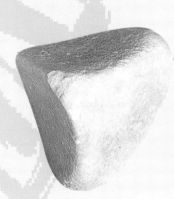

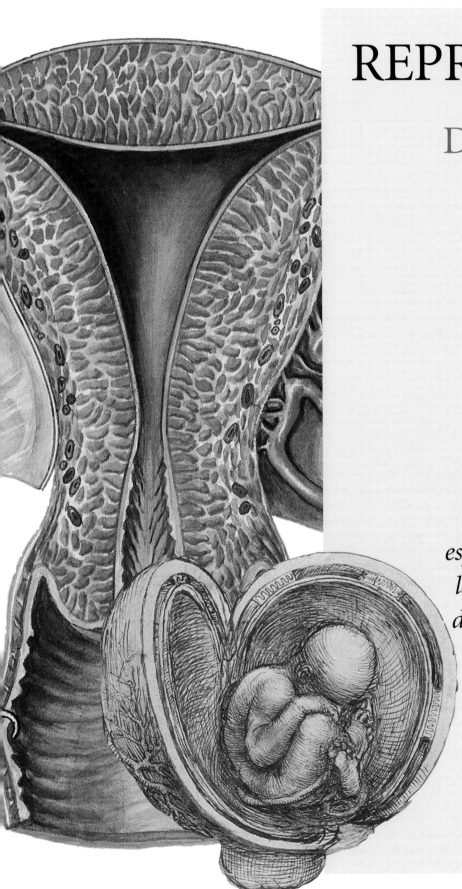

REPRODUCCIÓN
LA LLAVE
DEL FUTURO

*La supervivencia de la
especie humana depende de
la actividad reproductiva:
de la unión de los gametos
femenino y masculino
nace un nuevo
ser.*

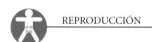

EL SISTEMA REPRODUCTOR, AUNQUE SUSTANCIALMENTE MANTIENE CONSTANTES LAS CARACTERÍSTICAS GENERALES DE ESTRUCTURA Y ORGANIZACIÓN, DIFIERE PROFUNDAMENTE EN EL HOMBRE Y EN LA MUJER.

HOMBRE Y MUJER

El aparato reproductor diferencia a los dos sexos, masculino y femenino, pero guarda en ambos notables semejanzas estructurales: se divide en órganos homólogos organizados según un diseño complementario encaminado a la reproducción.

SEMEJANZAS ESTRUCTURALES

El aparato reproductor de ambos sexos está formado por dos gónadas que producen *gametos,* células especializadas en la reproducción, con un número demediado de cromosomas [217, 224]. Las gónadas (*testículos* en el hombre y *ovarios* en la mujer) producen los espermatozoides masculinos (dotados de movimiento autónomo) y los *óvulos* femeninos. Además, secretan hormonas sexuales [128], fundamentales para el correcto desarrollo corporal y la evolución de los procesos reproductivos. Están conectadas con el exterior mediante un sistema de *conductos* tapizados por numerosas glándulas y, en parte, por tejido ciliado que facilita el avance de los gametos hacia el exterior.

DIFERENCIAS FUNCIONALES

En la mujer, el aparato reproductor se encuentra en el interior del abdomen, al estar destinado a acoger al embrión y permitir su desarrollo: el *útero* está específicamente ligado a estas funciones.

En el hombre, por el contrario, la mayor parte del aparato reproductor está en el exterior: el pene, el órgano eréctil encargado de depositar los espermatozoides dentro de la vagina, es la parte terminal, en la que confluyen los conductos; los testículos están alojados en la bolsa del escroto, que les permite permanecer a una temperatura óptima para el desarrollo de los gametos.

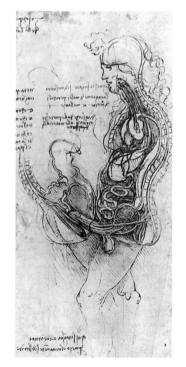

▲ Reproducción
Estudios sobre la reproducción realizados por Leonardo da Vinci en 1493.

La determinación del sexo

El ADN (o DNA), es decir, el material genético presente en todas las células, que «dirige» el desarrollo armónico de un organismo, en el hombre se divide en 46 «piezas» llamadas **cromosomas.** En cada célula, estos se dividen en parejas: 22 pares están presentes en las células de ambos sexos (**autosomas**), mientras que los dos últimos cromosomas (**gonosomas**), que pueden ser iguales o distintos, se presentan en combinaciones diferentes en el hombre y en la mujer: son los **cromosomas sexuales,** indicados con las letras X e Y.

Todas las células de la mujer tienen dos cromosomas X, y todas las células del hombre presentan un solo cromosoma X y un cromosoma Y. Esta diferencia, que provoca «en cascada» todas las demás diferencias que caracterizan a hombres y mujeres, está relacionada con el mismo proceso reproductivo: de hecho, cada individuo se genera por la unión de una célula sexual femenina (el óvulo ➤224), que contiene 22 autosomas simples y un solo cromosoma sexual X, y una célula sexual masculina (el espermatozoide ➤224), que contiene 22 autosomas simples y un gonosoma que puede ser X o Y. Si un óvulo es fecundado por un espermatozoide que contiene un cromosoma X, se generará un ser humano del sexo femenino; si el espermatozoide contiene un cromosoma Y, el ser humano será del sexo masculino.

Éste es el marco genético en el que hemos tenido origen todos nosotros. Los genes que forman los cromosomas sexuales «dirigen» el desarrollo del aparato sexual y de los caracteres sexuales secundarios: a partir de un tubérculo genital no diferenciado presente en los embriones de 4-7 semanas de vida, se desarrollan, antes de la 12ª semana de gestación, los caracteres que diferencian el aparato genital masculino del femenino.

Pero los problemas que pueden surgir durante esta fase de desarrollo son numerosos. El más frecuente es la criptorquidia, comúnmente se dice que el testículo «no ha descendido»: durante el desarrollo embrionario masculino, los testículos crecen alojados en la cavidad abdominal, igual que los ovarios en la mujer. Pero a medida que avanza el desarrollo, se van desplazando hasta que, en el momento del nacimiento, se encuentran en la bolsa escrotal. A veces, este desplazamiento no se completa, y uno o ambos testículos pueden encontrarse aún muy altos en el abdomen. No siempre es necesario intervenir quirúrgicamente:

Arriba: anatomía de un niño con criptorquidia bilateral: ① anillo inguinal superficial, ② epidídimo, ③ testículo, ④ túnica vaginal,⑤ sustentáculo del testículo, ⑥ escroto, ⑦ pene, ⑧ línea alba, ⑨ vejiga de la orina, ⑩ peritoneo parietal.

Abajo: evolución embrionaria de los órganos sexuales externos.

el «descenso» de los testículos se puede producir durante el primer año de vida, o incluso durante la adolescencia.

Otros problemas más complejos afectan, por término medio, a 65.000 niños cada año en el mundo: son muchos los niños que nacen hermafroditas. Esta palabra de origen mitológico (Hermafrodita era hijo de Hermes, el mensajero de los dioses griegos, y Afrodita, la diosa del amor, y reunía en sí las dos naturalezas, masculina y femenina) indica la presencia de órganos tanto masculinos como femeninos. Hasta hace poco se pensaba que dichos individuos sufrían una malformación del aparato reproductor, y se les sometía a una intervención quirúrgica para convertirlos, casi siempre, en mujeres.

Sin embargo, recientes investigaciones evidencian numerosos factores que contribuirían a producir estas diversidades: hormonas y sustancias contaminantes con acciones parahormonales, una sensibilidad celular a las hormonas diferenciada y un patrimonio genético «en mosaico» determinarían una gama de variantes sexuales más amplia de lo que creemos.

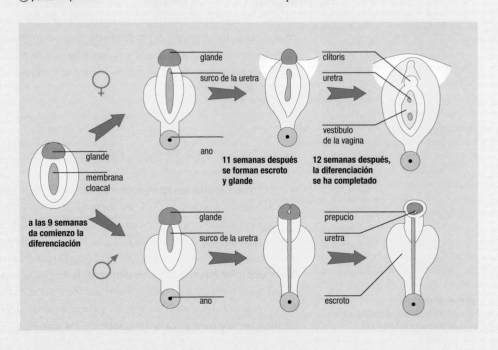

EL APARATO REPRODUCTOR MASCULINO

De forma alargada y dimensiones similares a las de los ovarios, los testículos, órganos productores de espermatozoides, se encuentran en la bolsa del escroto, en el exterior del abdomen. Están atravesados por una infinidad de canales llamados *túbulos seminíferos* o *conductos espermáticos,* que convergen hacia una red de vasos eferentes reunidos formando una pequeña estructura llamada *epidídimo.*

Allí, gracias al aporte de las glándulas seminales y de la glándula prostática, en la base del pene, debajo de la vejiga y al lado de la uretra, alcanzan su maduración los espermatozoides.

En la eyaculación, los espermatozoides pasan al conducto eyaculador, que recibe las secreciones de varias glándulas (entre ellas, la glándula de Cowper); una vez que han adquirido autonomía funcional, recorren hacia el exterior el tracto terminal de la uretra, el conducto unido a la vejiga de la orina que en el hombre es compartido por los aparatos excretor y reproductor.

El pene, que hace las veces de órgano copulador, para poder penetrar en la vagina debe tener una cierta rigidez: los dos cuerpos cavernosos, estructuras cilíndricas de tejido esponjoso abundantemente vascularizadas, permiten su erección al llenarse de sangre.

Una vez que ha comenzado el proceso de erección, tiende a autoalimentarse: la presión interna contribuye a ralentizar la salida de la sangre de las venas aferentes hasta que las contracciones musculares que tienen lugar en las arterias en el momento de eyacular hacen disminuir la cantidad de sangre que llega al pene, y éste se relaja.

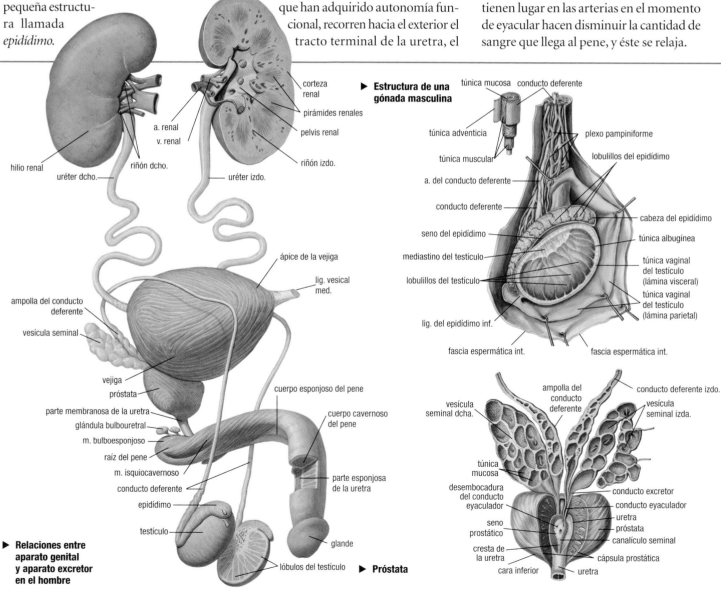

corteza renal
pirámides renales
pelvis renal
riñón izdo.
a. renal
v. renal
hilio renal
riñón dcho.
uréter dcho.
uréter izdo.

► **Estructura de una gónada masculina**

túnica mucosa   conducto deferente
túnica adventicia
túnica muscular
a. del conducto deferente
conducto deferente
seno del epidídimo
mediastino del testículo
lobulillos del testículo
lig. del epidídimo inf.
fascia espermática int.
plexo pampiniforme
lobulillos del epidídimo
cabeza del epidídimo
túnica albugínea
túnica vaginal del testículo (lámina visceral)
túnica vaginal del testículo (lámina parietal)
fascia espermática int.

ápice de la vejiga
lig. vesical med.
ampolla del conducto deferente
vesícula seminal
vejiga
próstata
parte membranosa de la uretra
glándula bulbouretral
m. bulboesponjoso
raíz del pene
m. isquiocavernoso
conducto deferente
epidídimo
testículo
cuerpo esponjoso del pene
cuerpo cavernoso del pene
parte esponjosa de la uretra
glande
lóbulos del testículo

► **Relaciones entre aparato genital y aparato excretor en el hombre**

► **Próstata**

ampolla del conducto deferente
conducto deferente izdo.
vesícula seminal dcha.
vesícula seminal izda.
túnica mucosa
desembocadura del conducto eyaculador
seno prostático
cresta de la uretra
cara inferior
conducto excretor
conducto eyaculador
uretra
próstata
canalículo seminal
cápsula prostática
uretra

▼ **Vasos del pene**
Principales vasos sanguíneos del pene y su localización anatómica.

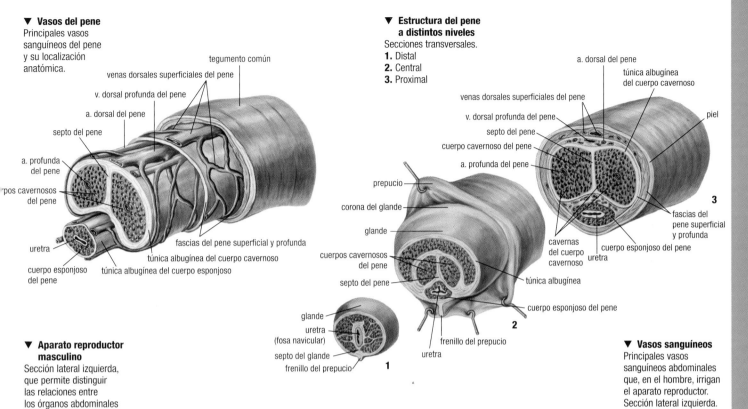

tegumento común
venas dorsales superficiales del pene
v. dorsal profunda del pene
a. dorsal del pene
septo del pene
a. profunda del pene
pos cavernosos del pene
uretra
cuerpo esponjoso del pene
túnica albugínea del cuerpo esponjoso
túnica albugínea del cuerpo cavernoso
fascias del pene superficial y profunda

▼ **Estructura del pene a distintos niveles**
Secciones transversales.
1. Distal
2. Central
3. Proximal

a. dorsal del pene
túnica albugínea del cuerpo cavernoso
piel
venas dorsales superficiales del pene
v. dorsal profunda del pene
septo del pene
cuerpo cavernoso del pene
a. profunda del pene
prepucio
corona del glande
glande
cuerpos cavernosos del pene
septo del pene
túnica albugínea
cuerpo esponjoso del pene
glande
uretra (fosa navicular)
septo del glande
frenillo del prepucio
uretra
frenillo del prepucio
cavernas del cuerpo cavernoso
uretra
cuerpo esponjoso del pene
fascias del pene superficial y profunda
3
2
1

▼ **Aparato reproductor masculino**
Sección lateral izquierda, que permite distinguir las relaciones entre los órganos abdominales y los reproductores.

▼ **Vasos sanguíneos**
Principales vasos sanguíneos abdominales que, en el hombre, irrigan el aparato reproductor. Sección lateral izquierda.

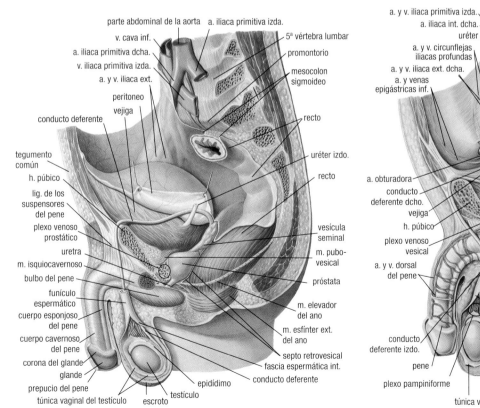

parte abdominal de la aorta
a. iliaca primitiva izda.
v. cava inf.
a. iliaca primitiva dcha.
v. iliaca primitiva izda.
a. y v. iliaca ext.
peritoneo
vejiga
conducto deferente
tegumento común
h. púbico
lig. de los suspensores del pene
plexo venoso prostático
uretra
m. isquiocavernoso
bulbo del pene
funículo espermático
cuerpo esponjoso del pene
cuerpo cavernoso del pene
corona del glande
glande
prepucio del pene
túnica vaginal del testículo
5ª vértebra lumbar
promontorio
mesocolon sigmoideo
recto
uréter izdo.
recto
vesícula seminal
m. pubo-vesical
próstata
m. elevador del ano
m. esfínter ext. del ano
septo retrovesical
fascia espermática int.
conducto deferente
epidídimo
testículo
escroto

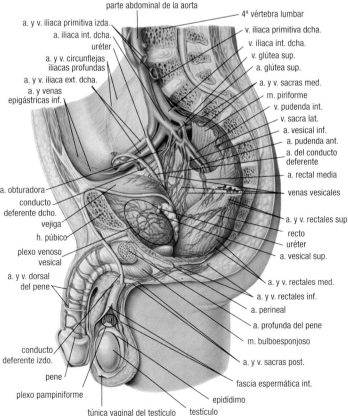

parte abdominal de la aorta
a. y v. iliaca primitiva izda.
a. iliaca int. dcha.
uréter
a. y v. circunflejas iliacas profundas
a. y v. iliaca ext. dcha.
a. y venas epigástricas inf.
a. obturadora
conducto deferente dcho.
vejiga
h. púbico
plexo venoso vesical
a. y v. dorsal del pene
conducto deferente izdo.
pene
plexo pampiniforme
túnica vaginal del testículo
4ª vértebra lumbar
v. iliaca primitiva dcha.
v. iliaca int. dcha.
v. glútea sup.
a. glútea sup.
a. y v. sacras med.
m. piriforme
v. pudenda int.
v. sacra lat.
a. vesical inf.
a. pudenda ant.
a. del conducto deferente
a. rectal media
venas vesicales
a. y v. rectales sup.
recto
uréter
a. vesical sup.
a. y v. rectales med.
a. y v. rectales inf.
a. perineal
a. profunda del pene
m. bulboesponjoso
a. y v. sacras post.
fascia espermática int.
epidídimo
testículo

EL APARATO REPRODUCTOR FEMENINO

De apenas 30 g de peso, los ovarios (las gónadas femeninas que producen óvulos) se encuentran en el interior de la cavidad pélvica, en una zona comprendida entre el ombligo y el hueso púbico. Están situados junto al útero, un cuerpo muscular en forma de pera invertida al que están unidos mediante las trompas uterinas, o trompas de Fa-lopio, u oviductos. Cuando el óvulo maduro es expulsado del ovario y pasa a la cavidad peritoneal, es atrapado por las prolongaciones en forma de tentáculo con que termina el oviducto más cercano. Impulsado por los movimientos de las pestañas que tapizan las paredes de las trompas y por las contracciones del oviducto, el óvulo llega a la cavidad uterina. Si ha tenido ocasión de unirse a un espermatozoide dentro de la trompa, se «implanta» en las paredes del endometrio –el epitelio especial que reviste totalmente la cavidad del útero– y comienza su diferenciación embrionaria.

Si no se ha producido la fecundación, tiene lugar la menstruación: el óvulo y el endometrio degenerado son expulsados a través del cuello del útero y la vagina, una cavidad por debajo de la uretra y por encima de la abertura anal que comunica con el exterior mediante una abertura protegida por repliegues de la piel: los labios menores, internos, y los labios mayores, externos. Sobre la abertura de la uretra se encuentra el clítoris, principal órgano de placer de la mujer.

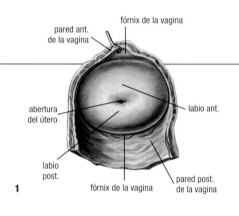

a. renal
v. renal
riñón dcho.
riñón izdo.
uréter izdo.
pliegues tubáricos
conducto ovárico longitudinal
conducto ovárico transversal
fondo del útero
cavidad del útero
útero
lig. ancho del útero
ampolla de la trompa uterina
apéndice vesiculado
folículo ovárico vesiculado
cuerpo amarillo
lig. largo del útero
istmo del útero
cuello uterino
canal cervical del útero
abertura del útero
arrugas vaginales
vagina
cruz dcha. del clítoris
cuerpo del clítoris
uretra
bulbo del vestíbulo
glándulas vestibulares mayores
fimbrias de la trompa
vejiga
desembocadura del uréter izdo.
cruz izda. del clítoris
glande del clítoris
abertura ext. de la uretra
abertura de la vagina

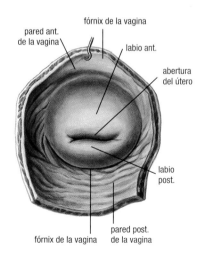

fórnix de la vagina
pared ant. de la vagina
abertura del útero
labio ant.
labio post.
pared post. de la vagina
fórnix de la vagina
1

pared ant. de la vagina
fórnix de la vagina
labio ant.
abertura del útero
labio post.
fórnix de la vagina
pared post. de la vagina
2

◀ **Relaciones entre aparato genital y aparato excretor en la mujer**

▲ **Porción vaginal del cuello del útero**
Aspecto en la mujer nulípara **(1)** y multípara **(2).**

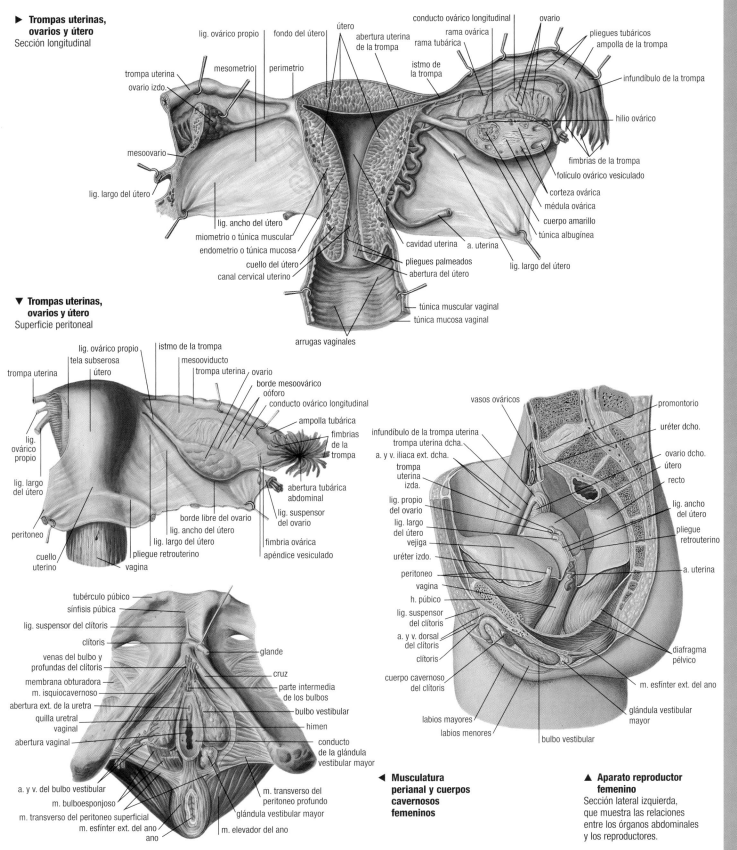

▶ **Trompas uterinas,
ovarios y útero**
Sección longitudinal

lig. ovárico propio
fondo del útero
útero
abertura uterina
de la trompa
conducto ovárico longitudinal
rama ovárica
rama tubárica
ovario
pliegues tubáricos
ampolla de la trompa
mesometrio
perimetrio
istmo de
la trompa
infundíbulo de la trompa
trompa uterina
ovario izdo.
hilio ovárico
mesoovario
fimbrias de la trompa
folículo ovárico vesiculado
corteza ovárica
médula ovárica
cuerpo amarillo
túnica albugínea
lig. largo del útero
lig. ancho del útero
miometrio o túnica muscular
endometrio o túnica mucosa
cuello del útero
canal cervical uterino
cavidad uterina
a. uterina
pliegues palmeados
abertura del útero
lig. largo del útero
túnica muscular vaginal
túnica mucosa vaginal
arrugas vaginales

▼ **Trompas uterinas,
ovarios y útero**
Superficie peritoneal

lig. ovárico propio
tela subserosa
útero
istmo de la trompa
mesooviducto
trompa uterina
ovario
borde mesoovárico
oóforo
conducto ovárico longitudinal
ampolla tubárica
fimbrias
de la
trompa
trompa uterina
lig.
ovárico
propio
lig. largo
del útero
peritoneo
cuello
uterino
vagina
abertura tubárica
abdominal
lig. suspensor
del ovario
borde libre del ovario
lig. ancho del útero
lig. largo del útero
pliegue retrouterino
fimbria ovárica
apéndice vesiculado

vasos ováricos
promontorio
uréter dcho.
infundíbulo de la trompa uterina
trompa uterina dcha.
a. y v. iliaca ext. dcha.
trompa
uterina
izda.
ovario dcho.
útero
recto
lig. propio
del ovario
lig. largo
del útero
vejiga
uréter izdo.
peritoneo
vagina
h. púbico
lig. suspensor
del clítoris
a. y v. dorsal
del clítoris
clítoris
cuerpo cavernoso
del clítoris
labios mayores
labios menores
bulbo vestibular
lig. ancho
del útero
pliegue
retrouterino
a. uterina
diafragma
pélvico
m. esfínter ext. del ano
glándula vestibular
mayor

tubérculo púbico
sínfisis púbica
lig. suspensor del clítoris
clítoris
venas del bulbo y
profundas del clítoris
membrana obturadora
m. isquiocavernoso
abertura ext. de la uretra
quilla uretral
vaginal
abertura vaginal
glande
cruz
parte intermedia
de los bulbos
bulbo vestibular
himen
conducto
de la glándula
vestibular mayor
a. y v. del bulbo vestibular
m. bulboesponjoso
m. transverso del peritoneo superficial
m. esfínter ext. del ano
ano
m. transverso del
peritoneo profundo
glándula vestibular mayor
m. elevador del ano

◀ **Musculatura
perianal y cuerpos
cavernosos
femeninos**

▲ **Aparato reproductor
femenino**
Sección lateral izquierda,
que muestra las relaciones
entre los órganos abdominales
y los reproductores.

CARACTERES SEXUALES SECUNDARIOS

En hombres y mujeres, el proceso de maduración que culmina en la pubertad conduce al desarrollo de todas las estructuras del aparato reproductor, y también de los llamados *caracteres sexuales secundarios,* que consisten en un cierto número de particularidades somáticas, fisiológicas y psicológicas que diversifican profundamente los dos sexos.

EN EL HOMBRE

El aumento de la actividad hipofisaria ➤[130] que se verifica en este periodo estimula las glándulas suprarrenales y los testículos a producir andrógenos, especialmente testosterona ➤[128,140]. Esta hormona determina el aumento de tamaño del pene y de los testículos, y su pigmentación más oscura. Al mismo tiempo, induce el desarrollo de los caracteres secundarios somáticos: los hombros se ensanchan, la masa muscular se desarrolla (sobre todo en los brazos y las piernas), y la cubierta de pelo se hace más tupida, sobre todo en el pubis, las axilas, las extremidades y el pecho. En el rostro se desarrollan barba, bigote y patillas, y a veces crece pelo incluso en el torso. La laringe, al modificarse, cambia de posición en el cuello ➤[167], y la voz se vuelve más grave.

El tejido cutáneo también se modifica: las glándulas sebáceas y sudoríparas registran una actividad más intensa.

Los cambios físicos van acompañados de profundas alteraciones psicológicas que a menudo coinciden con una expansión y un incremento de la capacidad intelectiva.

EN LA MUJER

También en la mujer, el aumento de la actividad hipofisaria debido a los estímulos procedentes del hipotálamo ➤[130] induce a las gónadas y a las glándulas suprarrenales a producir hormonas: mientras los ovarios secretan progesterona y estrógeno ➤[128,140],

LA HOMOSEXUALIDAD

Hasta hace pocos años, quizá por la secular influencia de la moral cristiana en la observación de la naturaleza, etólogos y zoólogos occidentales consideraban que, entre animales del mismo sexo, eran anormales prácticas sexuales como la masturbación, el apareamiento y la formación de un vínculo estable y monógamo, o como las actitudes cariñosas y las típicas del cortejo.

Dicha convicción no se basaba en investigaciones metódicas y observaciones específicas, sino en el prejuicio de que la homosexualidad humana era una aberración «contra natura», «antinatural»: la naturaleza, por definición, debía ser heterosexual.

A partir de agosto de 1995, cuando la 24ª Conferencia etológica internacional declaró que la investigación sobre la homosexualidad animal debía ser considerada un legítimo campo de investigación, un número cada vez mayor de científicos se dedica a la observación de este aspecto del comportamiento animal. Y los estudios realizados están cambiando la actitud de la ciencia hacia esta cuestión: el comportamiento homosexual no sólo estaría relativamente extendido entre los animales, sino que en ciertas especies sería incluso lo normal.

Los animales tomados en consideración en esos estudios son «animales superiores»: *mamíferos como el orangután, el macaco, el bisonte, el antílope, la jirafa, el chimpancé, el gorila, el león, la foca, la orca, la ballena y el delfín, y aves como la gaviota argéntea, el pingüino y el ganso.*

El debate acerca de qué se debe considerar natural, cuando se habla de sexualidad, adquiere enseguida tonos violentos, porque los resultados, extrapolados al hombre, afectan directamente a la moral, la ética y la actitud de los participantes hacia el tema. Y si en el hombre salen a relucir no sólo la genética y la biología, sino también la cultura y la educa- *ción, lo que se desprende de las recientes observaciones etológicas es que en los animales estudiados, las relaciones sexuales entre individuos de una misma especie no son, con frecuencia, un hecho exclusivamente sexual, sino que también forman parte de distintos niveles de comportamiento.*

¿Qué determina la elección sexual, tanto en un ser humano como en un animal?

Es de destacar que esta pregunta es característica de sociedades en las que la homosexualidad se considera una anomalía: actualmente, nadie se pregunta ya por qué misterioso motivo una persona utiliza la mano izquierda en lugar de la derecha, y a nadie se le ocurriría corregir este «defecto»; nadie se pregunta cuál es la razón que lleva a preferir un determinado color más que otro. Por otra parte, si se considera que el fin exclusivo de

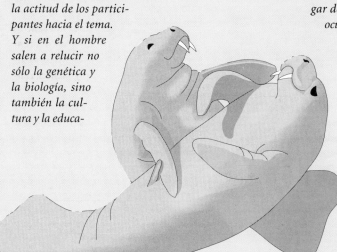

Los machos de morsa adoptan posturas peculiares para estimularse mutuamente los genitales. Dichas posturas son típicas, y nunca son adoptadas en el apareamiento con las hembras.

las hormonas que regulan el ciclo ovárico, las glándulas suprarrenales producen andrógenos, responsables de los cambios somáticos y del desarrollo de los caracteres corporales femeninos.

Debido a los cambios hormonales, aumenta el espesor del tejido adiposo subcutáneo, sobre todo en las caderas, los muslos, las nalgas, los antebrazos y debajo de los pezones, donde contribuye a dar forma al pecho. Al mismo tiempo, todos los tejidos glandulares son estimulados a desarrollarse: en particular, los de las mamas que engrosan el pecho, los sebáceos y sudoríparos (que al aumentar su actividad, provocan a menudo molestias), y los vaginales que comienzan su actividad lubricante. También en la mujer se desarrollan el vello púbico y el axilar, se engrosan los órganos sexuales y se modifica el tejido cutáneo. Además, al igual que sucede en el hombre, los cambios físicos van acompañados de profundos cambios psicológicos, con una expansión de las capacidades intelectivas y de la emotividad.

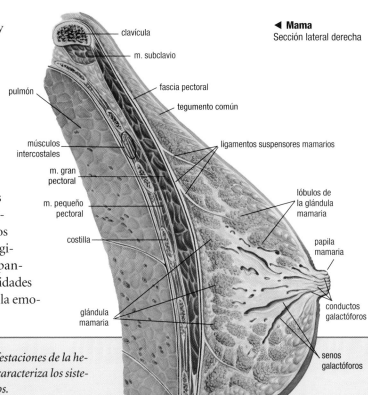

◄ Mama
Sección lateral derecha

la sexualidad es la reproducción, la homosexualidad «tiene explicación».

Una interpretación convincente de las recientes investigaciones científicas considera la sexualidad de los «animales superiores» (es decir, más complejos desde el punto de vista cerebral y funcional) no ya un comportamiento únicamente encaminado a la reproducción, sino una de las muchas conductas posibles, una de las numerosas manifestaciones de la riqueza biológica. Como sucede en todos los demás ámbitos naturales, también en el sexual la naturaleza estaría regulada, por un lado, por selección y factores limitativos, y por otro, por abundancia o exceso de posibilidades sobre las cuales, posteriormente, actúa el medio circundante. Por tanto, los comportamientos homosexuales y los heterosexuales no encaminados a la reproducción serían alternativas previsibles a los comportamientos heterosexuales cuyo fin es la procreación; con otras pala-

bras, serían manifestaciones de la heterogeneidad que caracteriza los sistemas biológicos.

Al mismo tiempo, es cierto que en nuestra especie el comportamiento sexual está fuertemente condicionado por elementos culturales «adquiridos». Esto es posible porque la respuesta a los estímulos sexuales en el hombre no es sólo un reflejo condicionado, sino una compleja reacción nerviosa en la que intervienen amplias zonas de la corteza cerebral: centros de la memoria, centros olfativos, auditivos y táctiles, centros asociativos, etc. En la respuesta que provocan los estímulos en el hipotálamo y en el sistema límbico participa la corteza cerebral: esta circunstancia libera en gran medida la respuesta sexual humana de sus raíces fisiológicas, sometiéndola a la razón, al aprendizaje y a la experiencia. Dicho de otro modo, a la cultura y las costumbres sociales. Por eso, en algunas culturas que ri-

tualizan los comportamientos homosexuales atribuyéndoles importantes significados simbólicos, los individuos pueden manifestarse libremente, y en otras que condenan estas conductas y marginan a los individuos que las manifiestan, la autocensura resulta un comportamiento innato y la homosexualidad, por consiguiente, una actitud «antinatural».

◄ Respuesta a un estímulo sexual
1. El estímulo provoca un arco reflejo (flechas azul y roja).
2. El estímulo llega al cerebro a través de las vías sensitivas (azul) de la médula espinal.
3. Cuando el estímulo llega al cerebro, la respuesta sexual se vuelve consciente.

4. Las asociaciones entre memoria (contexto social, recuerdos) y señales visivas, auditivas, táctiles y olfativas determinan la respuesta sexual.
5. Transmitida por las vías motoras (rojo), la respuesta cerebral puede reforzar o inhibir el reflejo sexual.

ESPERMATOZOIDES, ÓVULOS Y CICLO OVÁRICO

La producción de gametos tiene lugar en los ovarios de la mujer y en los testículos del hombre según un proceso de reducción del patrimonio genético que permite, mediante la unión de un óvulo y un espermatozoide, reconstruir una célula totipotente con bagaje cromosómico completo.

EN EL HOMBRE
A través de una sucesión de divisiones celulares, y gracias a la producción de hormonas andrógenas por parte de las células intersticiales del testículo, de cada espermatocito secundario se originan cuatro espermatozoides. Este proceso tiene lugar en la luz del túbulo seminífero que, gracias al epitelio ciliado y a las contracciones, empuja los espermatozoides hasta el epidídimo, donde se acumulan durante unos 10 días. Su producción es continua: en plena madurez sexual, el hombre puede producir hasta 100.000 por mm^3 de semen. Los espermatozoides pasan después al conducto deferente, donde maduran gracias a las secreciones de distintas glándulas.

EN LA MUJER
El ovario está constituido por células con aspecto y funciones diferentes: en el estroma, rodeados de células intersticiales, se encuentran numerosos óvulos «letárgicos». Estos se desarrollan en el interior de los folículos de Graaf, diminutas cavidades esféricas que, con la maduración del óvulo, se agrandan y emigran hacia la superficie del ovario, abriéndose al exterior (dehiscencia del folículo).

▶ **Conducto seminífero**
El esquema, que representa la sección de un conducto seminífero, muestra con dos aumentos distintos la disposición estratificada de las células de las que se originan los espermatozoides. Las fotografías **A** y **B** muestran dos secciones histológicas que, con aumentos distintos, permiten ver los espermatozoides «asomándose» a la luz del conducto.

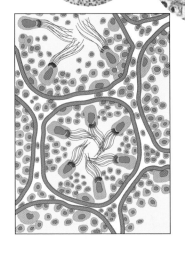

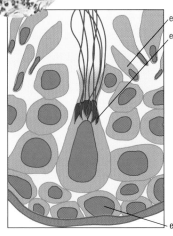

espermatocitos
espermatozoides

espermatogonia

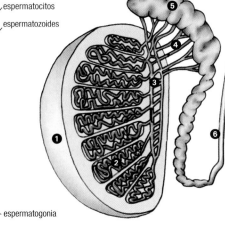

▶ **Producción de óvulos y espermatozoides**
Las espermatogonias del testículo se multiplican por mitosis. Diferenciadas en espermatocitos secundarios, se dividen después por meiosis. El óvulo, en cambio, se origina del ovocito, con la posterior aparición de dos corpúsculos polares: el primero representa el cuerpo de la mitosis del ovocito, y el segundo está constituido por el núcleo de la meiosis, que divide por la mitad el número de cromosomas.

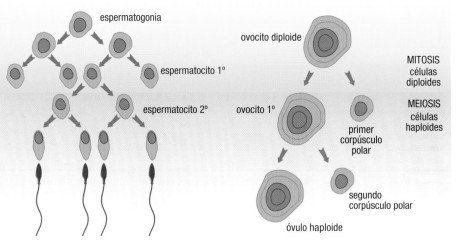

espermatogonia

espermatocito 1º

espermatocito 2º

ovocito diploide

ovocito 1º

primer corpúsculo polar

segundo corpúsculo polar

óvulo haploide

MITOSIS
células diploides

MEIOSIS
células haploides

▲ **Estructura del testículo**
Sección esquemática:
❶ cápsula externa dura;
❷ túbulos seminíferos eferentes, de unos 75 cm de largo, que salen de los más de 200 lóbulos que contienen 400-600 túbulos cada uno;
❸ red del testículo;
❹ 12-20 conductos eferentes del riñón;
❺ epidídimo;
❻ vaso deferente.

El óvulo, rodeado de una corona radiada de células foliculares, se libera en la cavidad peritoneal (ovulación).

CICLO OVÁRICO

La actividad ovárica comienza cuando las hormonas hipofisarias ➤130 estimulan el desarrollo de los folículos que, al secretar estrógeno, hacen proliferar el endometrio y activan ulteriormente la hipófisis. De los numerosos folículos estimulados, sólo madura uno al mes: alternándose con una periodicidad de 28 días, uno u otro ovario expulsa un óvulo. La máxima producción de estrógeno induce la secreción de LH hipofisaria, que provoca la dehiscencia del folículo. Éste se transforma en cuerpo amarillo, que, al secretar progesterona, aumenta el desarrollo del endometrio. Si no hay fecundación, el cuerpo amarillo degenera: el repentino descenso de producción hormonal provoca la destrucción del endometrio (menstruación) y estimula a la hipófisis a dar comienzo a un nuevo ciclo.

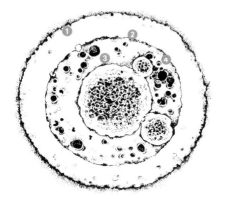

◀ **Desarrollo de un óvulo**
Folículo conteniendo un óvulo ❶, que absorbe líquido y se engrosa durante unos 14 días, ❷ hasta que aflora a la superficie ❸ y explota, liberando el óvulo maduro ❹. Con la fecundación, el folículo vacío se transforma en cuerpo amarillo ❺.

cabeza (5 mm)

pieza intermedia (cuello) (5 mm)

cola (50 mm)

▲ **Estructura de un espermatozoide**
Sección esquemática: ① acrosoma, es una vesícula llena de líquido rico en enzimas, que se rompe en proximidad al óvulo, liberando sustancias que degradan la zona diáfana, permitiendo que el espermatozoide fecunde el óvulo; ② membrana celular, se funde con la del óvulo, permitiendo que el núcleo ③ penetre, y uniendo el patrimonio genético paterno con el materno; ④ mitocondrias, son numerosas, indispensables para producir la energía necesaria para el movimiento de la ⑤ cola, el elemento propulsor que permite al espermatozoide llegar al óvulo. La pieza intermedia y la cola no pasan a formar parte del óvulo fecundado, y quedan en su exterior.

▲ **Estructura de un óvulo fecundado**
Sección esquemática: ❶ zona diáfana, es un revestimiento proteico que envuelve el óvulo ❷ membrana celular ❸ núcleo: después de la fecundación, los cromosomas contenidos en él se unen a los contenidos en el núcleo del espermatozoide ❹ mitocondrias y otras estructuras celulares.

ANTICONCEPCIÓN

Quienes deciden no tener hijos pueden recurrir a métodos naturales o artificiales para impedir la fecundación de manera más o menos eficaz.

Métodos naturales
El método más radical y menos utilizado es la abstinencia total. El coitus interruptus (la repentina salida del pene de la vagina antes de la eyaculación) requiere un considerable autocontrol por parte del hombre y no ofrece muchas garantías de éxito, al igual que el cálculo de los días fértiles de la mujer (el llamado método Ogino-Knauss): todavía se sabe muy poco acerca del periodo de supervivencia de los espermatozoides dentro del aparato genital femenino, y sobre los ritmos hormonales de la mujer, a menudo muy variables.

Métodos médico-quirúrgicos
Los métodos drásticos y casi siempre irreversibles son la esterilización quirúrgica masculina o vasectomía (más sencilla), y la esterilización quirúrgica femenina o ligadura de trompas (más complicada y con resultados menos seguros). Los conductos del aparato reproductor se cortan o se ligan, interrumpiéndose el flujo regular de gametos.

El DIU (Dispositivo Intra Uterino), un cuerpo inerte de plástico o metal de las formas más diversas, que a menudo contiene cobre, es introducido por el ginecólogo en la cavidad uterina: al irritar el endometrio, previene el implante del óvulo con un alto porcentaje de éxito.

El anticonceptivo oral que modifica el equilibrio hormonal de la mujer es un cóctel de hormonas que impide la ovulación. Pero existen otros medicamentos que interfieren en la densidad del moco cervical o en la estructura del endometrio.

Métodos de barrera
De fácil aplicación, inocuos para la fisiología (salvo particulares hipersensibilidades subjetivas), impiden la fecundación mecánicamente: son el preservativo (único medio de prevención del contagio de enfermedades de transmisión sexual), que se coloca en el pene en erección, y el diafragma cervical, que cubre la parte superior del cuello del útero. En ambos casos, es recomendable la aplicación de cremas espermicidas.

FECUNDACIÓN, GESTACIÓN Y LACTANCIA

Con la eyaculación, los espermatozoides son expulsados al exterior, donde encuentran un medio extremadamente hostil, constituido por las secreciones ácidas de la vagina: siguiendo la gradación de acidez se adentran en el útero, pero antes de llegar al óvulo deben superar una serie de barreras físicas y químicas que los reducen drásticamente: sólo un centenar de los 350 millones de espermatozoides que sobrepasan el cuello del útero consigue llegar a las trompas. En proximidad al óvulo,

ellos liberan enzimas que destruyen el revestimiento de proteínas que rodea el óvulo, hasta que uno solo se funde con él, impidiendo la entrada de otros espermatozoides. Este proceso recibe el nombre de fecundación y da origen a un cigoto, la primera célula-huevo. El cigoto empieza a dividirse con gran rapidez, y cuando llega al útero ya está formado por varias células. «Atrapado» en una de las sinuosidades del endometrio, se adhiere a él y continúa dividiéndose (implantación del cigoto).

En torno al 7º día desde la fecundación, algunas células penetran en el tejido materno y se abren paso en la mucosa uterina: es el primer esbozo de placenta. Comienza la gestación. En su rápido crecimiento, el embrión se transforma: en unos nueve días se forman la membrana vitelina y la bolsa amniótica, llena de líquido amniótico; al final del 4º mes, la madre ya percibe los movimientos del hijo, sumergido en el lí-

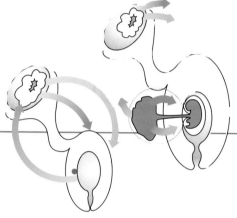

▶ Hormonas
La gonadotropina coriónica (flecha naranja) producida por el embrión mantiene activa la producción de estrógeno (flecha verde)

y progesterona (flecha azul) por parte del cuerpo amarillo, que es suplantado, después del tercer mes, por la placenta.

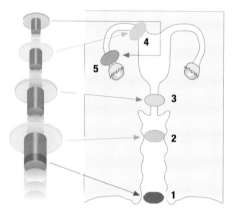

▲ Selección de los espermatozoides
Reducción del número de espermatozoides en varios niveles del aparato genital femenino: **1.** hasta 1/4 de los 350 millones de espermatozoides contenidos normalmente en una eyaculación es defectuoso, no competitivo; **2.** «trampa» de la mucosidad cervical, que muchos espermatozoides disuelven liberando enzimas específicas y «sacrificándose» para dejar pasar a los otros; **3.** sólo un millón aproximadamente rebasa el cuello del útero; **4.** sólo un millar de espermatozoides entra en las trompas; **5.** un centenar llega hasta el óvulo.

▶ Desarrollo embrionario en la primera semana
❶ 2 células (30 horas, Ø 120 µm)
❷ 12-18 células (4 días, Ø 120 µm)
❸ blástula (5 g. Ø 120 µm)
❹ gástrula (5 días y medio, Ø 140 µm)
❺ embrión (6 días, Ø 140 µm).

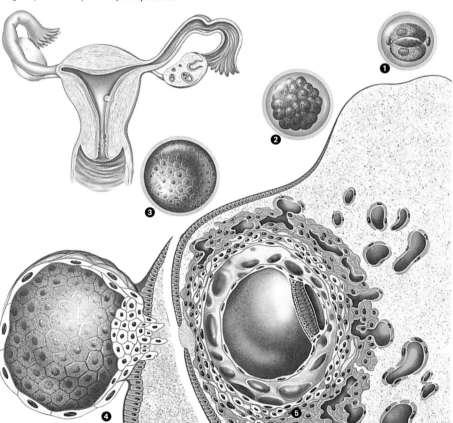

quido amniótico. El sistema nervioso vegetativo se activa; el cuerpo, revestido de una piel fina y transparente, es del color rojo oscuro de la musculatura y alcanza 13,5 cm de longitud y 130 g de peso. En el transcurso de 40 semanas, un niño normal ha desarrollado cada uno de los delicados y complejos sistemas del cuerpo: más de 200 huesos, 50 esbozos dentales, músculos y órganos funcionales, y un cerebro cuyo tamaño es equivalente a 1/4 del cerebro del adulto; a partir de una célula, en nueve meses, se ha formado un nuevo ser humano, constituido por casi 200 millones de células, con un peso equivalente a mil millones de veces el del óvulo.

El parto se suele producir 280 días después del inicio del último ciclo menstrual, pero resulta difícil prever con exactitud su fecha porque la concepción no tiene lugar inmediatamente después de finalizar la menstruación. No está claro aún qué mecanismo regula con tanta precisión la duración del embarazo: es probable que el momento del parto lo determine una combinación de señales hormonales maternas y fetales. Otras señales hormonales precisas, además, regulan la producción de leche en la madre.

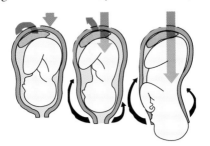

◄ Hormonas del parto
El parto es inducido por la progresiva disminución de la producción de progesterona (flecha roja) y el aumento de la secreción de oxitocina hipofisiaria (flecha violeta), que estimula las contracciones musculares.

◄ La producción de leche
La succión ❶ induce un reflejo nervioso ❷ que estimula la hipófisis ❸ a segregar prolactina y oxitocina ❹. Estas hormonas estimulan tanto la producción de leche como su paso a los conductos galactóforos.

ESTERILIDAD

A veces, no hay fecundación: una pareja de cada seis no consigue reproducirse. En general, una pareja de 20 años tiene el 18% de probabilidades de concebir un hijo, y la fecundidad de la mujer disminuye a partir de los 30 años; por término medio, se necesitan cinco o seis meses de relaciones «encaminadas» a alcanzar un embarazo para lograrlo, pero aunque no se hayan obtenido resultados tras dos años de intentos, no se puede hablar aún de esterilidad. Según recientes sondeos, sólo el 10% de las parejas es realmente estéril. Durante milenios, la esterilidad en una pareja fue atribuida a la mujer, pero en 1950, algunos estudios realizados en los Estados Unidos demostraron que la esterilidad masculina también es muy frecuente (la esterilidad de aproximadamente el 40% de las parejas se debe a problemas de fecundidad masculina, mientras que en el 10% de las parejas estériles registran problemas el hombre y la mujer al mismo tiempo).

ESTERILIDAD EN EL HOMBRE
Se distinguen tres tipos, según la anomalía identificada, que, a su vez, puede derivar de causas diversas:

- anomalías en el número de espermatozoides: el número de espermatozoides que llegan al óvulo es fundamental, y si son demasiado po-

cos, ninguno consigue fecundarlo. El 8% de los hombres que se han sometido a análisis de fertilidad no produce espermatozoides (azoospermia). Está más extendida la oligospermia: la producción de espermatozoides puede ser inhibida o disminuida (a veces de manera reversible) por inflamaciones de las gónadas o por el consumo de drogas, alcohol, barbitúricos o antidepresivos, o también por determinadas condiciones ambientales, como la exposición a radiaciones o a sustancias industriales (incluidos algunos metales y compuestos orgánicos), y el empleo de prendas íntimas demasiado ajustadas;

- anomalías funcionales de los espermatozoides, como la presencia de dos colas ① o dos cabezas ②, o una reducida movilidad de la cola, alteran su capacidad de movimiento y de fecundación;

- anomalías funcionales en el aparato copulador-eyaculador: la incapacidad de erección del pene o de contracción de los músculos de la base de la vejiga (que empujan el esperma a través de la uretra) pueden deberse a causas psicológicas o físicas, o también al consumo de drogas o medicamentos.

ESTERILIDAD EN LA MUJER
Si la dificultad de quedarse embarazada aumenta con los años (de hecho, la producción de óvulos, sobre todo a partir de los 40 años, disminuye considerablemente a medida que se acerca la menopausia), la esterilidad en las mu-

jeres jóvenes está ligada a distintas causas. Se distinguen dos grandes categorías:

- esterilidades hormonales: alteran la ovulación y representan el 20-35% de los casos de esterilidad femenina. A menudo van acompañadas de ciclos irregulares, y están relacionadas con anomalías ováricas (ausencia de folículos), alteraciones hipofisarias o una insuficiencia del cuerpo amarillo que provoca la muerte del óvulo antes de que haya alcanzado la maduración (frecuente en los primeros años después de la treintena):

- esterilidades mecánicas: son debidas a obstáculos que dificultan la emigración del óvulo (la obstrucción de las trompas provoca esterilidad en el 25-40% de los casos), hostilidad a la recepción del esperma (10-15% de las esterilidades), o alteraciones del endometrio, que impiden la anidación del cigoto.

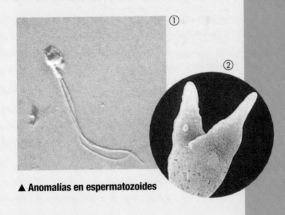

▲ Anomalías en espermatozoides

✜ EL SER HUMANO BIÓNICO

La «máquina humana», tan compleja y funcional al mismo tiempo, «se avería» de vez en cuando. La medicina primero, la cirugía después, y actualmente la ingeniería genética, la embriología y las más modernas disciplinas intentan ponerle remedio.

Mientras los últimos descubrimientos en el campo de la genética hacen confiar en la posibilidad de reproducir «en probeta», a partir de células de cada paciente (y, por tanto, sin problemas de rechazo), los tejidos necesarios para un trasplante (tejido cerebral, glóbulos rojos, tejido hepático y tejido pancreático), los intentos de sustituir las piezas deterioradas de la «maquinaria humana» están involucrando, desde hace tiempo, a numerosos sectores de la medicina, la ingeniería y la biotecnología.

En pocos años se han hecho grandes avances tanto en el desarrollo y el empleo de materiales sintéticos cada vez más acordes con las distintas necesidades quirúrgicas, como en la fabricación de diminutos instrumentos para «incorporarlos» a órganos defectuosos, la creación de nuevas técnicas quirúrgicas reparadoras y de trasplante, y la búsqueda de soluciones innovadoras. Entre ellas, por ejemplo, cabe destacar el desarrollo de numerosos órganos bioartificiales que se ha producido en las últimas décadas: piel, cartílagos, huesos, ligamentos y tendones semisintéticos son ya una realidad (para quienes puedan permitírselo) en los Estados Unidos, así como en algunas instituciones europeas avanzadas.

Queda la incógnita de la ingeniería genética: entre miles de controversias éticas, religiosas y científicas, la búsqueda continúa. Se perfilan en el horizonte de un futuro lejano animales con características idénticas a las humanas, para ser utilizados en xenotrasplantes. De hecho, ya se trabaja sobre los tejidos embrionarios humanos, cuyas células aún no diferenciadas permitirían reconstruir órganos perfectamente compatibles con los de los pacientes.

Por el momento, las intervenciones más extendidas siguen siendo las «tradicionales»: implantes de donantes compatibles, empleo de instrumentos mecánicos (como el marcapasos cardiaco o las articulaciones artificiales) y prótesis que sustituyen, al menos en parte, las «piezas» deterioradas de nuestro cuerpo.

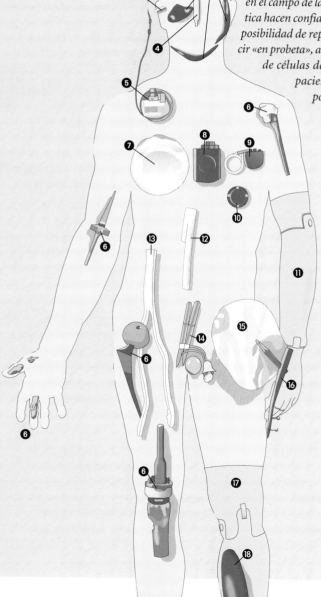

◄ **Piezas sustitutivas**
Algunos elementos empleados normalmente en cirugía para reemplazar piezas u órganos defectuosos del cuerpo:
❶ prótesis de varios materiales sustituyen partes óseas del rostro (pómulo, mandíbula, maxilar, etc.)
❷ prótesis electrónica para incrementar la visión
❸ prótesis electrónica para restablecer la audición
❹ prótesis de silicona para la reconstrucción del tabique nasal
❺ aparato electrónico para la regulación de los impulsos motores en el tratamiento de la enfermedad de Parkinson
❻ articulaciones artificiales: hombro, codo, mano, cadera y rodilla
❼ prótesis mamaria
❽ bomba cardiaca
❾ marcapasos
❿ estimulador cardiaco de titanio
⓫ prótesis de brazo con mano eléctrica
⓬ aorta artificial
⓭ venas y arterias artificiales
⓮ prótesis eréctil de pene
⓯ ano artificial
⓰ prótesis femoral articulada
⓱ prótesis de la extremidad inferior, con articulaciones de rodilla y pie
⓲ prótesis para la pantorrilla

GLOSARIO

Para sintetizar los nombres de algunas estructuras anatómicas, que al ser muy descriptivos ocuparían demasiado espacio, hemos utilizado las siguientes abreviaturas:

a. arteria; **ant.** anterior; **dcho.** derecho; **ext.** externo; **h.** hueso; **inf.** inferior; **int.** interno; **izdo.** izquierdo; **lat.** lateral; **lig.** ligamento; **m.** músculo; **n.** nervio; **post.** posterior; **sup.** superior; **v.** vena.

Å = Ångström: unidad de medida de longitudes de onda y dimensiones atómicas, equivalente a 1/10.000.000 de milímetro. (1 Å es 10 millones de veces más pequeño que 1 mm).

Actina: proteína constituida por dos cadenas proteicas en forma de doble hélice. Al unirse con filamentos de miosina, permite la contracción de la célula muscular.

Adenómero: unidad funcional de una glándula. Está formado exclusivamente por células que producen las sustancias secretadas por la glándula.

Adolescencia: periodo en el que tienen lugar la pubertad y otros muchos cambios somáticos, emocionales e intelectuales que marcan el paso de la infancia a la edad adulta.

Aglutinación: reacción que provoca la unión en masas más o menos grandes, que tienden a sedimentar, de elementos corpusculares (por ej., glóbulos rojos o blancos) que normalmente se encuentran en suspensión en un líquido. Suele estar provocada por la presencia de anticuerpos.

Ameboide, movimiento: movimiento celular producido por el desplazamiento de material fluido en el interior de la célula (citoplasma) y la formación de seudópodos. Para moverse, la célula alarga su protoplasma en la dirección deseada, y luego traslada todo el contenido celular.

Aminoácido: compuesto orgánico cuya molécula está constituida por un grupo carboxílico (ácido, COO^-) y un grupo amínico (básico). Los aminoácidos forman las proteínas, enlazándose uno a otro en largas cadenas (polímeros).

    aromático: contiene una o varias estructuras cíclicas constituidas principalmente por átomos de carbono.

    terminal: es el aminoácido que se encuentra en el extremo de una proteína. Puede tener libre el grupo ácido o el básico.

AMP: siglas del adenosinmonofosfato, una molécula capaz de unirse a moléculas de fosfato con enlaces de alta energía, transformándose en ATP. Desempeña un papel fundamental en los procesos de biosíntesis y de contracción muscular.

Anastomosis: unión de vasos sanguíneos, troncos nerviosos o canales, de la misma naturaleza, de dos órganos huecos.

Anillo de Renvier: zona de la superficie de una neurona mielínica en la que el revestimiento de mielina se interrumpe por la ausencia de células de Schwann.

Aponeurosis: membrana tendinosa cuya función es fijar los músculos a los huesos.

Arteriosclerótica, formación: formación identificable en arterias afectadas de arteriosclerosis, una patología degenerativa caracterizada por el espesamiento de la túnica interna de las paredes de las arterias, que provoca el estrechamiento de la luz del vaso y la reducción del flujo sanguíneo. Se trata principalmente de placas (ateromas) constituidas por grasas procedentes del torrente sanguíneo que se depositan en el interior de los vasos.

Asclepio: dios griego de la medicina. Su culto como divinidad sanadora se extendió por todo el mundo antiguo (llamado Esculapio por los romanos), tuvo como principal atributo la serpiente enroscada en un bastón. El sistema de tratamiento que se seguía en el santuario dedicado a Asclepio (*asclepeio*) es un auténtico misterio, pero se sabe que incluía operaciones quirúrgicas y aplicaciones medicinales que los sacerdotes-médicos desarrollaban conjuntamente con rituales de interpretación de los sueños y la purificación de los enfermos mediante baños, ayunos y sacrificios propiciatorios.

ATP: siglas del adenosintrifosfato, una molécula rica en energía procedente de la degradación intracelular de los «combustibles» (grasas, azúcares, etc.), almacenada bajo forma de enlace fosfórico con el que las moléculas de fosfato se unen al AMP. Tiene la capacidad de liberar nuevamente energía allí donde lo requieren los procesos metabólicos (síntesis de las macromoléculas, transporte de sustancias a través de la membrana, contracción muscular, etc.).

Atrofia: disminución de volumen, degeneración o reducción de capacidad de un órgano o una parte del cuerpo.

Catabolismo: conjunto de procesos químicos que forman parte del metabolismo; desprende energía química mediante la transformación de las grandes moléculas ricas en energía en moléculas más pequeñas.

Célula de Schwann: célula que se desarrolla alrededor del axón de una neurona, constituyendo un elemento de la «vaina» mielínica.

Célula embrionaria: la que da origen a una línea completa de grupos celulares diversos.

Célula totipotente: célula embrionaria apta para formar tejidos diversos, según los procesos morfológicos que experimente.

Chamán: cuandero y sacerdote capaz de establecer contacto con el mundo de los muertos, de curar y de sanar de forma milagrosa.

Cigoto: célula totipotente derivada de la unión de los gametos masculino y femenino, de la que se origina el embrión.

Citoplasma: parte de la célula con consistencia fluida (gel), comprendida entre la membrana plasmática y el núcleo, en cuyo interior se encuentran numerosos órganos celulares en los que están compartimentadas las principales actividades metabólicas de la célula. Se compone principalmente de agua (el 80%), y el resto está constituido por proteínas en diferentes estadios de agregación, ácidos nucleicos, azúcares e iones.

Coagulación de la sangre: proceso que se verifica cuando se rompe un vaso sanguíneo y se produce la salida de sangre, y lleva a la constitución de una especie de tejido más o menos compacto, constituido por una red de fibrina, en cuya malla se depositan los eritrocitos hasta obstruir completamente la herida y detener la hemorragia. Para que

pueda tener lugar es indispensable la presencia de plaquetas (o trombocitos).

Colágeno: proteína fibrosa presente en el tejido conjuntivo, que constituye el 30% de la cantidad total de proteínas del cuerpo; formada principalmente por glicocola y prolina, está constituida por triples cadenas enrolladas en espiral, que, al enlazarse entre sí, forman fibrillas caracterizadas por una escasa elasticidad y considerable resistencia.

Complemento: sistema enzimático de la sangre, compuesto de nueve factores, que es esencial para obtener la lisis de células reconocidas por el sistema de defensa corporal.

Cromosoma: estructura filiforme que se encuentra, aislada o junto a otras análogas, en los núcleos celulares. Está constituido principalmente por ADN y proteínas, y contiene los genes que determinan las características individuales de cada organismo. El número de cromosomas contenidos en cada célula de un organismo es característico de su especie. Las células somáticas (del cuerpo) contienen el doble de cromosomas que las células sexuales (gametos).

Curso: evolución y desarrollo de una enfermedad o de un fenómeno. En anatomía, también indica el recorrido o la trayectoria que tiene una vena o un nervio.

Dendrita: delgada prolongación del cuerpo celular de una neurona, o célula nerviosa.

Densidad (u opacidad) radiológica: cantidad de rayos X que puede absorber un determinado órgano o tejido sometido a radiografía. Es alta en el caso de los huesos, y baja en los órganos internos, que requieren el empleo de medios de contraste para ser visualizados.

Dermis: capa más interna y gruesa de la piel; está constituida por tejido conjuntivo con abundantes vasos sanguíneos, terminaciones nerviosas, fibras elásticas y fibras musculares lisas.

Desnaturalización: cambio de la estructura cuaternaria o terciaria de una proteína, que provoca la pérdida o la alteración de sus propiedades químicas específicas. Se puede producir por el calor, por el pH o por reacciones químicas.

Diana, órgano: en caso de ósmosis, órgano que es estimulado de forma selectiva por una particular hormona; en caso de terapias o exámenes con el empleo de radioisótopos o anticuerpos, órgano interesado selectivamente por la metodología empleada.

Diferenciación: proceso biológico que lleva a la formación, a partir de una célula que carece de características y funciones específicas (no diferenciada), de una célula con caracteres estructurales y funcionales propios (diferenciada). Este proceso tiene lugar durante toda la vida: marca el paso de las células de su estado embrionario al maduro, tanto en el transcurso del desarrollo fetal como, posteriormente, durante la continua regeneración celular que se produce en todos los tejidos. Según la mayoría de los investigadores, la diferenciación celular se basa en una compleja alternancia de activación y eliminación de los genes presentes en el ADN, igual en todas las células de un mismo cuerpo. Además, está influida por el medio extracelular: factores de crecimiento, ósmosis e interacciones celulares intervienen en el proceso según mecanismos no aclarados aún.

Difusión molecular: transporte de moléculas a través de la membrana plasmática de una célula viva, debido a un conductor específico (habitualmente, una proteína). Es un proceso que no requiere gasto de energía metabólica.

Disección: corte y separación de partes y órganos del cuerpo humano para su estudio.

Dislocación o luxación: acción y efecto de «sacar algo de su sitio», indica el desplazamiento de un hueso de su sede articular.

Electrolito: sal disuelta o ion que participa en una de las muchas series de procesos químicos que tienen lugar en el cuerpo humano. El sodio y el potasio son electrolitos especialmente importantes.

Embrión: ser vivo en los estadios iniciales de su desarrollo. En el hombre, se asigna esta denominación al feto antes de cumplir dos meses.

Endometrio: túnica mucosa que cubre la cavidad uterina; periódicamente, bajo la influencia de las hormonas ováricas, sufre hipertrofia y descamación. Está adherido directamente a la túnica muscular (miometrio) y se divide en dos capas: una basal, que tiene funciones de regeneración, y una funcional. Esta capa es la que se modifica durante el ciclo ovárico y se elimina con la menstruación.

Endotelio: tejido formado por células muy aplanadas unidas por una fina membrana, que reviste la luz de los vasos sanguíneos y linfáticos.

Enlace proteico: enlace químico que se establece entre el extremo ácido y el básico de dos moléculas de aminoácidos. Los enlaces pépticos son el esqueleto de las proteínas.

Enzima: proteína capaz de acelerar una determinada reacción química.

Epidermis: capa superficial de la piel que cubre y protege el cuerpo. Está constituida por una serie de capas celulares: una de las más internas es la capa germinativa, en contacto directo con la dermis, de la que se originan continuamente nuevas células epidérmicas que se alejan progresivamente, empujadas hacia la superficie. La capa más externa de la epidermis está constituida por células muertas en fase de continuo desprendimiento (descamación).

Esperma: líquido seminal, que contiene los productos secretados por el testículo, el conducto deferente, las vesículas seminales, la próstata, las glándulas de Cowper y otras glándulas menores del aparato reproductor masculino.

Estroma: trama conectiva de un tejido, formada generalmente por fibras y células.

Fagocitaria, actividad: capacidad de una célula de englobar en su interior otras células o cuerpos extraños (fragmentos celulares, microorganismos y partículas orgánicas como, por ejemplo, polen, etc.) y destruirlos.

Fagocitosis: proceso durante el cual la membrana plasmática se prolonga para cerrarse después alrededor de un cuerpo extraño, que es capturado en una vacuola. Ésta, a su vez, se funde con una partícula celular que contiene enzimas capaces de «digerir» el cuerpo extraño.

Feto: embrión en fase de formación, desde el tercer mes de gestación hasta el momento del parto.

Fotorreceptor: elemento celular capaz de reaccionar a los cambios de intensidad luminosa (literalmente, receptor de luz).

Ganglio: nódulo constituido por células nerviosas o linfáticas.

Gel: estado en el que se presenta un cuerpo semisólido formado por sustancias gelatinosas (coloides) que están disueltas en un disolvente. El ejemplo orgánico más conocido es la clara de huevo, rica en agua.

Germinativo: que permite la reproducción.

Glándula: grupo de células especializadas en la producción de una o varias sustancias (secreción). Existen dos tipos de glándulas:
    endocrina, que vierte su secreción al torrente sanguíneo. La secreción de una glándulas endocrina se denomina hormona;
    exocrina, que no vierte su secreción al torrente sanguíneo, sino al exterior del cuerpo. Entre ellas, las glándulas salivales y del aparato digestivo, las sudoríparas y las lagrimales.

Hemático, flujo: torrente sanguíneo.

Hemopoyesis (o hematopoyesis): literalmente, producción hemática, es el proceso de diferenciación celular que lleva a la producción de células sanguíneas a partir de células embrionarias de la médula ósea, del bazo, del timo y del hígado.

Hemorragia: salida de sangre debida a la rotura de las paredes de los vasos.

Hidrólisis: reacción química que lleva a la rotura de determinados enlaces de una molécula por reacción con el agua.

Hipertrofia: desarrollo anormal de un tejido, un órgano o una parte del mismo, que provoca su aumento de volumen. Puede tratarse de un proceso normal (endometrio), inducido (como en el caso del desarrollo muscular con ejercicio físico) o patológico.

Hiperventilación: aumento de la ventilación pulmonar producido por inspiraciones más frecuentes y profundas.

Homeostasis: mantenimiento del equilibrio de las condiciones internas de un organismo.

Ion: átomo o molécula con una carga eléctrica (positiva si ha perdido electrones, y negativa si los ha adquirido). Los iones cargados positivamente son los cationes, y los cargados negativamente son los aniones. Casi todas las sustancias que se encuentran disueltas en agua están en estado iónico.

Kilopascal: *(ver* Pa).

Ligamento: formación de tejido conjuntivo fibroso con la capacidad de unir entre sí dos o más estructuras anatómicas.

Lisis: literalmente, rotura; indica el proceso de disolución de células o microorganismos, provocado por la actividad de su membrana plasmática por obra de agentes químicos, físicos o biológicos (anticuerpos y complementos).

Longitud de onda: distancia entre dos crestas o dos valles sucesivos de una onda. En el caso de una radiación, la longitud de onda (1) indica la distancia entre dos crestas sucesivas de una onda electromagnética. En el vacío, está en relación con la frecuencia *(n)*, la magnitud física que indica el número de repeticiones del fenómeno periódico (la ondulación) en la unidad de tiempo, y se expresa con la fórmula $1 \times v = c$, donde c indica la velocidad de la luz (3×10^8 m/s).

Mediador químico: sustancia que «media» en un proceso fisiológico a través de una reacción química específica. En particular, los neurotransmisores permiten la transmisión de un impulso nervioso activando moléculas específicas de la membrana de las células postsinápticas.

Meiosis: división celular que produce gametos haploides, es decir, células reproductoras con la mitad de cromosomas que las células somáticas de la especie en cuestión.

Membrana plasmática (o celular): tejido laminar que cubre, conecta o reviste la célula y sus elementos corpusculares (partículas). Es semipermeable, se compone principalmente de proteínas y fosfolípidos, y puede ser atravesada libremente por numerosos iones y agua por ósmosis. Las moléculas más grandes pueden atravesarla según el proceso de fagocitosis, mientras que algunas moléculas importantes desde el punto de vista metabólico son transportadas a través de específicas modalidades metabólicas (transporte activo y difusión molecular).

Menopausia: interrupción del ciclo ovárico que, en la mujer, se produce generalmente a partir de los 40 años.

Mesenterio: lámina de tejido delimitada a ambos lados por el peritoneo, que sostiene el intestino y los demás órganos en las cavidades abdominales.

Metabolismo: conjunto de transformaciones químicas de fenómenos energéticos que tiene lugar en un organismo o en una célula (metabolismo celular) y que asegura la conservación y la renovación de la materia viva que lo/la constituye.

μm = micrómetro (o micra): es la millonésima parte del metro (equivale a 1/1.000 de mm).

Mielina: sustancia de naturaleza lipoproteica, muy abundante en las células de Schwann. Gracias a sus características, la vaina de células puede desempeñar la función de aislante eléctrico de la membrana de las fibras mielínicas.

Miofibrilla: haz de filamentos contráctiles (formados por actina y miosina) orientado en la dirección del eje mayor de la fibra muscular.

Miosina: proteína constituida por dos cadenas proteicas parcialmente enrolladas formando una doble hélice y con una «cabeza» que, según la concentración de iones Ca+, es capaz de enlazarse con moléculas de actina y de cambiar de conformación. Este mecanismo permite la formación de enlaces temporales actina-miosina, en la que se basa la contracción muscular.

Mitocondria: pequeño órgano celular que está dotado de membrana y ADN propios, presente en el citoplasma de las células nucleadas y de los organismos superiores. Desempeña un papel importante en la respiración celular y en la síntesis de compuestos ricos en energía. Durante la división celular, todas las mitocondrias de la célula madre se reproducen por escisión, distribuyéndose en las células hijas; cada niño recibe mitocondrias sólo de la madre, a través del óvulo.

Mitosis: división celular que produce células somáticas, es decir, que contienen el número de cromosomas característicos de la especie.

Moco: fluido viscoso segregado por las glándulas exocrinas que se encuentran alojadas en la mucosa; tiene la misión de lubricar, proteger y mantener limpia la superficie de este tipo de tejido.

Molécula: unión de dos o más átomos del mismo elemento o de elementos químicos distintos (compuestos), debida a fuerzas electromagnéticas (de Van der Waals). Según el número de átomos que la componen, puede tener dimensiones mínimas (como la molécula de hidrógeno) o macroscópicas (como la molécula de ADN que constituye cada cromosoma).

Morfología: forma estructural externa e interna.

Mucosa: revestimiento de las vísceras y de las cavidades del cuerpo, constituido por epitelio.

Necrosis: conjunto de alteraciones irreversibles que se manifiesta en una estructura de una célula o de un tejido y provoca su muerte.

Neurotransmisor: sustancia segregada por una célula nerviosa que permite la transmisión del impulso nervioso a otra célula (nerviosa, muscular o glandular).

Núcleo celular: elemento de la célula en cuyo interior se encuentra el ADN, la molécula que contiene el patrimonio genético característico de la especie.

Osmorreceptor: receptor capaz de percibir el cambio de presión osmótica que se registra en la sangre según la cantidad de agua presente en la circulación. Induce la sensación de sed.

Ósmosis: paso de un disolvente a través de una membrana semipermeable que separa dos soluciones de distinta concentración. Sigue el gradiente de concentración hasta anularlo.

Otolito: diminuto cristal de calcio contenido en las bolsas internas del laberinto del oído, que estimula, bajo la acción de la gravedad, los receptores ciliados encargados de percibir la presión. Es una parte esencial del órgano del equilibrio.

Pa: símbolo de Pascal, unidad de presión en el Sistema Internacional de Medidas; equivale a la presión que ejerce la fuerza de un newton sobre un metro cuadrado.

Parahormona: sustancia que tiene características hormonales, pero no la producen glándulas endocrinas. La histamina es una parahormona natural, y algunas sustancias contaminantes son parahormonas artificiales.

Permeabilidad: propiedad de un cuerpo sólido de ser atravesado por un fluido.

pH: expresa el carácter ácido o básico de una solución. En una solución neutra, a 25 °C y presión atmosférica (101.325 Pa), el valor del pH es igual a 7. Todas las soluciones ácidas tienen valores de pH inferiores a 7 (y tanto más bajos cuanto más ácida sea la solución), mientras que los valores de pH de las soluciones básicas son superiores a 7 (y tanto más altos cuanto más básica sea la solución). Conviene recordar que el desarrollo de las reacciones químicas indispensables para la vida sólo es compatible con variaciones mínimas del pH y que, con el fin de neutralizar los excesos de acidez, existen sistemas químicos tanto en el interior de las células como en el interior del organismo. La escala del pH va de 1 (muy ácido) a 14 (muy básico); para la vida de las plantas, los límites extremos están entre 4 y 8,5-9.

Pigmento: sustancia que da color.

Placa, o huso, neuromuscular o motora: porción de la membrana de una célula muscular situada en contacto con la terminación de un nervio motor. El neurotransmisor liberado por el nervio determina cambios específicos en este tracto de membrana muscular, que provocan la contracción o la relajación de la fibra.

Placenta: órgano que comparten el feto y la madre, constituido por una «mitad» de origen fetal (las vellosidades del corion, generadas por la capa de células embrionarias más externa, que tiene numerosas ramificaciones) y otra de origen materno (el endometrio modificado). Al final del embarazo, la placenta alcanza los 20-35 cm de diámetro y 3 cm de espesor, un peso aproximado de 500 g (casi 1/6 del peso del feto) y una superficie en contacto con las vellosidades de 10-14 m². Irrigada por las arterias espinales del útero, permite (a través de una red de capilares de unos 50 km en total) la afluencia a una única cavidad de 30 l/h de sangre materna, que está permanentemente separada de la fetal. La placenta cumple varias funciones: endocrina (produce progesterona, que neutraliza la oxitocina hipofisaria en la gestación, y hormonas que garantizan el correcto desarrollo del embarazo y del feto); respiratoria (es el órgano donde se oxigena la sangre fetal); nutritiva y excretora (es permeable tanto a grasas, azúcares, proteínas, algunas vitaminas, sales minerales y agua presentes en la sangre, que son absorbidos por el feto a través de las vellosidades, como a las sustancias de desecho que pasan del feto a la sangre materna). Además, ofrece al feto una cierta cobertura inmunológica: los anticuerpos maternos la atraviesan, preservándolo de muchas infecciones, mientras que la mayoría de los agentes patógenos que pueden infectar a la madre –infinidad de bacterias, virus y protozoos– no logran pasar, al igual que muchas sustancias dañinas.

Plasmocito: célula productora de anticuerpos que se desarrolla de un linfocito que, en los ganglios linfáticos, el bazo o la médula ósea, es activado por un antígeno.

Pleura: doble membrana que reviste los pulmones; la capa externa se adhiere a la cavidad del tórax, y la interna está pegada a los pulmones. Las superficies lubricadas de las dos membranas permiten a los pulmones moverse dentro de la cavidad torácica sin rozamiento.

Plexo: entramado especialmente complejo y ramificado de estructuras anatómicas (nervios, vasos sanguíneos) que establecen un estrecho contacto entre sí al anastomosarse.

Pólipo: tumor blando, generalmente pedunculado y benigno, que se suele desarrollar en las mucosas o en las cavidades del organismo (vejiga, intestino, laringe, senos nasales, útero). En raras ocasiones, se desarrolla también en la piel y en las membranas serosas.

Potencial de acción: proceso de constitución del impulso nervioso, durante el cual se produce la inversión de la carga eléctrica de la membrana neuronal y su inmediato restablecimiento.

Potencial de membrana: diferencia de potencial eléctrico que se mide entre el interior y el exterior de una célula. Se debe a la distinta concentración de iones (positivos y negativos) que se crea entre el interior y el exterior a causa de los procesos de transporte activo y de difusión molecular que tienen lugar en la membrana plasmática.

Presión parcial: en una mezcla de gases a temperatura constante, es la presión que ejerce cada uno de los componentes; equivale a la presión que cada uno de estos ejercería si fuera el único en ocupar todo el volumen.

Proenzima (o cimógeno): precursor enzimático, es una molécula proteica que, al ser modificada, se transforma en enzima activa.

Propioceptivo: dícese de las sensaciones procedentes de receptores de estímulos internos (posición espacial del cuerpo, movimientos musculares y de los distintos órganos, dolores, etc.).

Proteína: derivado del griego *protos* (primero), es el nombre que reciben particulares sustancias orgánicas con estructura química muy compleja, de fundamental importancia biológica. Las proteínas son cadenas de aminoácidos que desempeñan innumerables funciones tanto en el interior de la célula (estructurales, enzimáticas, funcionales, contráctiles) como en la transmisión de estímulos intercelulares (por ej., hormonas). La constitución de estos polímeros biológicos está codificada genéticamente.

Prótesis: del griego *pro-thesis* (poner delante), este término puede indicar tanto la sustitución de un órgano, una porción o un segmento corporal por aparatos artificiales, como las estructuras mismas empleadas para reemplazarlos. Además, en sentido amplio, hace referencia a determinados aparatos o dispositivos especiales encaminados a mejorar el funcionamiento de una parte del cuerpo sin sustituirla totalmente.

Pubertad: estadio del desarrollo anatómico y fisiológico del organismo humano en el que se alcanza la madurez sexual, que hace posible la reproducción.

Quiste: saco membranoso que contiene líquido u otros materiales (grasa, vello, etc.) y se puede encontrar, en superficie o en profundidad, en cualquier estructura anatómica. Puede ser congénito o adquirido. Estos últimos se desarrollan habitualmente por la presencia de cuerpos extraños (astillas, sustancias químicas no absorbidas) o por el vertido de sustancias extrañas en un tejido que reacciona a su presencia incorporándolas con una membrana de tejido conjuntivo.

Radiación: forma de propagación de la energía electromagnética. Consiste en la propagación a la velocidad de la luz de variaciones muy rápidas de los campos eléctrico y magnético. Está caracterizada por la longitud de onda y la frecuencia.

Radioisótopo: isótopo radiactivo. En las técnicas de análisis clínico, indica la presencia de un elemento químico radiactivo con las mismas características que otros elementos que participan normalmente en los procesos metabólicos que se desean analizar o monitorizar.

Rayos X: radiación con longitud de onda comprendida entre 10^{-11} y 10^{-9} m.

Receptor: órgano o célula capaz de captar un estímulo procedente del exterior o del interior del cuerpo.

Saco amniótico: bolsa llena de líquido amniótico que protege al embrión y al feto en el tiempo de su desarrollo.

Saco vitelino: anexo embrionario rico en sustancias nutritivas, que sostiene al embrión en sus primeras semanas de desarrollo.

Sarcómero: unidad contráctil en que se divide el músculo. Está formado por dos tipos de proteínas: la actina y la miosina.

Serosa: membrana que cubre con una capa doble algunas cavidades del organismo, con un característico aspecto liso y brillante. Son serosos el peritoneo, el pericardio y la pleura.

Seudópodo: prolongación del citoplasma de una célula, necesaria para la fagocitosis y el movimiento.

Sinapsis: punto de unión entre una terminación nerviosa y otra célula excitable. Se distinguen la sinapsis química, que, por mediación de algunas sustancias y particulares procesos de la membrana celular, permiten al potencial de acción pasar de una célula a otra, y la sinapsis eléctrica, el punto de unión entre una terminación nerviosa y otra, que permite al potencial de acción pasar de una a otra sin la mediación de neurotransmisores.

Somático: del cuerpo, en cualquiera de sus acepciones.

Sustancia hidrófila: sustancia que tiene la propiedad de absorber agua, o es capaz de disolverse en agua.

Sustancia intercelular: fluido que ocupa el espacio que queda entre una célula y otra.

Sustancia intracelular: fluido que ocupa el interior de una célula, aglutinando todos sus elementos (núcleo, mitocondrias, ribosomas, etc.). Indica, genéricamente, el citoplasma.

Tendón: parte terminal de un músculo, formada por tejido conjuntivo fibroso no elástico, que une un músculo a un hueso, a otro músculo o a la piel.

Tensoactiva: sustancia que, disuelta en un líquido, modifica su tensión superficial. En los pulmones, dichas sustancias impiden que las superficies internas de los alveolos en contacto se suelden entre sí.

Terminación nerviosa: parte distal de dendrita nerviosa. Puede desempeñar la función de receptor sensitivo, de elemento de contacto y comunicación entre fibras nerviosas o de elemento de transmisión de impulsos nerviosos.

Transporte activo: movimiento de sustancias a través de la membrana plasmática de una célula viva, que a menudo se produce en dirección contraria a la de un gradiente de concentración. Es un proceso que consume energía y que se produce por mediación de proteínas específicas.

Ultravioleta (luz ultravioleta): conjunto de radiaciones electromagnéticas con longitud de onda comprendida entre $400 \cdot 10^{-9}$ y $4 \cdot 10^{-9}$ m.

Umbral de excitabilidad: estímulo mínimo capaz de evocar una respuesta nerviosa, es decir, de inducir un potencial de acción.

Vaina mielínica: revestimiento constituido por las células de Schwann, que envuelve el axón neuronal y cumple la función de aislante eléctrico.

Volemia: cantidad total de sangre en circulación.

Xenotrasplante: trasplante en un ser humano de un órgano que procede de un animal.

ÍNDICE ANALÍTICO

A

Abdomen 81, 112, 115, 117, 154, 182, 190-192, 195, 199-201, 207, 210, 212, 215-216, 218
Abertura anal 220
Aburrimiento 163
Acción oligodinámica 129
- vasoconstrictora 139
Acetábulo 41, 52, 70-71
Ácido ascórbico 213
- clorhídrico 128, 150-151, 153, 159
- desoxirribonucleico 155
- graso 155, 157-158
- láctico 56
- pancreático 136, 154
- ribonucleico 155
- úrico 208, 213
Acromion 48, 64, 193
Acrosoma 225
ACTH 131
Actina 28-29
Actividad adenohipofisaria 128
- celular 206
- cerebral 28, 167
- emotiva 30
- endocrina 127-128, 130, 137-138
- física 53, 204
- fisiológica 127
- hipofisaria 131, 141, 209, 222
- metabólica 82, 126
- motora 167
- muscular 57
- neuronal 95
- neurosecretora 130
- ovárica 225
- renal 197, 213
- termorreguladora 207
- tiroidea 128, 132
- vegetativa 130
- verbal 167
Acueducto cerebral 97
- de Silvio 90
- del caracol 98-99
- del vestíbulo 99
Acupuntura 9-10
Adenohipófisis, ➤ hipófisis anterior 27, 94-95, 128, 130, 132-133
Adenómero 27, 208
ADH 132, 209, 213
Adipocitos 32, 208
ADN, o DNA 216
Adolescencia 216
Adrenalina 57, 126, 128, 137, 139, 183
Afectividad 85
Afrodita 216
Agentes patógenos 181
Aglutinamiento 180-181
Agua 128, 143-144, 147, 153, 156-158, 178, 187, 197, 209, 212-213
Aire 63, 163
Alcohol 90, 150, 227
Aldosterona 128. 138, 140, 187
Alejandría (Egipto) 9
Alergeno, alergia 181
Alimentación 85, 127, 144, 147, 150, 152, 204

Almidón 144, 147
Alucinógenos 93
Alveolos dentales 43, 174
- pulmonares 14, 160, 162, 170-173, 180, 184
Alzheimer, enfermedad de 85
Amígdala 92, 102, 165
- cerebelosa 82, 88
- faríngea 147, 164, 166
- lingual 102
- palatina 102, 146-147, 166, 199
- tubárica 166
Amilasa 144, 155
Aminoácidos 129, 151, 155, 157-158, 178, 213
Amonio 213
AMP 129
Ampolla 99, 135
- de la trompa uterina 220-221
- del recto 159
- duodenal 151, 155
- hepatopancreática 153
Analgésicos 93
Anatomía artística, quirúrgica, microscópica, patológica, radiográfica, topográfica 15
- humana normal sistemática, o descriptiva, o general 15, 22
- macroscópica 22
Anatomia corporis humani 11
Andrógenos 222-224
Androstenediona 128, 140
Androsterona 128
Anexos cutáneos 206
Anfiartrosis, o articulación semimóvil 40
Angiocardiografía 17-18
Angiotensina 187
Ángulo del esternón 47
- pubicano, pélvico 51
Anhídrido carbónico 127, 160, 162-163, 167, 170-171, 179, 180, 206
Anidamiento del embrión, ➤ del cigoto 226-227
Anillos cartilaginosos, traqueales 168
- de Renvier 30
- inguinal 216
Ano 123, 145, 216, 220-221, 228
Antebrazo 48, 65, 68-69, 120-121, 193-194, 199, 223
Antibióticos 150, 159
Anticoncepción 225
Anticuerpos 23, 177, 179-181, 197, 202
Antidepresivos 93, 227
Antígeno 142, 179-180
Antiinflamatorios 150
Aorta 63, 111, 114, 116, 118, 124, 134, 137-138, 154, 156, 168-169, 173, 177, 182, 185-186, 188, 190-192, 195, 197, 199-201, 203, 210, 212, 219, 228
Aparato 22
- circulatorio 21, 126
- copulador-eyaculador 227
- digestivo 126

- genital, o reproductor, femenino 16, 216, 220-221, 225-226
- genital, o reproductor, masculino 216, 218-219
- mastoideo 98
- reproductor, o sexual 216, 222, 225
- urinario 195
Apareamiento 218, 222
Apéndice 145, 156, 158-159, 192
- vesiculado 220
Apetitivo, o núcleo talámico ventro-medial 94
Apnea de deglución 146
Apófisis ósea 38
- espinal 44
- estiloidea 42, 98
- xifoidea 46-47, 169
Aponeurosis 54, 81, 199
- del bíceps del brazo 121
- de la lengua, lingual 146, 164
- palatina 164
- palmar, plantar 65, 67-68
Aprendizaje 92
Árabes 10
Aracnoides 80-81, 91
- espinal 107
Arcada dental 102, 146, 174
- maxilar 174
- palmar 72
Arco cigomático 42
- linfático del conducto aórtico 199
- palatofaríngeo, palatogloso 102
- palmar 121, 177, 193-194, 199
- plantar 177, 195
- reflejo 105, 108-109, 146-147, 223
- torácico 47
- venoso del pie 177, 195-196
- - palmar 193
- - yugular 183
Área cerebral 83-84, 86, 91
- gustativa 102
- motora, premotora, primaria 87
- táctil 86
Área de asociación 83
Área hipotalámica anterior, dorsal, posterior, supraóptica 94-95
Área gástrica 150
Área motora, táctil 86
Arginina 155
Arteria, arterias 10, 17, 28, 43, 77, 106, 176, 177, 182-184, 186-188, 191, 193, 195, 196-199, 218
- alveolar 114, 188
- angular 188
- apendicular 192
- artificial 228
- auricular 112, 120, 188-189
- axilar 108, 117, 120-121, 182, 188-189, 193-194, 198-199
- braquial, o humeral 65, 108, 121, 177, 182, 188, 193-194, 199
- braquiocefálica, o anónima 188, 191
- bronquial 170, 173
- bucal 188
- carótida 111-112, 114-116, 118, 120, 130, 132, 135, 177, 189-191

- - primitiva 98, 111-114, 116, 118, 134-135, 169, 177, 182, 185, 188-190, 193, 198, 203-204
- cecal 192
- central de la retina 96
- - esplénica 202
- cerebral 112-113, 130, 132, 188
- - anterior 83
- cervical 117, 182, 188-190, 193
- cigomático-orbital 188
- circunfleja 195, 197
- - del fémur 124, 177, 182, 195-196
- - del húmero 121, 182, 193
- - del omóplato 121, 182, 193-194
- - ilíaca 124, 182, 195, 219
- colateral radial 193
- - cubital 121, 193-194
- cólica 192
- comunicante 130, 132
- coroidea 188
- coronaria 182, 186, 191, 204
- costal 191
- cubital 65, 177, 193-194, 199
- de la pantorrilla 196
- de la pierna 196
- de la rodilla 124-125
- del bulbo vestibular 221
- del cerebelo 130, 132
- del conducto deferente 218-219
- del cuello 165
- del íleon 92
- del laberinto 130
- del timo 134
- del yeyuno 156, 158
- descendente de la rodilla 124, 195-196
- digital 121, 177, 193-194, 199
- dorsal 196
- - del clítoris 221
- - del metacarpo 121
- - de la nariz 188
- - del pie, o pedia 177, 195
- en arcada 177, 195, 210, 212
- epigástrica 182, 191, 195, 197, 219
- escapular 182, 193
- escrotal 219
- espinal 107, 111
- esplénica 119, 136-137, 154, 177, 182, 191-192, 200, 202-203
- etmoidal 188
- facial 112-113, 116, 118, 120, 177, 188-189
- faríngea 188
- femoral 63, 122, 124, 177, 182, 191, 195-196, 200
- frénica 138, 182
- gástrica 119, 177, 182, 191-192, 203
- gastroepiploica 200
- genital 191
- glútea 124, 182, 195, 197, 219
- - inferior, o isquiática 195
- hepática 152-154, 177, 191-192
- - primitiva 153-154, 182, 191
- hipofisaria 130, 132
- hipotalámica 95
- humeral, o ➤ braquial 193

- ileocólica 192
- ileolumbar 182, 195
- ilíaca 123-124, 191-192, 195-197, 199, 219, 221
- - circunfleja 191, 196-197
- - externa 63, 156
- - primitiva 119, 124, 154, 177, 182, 195-197, 200, 210, 219
- infraorbital 188
- intercostal 116-118, 170, 182, 193
- interlobular del riñón 210, 212
- interósea 121, 177, 199
- - primitiva, recurrente 193
- intestinal 119
- isquiática, o glútea inferior 122, 195
- labial 188
- lagrimal 188
- laríngea 120, 135, 188-189
- lingual 112-113, 116, 118, 120, 135, 188-189
- lumbar 182, 191-192
- - lumbar IV 124, 195
- maleolar 195-196
- mamaria 170
- maxilar 112-114, 188-189
- meníngea 112-114, 188
- mesentérica 108, 119, 136, 155, 177, 182, 191, 201, 210
- - inferior, superior 137-138, 116, 192
- metacarpiana palmar 193
- metatarsiana 195-196
- musculofrénica 182
- obturadora 182, 195, 219
- occipital 112-113, 116, 188-189
- oftálmica 96, 188
- ovárica 141
- palatina 146
- pancreáticoduodenal 137, 154
- perforante 124, 195-196
- pericardiofrénica 182
- perineal 219
- peronea 125, 195-196, 201
- plantar 124, 177, 195-196
- poplítea 72, 124-125, 177, 195-196, 201
- principal del pulgar 121, 193-194
- profunda del brazo 121, 177, 182, 193
- - del fémur 122, 124, 177, 182, 195-196
- - del pene 219
- pudenda 123-124, 182, 195, 219
- pulmonar 118, 160-161, 168, 170, 172-173, 182, 185, 190, 197, 204
- radial 121, 177, 193-194, 199
- - del índice 121, 194
- rectal 119, 123, 195, 197, 219
- recurrente radial 121, 193
- - tibial 195-196
- - cubital 121, 193
- renal 119, 177, 182, 191, 197, 210-212, 218, 220
- sacra 116, 119, 182, 191-192, 195-197
- segmentaria 170
- subclavia 46, 63, 114, 116-118, 120,

134, 169-170, 177, 182, 188-191, 193, 199, 203-204
- subclavicular 182
- subescapular 121, 182, 188, 193-194
- submaxilar 188-189
- submentoniana 112
- supraescapular 113, 182, 188-190, 193
- supraorbital 188
- suprarrenal 138, 182
- supratroclear 188
- tarsiana 195-196
- temporal 112, 177, 188-189
- testicular 138, 140, 182, 210
- tibial 125, 177, 195-196, 201
- tirohioidea 135
- tiroidea 112, 115-116, 118, 120, 134-135, 182, 188-190, 193, 203
- torácica 116, 120-121, 134, 182, 188, 193-194, 203
- toracoacromial 182, 188-189, 193-194
- toracodorsal 121, 182, 193-194
- trabecular 202
- transversa, transversal de la cerviz 188-190, 193
- - del cuello, de la cara 182, 188-189
- - del omóplato, o escapular 193
- umbilical 197
- uterina 141, 195, 197, 221
- vaginal 195
- vertebral 111, 114, 182, 188, 193
- vesical 195, 197, 219
- vesículo-diferencial 195
Arteriola 139, 173, 182-183, 202, 213
- glomerular, recta 212
- interlobular 152
- penicilar 203
- pulmonar 172
Arteriosclerosis 85, 204
Articulación, o coyuntura 17, 36, 40, 56-57, 61, 166, 193, 195, 199, 209
- artificial 228
- condilar 40, 44
- cricoaritenoides 166
- de la cadera, o coxofemoral 37, 50, 71
- de la rodilla 72, 122-123, 125
- del codo 48-49, 193-194
- del tobillo, o tibiotarsiana 53, 72, 123
- elipsoidal 40
- en charnela, en perno, esférica 40
- en silla 40, 68
- fija, o sinartrosis 40-41
- inmóvil 42
- mesenterorradial 41
- móvil, o diartrosis 40, 54
- omóplato-humeral 193
- plana 40, 45
- sacroiliaca 50
- semimóvil, o anfiartrosis 40-41, 54
- yuncomaleolar 100
Artrodia 40
Asa cervical 112, 114-116, 120
- del nefrón, o de Henle 212-213
- subclavia 117-118
Asclepio 6
Asimilación, absorción 126, 134-135, 153, 157
Astigmatismo 97
Astrágalo 52
Atención 92
Atlas 37, 42, 44, 45, 58, 114, 147, 164
ATP 29, 129
Audición 21, 42, 81, 84-85, 98, 100-101, 228
Aurícula 172, 177, 185-186, 190, 197
Australopithecus afarensis 76
Autopsia 15
Autorradiografía 16
Axilas 222
Axis 44, 114, 164
- pélvico 51
Axón 30, 95, 130

Azoospermia 227
Azúcares 126-127, 137, 154, 157, 178, 206

B
Barbitúricos 227
Baricentro 70, 72
Basilea 13
Basófilos 178-179
Bazo 14, 16, 116, 119, 154, 156, 158, 176, 179, 184, 190-192, 198, 200, 202, 207
Bellini, conductos papilares 212
Bertin, columnas 212
Bicarbonatos 128
Bíceps 54
Bilirrubina 153
Bilis 145, 150, 152-153, 155-157
Biología 222
Biopsia 16-17, 25
Biopsicología 142
Biotecnología 228
Blastocitos 226
Blástula 226
Bloqueo tubárico, o ligadura de trompas 225
Boca 42, 102, 131, 143-147, 160, 162-165, 174
Bolo alimenticio 146-148
Bolonia 11
Bolsa mucosa 57, 64, 72
Bostezo 163
Bóveda craneal 43
Bowman, cápsula de 210, 213
- glándula de 103
Brazo 37, 48, 89, 104, 108, 117, 120-121, 167, 182, 184, 188, 191, 193-194, 199, 204, 222
Bronquio 16, 36, 54, 160-163, 168-173, 190, 198
- interlobular 168, 170, 190, 198
- extralobular 168, 170, 172
Bronquiolo 160, 170, 172
Brunner, glándulas de 27, 156-157
Bruselas 13
Bulbo
- cerebral 146-147, 149
- de Krause 104-105
- del pene 219
- encefálico 112
- - centro respiratorio 170
- - centro inspiratorio 162
- olfativo 83, 97, 102-103, 112
- pilífero 104
- vestibular 221

C
Cabeza 81, 99, 112-114, 182, 184, 188-189, 191, 198-199, 227
- del espermatozoide 227
- del fémur 70-71
- del húmero 193
Cadera 37, 41, 48, 50-52, 66, 70-71, 122, 124, 228
Café, cafeína 93, 150
Caja del tímpano 165
Caja torácica 36-37, 44, 46, 48, 62, 160, 162, 169
Calambre 56
Calcáneo 37, 52-53, 73, 123, 125, 196, 201
Calcedonia, Herófilo de 9
Calcio 28-29, 74, 126, 134-135, 208, 213
Calcitonina, u hormona hipocalcémica 38, 128, 134-135
Cálculos biliares, renales 17, 153, 213
Cálices renales 210-213
Calor 81, 105
Callo 144
Cámara del ojo, vitreal 96-97
Caminar 19, 50, 70
Canal
- biliar 153
- carotídeo 98

- central espinal 107
- cervical del útero 220-221
- de Havers 32, 39
- de Volkman 32, 39
- diploico 43
- espinal 17, 81, 106
- incisivo 102
- medular 46
- óptico 97
- sacro 45
- semicircular 98-100
Caninos 146, 174
Cannabis 93
Capa de Malpighi 104
- glandular, intermedia cerebelosa 88
- sinovial 41
Capacidad anatómica, respiratoria, vital del pulmón 163
- digestiva, visiva 19
- intelectiva, lingüística 81
- motora 127
Capilar 176, 178, 180
- alveolar 173
- biliar, bilífero 10, 152-153
- con vaina 203
- glomerular 213
- linfático 151, 184, 198
- pulmonar 171, 190
- sanguíneo, arterial, venoso 126, 129, 136, 153, 157, 160, 183-184, 208, 210, 213
Cápsula
- adiposa y fibrosa renal 211-212
- articular 41, 53
- de Bowman 210
- del glomérulo 212-213
- prostática 218
- suprarrenal, o ➤ glándula suprarre-nal 138-139, 191
Cara 42, 81, 188-189
Caracol, o ➤ cóclea 98-101
Caracteres sexuales secundarios 20, 128, 140-141, 216, 222
Carbohidratos 147, 155
Carboxipeptidasa 155
Carpo 37, 48, 68, 199
Cartílagos 10, 32, 36, 38-39, 45, 71-72, 166-167, 228
- accesorios, o de Santorini 166
- aritenoides 166-167
- costales 166
- cricoides 147, 161, 167-169
- cuneiformes, o de Wrisberg, o de Mor-gagni 168
- de la tráquea, traqueales 135, 165-166, 168
- del meato acústico, o de la trompa 98
- fibroso, hialino 40
- tiroides 58, 114, 134-135, 147, 161, 164-165, 166- 169, 190
Caseinógeno 144
Casquete craneal 40
Cavernas de los cuerpos cavernosos 219
Cavidad abdominal 17, 63, 149, 152, 158, 216
- bucal 147, 161-163
- cardiaca 16, 18
- epidural 107, 111
- glenoidea 48
- medular 39
- nasal, paranasal 103, 160, 163-165
- pélvica 211
- peritoneal 220, 224
- pleural 160, 169
- pulmonar 162
- subaracnoidea 111
- timpánica, del tímpano 98
- uterina 220-221, 225
Cayado aórtico, de la aorta 114, 116, 127, 148, 169, 177, 182-183, 185, 188, 190, 197-199, 204
Célula 16, 22-23, 26, 77-78, 81, 85, 102, 107, 127, 129-130, 136-137, 144, 155, 157-158, 175-176, 179,

183, 202, 206, 208-209, 215-216, 224
- A 151
- alfa 136
- beta 136
- caliciforme mucípara 150-151
- capsular 104-105
- cerebral 81, 85
- ciliada 100, 164, 168
- conjuntiva 173
- crestiforme 88
- de Corti 100
- de Golgi 88
- de la sangre 203
- de Leydig 140
- de Purkinje 88-89
- de Schwann 30
- delta 137
- dendrítica 203
- embrionaria 179, 202, 226
- endocrina hipofisaria 95
- epitelial 134, 157, 203, 213
- esplénica 203
- estrellada 88
- folicular 224
- G 151
- glandular 30
- granular 88
- granulosa de los folículos ováricos 140
- hepática 153
- heterocromoafín 151
- intersticial 133, 140, 224
- linfática 184
- metabolismo 206
- muscular (o fibra) 28, 80, 95
- - cardiaca 186, 204
- nerviosa (o fibra) 30, 142
- neurosecretora 95
- olfativa bipolar 103
- parietal o delomorfa 151
- postsináptica 30
- principal o alelomorfa 151
- renal 187
- reproductora, o gameto 140
- reproducción 179, 206
- secretora 129
- sensitiva, sensorial 84, 103
- sexual femenina, u óvulo 216
- sexual masculina, o espermatozoide 216
Celulosa 147
Cemento 146
Centellografía 18
Centro cerebral respiratorio 127
Centros axiales supramedulares 107
- bulbar 110
- cerebrales asociativos 223
- - auditivos 223
- - de la memoria 223
- - olfativos 223
- - respiratorios del bulbo 163, 170
- - respiratorios glosofaríngeos 163
- - táctiles 223
- craneales 110
- nerviosos 209
- respiratorios vagos 163
- supraaxiales 107
Ceos, Erasístrato de 9-10
Cerebelo 33, 77-78, 80, 83, 87-90, 99, 109, 133, 189
Cerebro 10-11, 18-19, 21, 33, 42-43, 68, 75-77, 79-86, 88, 91, 94, 97, 99, 102-105, 129-132, 142, 189, 223, 227
China, chinos 9-10
Chirurgia maestri Rogeri 10
Ciclo cardiaco 186-187
- del sueño 128, 133
- menstrual, ovárico 94, 126, 133, 141, 223-225, 227
Ciego 99, 156, 158-159, 192
Cifosis 44-45
Cigoto 128, 141, 26-227

Cilindroeje, o axón 30
Cimógeno 155
Cíngulo 83
Cintura 64
- escapular 37, 48, 50, 64-65
- pélvica, o ➤ pelvis 36-37, 48, 50
- torácica 62, 64
Circuito gamma 109
Circuitos nerviosos, neuronales 78-79
Circulación 21, 157-158, 172, 175, 183, 188, 190, 193, 195
- fetal 197
- general, mayor 172-173, 177, 185, 187, 197
- linfática 157, 175
- porta 153
- pulmonar, menor 172, 177, 185, 190, 197
Circulación sanguínea 27, 39, 128-129, 131, 138, 155, 179-180, 183-184, 196, 209
Circunvolución cerebral 82
- angular 82
- del cíngulo 84, 103
- del fórnix 84
- dentada 84, 92, 103
- fasciculada 92
- frontal, 82, 84
- lingual 84
- occipitotemporal 84
- orbital 102
- parahipocámpica 84, 92, 103
- paraterminal 103
- poscentral 82, 84
- precentral 82, 93
- recta 83
- supramarginal 82
- temporal 82
Cirrosis hepática 16, 93
Cirugía 228
Cisterna (también venosa) 29, 189
- del quilo 177, 199
Cisura de Rolando, de Silvio 83
- cerebral 82
- pulmonar 170
Citoplasma 32, 208
Clavícula 37, 48, 58, 121, 194, 223
Clítoris 216, 220-221
Cloruro sódico 213
Clostridium difficile 159
Cnido, Alcmeón de 9
Coagulación sanguínea, de la sangre 152, 179, 204
Cocaína 93
Cóclea, o ➤ caracol 98-101
Codo 40-41, 48-49, 64-65, 74, 177, 193-194, 199, 228
Coitus interruptus 225
Cola de caballo 77, 113, 117
Cola del espermatozoide 227
Colágeno 32, 38, 173
Colecistectomía 153
Colecistoquinina 128
Colédoco 119, 152-155
Colesterol 129, 153
Colectores linfáticos 198-201
Colitis 159
Coloide 27, 134
Colombo, Realdo 14
Colon 16, 145, 152, 156, 158-159, 191-192, 207
- sigmoideo, o ileopélvico 119, 156, 158-159, 191-192, 207
- transverso 119, 156, 158, 192, 201
Colores 84
Columna del fórnix 133
Columna vertebral 21, 33, 36, 44-45, 48, 50, 53, 60-62, 70, 77, 81, 87, 109, 110-111, 116, 118, 169, 182, 210
- curvas, desviaciones 45, 70-71
Columnas anales 159
- espinales 106-107
- renales, o de Bertin 210-212
Comisura anterior 92

Complementos 177, 180
Comportamiento 92, 94, 223
Compuestos orgánicos 227
Concepción 227
Conciencia 76, 90, 93
Condilartrosis 40
Cóndilo 40, 42, 72
Condrocitos 32
Conducto alveolar 170
- accesorio duodenal, o canal de Santorini 154
- aórtico linfático 198-199
- arterial 197
- auditivo 98, 101
- biliar, o bilífero 10, 152-153
- cístico 152-153, 155
- coclear 99, 101
- colector renal 212-213
- deferente 119, 140, 207, 218-219
- endolinfático 99
- excretor 126, 152, 154
- eyaculador 208, 218
- galactóforo 223
- hepático 119, 152-153, 155
- intrahepátuico 153
- linfático 177, 198-199
- linfático derecho, o gran vena linfática de Galeno 198
- ovárico longitudinal 220-221
- pancreático 136, 153, 155
- - principal, o de Wirsung 154
- papilar renal 212
- parotídeo 59, 113, 146, 165, 188
- semicircular 99
- seminífero, espermático 218, 224
- torácico 118, 177, 198
- - linfático 184, 198
- utrículosacular 99
Conductos papilares renales, o de Bellini 212
Conjugada anatómica, diagonal, obstétrica, verdadera, 50-51
Conjuntiva 96
Conjuntivitis 159
Constantino, llamado el Africano 10
Contracción cardiaca 182
- muscular 28, 29-30, 54, 109, 128, 218, 227
Contraste de fase 23
Corazón 11, 16-18, 28, 33, 46, 111, 116, 127, 144, 163, 169, 176-177, 182-183, 185-186, 189-191, 200-201, 204, 207
Cordón tendinodo 185-186
Córnea 26, 96-97
Cornete nasal 43, 103, 114, 147, 161, 164
Cornetes 164-166
Coroides 96
Corona dental 146
- del glande 219
- radiada 224
Coronarias 18, 116, arterias 204
Corpúsculos de Pacini 104-105
- de Meissen 104-105
- de Ruffini 104
- o glomérulos, de Malpighi 203
- renales, o de Malpighi 212-213
Cortejo 222
Corteza cerebelosa 88
Corteza cerebral 78, 82-84, 86, 92-93, 96-98, 100, 103, 106, 146, 223
- auditiva 85-86
- gustativa 103
- motora, premotora 86-89, 91, 109
- ovárica 221
- renal 210-213, 218
- sensitiva 83, 86-87, 91, 100, 104-105
- suprarrenal, o porción cortical 128, 138-139
- táctil 86
- visiva 84-85, 96
Corti, células, órgano 98, 100-101
Corticosteroides 128

Cortisol 128, 132, 138
Cortisona 128, 138
Cos 9
Costilla 36-37, 44, 46, 48, 162, 179, 223
- costilla 1ª 46, 48, 58, 62, 114, 116, 169, 188, 194
- costilla 2ª 46, 170
- costilla 7ª 118
- flotante 46-47
- verdadera 46
Cowper, glándula de 218
Coxis 37, 44, 50-51, 108, 119
Coyuntura, o articulación 40
Cráneo 18, 36-37, 42-44, 81, 96-98, 105, 131, 164-165, 174, 188-189, 190, 199
Creatinina 213
Creatividad 76
Crecimiento 128
Crecimiento óseo 38
Cresta iliaca 61, 158
- púbica 50
CRF 142
Criptorquidia 216
Cristalino 26-27, 96-97
Cromosomas 215-216, 224
Cuádriceps 54, 72
Cubierta mielínica 30
Cúbito 37, 41, 48-49, 62, 65, 74
Cuello 40, 43, 58, 81, 112-115, 134, 165, 176, 183, 188-189, 191, 193-194, 198-200, 204
Cuello del diente 146
- del fémur 52
- del útero, o uterino 188-190, 193, 220-221, 225-226
Cuerda vocal 165, 167
Cuero cabelludo 59
Cuerpo, o núcleo, talámico 91
- amarillo, o lúteo 128, 132, 220-221, 227
- amigdaloide 92
- calloso 82-84, 92, 103, 133
- cavernoso del clítoris 221
- cavernoso del pene 218-219, 221
- ciliar 96
- del esternón 46
- esponjoso del pene 123, 218-219
- estriado 84
- geniculado 97, 99
- mamilar 83-84, 92, 94, 97, 103
- paraaórtico 127
- pineal 103, 127, 130, 133
- polar 224
- vítreo 96-97
Curva del cíngulo 92
- del hipocampo 92
Curva dorsal 45, 70-71
Cúspide septal 185

D

Danzas Macabras 14
De humanis corpore fabrica 13
Decisión 82
Dedo gordo del pie 52, 196
Dedos 49, 86, 89, 121, 123, 199
Defecación 158
Defensa del cuerpo, del organismo 42, 178-181, 202
Deglución 81, 146-147, 165-168
Degradación 206
Dehiscencia del folículo 141, 224-225
Demencia senil 85
Dendritas 30, 78
Densidad radiológica 17
Dentición 174
Dentina 146
Dermis 26, 28, 32, 104-105, 208
Desarrollo embrionario 15, 130, 216, 226
Desechos, o residuos 126, 175, 183, 197, 205-206
Desgarro muscular 57
Deshidratación 25, 210

Deshidrocorticosterona 128
Deshidroepiandrosterona 128, 140
Desoxicorticosterona 28
Desoxirribonucleasa 155
Determinación del sexo 216
Dextrina 147
Diabetes 127, 137, 204
Diáfisis 39
Diafragma 62-63, 115-116, 118-119, 122, 148-149, 152, 156, 160, 162-163, 168-170, 190-191, 197-201
- medio anticonceptivo 225
- pélvico 221
Diafragma cervical 225
Diartrosis, o articulación móvil 40, 100
Diástole 186-187
Dibujo científico 12
Dientes 19, 26-27, 37, 43, 146, 174
- de leche 174
Dieta 38, 53, 74, 213
Diferenciación 216, 220, 226
Diferenciación ósea 38
Difusión de gases 160, 171
Digestión 91, 126, 136, 143-144, 147, 149, 151, 153, 156-157
Diplo 42
Disacarasa 144
Disacáridos 144, 155
Discos de Merkel 105
Discos intervertebrales o espinales 45, 61, 117
Disección 11, 13-14
Disfunciones biliares 153
- metabólicas 213
Dislocación, luxación 41, 48
DIU, dispositivo intrauterino 225
Dolor 81-82, 94, 105, 108
Donante 181, 228
Dopamina 85, 128, 133
Drogas 93, 227
Duodeno 10, 118-119, 128, 137, 145, 149-150, 152-157, 191-192
- papila mayor, o de Vater 154-155
Duque de Anjou 11
Duramadre 80-81, 114, 189
- espinal 107, 111

E

Ecografía 15-16
Egipto, egipcios 9
Electrolitos 128, 208, 210
Embalsamamiento 9
Embarazo, o gestación 51, 128, 137, 140-141, 174, 216, 226-227
- extrauterino, múltiple 16
Embrión 131, 215, 226, 228
Eminencia mediana 95, 130
Emociones 76, 80, 83, 92, 94, 103
Enanismo hipofisario 38
Enartrosis 40
Encéfalo 30, 76-77, 79-83, 86, 88, 90, 94-95, 97, 103, 107-108, 112, 130-131
Encía 146
Endocardio 185
Endolinfa 98-100
Endometrio 16, 128, 141, 220-221, 225-227
Endonervio 106
Endoscopia 16-17, 213
Endoostio 38
Endotelio 173, 178
Energía 139, 143-144, 147, 160, 176, 206
Enfermedad de Alzheimer 85
- de Parkinson 85, 228
Enfermedad metabólica 213
- circulatoria 142
- de transmisión sexual 225
Enteroquinasa 144, 155-156
Enterocolitis seudomembranosa 159
Envejecimiento 85, 101
Enzima 38, 85, 147, 151, 153, 155-156, 187, 225-226
- digestiva, gástrica 144, 150
- pancreática 128, 150, 156

Eosinófilos 178-179
Epicardio 185
Epidermis 26, 104-105, 208
Epidídimo 140, 216, 218-219, 224
Epífisis, o glándula pineal, o cuerpo pineal 39, 128, 130, 133
Epigastrio 204
Epiglotis 146-147, 161, 164-167
Epinefrina 128
Epinervio 30, 106
Epitelio 26-27, 131, 145, 157-158, 164, 171, 173, 197, 207, 213, 220, 224
Equilibrio 19, 70, 72, 81, 89, 98-100, 126
- ácido-base, hídrico 210
- hídrico 206
- hormonal 225
- salino 38
Erección del pene 218, 225, 227
Eritrocitos, o ➤ glóbulos rojos, o ➤ hematíes 32, 176, 178-179
Eritropoyetina 128
Esbozos dentales 174, 227
Esclerótica 96
Escoliosis 45
Escrito 123, 140, 200, 215-216, 218-219
Escuela de Alejandría, de Salerno 9-11
Esfínter 149
- anal 145, 158
- del colédoco 153
- pilórico 144
Esmalte 146
Esófago 16, 26, 58, 62, 111, 116, 118, 135, 144-145, 147-149, 151-152, 164-165, 168-169, 191-192, 198, 200-201
Espacio intercelular 179
- capsular 213
- intersticial 178
- perilinfático del oído 98
- porta, o portobiliar 153
Espalda 204
España 11
Especie humana 215
Esperma 227
Espermatocito 224
Espermatogénesis 128, 132
Espermatogonias 224
Espermatozoides 218, 224-227
Espina del omóplato 61, 117
- dorsal 40
- iliaca 51-52, 71, 122, 201
- nasal 42-53
Espiración 162-163, 212
Esqueleto 19, 21, 36, 53
- apendicular, central, del tronco, embrionario, fetal 36
- axial 36, 58
- cartilaginoso, óseo 160
Esquemas motores 88
Estado molecular 88
Esterilidad masculina, femenina 227
Esterilización 225
Esternón 37, 46-48, 62, 117, 148, 162, 169, 179
Estimulantes 93
Estímulos 81, 93, 100, 103, 109, 170, 223
- acústicos 112
- auditivos 79, 98
- broncoconstrictores, broncodilatadores 162
- del dolor 105
- del gusto, gustativos 47, 112, 149, 181
- del olfato 147
- del sistema nervioso autónomo simpático, involuntarios 77, 139, 166
- emotivos 163
- externos, internos 80
- hormonales 129, 212
- nerviosos 28-32, 76, 97
- neuroendocrinos 154

- olfativos 103, 112
- perceptivos 79
- propioceptivos 99
- químicos 94, 102
- respiratorios 170
- sensitivos, o sensoriales 79, 112
- sexuales 223
- táctiles 79, 81, 83, 105
- vasoconstrictores, vasodilatadores 162
- vestibulares 112
- visivos 79, 112, 133, 149
- voluntarios 166
Estómago 16-28, 54, 77, 110-111, 116, 118-119, 128, 144-153, 155-156, 159, 191-192, 200, 207
- de los lactantes 151
Estornudo 163
Estradiol 128, 141
Estrés 150, 159
Estría longitudinal 103
- olfativa 97, 103
Estribo 98, 100
Estriol 128, 141
Estrógenos 53, 131, 133, 223, 225
Estroma 224
Estrona 128, 141
Estructura neuromotora 109
Estuche craneal 42, 76, 80
ESWL 213
Europa 10-11
Eustaquio, Bartolomeo 14
- trompa de 98
Evolución 70, 75-76, 79, 84, 90
Excitantes 93
Excreción 134-135, 176, 187, 206
- cloropéptica 128
Expansión torácica 170
Éxtasis 93
Extremidades 222
- inferiores 36, 44-45, 48, 50-51, 66-67, 119, 123-124, 127, 182, 190-191, 195-196, 201
- superiores 36, 46, 48-49, 64-65, 112-113, 115, 120-121, 189-191, 193-194, 198-199
Eyaculación 224-226

F

Fabrici d'Acquapendente, Girolamo 14
Facultades mentales 85
Fagocitar, fagocitosis 178-179, 181
Falange 37, 48-51, 52-53, 68, 73
Falopio, Gabriele 14
- trompas de 220 ➤ trompa uterina
Faringe 58, 81, 98, 102, 114, 135, 144, 146-148, 160, 162-167, 188, 199
- bucal, orofaringe 147, 161, 165
- nasal, rinofaringe 147, 165, 167
Fármacos 93, 150, 159, 213
Fascia antebraquial 69
- conjuntiva 212
- cremastérica 140
- endotorácica 62
- espermática 140, 218-219
- lata 62-63, 200-201
- pectoral 223
- torácica 63
- toracolumbar 117
Fauces, istmo 102
Fecundación 133, 220, 225-227
Felipe II de España 13
Fémur 37-38, 41-53, 70-72, 129, 177, 179, 182-183, 195-196, 200-201, 228
Fenilalanina 155
Ferrein, rayos 212
Feto 17, 26, 174, 197, 203, 211, 227
Fibra (o célula) muscular 28, 30, 56, 109, 114, 203
- nerviosa 30, 76-79, 80-83, 86-88, 91, 97, 100, 102-103, 105-107, 109-111, 113-115, 131, 142, 208
- - corticopontina 106
- - del cuello 165

- - efectora visceral 113
- - medular pregangliar 113
- - motora, motriz 81, 90-91, 113
- - óptica 16
- - parasimpática 96
- - periférica 108-109
- - pontocerebelosa 108
- - pregangliar del simpático 139
- - sensitiva, sensorial 81, 90-91, 105, 113-115
- - simpática 116
- - visceroefectora del parasimpático 112
Fibrillas 85
Fibromas uterinos 17
Fibroscopio 16
Fimbrias de la trompa 220-221
Fisura cerebral longitudinal 82
- de filtración 213
Flagelado 225, 227
Flóculo 82
Flora bacteriana, intestinal 145, 150, 153, 158-159
Flujo sanguíneo 183
Foliculina 128, 141
Folículo 27
- linfático esplénico 202
- lingual 102
- ovárico, o de Graaf 127-128, 132-133, 140-141, 220-221, 224-225
- pilífero 105, 208
- tiroideo 134
Fonación 81, 160, 166-168
Fontanela 43
Formación reticular 90-91, 93
Formalina 25
Fórnix 92, 95, 97, 103
Fosfato 134-135
Fosfolípidos 181
Fósforo 74, 213
Fosa cardiaca 169
- gástrica 145, 150-151
- iliaca 212
- interpeduncular 112
- nasal 103, 162-163
- trocantérica 52
Fotorreceptores, fotosensibilidad 96-97
Fractura 53, 74
Frecuencia cardiaca 77, 110-111
- respiratoria 77, 110, 163, 167
Frenillo del labio 146
- de la lengua 146
- del prepucio 219
Frío 104
FSH 131, 133
Funículo, o cordón espermático 62-63, 117, 140, 219
- espinal 106
Fusión 224

G

Galeazzi, glándulas de 27, 156
Galeno 11, 13
- gran vena linfática 198
Galilei, Galileo 12
Gameto 128, 215, 224
Ganglio 77, 87, 107, 110, 116
- aórticorrenal 119
- cervical 108, 111, 114-117, 170, 190
- - del tronco simpático 116-118
- cervicotorácico, o estrellado 108, 111, 117-118
- ciliar 97, 110-112
- del nervio glosofaríngeo 103
- del nervio vago 103, 114-115
- del tronco simpático 119
- dorsal 78
- espinal 78, 106-109, 111-113
- espinal del caracol 99, 101
- frénico 119
- geniculado 103, 112
- impar 122
- intermedio 118
- lumbar 111, 119
- lumbocostal, mesentérico 119

- nervioso 87
- óptico 110-111, 114
- parasimpático 115
- pélvico 110
- pterigopalatino 102, 110-112, 114
- renal 119
- sacro 108, 111, 122, 124
- semilunar 108
- simpático 113, 115
- sublingual 110, 113
- submaxilar 111
- torácico 111, 116, 118
- torácico simpático X 116
- trigémino 103, 112-114
- vestibular 99, 101
Gases respiratorios 171
Gastric inhibitory polypeptide (GIP) 128
Gastrina 128, 149, 151, 156
Gástrula 226
Genética 222, 228
Genitales 192
Ginglimos 40
Glande 216, 218
- del clítoris 220, 221
- del pene 219
Glándula 26-27, 95, 126, 128, 134, 144, 147, 152, 160, 164, 173, 215, 224
- alveolar 27
- aprocrina 208
- bulboalveolar compuesta 154
- bulbouretral 218
- de Bowman 103
- de Brunner 27, 156-157
- de Cowper 218
- de Galeazzi 27
- de Galeazzi-Lieberkühn 156
- de Lieberkühn 27, 157
- de Meibomio 27
- del estómago, gástrica 149-151
- ecrina 208
- endocrina 21, 26-27, 75, 78, 80, 126-127, 129, 134, 137, 154
- esofágica 145
- exocrina 26
- gástrica 128, 145
- hipofisaria 128
- lagrimal 27, 111-112
- lingual 146
- mamaria 16, 27, 141, 188, 193, 198-200, 223
- mixta 154
- mucípara 148, 168
- palatina 146
- parótida 134, 145, 213
- prostática, o ➤ próstata 218
- salival 27, 58-59, 103, 111, 113, 116, 135, 145-147, 164
- sebácea 20, 27, 104, 208, 222
- seminal 218
- sudorípara 20, 27, 104, 206, 208, 222
- suprarrenal, o ➤ cápsula suprarrenal 20, 57, 119, 126-128, 132-133, 183, 191-192, 200-201, 222
- traqueal 168
- tubular, o en ovillo 27, 208
- vestibular 220-221
Glia 80, 83, 131
Glicerina 155, 158
Glicerol 155, 157
Globo ocular 58, 96-97, 199
Globulina 180
Glóbulos blancos 142, 176, 178-179
- rojos, o ➤ eritrocitos, o hematíes 128, 152, 173, 176, 179, 181, 183, 228
Glomérulo renal 14, 212-213
Glotis 102, 163, 167
Glucagón 128, 136, 151
Glucemia, o tasa glucémica 136, 139, 152
Glúcidos 137
Glucocorticoides 128, 138
Glucógeno 136-137, 139, 152-153
Glucoproteína 181
Glucosa 127-128, 131, 136-138, 147,

152, 155, 157, 213
Golgi, Camillo 15
- células de 88
Gónadas 20, 140-141, 215, 222, 227
- femenina 127-128, 161, 220
- masculina 128, 140
Gonadotropina luteinizante (LH) 128, 132
Gonadotropinas coriónicas, o *Human chorionic gonadotropin* (HCG) 128
Gota 213
Graaf, ➤ folículo 224
Granulocitos 32, 178
Grasas 136, 138, 144, 149, 151-153, 155, 178, 204, 206
Griegos 9-10
Growth hormone releasing factor (GHRF), o *Somatotropic releasing factor* (SRF) 128
Grupos linfoglandulares viscerales 200
- sanguíneos 181
Gusto 42, 81, 102-103, 147

H

Hablar 75, 84
Hachís 93
Hambre 94-95, 130, 163
Havers, conductos de 32, 39
Haz hipotálamo-hipofisario 95, 130
Heces 158
Helicobacter pylori 150, 159
Hematíes, o ➤ glóbulos rojos 176, 179-180, 202-203
Hemisferios cerebelosos 88-89
Hemisferios cerebrales 82-83, 85-87, 89, 90, 92, 98
Hemoglobina 153, 179-180, 206
Hemorragia 187
Hendidura de los labios 146
- de los párpados 96
Henle, asa de 212-213
Hermafrodita 216
Hermafrodito, Hermes 216
Heroína 93
Hidrocortisona 128
Hierro 179-180
Hígado 10, 16, 18, 21, 27, 33, 119, 127, 129, 131, 136-137, 144-145, 152-153, 156-159, 179, 182, 184, 190-192, 197-198, 201, 207
Hilio del bazo 203
- ovárico 221
- pulmonar 201
- renal 210-212, 218
Himen 221
Hindúes 9
Hiperinsulinismo 137
Hipermetropía 97
Hipertensión 204
Hipo 163
Hipoacusia 101
Hipocampo 92, 103
Hipócrates 9-11
Hipodermis 208
Hipófisis 20, 38, 42, 80, 83, 94-95, 97, 127, 130, 132, 141-142, 209, 225, 227
- anterior, o adenohipófisis 94-95, 128, 131, 133
- posterior, o neurohipófisis 95, 128, 131, 133, 209
Hipotálamo 80, 83, 93-95, 126, 128, 130-131, 142, 209, 222-223
Hipotenar 65, 199
Histamina 129, 181
Histiocitos 178
Histología 23
Hombro 40, 48, 58, 65, 120, 194, 200, 228
Homeostasis 79, 94, 110, 205-206
Homeotermia 128
Homo erectus, Homo sapiens 76
Homosexualidad 222-223
Hormona 57, 94-95, 126-128, 130-131, 133-134, 137, 140, 142, 149-

151, 154, 156-157, 178, 183, 187, 203, 209, 216, 222-225
- adenocorticotropa (ACTH) 128, 132, 138-139
- antidiurética (ADH), o vasopresina 128, 131-132, 209
- cortical 131
- duodenal 154
- esteroide andrógena 128, 140
- - estrógena, u hormona folicular 128, 140-141
- folicular 128
- folículo-estimulante (FSH), o prolan A 132
- hipofisaria 131-132, 225
- - LH 140
- - somatotropa, o del crecimiento, o somatotropina (STH, o GH) 38, 128, 131
- hipoglucemizante 137
- local 129
- ovárica 141
- péptica 128
- producción (hormonal) 94
- sexual 38, 128, 133, 140, 208, 215
- somatotrópica coriónica, o *Human chorionic somatotropic hormone* (HCS) 128
- tireotropa (TSH) o tireotropina 128, 131, 133
- tiroidea 131-132
Huesecillos del oído 98, 140, 166
Hueso 18, 21, 28, 36, 38, 40-41, 45, 54, 56-57, 62, 72, 74, 131, 174, 176, 193, 195-196, 199, 201, 227-228
- cigomático 43
- craneal, del cráneo 42-43, 81 83, 179, 189
- crecimiento 38
- cuboides 54, 73
- cuneiforme 53, 73
- del pie 73
- de la cadera 50-52, 70
- escafoides 49, 53, 68, 73
- esfenoidal 42-43
- esfenoides 164
- etmoidal 42-43
- etmoides 164
- frontal 37, 43, 164
- ganchoso 49, 68
- grande del carpo 49, 68-69
- hioides 42, 58, 113-114, 135, 146-147, 161, 164-166, 169
- lagrimal 42-43, 164
- maxilar 43, 146, 164
- metacarpiano 49
- - I 49, 68
- - III 68-69
- metatarsiano I 53, 77
- - V 53
- nasal 37, 42-43
- occipital 37, 42, 44, 58, 60
- palatino 164
- parietal 37, 43
- piramidal 49, 68
- pisiforme 49, 65, 68-69
- pubiano 219-221
- sacro 37, 44-45, 50-51, 66, 71, 118-119, 122, 159
- semilunar 49, 68
- sesamoides 68
- submaxilar 146
- temporal 37, 42-43, 60, 98
- trapecio 49, 68
- trapezoides 49, 68-69
Huevo, óvulo, estructura 225
Húmero 37, 41, 48-49, 62, 64-65, 121, 182, 193-194
Humor acuoso 97
Husos neuromusculares 109

I

Ictus 18
Iglesia 10-11
Íleon 37, 52, 71, 145, 156-159, 183,

191-192, 195-196
Ilusiones ópticas 84
Imágenes 83-85, 96-97
Implante 141, 226
Impulsos 83, 87, 89, 103
- auditivos 85
- continuados 79
- eléctricos 86
- motores 87
- nerviosos 29-30, 57, 78, 80, 84, 87, 100, 103
- visivos 97
- voluntarios 172
Incisivos 146, 174
Índice 68, 121, 194
Infarto 204
Inflamaciones 16-17
Infundíbulo 97, 130, 132, 172
- de la trompa 221
Ingeniería genética 181, 228
Inmunidad celular, humoral 202
Inmunoglobulinas 164
Inquisición 13
Inspiración 162-164, 170-171, 212
Ínsula 83, 127-128
Insulina 131, 136-137
Inteligencia 76
Intercambios de gases, gaseosos, de sustancias 160, 169, 171, 183, 197
Interferona 127
Interleukina-1 142
Interleukinas 127
Intervenciones quirúrgicas prenatales 17
Intestino 11, 16, 27-28, 33, 54, 119, 128, 142, 144, 149, 156-158, 182, 184, 190, 197, 206-207
- ciego 159
- delgado 10, 27, 77, 110-111, 119, 136, 144-145, 155-158, 191-192, 201, 207
- grueso 27, 111, 144-145, 156, 158, 192, 207
- recto 159, 195
In vitro, técnica 109, 228
Iones amonio, hidrógeno, potasio 213
- calcio 28-29
- sodio 30
Iris 57, 96-97
Isla 99
- de Langerhans 136, 154
Isquion 37, 52, 71
Istmo del útero 220
- del tiroides 135
- de las fauces 102, 114, 144, 146, 165, 221

J

Jugo digestivo 136, 149, 152
- entérico 144, 156
- gástrico 128, 144, 149, 151, 157
- pancreático 36, 144-145, 153-157
- péptico, secreción 157

K

Krause, bulbos de 104-105

L

Laberinto 98-99
Labio 102, 146, 161, 164, 167, 199
Labios, mayores, menores 123, 220-221
Lactancia 226
Lactante 151, 167
Lactógeno placentario, o somatotropina mamaria, u hormona somatotropa placentaria, *Human placental lactogen* (HPL) 128
Lago sanguíneo 189
Laguna venosa 189
Lámina espinal 101, 107, 109
Láminas cerebelosas 88
Landsteiner, Karl 181
Langerhans, isla de 136, 154
Laringe 20, 146-147, 160, 162, 164-168, 207, 222

- posición en el cuello 167, 222
Laringofaringe 147-148, 165
Latido cardiaco 54, 139, 185
Leche, producción 129, 133, 141, 227
Lengua 27, 42, 58-59, 81, 102-103, 114, 135, 146-147, 161, 163-164, 166-167
Lenguaje hablado, o verbal, o vocal 58, 85, 167
Lente 97
Leonardo da Vinci 12
Leucocitos 178
Leydig, células 140
LH hipofisaria 131, 225
Lieberkuhn, glándulas de 27, 156-157
Ligamentos 38, 41, 44, 48, 52-53, 60-61, 74, 100, 166-167, 228
- a distancia, articulares, internos, periféricos 41
- anulares 168
- colaterales medianos, cruzados 72
- de la cadera, vertebrales 71
- del pie 73
- pélvicos 51
Línea alba 62
- anocutánea 159
- linfoide, mieloide 179
Líneas Z 28-29
Linfa, o líquido linfático 39, 176, 178-179, 182, 184, 198, 202, 209
Linfoblastos 179
Linfocentro 176, 199
Linfocitos 142, 176, 178-179, 184, 202
- B 177, 179-181, 202-203
- T 176-177, 179-180, 202-203
Linfoglándulas, o ganglios linfáticos 176, 179, 184, 198-201
- axilares 193, 198-200
- braquiales, cubitales, del codo, de la palma de la mano, interóseas, faciales (o de la mejilla), radiales, retrofaríngeas, sacras 199
- broncopulmonares, frénicas, paramamarias 198
- bronquiales, cólicas, diafragmáticas, glúteas, pancreáticas, esplénicas, parietales, poplíteas, rectales, sigmoideas, esternales, viscerales 201
- celiacas, del promontorio, esplénicas 200
- cervicales, mastoideas (o auriculares posteriores), occipitales, pretraqueales, parotídeas, submaxilares, maxilares, submentonianas 198-199
- estructura 184
- grupo central, subclavicular (o apical), subescapular, torácica (o pectoral) 199
- hepáticas, gástricas, inguinales 200-201
- hilarias 169, 199-200
- iliacas comunes 199-200
- intercostales 199, 201
- interruptoras 176
- lumbares, posaórticas, preaórticas, lumboaórticas, aórticas, aórticas laterales, 199-201
- mediastínicas, mesentéricas, mesocólicas 198, 201
- peritraqueales, traqueales, traqueobronquiales 168
Lipasa, también pancreática 144, 151, 153, 155
Lipoproteínas 173
Líquidos 145
- amniótico 226-227
- cefalorraquídeo 80, 106-107, 209
- cerebroespinal 90
- extracelular, intracelular, linfático o ➤ linfa, orgánico, plasmático o ➤ plasma 209
- intersticial 176, 178, 209
- pléurico 160
- sinovial, o sinovia 41, 209
Lisina 155

Lisozima 164
Litotripsia 153, 213
Liuzzi, Mondino de 11
Llanto 163
Lobulillo cerebeloso cuadrangular 88
- - semilunar 82, 88
- cerebral occipital, parietal 82
- - paracentral 84
- del timo 203
- pulmonar 170
- renal 212
Lóbulo auricular 98
- cerebeloso 82, 88
- cerebral 79, 82-83, 99
- - frontal 87, 97, 100
- - occipital 96-97
- - temporal 98, 103
- de la glándula mamaria 223
- del hígado, hepático 152-153, 200
- del timo 203
- intermedio de la hipófisis 133
- pulmonar 169
Lógica 76
Longitud de onda 18, 84, 97
Lordosis 44-45
Lovaina 13
LSD 93
LTH 131
Luteína 128
Luteinizing hormone releasing factor (LRF, o LHRH o Gn-RH) 128
Luxación 57

M
Macrófagos 142, 173, 176-181, 203
Mácula ósea 99
Maduración de los espermatozoides 218
Madurez sexual 100, 224
Magnesio 74, 208
Maleolo 52-53, 67, 72-73, 122, 125, 201
Malpighi, Marcello 14-15
- capa 104
- corpúsculos, o nódulos 203
- corpúsculos renales 212
- pirámide 212
Maltosa 147, 155
Mama 17-18, 117, 201, 223
Mamografía 17
Mandíbula 37, 42-43, 161, 164, 228
Mano 33, 37, 48, 68-69, 81, 86, 89, 104, 120, 194, 199, 227-228
Manubrio 46-47
Mapas de las áreas cerebrales 86-87
Marco Aurelio 11
Marfil 146
Marihuana 93
Martillo 98
Masa muscular 222
- ósea 53
Masticación 81, 146-147
Masturbación 218, 222
Materiales 143, 176, 228
Maxilar 37, 43, 161, 204, 228
Meato 43
Meato acústico, auditivo 98, 101
- nasal 164
- urinario 207
Mediador químico 30, 57
Mediastino 169
Medicina 142, 228
Médula espinal 30, 42, 44, 76-78, 80-83, 87, 89-90, 94, 105-109, 110-113, 117, 119, 142, 223
- oblongada, o bulbo raquídeo 80, 82-83, 87, 92, 97, 99, 103, 189
- ósea 32, 38, 57, 128, 176, 178-179
- ovárica 221
- renal 210-211
- suprarrenal 128
Megacariocito 179
Meibomio, glándulas de 27
Meiosis 224
Meissner, corpúsculos de 104-105

Mejilla 146, 199
Melanina 128, 133
Melanocitos 128, 133, 208
Melatonina, o Melanocyte stimulating hormone (MSH) 128, 133
Membrana 142
- aracnoidea espinal 111
- basal, del conducto, coclear 100-101, 216
- celular, o plasmática 28-30, 129, 157, 181, 209, 225
- corioidea 96
- de filtración 213
- espinal, tectoria 100-101
- obturadora 51, 63, 70-71, 221
- péctinea 192
- potencial eléctrico 30
- serosa 160, 169
- sinovial 41, 64
- timpánica, del tímpano 98, 100
- tiroidea 165-166
- vestibular 101
- vítrea 96
Memoria 80, 84-86, 92-93, 103, 109, 223
- inmunitaria, inmunológica 179-180
Meninges 80-81, 97, 106, 188
Menisco 17, 41, 66, 72
Menopausia 53, 227
Menstruación, menstruo 127, 140, 220, 225, 227
Merkel, discos de 105
Mescalina 93
Mesencéfalo 80, 85, 91, 93, 112
Mesenterio 119, 158
Mesoapéndice 156, 159
Mesocolon 156, 192, 219
Mesometrio 221
Mesoovario 221
Metabolismo 21-22, 103, 128, 152, 176, 178, 197, 206, 209
- basal 128, 134
- celular 129, 160
- de las proteínas, proteico 128, 137-138, 140, 152
- de los azúcares 136, 154
- de los carbohidratos 128, 138
- de los electrolitos 128
- de los lípidos, o grasas 137, 139
- del potasio, del sodio 138
Metacarpo 37, 48, 68, 121
Metales 227
Metatarso 37, 50, 52
- V 73
Micelas 155
Microscopio 4, 16, 22, 25, 28
- electrónico 15, 23-25, 38, 142, 207
- óptico 15, 23
Micrótomo 15, 25
Microvellosidades 157-158, 173, 208
Mielina 30
Mieloblastos 178
Mineralcorticoide 128, 138
Mineralometría ósea 53
Miocardio 28, 185, 204
Miofibrillas 28-29
Miometrio 221
Miopía 97
Miosina 28-29
Mitocondrias 29, 56, 225
Mitosis 224
Moco 153, 160, 163, 168, 171
- cervical 225-226
- gástrico 150-151
Modeville, Henri de 11
Modiolo 101
Molares 146, 274
Momia 9
Monasterios 11
Monocitos 32, 178-179
Monosacáridos 158
Montaje 25
Montpellier 11, 14
Morgagni, Giovan Battista 15
- cartílagos de 166

Motoneuronas 109
Movilidad del espermatozoide 227
- gástrica, intestinal 110, 128, 155
Movimientos 79, 85-86, 88-89, 99-100, 105, 109
- ameboides 178
- involuntarios 28, 54, 126
- musculares 80, 91, 167, 176
- oculares, del ojo 91, 97
- peristálticos 149
- respiratorios 139, 162
- reflejos 108, 163
- torácicos 160
- voluntarios 28, 86
Mucina 147
Mucosa 26, 145, 150, 160, 168, 173
- colecística 153
- duodenal 154, 156-157
- faríngea 165
- gástrica 26, 150-151
- intestinal 155, 157
- olfativa 103
- pilórica 140
- timpánica 98
- uterina 226
Mujer 215, 220, 225
Musculatura 100, 128
- cardiaca 186
- esquelética 54
- fetal 227
- intrínseca 117
- involuntaria 54, 57, 87, 89
- lisa 127, 151, 170, 198, 207
- perineal 221
- torácica 162
- voluntaria 54, 89
Músculo 18, 21, 30, 38, 43-44, 46, 48, 54, 78, 87, 104, 107, 109, 165-167, 170, 173, 183-185, 193, 195-196, 199, 201, 204, 227
- abdominal 167
- abductor del dedo gordo 67
- - del 5º dedo, o meñique del pie 67
- aductor corto 66
- - del dedo gordo 55-67
- - del meñique 68-69
- - del pulgar 68-69
- - largo 55, 63, 66, 195, 201
- - largo del pulgar 55, 65, 68-69
- - mínimo 66
- aductor mayor 66, 195
- anconeo 55, 65
- antagonista 56, 87
- aritenoides 165
- articular de la rodilla 72
- auricular 59
- bíceps 65
- - del brazo 55, 62-64, 194, 199
- - del fémur, de la pierna 55, 66, 196, 201
- braquial 55, 63, 65
- - anterior 64
- braquiorradial 55, 62-65, 199
- broncoesofágico 148
- buccinador 59, 146, 165
- bulboesponjoso 218-219, 221
- cardiaco 54
- cervical, de la cerviz 58, 60
- cigomático 55, 59, 165
- - mayor 113
- ciliar 96
- contracción del 109
- coracobraquial 63-64
- corrugador de las cejas 59
- costal 46, 60, 62
- constrictor de la faringe, laringe 146
- craneal extrínseco 58
- cremáster 63
- cricotiroideo 165, 190
- cuadrado de los lomos 63, 191
- - del fémur 66, 71, 195, 201
- - de la planta del pie 67
- cuádriceps 71
- - del muslo 52
- - femoral, del fémur 66-67

- cubital flexor del carpo 55
- cutáneo, o pellejero 58
- del abdomen 46, 62-63, 81
- del antebrazo 65, 89
- del brazo 64-65, 89
- del cuello 46, 60, 81
- del esfínter del colédoco 153
- del hombro 64
- del muslo 66
- del oído medio 58
- del ojo, del globo ocular 58, 81, 96-97
- del pabellón auricular 58
- del paladar blando 58
- del pie 67
- del tórax 46, 60, 62, 81
- del tronco 62
- de la ampolla hepatopancreática 153
- de la barbilla 59
- de la cabeza 58
- de la cadera 66, 71
- de la cara, del rostro 43, 199
- de la cintura escapular 64-65
- de la eminencia hipotenar, tenar 68
- de la faringe 58
- de la lengua 58
- de la mano 65, 68-69, 89
- de la masticación 58-59, 81
- de la muñeca 89
- de la pelvis 66
- de la pierna 66-67
- de la úvula 146
- de las extremidades inferiores 66-67
- - superiores 46, 64-65
- de los dedos 65
- - anal 159
- - pilórico 151
- deltoides 55, 58, 61-65
- depresor del labio inferior 59
- - de las cejas 59
- - del tabique nasal 59
- - del ángulo de la boca 55, 59, 165
- digástrico 58, 62-63, 165
- dilatador de la pupila 96
- dorsal 60
- elevador del labio superior 59
- - de la costilla 59
- - del ángulo de la boca 59
- - del ano 159, 219, 221
- - del labio superior y de las aletas nasales 59
- - del omóplato 58, 61-63, 188
- - del párpado 96
- - del velo palatino 98, 146, 165
- en abanico 56
- escaleno 46, 58, 63, 190, 199
- esfinteriano 207
- - de la pupila 96
- - del ano 219, 221
- espinal torácico 60
- espinoapendicular 60, 62, 64
- espinocostal 60
- espinodorsal 71
- esplenio cervical 60-61
- - de la cabeza 55, 58, 60-61, 63
- esquelético 54-56, 58, 60
- estapedio 54
- esternocleidomastoideo 55, 58-59, 61-63
- esternohioideo 55, 58, 62-63
- esternotiroideo 63
- estilogloso 165
- estilohioideo 63
- estriado 29
- extensor 69
- - común de los dedos 65
- - corto de los dedos del pie, o pedio 67
- - corto del carpo radial 68-69
- - corto del dedo gordo 67
- - corto del pulgar 55, 65, 68-69 67
- - cubital del carpo 65
- - de los dedos 55, 68-69
- - del carpo cubital 69
- - del índice 68-69

- - del meñique 55, 69
- - largo de los dedos 55, 66, 196
- - largo de los dedos del pie 67
- - largo del carpo radial 68-69
- - largo del pulgar 68
- - largo del dedo gordo 66-67
- - propio del índice 65
- - propio del meñique 65
- - radial del carpo 65
- flexor corto del 5º dedo, o del meñique del pie 67-68
- - corto del pulgar 68-69
- - corto del dedo gordo 67
- - corto de los dedos del pie 67
- - cubital del carpo 69, 199
- - del carpo radial 69
- - de los dedos 65
- - largo de los dedos 55, 66
- - largo del dedo gordo 66, 96
- - largo del pulgar 65, 69
- - profundo de los dedos de la mano
  69
- - radial del carpo 65
- - superficial de los dedos 55, 65
- - superficial de los dedos de la mano 69
- - cubital del carpo 65
- gemelo 55, 61, 63, 66-67, 71-72,
  196, 201
- geniogloso 147, 164-165
- geniohioideo 164-165
- glúteo 54, 71
- - mayor 55, 61-62, 66, 195, 201
- - medio 55, 61, 63, 66, 71, 201
- - menor 63, 66, 71, 201
- gran dorsal 55, 66-68
- gran pectoral 58, 62, 64-65, 188,
  194, 199, 223
- hiogloso 58, 165
- horripilante, horripilador 104, 208
- - dorsal 61, 63
- ileocostal torácico 60
- ileopsoas 55, 63, 66
- iliaco 66, 195
- infraespinoso 55, 61, 65
- inserción, origen del 54
- intercostal 60, 62-63, 170, 199-200,
  223
- interespinal 60
- - cervical 60
- intermedio mayor 66
- interóseo 68-69
- - dorsal 68
- - dorsal I 65, 69, 78
- intertransversal 58, 60
- involuntario 87, 168
- isquiocavernoso 218-219, 221
- largo 56
- - de la cabeza 58
- - del cuello 58
- liso 54, 78
- longitudinal de la lengua 146, 164
- lumbar 60
- lumbrical 67-69
- - lumbrical I 68
- masetero 55, 58-59, 62
- masticador 58-59
- maxilar 55
- milohioideo 58, 62, 147, 164-165,
  188
- mímico 56, 58-59, 81
- multífido 60
- nasal 59
- oblicuo 63, 96
- - abdominal externo 61-62
- - de la cabeza 60
- - externo abdominal, o del abdomen
  55, 60, 63, 65
- - interno abdominal 63
- - obturador 61, 63, 66, 71
- occipitofrontal 55, 58-59
- oculomotor 96
- omohioideo 58, 62-63
- oponente del 5º dedo, o del meñique
  del pie 67
- - del meñique 65, 68-69

- - del pulgar 65, 68-69
- - orbicular del ojo 55, 59
- - de la boca 55, 59
- palatofaríngeo 146
- palatogloso 146
- palmar 68
- - corto 65, 69
- - corto del meñique 68
- - largo 55, 65, 69
- papilar 185-186
- pectíneo 55, 63, 66, 185
- pectoral 93
- - grande 55
- - pequeño 62-63, 194, 199, 223
- pedio, o extensor corto de los dedos
  del pie 67
- pellejero, o cutáneo 58
- peroneo 55, 66-67
- peroneo largo 196
- piramidal 55, 63
- piriforme 61, 63, 66, 71, 201, 219
- plantar 55, 66-67
- poplíteo 66-67, 72, 196
- pronador cuadrado 65, 68-69
- - largo 55
- - redondo 64-65
- psoas 71
- - mayor 66, 191, 195-196, 200
- - menor 66, 196
- pterigoides 59
- pubovesical 219
- radial corto, extensor del carpo 55
- - flexor del carpo 55
- - largo extensor del carpo 55
- recto 60, 63, 96
- - abdominal, del abdomen 55, 63, 191
- - de la cabeza 58, 60
- - del fémur 55, 63, 66, 70, 200
- - interno del muslo (grácil) 55, 66,
  196
- redondo mayor 61-65, 193
- redondo menor 61-62, 64-65, 193
- romboides 62
- romboides menor 61, 64
- sacrococcígeo 60
- sartorio 55, 63, 66, 200
- semiespinoso 55, 60
- semimembranoso 55, 66, 196
- semitendinoso 55, 66
- septal papilar 185
- serrato 46, 55, 193-194
- - anterior 46, 61-64
- - posterior 60, 62
- sóleo 55, 67, 71-72, 196, 201
- somático 78
- subclavio 62-63, 223
- subcostal 62, 199
- subescapular 63-64, 194
- subespinoso 62, 64
- suboccipital 60
- supinador 65
- supraespinoso 61, 64
- suspensor del duodeno 155
- tarsiano 96
- temporal 55, 59
- temporoparietal 59
- tensor del tímpano 98
- - del velo palatino 146, 165
- - de la fascia lata 55, 62-63, 66, 72
- - largo 55
- tibial 55, 66-67, 196
- torácico 163, 200
- toracoapendicular 62, 64
- transversal abdominal 60
- - de la lengua 146, 164
- transverso 62-63
- - abdominal 63
- - del peritoneo 221
- - del tórax, torácico 62-63
- - espinal 63
- trapecio 55, 58-59, 61-63, 65
- traqueal 168
- tríceps braquial, o del brazo 55, 61-
  62, 65, 193, 199
- - de la rodilla 72

- - de la pantorrilla 66
- - vasto 55, 66
- - cervical 58, 60
- - dorsal 60
- vertical de la lengua 146
- voluntario 87, 167
Músculos flexores 65
- grupos de 56
Muslo 41, 52, 66, 119, 122, 124-125,
  195-196, 223

N

Nacimiento 86, 174, 197
Nalgas 122, 223
Nariz 27, 36, 42, 59, 102-103, 160-
  164, 188, 199
Necrobiosis 159
Nefrón 207, 210, 212-213
Nefropatías 127
Neocorteza 79
Nervio 10, 30, 43, 75-78, 97, 100, 106,
  169, 172, 193, 195, 211
- abductor 81-83
- accesorio 81, 83, 90
- acústico, auricular 81, 101, 104-105,
  108
- aferente 78
- ampular 99, 101
- auditivo 86, 99-100
- carotídeo-timpánico 98
- celiaco corto 97
- cervical 83
- coccígeo 77
- coclear 99, 101
- craneal 77, 80-81, 91
- cubital 77, 108, 194
- cutáneo 105
- - de la pantorrilla 104-105
- - del antebrazo 104, 108
- - del brazo 104, 108
- - del pie 104
- - dorsal del pie 105
- - femoral, del fémur 104-105, 108,
  196
- - de la mano 104
- - de la pantorrilla 104
- - del radio 104
- - digital 104-105
- - dorsal del pene 105
- - del omóplato 108
- - eferente motor 78
- escrotal 105
- espinal 77, 80-81, 87, 97, 106-109
- esplácnico torácico 108
- facial 81-83, 90, 98, 100-101, 103
- femoral 63, 77, 105, 108, 195-196
- frénico 108, 188, 190
- genitofemoral 105, 108
- glosofaríngeo 81-83, 90, 103
- glúteo 104, 108
- gustativo 103
- hepático 153
- hipogloso 81-83, 90, 106, 188
- ileohipogástrico 105, 108
- ileoinguinal 105, 108
- intercostal 46, 77
- intercostobraquial 194
- intermedio 83, 90, 101, 103
- involuntario 149
- isquiático o ciático 77, 108, 201
- laríngeo 190
- - recurrente 190
- lingual 103, 146
- maxilar 102, 105
- mediano 77, 105, 108, 194
- motor 10
- musculocutáneo 108, 194
- nasopalatino 102
- occipital 104, 108
- oculomotor 81, 83, 90, 94, 97, 99
- oftálmico 105
- olfativo 81, 102-103
- óptico 81, 83-84, 91, 94, 96-97, 102
- obturador 77, 105, 108
- palatino 102

- palmar 104
- periférico 81, 108
- peroneo común 77, 105, 196
- petroso 98
- plantar 104-105
- radial 77, 105, 108, 194
- sacular 99, 101
- safeno 77, 105, 195
- sensitivo, sensorial 10, 83
- simpático toracolumbar 172
- subclavio 108
- subcostal 108
- subescapular 108
- submaxilar 103, 105
- supraclavicular 104-105, 108
- supraescapular 108
- supraorbital 96
- tibial 77, 196
- torácico 77, 108
- toracodorsal 108
- transversales del cuello 105
- trigémino 81-83, 90-91, 103, 106
- troclear 81, 83, 90, 99
- utricular 99, 101
- utrículoampular 101
- vago 77, 81, 83, 90, 103, 106, 148-
  149, 151, 154, 162-163, 165-166,
  168, 170, 172, 190
- vestibulotroclear 90, 99, 106
- vestibular 82-83, 99, 101
Neurilema 30
Neurita 89, 109
Neuroglia 30, 80
Neurohipófisis, o ► hipófisis posterior
  94, 128, 130, 132
Neurohormona 128, 131
Neuromeros 106
Neurona 21, 30, 33, 78, 80-81, 83, 85,
  87, 90, 103, 106, 108, 110-113, 127,
  142
- asociativa, sensitiva 106
- cortical 83, 86-87
- de la médula espinal 108
- de Purkinje 78
- encefálica 82
- espinal 109
Neurotransmisor 30, 85, 95, 129
Neutrófilos 178-179
Nódulo 18
- linfático submaxilar 198
- o corpúsculo, de Malpighi 203
Noradrenalina 128, 133, 139
Núcleos
- cerebrales 112, 113
- - caudado 103
- - cuneiforme 112
- - grácil 112
- - lentiforme 103
- - sensoriales 90
- coclear 99
- dorsomedial 130
- grises de la base 83
- hipotalámicos 94-95, 130-131
- - preópticos 94
- - supraópticos 94
- infundibular 130
- mamilar 130
- motores de los nervios craneales 90
- o cuerpo, talámicos 91
- parasimpáticos sacros 110-111
- paraventricular 130
- posterior 130
- rojo 97
- sensitivo del V nervio craneal 91
- supratalámico 130
- espinales 106-107
- talámico dorsomedial 94
- - ventromedial, o apetitivo 94
- vestibular, vestibulares 99
- vetromedial 130
Nudos linfáticos, nudo 176-177, 179
- aurículoventricular 186
- peroneo 201
- senoauricular 186
- tibial 201

- yugulodigástrico 198
- yuguloomohioideo 198
Nutrientes 127, 144, 157, 183, 193,
  197, 204

O

Obesidad 204
Obstrucción de las trompas 227
Ogino-Knauss, método 225
Oído 27, 36, 42, 86, 98-99, 101, 146,
  165, 199
- huesecillos del 98
- medio 38, 54, 98, 100-101
Ojo 26-27, 33, 42, 79, 81, 84, 96-97,
  99, 127, 159
Olécranon 49, 65
Olfato 21, 81, 85, 102-103, 147
Oligospermia 227
Oliva 83, 90, 117
Olor 103, 163
Ombligo 220
Omóplato 37-38, 48, 64, 108, 121,
  182, 188, 193-194
Ondas sonoras 98
Oóforo 221
Opacidad radiológica 18
Opérculo 82
Órbita 42-43
Organismos agresivos 179
Órgano 14-18, 21-23, 26, 76-77, 91,
  110-111, 126, 129, 144, 152, 176,
  200, 207, 227-228
- copulador, erector 215, 218
- de Corti 98, 100-101
- del equilibrio 89
- del olfato 42
- espiral 101
- Órganos abdominales 46, 119, 191,
  192, 219, 221
- bioartificiales 228
- de los sentidos 42-43, 80-83
- defectuosos 228
- emuntorios 206-208
- endocrinos 226
- excretores 176
- femeninos 216
- genitales, reproductores, sexuales
  20-21, 119, 195, 219, 223
- glandulares 126, 144
- internos 54, 77, 81, 116, 158, 190,
  201-202, 207
- linfáticos 142, 198, 202-203
- linfoides 179, 184
- masculinos 140, 216
- nerviosos 199
- transitorios 203
- viscerales 139
Orificio (o agujero) isquiático 119
- occipital 42
- papilar 96
Orificio duodenal, o ► píloro 149
- faríngeo 165
Orina 138, 206-209, 213
Orofaringe, ► faringe bucal 147, 161,
  165
Ortopedia 74
Osificación 38-39
Osmorreceptores 94
Ósmosis 212
Osteoblastos 38-39
Osteocitos 32, 38-39
Osteoclastos 38-39
Osteón 32
Osteoporosis 53
Otolitos 99
Ovario 20, 131, 141, 197, 201, 215-
  216, 218, 220-224
Oviducto, o trompa uterina, o trompa de
  Falopio 220
Ovillo aórtico 127
- carotídeo 127, 133
Ovocito 224
Ovulación 128, 141-142, 224-225, 227
Óvulo 132, 215-216, 220, 224, 226-
  227

Oxígeno 143, 160, 162-163, 171-172, 177, 179-180, 182-183, 185, 190, 193, 204
Oxitocina 128, 130-132

P

Pabellón auricular 98, 100
Pacini, corpúsculos de 104-105
Padua 11, 13-15
Paladar 102, 163
- blando 58, 102, 135, 161, 164, 167
- duro 102, 114, 146-147, 164
- óseo 42
Palma 68-69
Páncreas 16, 18, 27, 111, 116, 118-119, 127-128, 131, 136-137, 145, 153-154, 156-157, 190-192, 207, 228
Pancreozimina 128
Pancreozimina-colecistoquinina 154, 156
Pantorrilla 228
Papa Juan XXIII 11
- Inocencio III 11
Papila del duodeno mayor, o de Vater 154-155
- mamaria 223
- renal 211-212
Papilas gustativas 81, 102-103
- coroliformes 102-103
Parafina 25
Parahormonas 129
Parasimpático 57, 77, 147, 151, 158, 162, 165
Paratiroides 128, 134
Parathormona, u hormona paratiroidea (PTH) 38, 128, 134-135, 216
Pared abdominal 117, 119
- alveolar 173
- intestinal 157
París 11, 13-14
Parkinson, enfermedad de 85
Parótida 27, 58-59, 120, 127, 135, 145-147, 198
Párpados 96, 189, 199
Parte contorneada, radiada renal 212-213
Parto 11, 51, 128, 227
Patrimonio genético, o cromosómico 17, 22, 216, 224-225
Pecho 56, 204, 222
Pedibarigrafía 73
Pedicelos 213
Pedúnculo
- cerebral 99, 112, 117, 130
- hipofisario 91, 94
- infundibular 95
- vascular 212
Pelo 26-27, 57, 104-105, 164, 206, 208, 222-223
Pelvis, o cintura pélvica 21, 33, 37, 44-45, 50-51, 53, 66, 70-72, 110, 119, 122-124, 179, 195, 201
- diámetros 50
- femenina, masculina 50-51
Pelvis renal 207, 210-211, 213, 218
Pene 195, 215-216, 218, 219, 222, 225, 227
Penicilios esplénicos 202
Pensamiento 75, 82-83, 84-85, 92
Pepsina 144, 151
Pepsinógeno 151
Peptidasa 144
Peptonas 155
Percepción olfativa 83, 92
- auditiva 83
- visiva 84, 99
- sensitiva 79
Pérgamo 11
Pericardio 115-116, 134, 169, 190, 200-201, 203
Perilinfa 98
Perineo 119
Perinervio 30, 106
Periórbita 96

Periostio 38, 41, 125
Peristaltismo, también intestinal 77, 139, 148-149, 153, 157-158, 221
Peritoneo 16, 62, 119, 155, 158-159, 203, 219, 221
- parietal 154, 156, 200, 216
- visceral 192
Peroné 37, 50, 52-53, 67, 72
Personalidad 85, 87, 127
Peso corporal 209
PET 84-85, 93
Pezón 223
Piamadre 80-81, 97
- espinal 107, 111
Pie 37, 40, 52-53, 67, 70, 73, 104-105, 122-123, 177, 195-196 Piel 14, 20-21, 27, 54, 56-58, 81, 89, 104-105, 117, 119, 122-123, 125, 133, 159-160, 205-206, 208-209, 219, 228
Pierna 37, 52-53, 66-67, 119, 122-123, 125, 195-196, 213, 222, 227
Piezas sustitutivas 228
Pigmeos 38
Pigmento, pigmentación 96, 113, 122
- biliar 206
Píldora 225
Píloro, u orificio duodenal 137, 149, 151, 155-156
Pirámide 83, 90, 117
- renal, o de Malpighi 211-212, 218
Pituicitos 131
Placas 85
- motoras 109
- neuromusculares 33
Placenta 128, 197, 226
Planos de sección 33
Plaquetas 179
Plasma sanguíneo, o líquido plasmático 32, 176, 178, 180, 202, 208-209, 213
Plasmocito 178, 202-203
Platisma 58, 62, 164
Pleura 62, 115-116, 160-162, 169-170, 200-201
Plexo 77-78, 108, 111, 113, 191
- aórtico 116
- - abdominal 116, 119
- - braquial 46, 77, 108, 113-118, 120-121, 188, 190, 194
- cardiaco 116
- carotídeo 98, 111, 115
- - primitivo, o común 111, 115, 118
- cavernoso 115
- celiaco, o solar 108, 111, 115-116, 118-119, 151, 154
- cervical 77, 108, 112-118, 120
- coccígeo 108, 119, 122
- coroideo 90-91
- - del ventrículo lateral 133
- - del 4° ventrículo 83
- deferencial 119
- de las aurículas 118
- de la vejiga 119
- dental 112
- hepático 116
- hipogástrico, o pélvico 111, 116, 119
- esofágico 118
- espermático 116
- esplénico 116, 119
- faríngeo 135, 165
- frénico 116
- gástrico 116, 151
- intercarotídeo 115
- intermesentérico 119
- linfático 200-201
- - iliaco 201
- - lumboaórtico 201
- lumbar 77, 108, 110, 117-118, 122, 124
- lumbosacro 108
- mesentérico 111, 116
- nervioso 10
- - hipodérmico 104
- - subcapilar 104
- - vertebral 111
- pancreático 119
- pélvico 116

- pulmonar 116, 118, 162, 168, 172
- preaórtico 116
- prostático, pudendo, testicular 119
- rectal 119
- renal 116, 119
- sacro 77, 108, 111, 117-119, 122, 196
- simpático, parasimpático 151
- subclavio 115
- suprarrenal 116
- timpánico 98
- tiroideo impar 135
- uretérico 119
- venoso 189
- - areolar 193
- - faríngeo 189
- - pampiniforme 140-141, 219
- - prostático 219
- - rectal 191
- - sacro 183, 191, 193
- - tiroideo 189-190
- - uterino 197
- - vesical 197, 219
- vocal 166
Pliegue ventricular 167
Poblaciones linfocitarias 202
Podocitos 213
Polen 180
Polipéptidos 144
Pólipos intestinales, nasales 17
Polo cerebral frontal, occipital 82
Pollaiolo (Antonio Benci) 12
Pómulo 228
Porción, o sustancia, medular supra-rrenal 138-139
Poros 178, 213
Postura, posición 54, 57, 72, 85, 89, 99-100
Postura erguida 70
Potasio 138, 208, 213
Potencial de acción 30
- eléctrico de membrana 30
Precolectores linfáticos 198
- posganglires y preganglires 184
Premolares 146, 174
Preparados histológicos 23, 25
- esteriodes 150
Prepucio 216, 219
Presbicia 97
Presión (o tensión) 85, 98, 104, 170, 178, 213
- abdominal 212
- arterial 182-183, 186
- auricular 186
- diastólica, o mínima 187
- diferencial, o del pulso 187
- osmótica 213
- respiratoria 103
- sanguínea 80, 90-91, 130, 178, 186-187, 189, 213
- sistólica, o máxima 139, 187
- venosa 183
- ventricular 186
Proceso coclear 99
Proencéfalo 80
Proenzimas 155-156
Profiláctico, o preservativo 225
Progesterona, o luteína 128, 131, 141, 223, 225
Prolactina, o *Luteotropic hormone* (LSH o LTH) 128, 133
Prolacting inhibiting factor (PIF) 128, 133
Prolan A, u hormona folículoestimulan-te (FSH) 128, 133
Prolan B, o gonadotropina luteinizante (LH) 128
Promontorio 44, 51, 156, 200, 219, 221
Propioceptores 89
Próstata 16, 218-219
Proteínas 129, 144, 151-152, 155, 178, 206, 213, 226
Prótesis 228
Protrombina 152

Protuberancia frontal, parietal 43
Psiquismo 76
Psicosomática 163
Ptialina 144, 147, 155
Pubertad 20, 45, 51, 208, 222
Pubis 52, 66, 71, 222
Puente 80, 82-83, 90-91, 97, 112, 117, 130, 189
Puentes transversales 28-29
Pulgar 121, 193-194, 207
- oponible 68, 79
Pulmón 16, 21, 26, 46, 111, 116, 118, 134, 144, 160-163, 168-171, 173, 182, 185, 190, 197, 201, 203, 206-207, 223
- capacidad 163
- presión 170
Pulpa blanca, roja, del bazo 202
Pulsaciones cardiacas 183, 204
Pulso 40, 48-49, 74, 89, 194
Pulvinar 97
Pupila 91, 96, 130
Purkinje, células de 88-89
Pus 213

Q

Quiasma óptico 94, 97, 112, 130
Quilo 158
Quimiorreceptores 127
Quimioterapia 155
Quimo 149, 156
Quimosina, o renina, o quimasa 151
Quistes 16, 18

R

Radiaciones 18, 227
Radio 37, 41, 48-49, 62, 104
Radiografía 16-17
Radioisótopos 16, 18
Raíces sacras, coccígeas 113
Raicillas 113
Raíz del nervio 81, 87, 97, 104, 106-109
Rampa cerebelosa 88
Rampa media, o coclear, o colateral 101
- timpánica, del tímpano, vestibular 99, 101
Rayos medulares, o de Fennein 212
- ultravioleta 23, 128, 133
Reabsorción 138, 145, 158, 208-209, 212-213
Reacción alérgica 181
- de defensa 94
- de fuga 128, 139
- endocrina, motora 82
- inmunitaria 202
- olfativa 103
Receptor 30, 89, 97, 99, 102, 105, 108, 129, 142, 170
- acústico, auricular, del oído 98, 100, 109
- ciliado 99, 101
- cutáneo 109
- de la piel 104-105
- del equilibrio 89, 99
- estatocinético 99
- gustativo 103
- nervioso 206, 208
- olfativo 103
- sensitivo 78
- táctil 104
Recién nacido, aparato respiratorio 163
Recto 111, 119, 145, 158-159, 191-192, 197, 199-201, 207, 219, 221
Recuerdos 76, 82-83, 85-86
Red circulatoria 18
- linfática 18, 164, 198
- simpática toracolumbar 162
- venosa 191
Redes linfáticas de origen 198
- periféricas 184
Reflejo 107, 109, 223
Regiones corporales 33, 44
Releasing factors (RF), *Releasing hor-*

mone (RH), *Releasing inhibiting hor-mone* (RIH) 128, 130, 131, 132
Renacimiento 12
Renina, o quinasa, o quimosina 151
Renvier, anillos de 30
Reproducción 51, 179, 206, 215, 223
Resinas epoxídicas 25
Resonancia magnética 15, 18
-Nuclear (RMN) 18
Respiración 21, 56, 87, 90-91, 143, 146, 163-164, 166-167, 169-170, 197, 206, 209
Respuesta alérgica 129
- emotiva 92
- inmunitaria, inmunológica 127, 202
- motora 99
- sexual 223
Retención del testículo, o criptorquidia 216
- hídrica 210
Retina 78, 84, 96-97
Retináculos de los tendones 68-69
- de los extensores 65, 67, 69, 196
RF-ACHT, RF-LH, RF-TSH 130
Rhesus 181
Ribonucleasa 155
Rinencéfalo 92
Rinofaringe 147, 165, 167
Riñón 14, 16, 18, 33, 111, 119, 127-129, 138, 152, 156, 159, 182, 190-192, 197, 200-201, 205-207, 209-211, 213, 220
- fetal 211
Risa 163
Ritmo biológico 92
- cardiaco 56-57, 90-91, 128, 204
- hormonal 225
- respiratorio 56, 80, 128
Rodilla 40-41, 52-53, 67, 70-72, 122-125, 195-196, 228
Roentgen, Wilhelm Conrad 17
Roentgencinematografía 18
Rolando, cisura de 83
Roma, romanos 10, 14
Romboencéfalo 80
Rótula 37, 41, 50, 52, 66, 72, 125
Ruffini, corpúsculos de 104-105
RX, rayos X 17-18

S

Sabor 102-103
Saco amniótico 226
- endolinfático 99
- vitelino 226
Saco del escroto, escrotal 215-216, 218
Sáculo 99-100
- alveolar 170
Salerno 10
Sales biliares 153, 155
- de calcio, magnesio, potasio, sodio 208
- del ácido úrico 213
- inorgánicas 213
- minerales 53, 56, 74, 147, 153, 157-158, 178, 197, 209, 213
- orgánicas 213
Saliva 144, 147
Salivación 103, 174
Sangre 14, 23, 39, 56, 92, 95, 127-129, 132, 135, 137, 152, 163, 169, 171-173, 176, 178-180, 182-192, 194, 196-197, 202-203, 206-207, 209-211, 213, 218
- coagulación 152
- composición electrolítica 210
Santorini, canal de 154
- cartílagos 166
Sarcómero 28-29
Schwann, células de 30
Secreción 30, 108, 128, 187, 213
- del estómago 77, 110
- del páncreas 154
- gástrica 126, 129, 149-150
- holocrina 27

- salival 129, 147
- sudorípara 129
- vaginal 226
Secretina 128, 154, 156-157
Sed 94-95, 136, 209
Sedantes 93
Seno 223
- anal 159
- esfenoidal 102, 147, 164
- frontal 16, 102, 147, 164
- galactóforo 223
- intercavernoso 132
- nasal 16
- paranasal 160
- renal 211-212
- venoso 189, 203
Sensación 76, 81-84
- de dolor 102, 104
- de placer 94
- gustativa, olfativa, táctil, térmica 102
Sensibilidad propioceptiva 81
- somática, visceral 113
- táctil 81, 104, 127
Sensores 76, ➤ receptores
Sentidos 21
Sentimientos 76
Señales acústicas, sonoras 86
- hormonales maternas, fetales 227
- nerviosas 103, 126
- - autónomas, reflejas 109
- olfativas, auditivas, visivas 223
- táctiles 86, 223
- vestibulares 99
Septos cardiacos 197
- de los alveolos pulmonares 184
- del pene 219
- interalveolares 173
- interauriculares 186
- interlobulares pulmonares 172
- interventriculares 185-186
- orbital 96
Septum lucidum 83, 92, 103, 133
Serotonina 129, 151
Sexo 167, 204, 215-216, 222
Sexualidad 222
Shock anafiláctico 181
Silvio, acueducto de 90
- cisura de 83
Silla turca 42, 131
Simpático 57, 77-78, 116, 147-148, 151, 158, 166, 170
Sinapsis 30, 95, 129
Sinartrosis, o articulación fija 40
Síndrome premenstrual 127
Sínfisis 40, 221
Sinovia, o líquido sinovial 41
Sinusoides 153
Sistema ABO 181
- circulatorio (también aparato), circulatorio-pulmonar, arterial, sanguíneo, vascular, venoso 18, 36, 139, 160, 173, 176-177, 179, 182, 184, 187, 189-190, 198, 206
- (de la vena) porta 177, 191
- digestivo (o aparato) 144, 147, 176, 206
- endocrino 94-95, 126-127, 130, 187
- excretor 176, 206, 218, 220
- extrapiramidal 109
- genital 220
- límbico 80, 92-94, 103, 223
- linfático 18, 176-177, 180, 182, 198, 209
- nervioso 10, 21, 36, 76, 127, 209
- - autónomo, involuntario 54, 77, 81, 87, 94, 106, 110-111, 126, 187
- -central, centralizado 10, 30, 54, 77-78, 80-81, 93-95, 106-107, 109-111, 126-127, 130, 142, 166
- - parasimpático 77, 110
- - periférico 54, 57, 77-78, 110-111, 127, 137, 166, 183
- - secundario, vegetativo 57, 77, 110, 163
- - simpático 77, 109-111, 133

- - vegetativo fetal 227
- neuromuscular 19
- porta hipofisario 95, 131, 133
- renina-angiotensina 138
- reproductor 215, 218-219, 221
- respiratorio 160, 163, 176, 190, 206
- Rh 181
- sensorial 72
Sístole 186-187
Sklodowska-Curie, Marie 17
Sobrepeso 53
Sodio 30, 138, 187, 208, 210, 213
Somatostatina 128, 137
Somníferos 93
Sonidos 85-86, 164, 166-167
Sordera 101
STH, hormona hipofisaria somatotropa, o del crecimiento 38, 131, 137
Sudor 206-209
Sueño 85, 163, 174
Sueños 76
Superficies articulares 36, 52
Suprarrenales, cápsulas o glándulas 131, 139, 152, 207, 223
Surco
- costal 46
- cerebral 82
- - basilar 83
- - bulbopalatino 112
- - calcarino 84, 97
- - central 82-84, 93
- - colateral, del cuerpo calloso, del hipocampo, dentado, occipitotemporal 84
- - frontal, intraparietal, poscentral, temporal 82
- - precentral 82, 84
- de la uretra 216
- hipotalámico 94
- olfativo, nasal 83, 164
Sustancia
- blanca 82
- - cerebelosa 88
- - espinal 111
- - gris 83, 97
- - cerebelosa 88
- - espinal 107, 109, 111
Sustancia blanca espinal 106-107
- gris 82
- - espinal, o medular 106-108
Sustancia intercelular 32
- contaminante, mutágena, tóxica 152, 179, 216
- grasa 153
- industrial 227
- nutritiva 160
- perjudicial, de desecho 206-207, 210
- útil, vital 175, 210
Sustentáculo del testículo 216
Sutura 40, 42-43

T
Tabaco 93
- adicción al 85, 150, 163, 204
Tabique nasal 43, 102, 164, 228
Tablas anatómicas 14
Tabulae anatomicae 14
TAC 18
Tacto 81
Tálamo 80, 83-84, 98. 91, 94, 97, 99, 103, 105, 112
Talón 53, 72-73
Tarso 37, 50, 52
TC 18
Técnica radiológica 84
- de contraste, histológica 15-16
Techo mesencefálico 80, 103
Tegumento 206
Tejido 14, 16-17, 22-23, 25, 28, 82, 126-128, 131, 136, 176, 178, 184, 209, 213, 228
- adiposo 32, 38, 136, 211, 223
- cartilaginoso 32, 39
- cerebral 80, 85, 228
- ciliado 215

- conjuntivo, o conectivo 22, 26, 28, 30, 32, 40-41, 43, 54, 176, 194, 212
- cutáneo 198, 222-223
- embrionario 228
- endocrino provisional 144
- epitelial 26, 43, 127, 136
- esponjoso 218
- exocrino 136
- glandular 30, 223
- hepático 228
- linfático 32
- linfoide 179, 202-203
- muscular 17, 22, 28, 54, 128
- - cardiaco 28, 54, 185
- - esquelético, estriado 28, 54, 136, 285
- - liso 28, 54, 182, 185
- nervioso 22, 30
- óseo 17, 32, 36, 38-39, 42-43, 53, 74, 128
- pancreático 136
- pigmentado 170
- pulmonar 160
- sanguíneo, ➤ sangre 32
- subcutáneo 198
Temperatura 94, 104, 141, 209, 215
Tenar 65, 199
Tendón 38, 54, 57, 64, 104, 228
Terminaciones del dolor 82
- motoras 97
- nerviosas 38, 76, 78, 81-82, 104-105, 116, 121, 149, 203
- parasimpáticas 116
- propioceptivas 82
- sensitivas, sensoriales 76, 97
Termografía, termoscopia 18
Termorregulación 206
Testículo 20, 127, 131, 133, 140, 207, 215-216, 218-219, 222, 224
Testosterona 128, 131, 133, 140, 222
Tibia 37, 41, 50, 52-53, 66-67, 72
Tierra Santa 13
Timbre 167
Timo 134, 144, 163, 169, 176, 179, 184, 198, 202-203
Timosina 203
Tímpano 98, 100, 165
Tireotropin releasing hormone (TRH) 128
Tiroides 16, 18, 20, 17, 58, 111, 113-114, 118, 120, 127-128, 131-135, 163, 165, 190, 199, 201, 207
Tirosina 155
Tiroxina, o tetraiodotironina (T4) 128, 131-134
Tiziano Vecellio 13
Tobillo, o ➤ articulación tibiotarsiana 40
Tomografía computerizada 18, 84-85, 93
Tono muscular 87, 109
Tórax 81, 117, 121, 189, 190-192, 198-201
Tos 163
Toxicomanía 93
Trabajo muscular 56
Trabéculas cardiacas 185
- esplénicas 202
Tracto mamilotalámico 95
- olfativo 97, 102-103, 130
- óptico 83, 94, 99
Trajano 11
Tranquilizantes 93
Transfusión 181
Transmisión nerviosa 30, 79, 93
Transpiración 207, 209
Transporte de gases 180
Tráquea 16, 36, 58, 118, 134-135, 147-148, 160-163, 165-166, 168-170, 172-173, 190, 198-199, 201, 203, 207
Trasplante 228
Traumatismo, trauma acústico 47, 101
Trígono lumbar 61
Triiodotironina (T₃) 128, 134

Tripsina 144, 155
Tripsinógeno 144, 155
Trompa auditiva, o de Eustaquio 98, 100
- abertura faríngea 161, 164-165
Trompa uterina, o de Falopio, u oviducto 141, 197, 220-221, 225-227
Tronco
- braquiocefálico 114, 116, 118, 134, 169, 177, 182, 185, 190, 193, 197, 203-204
- cefálico 106, 177
- celiaco 108, 118, 137-138, 154, 177, 182, 191-192, 210
- cerebral 57, 80, 86-87, 89-92, 94, 105
- costocervical 177, 188
- intestinal 177, 199
- linfático yugular 198
- - intersticial 201
- - mediastínico 198
- - subclavio 198-199
- lumbar 177, 199
- lumbosacro 118-119, 122
- pulmonar 117, 169, 177, 186, 190, 204
- simpático 77, 111, 114, 116-119, 122
- subclavio 177, 198-199
- tireocervical 177, 182, 188, 190
- venoso 189, 191
- - braquiocefálico, o venas anónimas 189, 191
- yugular 177, 198-199
Troncos 192
- linfáticos 198
- - broncomediastínicos 198
- - principales 184, 198
- - subclavios 198
- - nerviosos 115
- - primarios, secundarios 120
- - tireocervicales 64, 106, 112-113, 118, 184, 188, 193
TSH 131, 133
Tuber cinereum 94, 97, 130
Tubérculo pubiano 221
Tuberosidad isquiática 61, 123
Tubo digestivo 17, 54, 116, 129, 145, 148, 191
Túbulo renal, del nefrón 138, 184, 209, 212-213
- seminífero 218, 224
Tumores 16-18, 142
Túnica albugínea 218-219, 221
- conjuntiva 96
- mucosa, serosa 148-149
- vaginal 140, 216, 218-219

U
Úlcera duodenal, gástrica 157, 159
Ultramicrótomo 25
Ultrasonido 16, 153
Ultravioleta 23, 128, 133
Umbral de excitabilidad 79
Uncus 84, 92, 103
Unidades motoras 28
Uñas 26-27, 68, 206
Urea 152, 178, 208, 212-213
Uréter 26, 119, 124, 138, 156, 191, 200, 207, 210-213, 218-221
Uretra 207, 211, 218-221, 227
Útero 16, 54, 111, 128, 141, 197, 201, 215, 220-221, 226
Utrículo 99-100
Úvea 96
Úvula, o campanilla 102, 146-147, 164-165

V
Vacuna artificial 181
Vacunación 181
Vagina 111, 141, 215, 218, 220-221, 225-228
Vaina mielínica 30

Válvula anal 159
- de la aorta 186, 190
- del tronco pulmonar 186, 190
- ileocecal 145, 158-159
- mitral cardiaca 185-186, 190
- semilunar 185-186
- tricúspide 185-186, 190
van Calcar, Jan Stephan 13
van Leewenhoek, Anton 14
Vasectomía 225
Vaso
- cardiaco, coronario 185, 204
- colector 200
- deferente 224
- del hombro 194
- del pene 219
- interlobular 152
- linfático 17, 96, 153, 157-158, 165, 170, 172, 178, 182, 184, 199-200, 203, 208, 211
- de las extremidades 177
- ovárico 221
- quilífero 157
- sanguíneo, abdominal, arterial, venoso 16, 28, 38-39, 43, 46, 54, 80, 85, 96, 127-128, 131, 152-153, 157, 162, 169, 172-173, 175-178, 183-185, 187, 190, 192, 195, 197-199, 201, 204, 209, 211-213, 219
- sinusoide 152
- visceral 192
Vasoactive intestinal polypeptide (VIP) 128
Vasodilatador 128
Vasopresina 130
Vater, papila de 154
Vegetarianos 149
Vejiga de la orina 16-17, 33, 57, 111, 119, 144, 156, 191, 195, 197, 201, 207, 211, 216, 218-221, 227
Velo palatino, del paladar 98, 102, 146-147, 164-165
Velocidad de la sangre 187
Vellosidades intestinales 27, 33, 144-145, 156-158
Vena 10, 17, 43, 106, 176-177, 182-184, 188-189, 191, 193-194, 196, 198-199
- ácigos 117-118, 168-169, 173, 177, 183, 189, 191, 199
- angular 189
- anónima 169
- apendicular 192
- artificial 228
- auricular 189
- axilar 183, 189, 191, 193-194, 198-199
- basal 172-173
- basílica 65, 177, 183, 193-194, 199
- braquial 177, 183, 193-194
- braquiocefálica 113, 134, 177, 183, 189-194, 197-198, 203
- bronquial 170, 173, 191
- cardiaca 191
- cava inferior 63, 116, 119, 124, 137-138, 152, 154, 156, 177, 183, 185-186, 191-192, 195, 197-201, 210, 212, 219
- cava superior 114, 116, 118, 134, 169, 177, 183, 185-186, 189-191, 194, 197-199, 203-204
- cecal 192
- cefálica 63, 65, 120-121, 177, 183, 189, 193-194, 198-199
- - accesoria 193-194
- central 139
- - de la retina 96
- cerebral 133
- - mayor 133
- cervical 117
- circunfleja del fémur 183, 195-196
- - del íleon, ilíaca 124, 183, 191, 195, 219
- - del omóplato 194
- cística 191
- cólica 191

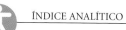

- coroidea 133
- cubital 193, 199
- del bulbo del clítoris 221
- del bulbo vestibular 221
- del cerebelo 189
- del cerebro 189
- del cuello 165
- del íleon 191-192
- del puente 189
- del timo 134, 203
- del yeyuno 191
- de la médula oblongada 189
- de la pulpa roja esplénica 203
- de la rodilla 125
- de la trompa 141
- de los párpados 189
- digital 193-194
- dorsal del clítoris 221
- - del pene 195, 218-219
- emisaria 81
- en arcada 212
- epigástrica 183, 191, 195, 197, 219
- escrotal 195, 219
- esofágica 191
- espermática 191-192
- espinal 107
- esplénica 137, 155, 177, 191, 202-203
- esternocleidomastoidea 189
- estrellada 138
- facial 113, 177, 189
- faríngea 135
- femoral 63, 117, 122, 124, 177, 183, 191, 195-196, 200
- frénica, o parietal 183, 189, 191
- gástrica 191, 203
- gastroepiploica 137, 191
- genicular 195
- glútra 124, 191, 195
- grande del corazón 204
- hemiácigos 116, 173, 177, 183, 189, 191, 199
- - accesoria 199

- hepática, o visceral 10, 152, 177, 183, 191-192, 197
- hipofisaria 132
- ileocólica 191
- ileolumbar 183, 191, 195
- iliaca 124, 183, 195-197, 199-200, 219, 221
- - circunfleja 197
- - externa 63, 156
- - primitiva 119, 124, 154, 177, 183, 191, 195-196, 200, 210, 219
- intercostal 116-117, 183, 189, 191, 193, 199
- interlobular 212
- intermedia cefálica 193
- - del antebrazo 193
- - del codo 177, 193-194, 199
- interósea 199
- labial, laríngea 189
- lingual 189
- lumbar 183, 189, 191
- - IV lumbar 195
- marginal 196
- mesentérica 119. 136, 153, 155, 157, 177, 191
- - superior 137
- metacarpiana 193
- metatarsiana 195-196
- mínima 185
- nasal 189
- nasofrontal 189
- obturadora 183, 191, 195
- ovárica 141, 197
- pancreática 191
- pancreáticoduodenal 137, 191
- paraumbilical 191
- pectoral 183, 193
- perforante 124, 195-106
- perisegmentaria 170
- peronea 125, 195-196, 201
- plantar 125
- poplítea 72, 124-125, 177, 195-196, 201

- porta 119, 152-155, 157, 177, 191, 197
- principal 184
- profunda del fémur 122, 124, 183, 195
- pudenda 123, 183, 191, 195, 219
- pulmonar 118, 160-161, 170, 172-173, 183, 185-186, 190
- radial 193, 199
- rectal 123, 191, 197, 219
- renal 138, 177, 183, 191-192, 197, 210-212, 218, 222
- retromandibular 177, 188-189
- sacra 119, 124, 183, 191, 195, 197, 219
- safena accesoria 195
- - externa 62-63, 117, 125, 177, 183, 195-196, 200-201
- - interna 124-125, 195-196
- sigmoidea 191
- subclavia 113, 115, 117, 120, 134, 177, 183-184, 189-191, 193-194, 198-199, 203
- subclavicular 184
- subcutánea abdominal 196
- subescapular 194
- submaxilar 189
- supraescapular 183, 189, 193-194
- suprarrenal 138-139, 183, 191-192
- tálamoestriada 133
- temporal 189
- testicular 138, 183, 191, 210
- tibial 125, 177, 195-196, 201
- tiroidea 134, 183, 189, 191, 193-194
- toracoacromial 183, 189, 193
- toracoepigástrica 183, 193-194
- trabecular 202-203
- transversa cervical 113
- - del cuello 183, 189, 193
- umbilical 197
- uretral 192
- vertebral 189
- vesical 219

- yeyunal 156, 158
- yugular 63, 111-116, 120, 134-135, 177, 183-184, 188-191, 193-194, 198-199, 203
Ventrículo
- cardiaco 118, 177, 182-183, 185-187, 190, 197, 204
- cerebral 80, 83, 90, 92, 94
- - cerebral III 92-94
- - cerebral IV 92-93
- de la laringe 165
Vénula 184
- bronquial, pulmonar 172-173
- estrellada 212
- interlobular 152
Vermis cerebeloso 88
Verrocchio (Andrea di Cione) 12
Vértebra 38, 44-45, 53, 60, 62, 77, 106, 111, 162, 179, 200
- cervical 37, 112
- - cervical 1ª, o atlas 42
- - cervical 6ª 44-45, 148
- - lumbar 2ª 198
- - lumbar 3ª 44-45
- - lumbar 4ª 119
- - lumbar 5ª 124, 219
- torácica 37, 46, 116
- - torácica 3ª 58
- - torácica 4ª 168
- - torácica 7ª 44-45
Vesalio, Andrés 13-14
Vesícula biliar 17, 128, 145, 152-153, 155-157, 191, 200, 207
- pulmonar 170
- seminal 207, 218-219
Vesiculitis 57
Vestíbulo 98-100
- de la laringe 165, 167
- de la vagina 216
- nasal 164
Vías aéreas, o respiratorias 160, 164-167, 172

- auditivas 99
- biliares 17, 152
- bronquiales 160
- del gusto 103
- digestivas 165
- linfáticas 184, 198-199, 201
- - intestinales 201
- motoras 90, 223
- olfativas 103
- renales, urinarias 17, 26, 119, 207, 210-211, 213
- sensitivas 90, 223
- vestibulares 99
Vibrisas 164
Vigilia 93
Vísceras 18, 195, 198
Vista 21, 42, 79, 81, 84-85, 96-97, 127, 147, 228
Vitaminas 38, 53, 74, 145, 157-158, 178, 213
Vocalización 167
Volemia 187
Volkman, conductos de 32, 39
Vómer 43

W
Wirsung, conducto pancreático de 154
Wrisberg, cartílagos de 166

X
Xenotrasplantes 228

Y
Yeyuno 128, 145, 154, 156-157, 191-192
Yunque 98, 100

Z
Zante 13
Zona cortical, medular renal 212
- diáfana 225
- o segmento, pulmonar 170
Zonas encefálicas 97